Rechtsmediziner wollte ich nie werden

Klaus-Steffen Saternus

Rechtsmediziner wollte ich nie werden

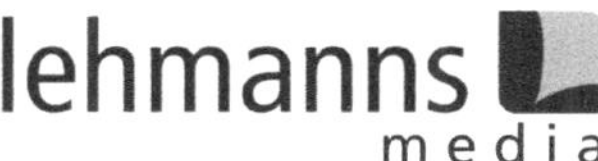

Impressum

Bibliografische Information der Deutschen Nationalbibliothek
Die Deutsche Nationalbibliothek verzeichnet diese Publikation in der Deutschen Nationalbibliografie; detaillierte bibliografische Angaben sind im Internet unter http://www.dnb.de abrufbar.

Helmholtzstr. 2-9
10587 Berlin
Umschlag: Jasmin Plawicki
Satz & Layout: LaTeX Libertinus Volker Thurner, Berlin
Druck und Bindung: Totem • Inowrocław • Polen
ISBN 978-3-96543-208-6 www.lehmanns.de

Inhaltsverzeichnis

Kapitel 1

Die Flucht – Tod eines Säuglings

Jungs weinen nicht. Der Junge bekam einen Stoß in den Rücken. Das Dreirad, auf dem er saß, fuhr an. Im Sandboden blieb es stecken. Das reichte aus, dass ihm wieder das Pedal an den rechten Innenknöchel schlug. Er durfte nicht weinen. Das wusste er mit vier Jahren natürlich. Auch wollte er mit dem neuen Dreirad fahren, das er am Vortag zu seinem 4. Geburtstag geschenkt bekommen hatte. Die Mutter hatte sich sehr über ihr Geschenk gefreut. Dem Sohn war es etwas zu groß. Gleich die erste Vorführung misslang. Er war in den Sand gefahren, sogar umgekippt. Das hatte ihr nicht gefallen.

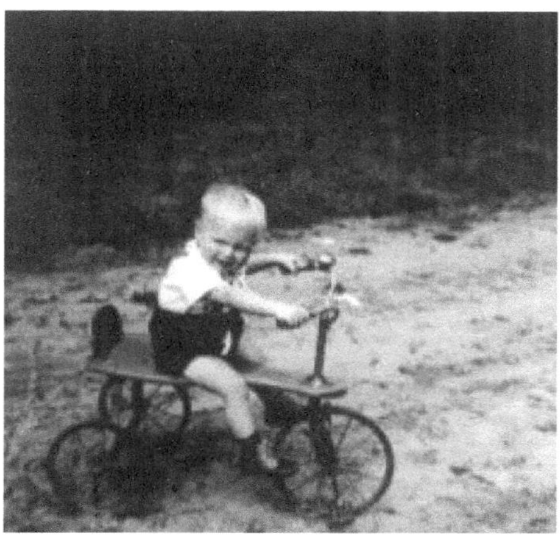

Abbildung 1: Dreirad

Jetzt sollte er mit Inge üben. Im Sand kam er nicht vorwärts. Warum sollte er gerade im Sand üben? Er wusste es nicht. Sie gab ihm noch einen Stoß in den Rücken. Fahr! Inge hatte nicht aufgepasst. Das Vorderrad stellte sich quer. Fahr, sagte sie ärgerlich, und stellte den Lenker gerade. Erneut schlug er sich den Innenknöchel an den Pedalen, mal weniger, mal stärker. Und er bekam Angst zu fahren. Fahr! Ein Stoß in den Rücken.

Und als das alles nicht aufhörte, passierte es dann doch. Das hätte nicht sein dürfen. Das mit dem Schmerz wurde ihm später schon noch ausgetrieben. Es gelang zwar, aber beinahe wäre er deshalb gestorben. Jetzt ließ er die Schultern hängen, nahm beide Füße von den Pedalen, und die Tränen liefen. Er musste weinen. Das kollidierte mit einem Erziehungsprinzip der Eltern, und das hieß Härte. Gesellschaftlich war das eine Selbstverständlichkeit.

KÖNNTE ES AUCH ANDERS GEWESEN SEIN? Ja, wer weiß. Der Junge auf der alten Fotografie, 6 x 6, schwarz-weiß, Hochglanz, sitzt auf so einem Dreirad, hat die Hände am Lenker, dreht den Kopf nach rechts und lacht. Das Dreirad steht im Sand. Der Himmel dürfte verhangen gewesen sein; man sieht ihn auf dem Bild nicht.

Zurück zu Inge. Sie war ein sogenanntes „Pflichtjahrmädchen“ – das „soziale Jahr“ in der Nazi-Zeit. Weinende Jungen hatte es nicht zu geben. Nennen wir den Jungen *K*, also biographisch. Sie beugte sich fast bis in Kopfhöhe zu ihm runter und sagte mit falscher Stimme voller Ablehnung und Rechthaberei: Jungs weinen nicht. Tatsächlich war das auch unangenehm, geradezu peinlich für sie.

Ehe der Junge auf seinem Dreirad so richtig seinem Schmerz im Knöchel und über die ihm widerfahrene Ungerechtigkeit nachgehen konnte, hob ihn Inge weg. So wie es der Situation geschuldet war, eben weg. Er vergaß bei dem Lifteffekt zu weinen. Dann stellte sie ihn vor die Mutter. Er hat geheult! Die Mutter gab sich beschäftigt, tat so, als würde sie die beiden nicht wahrnehmen. Doch dann sagte sie, Kind, du solltest mit dem Dreirad fahren. Kannst du das jetzt? Und zu Inge, warum kommst du mit dem Jungen rein. Der heult doch gar nicht.

Dass sie, Inge, 17 Jahre alt, auch vor 2 Wochen geweint hatte, als es zunächst hieß, sie müsse für die Dauer ihres Pflichtjahrs in eine Munitionsfabrik, verstärkte ihren Ärger über diesen verwöhnten Jungen. Sie hatte schließlich einen Grund zum Weinen gehabt. Allerdings war sie stattdessen in eine Familie nach Hinterpommern gekommen, in die Kleinstadt Neustettin. Neustettin war Garnisonstadt.

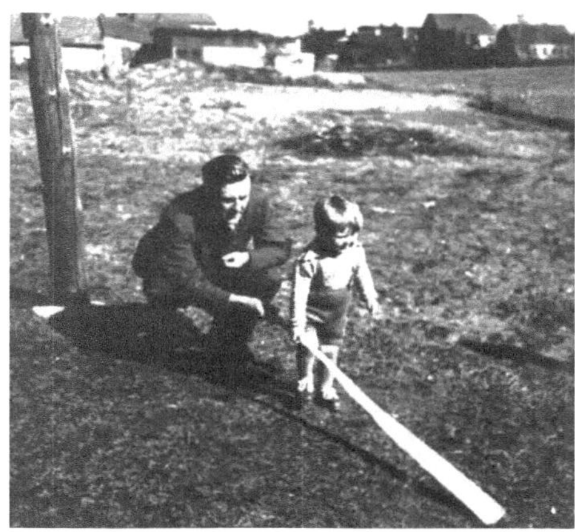

Abbildung 2: Kindheit (mit Vater)

Von der Familie war sie offen aufgenommen worden. Man hatte ihr ein angenehmes helles Zimmer gegeben. Es gab auch gar kein anderes. Mutter und Großmutter verglichen Inge mit ihrer Vorgängerin. Sie fiel dagegen ab. Ihr fehlte die Zuneigung zu den Kindern. Die Arbeit sah sie nicht.

Inge hatte in der Schule gelernt, ausschließlich deutsche Benennungen zu verwenden, nicht etwa Parterre, Perron oder Trottoir, wie es Mutter und Großmutter zu sagen pflegten. Sie stellten sich nicht um. Das war etwas widerborstig, eine Kleinigkeit. Aber Sprachgebote sind ja ein wichtiges Herrschaftsinstrument in einem totalitären Staat. Widerstand konnte man es also nicht nennen, vielleicht unerwünschtes Verhalten. Die Großmutter, geboren 1876, lehnte Hitler aus konservativ bürgerlicher Haltung ab. Auch die Mutter, Jahrgang 1912, war keiner der NS-Organisationen beigetreten, aber mit 32 Jahren dennoch ein Kind ihrer Zeit. Der Vater des Jungen, damals 33 Jahre alt, hatte sich als jüngster Arzt in der Stadt freiwillig an die Front gemeldet. Eingesetzt war er an der Ostfront bei einer Panzereinheit. Früh war er Mitglied von NSDAP und SA geworden. Mit seinem Beitritt zu den NS-Organisationen hatte er ein Stipendium für das Medizinstudium erhalten. Sonst hätte er nicht studieren können. Seine politische Orientierung war auch Ausdruck des Volkstumskampfs in Oberschlesien. Beim Plakatekleben hatte er als Kind von einem polnischen Offizier einen Peitschenhieb ins Gesicht bekommen. Das beschäftigte ihn zeitlebens. Seine Familie war nach dem Ersten Weltkrieg aus Oberschlesien vertrieben worden. Wohlhabend vorher, waren sie zu armen Zuwanderern in Dresden geworden. Das sollte sich für den Vater später noch zweimal wiederholen. Es wurde zu viel für ihn.

Zur Familie gehörten neben den Eltern und der 68-jährigen Großmutter drei Kinder, 4 Jahre, 3 Jahre, 1 Jahr alt. Die Mutter erwartete ihr viertes Kind. Das wurde am 12. Juli 1944 geboren, ein Mädchen. Zur Familie gehörten weiter ein Hund, ein Dackel. Eigentlich waren es zwei Hunde. Die Großmutter hatte ihren Dackel mitgebracht. Der starb aber bald, was den Jungen nicht berührte.

Bis zur Flucht aus Hinterpommern fand der Junge weder Gefallen an Inge noch an seinem Geburtstagsgeschenk.

KÖNNTE ES AUCH ANDERS GEWESEN SEIN? Bestimmt, denn Jungs weinen nicht.

Von seinem Vater hatte *K* eine große Ausstrahlung in Erinnerung. Im Herbst 1944, *K* war etwas über vier Jahre alt, herrschte Aufregung und große Freude. Der Vater bekomme Fronturlaub. Und es war nicht so wie in den vielen traurigen Geschichten, dass das Kind voller Sehnsucht und in einer Traumwelt wartet, und der Vater kommt, nimmt aber sein Kind kaum wahr. Sein Vater kam, und er, der Älteste, wurde mit Begeisterung von ihm in den Trubel einbezogen. *K* fühlte sich sehr wohl, fühlte sich ausgezeichnet durch die Aufmerksamkeit, die ihm zuteilwurde. Er hatte den Eindruck, dass alle seinen Vater bewunderten und liebten. Auf ihn traf das so sehr zu. Er sah ihn in der Uniform mit seinen hohen glänzenden Stiefeln. Manchmal bummelte er bei den Spaziergängen etwas hinterher, um seinen Vater besser sehen zu können. Natürlich wurde er ermahnt. Jungs halten Schritt, Jungs bummeln nicht. Da war er traurig. Er wollte doch nur seinen Vater ansehen können.

Aber den Vater gab es für ihn dann viele Jahre nicht mehr. Er vergaß ihn.

Zur Orientierung sei gesagt: Es war ein Jahr nach Stalingrad, nach dem Unternehmen Zitadelle mit dem Kessel von Orel, das für den Vater unauslöschliche Orel.

Noch einmal zurück, Weihnachten 1943. Entbehrungen litt die Familie nicht. Ganz im Gegenteil, es wurden Dresdner Christstollen gebacken und gemeinsam Weihnachtslieder gesungen. Aber die Idylle konnte leicht kippen. Wie in allen Städten war in Neustettin eine Verdunklung als Schutz vor Fliegerangriffen vorgeschrieben. Bei dem großen Truppenübungsplatz war das auch nicht unsinnig. Und es war wieder einmal so, dass die Großmutter am Klavier saß und stimmungsvoll Weihnachtslieder gesungen wurden. In diese Beschaulichkeit hinein klingelte es plötzlich verstörend laut an der Tür. Davor stand ein Polizist. Er trat ein oder wurde hereingebeten. Amtlich teilte er mit, die Verdunklung eines Fensters sei nicht komplett. Die Mutter prüfte und schloss den Spalt. Zusätzlich zu dieser Nachlässigkeit, die dem

Feind einen Angriff erleichtere, müsse er noch eine strenge Verwarnung auszusprechen. „Hier werden jüdische Lieder gesungen!" Das fanden Mutter und Großmutter unzutreffend. Sie hätten ausschließlich Weihnachtslieder gesungen. Das stimme nicht. Er, der Polizist, hätte gerade vor dem Fenster gehört, dass hier „Es ist ein Ros entsprungen" gesungen wurde. Sie wüssten doch ganz genau, dass das ein verbotenes Weihnachtslied sei, komponiert von dem Juden Mendelssohn-Bartholdy. Das ärgerte die Großmutter sehr. Sie brauche keine Belehrungen zum Komponisten, sagte sie, den Abstand betonend. Schließlich hätten sie das Weihnachtslied gerade auf dem Klavier gespielt. Es sei ein sehr schönes altes Weihnachtslied und Weihnachtslieder könne man nicht verbieten. Daraufhin wurde ihr die sofortige Verhaftung angedroht. Er würde jetzt gehen, sagte der Polizist, aber immer wieder vorbeikommen, um zu hören, welche Lieder sie sängen. Dann bekräftigte er die Verwarnung und ging.

Die Weihnachtsstimmung war verdorben. Bis auf die Großmutter waren alle eingeschüchtert. Nachdem der Polizist weggegangen war, wurden auf Veranlassung der Großmutter die ausstehenden Strophen doch noch gesungen, allerdings leise und ohne Klavierbegleitung. Das klang sehr dünn. Die vorherige Stimmung kam auch dann nicht wieder auf, als das ganze Weihnachtslied noch einmal gesungen wurde. Widerstand gegen das Regime war es nicht, nur das Empfinden von Widerwärtigkeit.

Die Verunsicherung bezog sich auf alle Lebensbereiche. *K* erinnert heute noch ein Gespräch zwischen Mutter und Großmutter in der Küche. Es ging um das Essen von Zwiebeln. So fragte die Mutter, ob man denn noch Zwiebeln essen dürfe. Die Großmutter war unsicher. Ja, die Mutter hätte schon Recht, die Zwiebel werde offiziell als typisch jüdisches Gemüse angesehen. Aber verboten sei es wohl nicht, Zwiebeln zu essen. Man könne sie doch überall kaufen. Jüdisches Gemüse zu essen, sei aber sicher trotzdem bestimmt nicht erlaubt. Nur was denn daran verboten sei, rätselten die Frauen. Unsicher tasteten sie sich an eine Lösung. Schließlich meinten sie, es sei bestimmt nur verboten, rohe Zwiebeln zu essen. Sicherlich sei es doch noch geduldet, damit zu kochen, sie zu dünsten oder zu braten. Die Mutter verbrauchte die Zwiebeln, die sie in der Hand hatte. Sie würde aber doch lieber keine mehr kaufen, sagte sie. Wie es dann weitergegangen ist, ist nicht mehr erinnerlich.

KÖNNTE ES AUCH ANDERS GEWESEN SEIN? Die Weihnachtsgeschichte und das Gespräch zwischen Mutter und Tochter über Zwiebeln ängstigten den viereinhalbjährigen Jungen. Sie gehören zu den Inseln der Erinnerung aus der damaligen Zeit.

Die große Angst und Verunsicherung von Mutter und Großmutter vor dem Vormarsch der Roten Armee wurden damit kanalisiert, dass Vorräte angeschafft, Konserven gekauft und eingeweckt wurden. Im Keller wurden die Vorräte in Regalen aufgereiht. Dem Jungen gefiel die Ordnung der Gläser, um die sich das ganze Leben drehte. Der Keller war relativ hell und roch nicht nach Keller.

So unpassend es klingt, aber es war eine ähnliche Ästhetik wie in der anatomischen Sammlung in dem 34 Jahre später von *K* geleiteten Institut für Rechtsmedizin in Göttingen. Er schloss die Sammlung.

Die Front verschob sich im Winter 1944 schnell, erreichte Pommern, lag an der Küste bereits westlich der Garnisonstadt Neustettin. Das war für viele Familien Grund zur Flucht. Die Großmutter, die weniger autoritätshörig war als die Mutter, wollte sich anschließen. Sie wollte es, so lange es noch möglich schien. Das war ziemlich realistisch. Man müsse es ja nicht Flucht nennen. Die Auseinandersetzung zwischen der Mutter und der Großmutter wurde dramatisch, als auch die Familie aus der 1. Etage des Hauses die Flucht antrat. Hier war der Mann als Zahnarzt zur Wehrmacht eingezogen worden, hatte organisatorische Aufgaben. Die Mutter jedoch wartete. Sie wartete auf die behördliche Anordnung zur Flucht. Diese kam nicht, sie kam auch später nicht, sie kam überhaupt nicht.

Als das die Mutter realisierte, waren alle Bitten an Bekannte, mitgenommen zu werden, vergebens. Schließlich wollten diejenigen, die noch Fahrzeuge hatten, auch ihre Wertsachen aufladen, um sie zur Not verkaufen zu können. Es nützte ziemlich wenig, dafür kein Verständnis zu haben, dass gute Freunde lieber einen Teppich mehr als die Familie mitnehmen wollten.

Uneingestanden hatte die Mutter doch noch einen Funken Hoffnung. Aber sieben Personen zusätzlich mitnehmen zu müssen, wäre tatsächlich kaum möglich gewesen. Die Chancen auf Gelingen einer Flucht sind eben nicht für alle gleich. Die Familie nahm niemand mit.

Es gab also keine Flucht. Es war sehr kalt und schneite. Die Angst vor den bald einrückenden Russen war groß, nicht ohne Grund.

Im Radio wurde indirekt davon gesprochen, dass Neustettin schon fast eingekesselt sei. Da verbreitete sich das abenteuerliche Gerücht, dass noch Züge führen. Es stimmte. Es stand ein Güterzug auf dem Bahnhof bereit. Die Gedanken der Erwachsenen kreisten zwischen schnell, schnell und was machen wir mit dem Hund. Auf die Flucht konnte er nicht mitgenommen werden. So bekam er Wasser und reichlich zu fressen. Das beschwichtigte das Gewissen nicht. Ihn mitnehmen zu wollen, schien aussichtslos. Es ist nicht einfach, einen Hund im Stich zu lassen. Er suchte Schutz, drängte sich an die Beine und sah hoch, um ein Signal zu erhalten. Die allgemeine Aufregung hatte auch ihn erfasst, mit Futter war er nicht abzulenken. Die beiden größeren Kinder standen sprachlos herum, die Großmutter kümmerte sich um den Einjährigen und um Inge; das auch noch. Sie packte ein und aus und um, wie und wo sie es noch konnte. Zwar hatte die Mutter für die Flucht gepackt, aber es war viel zu viel. Nur das Notwendigste an Lebensmitteln und Wäsche konnte mitgenommen werden.

Fort, fort, und die Familie hastete zum Bahnhof; immer in der Angst, dass der Zug schon ohne sie abgefahren sei. Damit es schneller ging, waren die beiden mittleren Kinder auf einen Schlitten gesetzt worden. Großmutter und Inge zogen ihn und trugen noch zusätzlich Gepäck. *K* lief nebenher. Die Mutter schob den Kinderwagen mit dem drei Monate alten Baby. Zusätzlich trug auch sie noch einen Koffer. Den legte sie, wenn ihre Kraft zum Tragen nicht mehr reichte, vor sich auf den Bügel des Kinderwagens, ängstlich bemüht, ihn vom Baby fernzuhalten.

K hatte die Mutter einen Kinderpelzmantel angezogen. Schlitten, Pelze und Skier hatten für die Front abgegeben werden müssen. Pflichtgemäß war sie dem Aufruf gefolgt. Sie solle den Schlitten und den kleinen Kinderpelz behalten, wurde ihr beschieden. Grundsätzlich hätte der Kindermantel schon zu einer Mütze oder zu Handschuhen verarbeitet werden können, aber dafür war er zu intensiv gefleckt. Angeblich war es Leopardenfell.

KÖNNTE ES AUCH ANDERS GEWESEN SEIN? Ja. Jede Flucht ist anders, und doch ist es immer das gleiche Elend.

Der Zug war noch nicht abgefahren. Der Junge war zum ersten Mal in seinem Leben auf einem Bahnhof. Anders als die meisten Jungen interessierte ihn die Lokomotive nicht. Natürlich suchte er ihre Nähe und staunte über ihre Größe. Dort roch es auch anders als sonst auf dem Bahnsteig, nicht so nach verranzter Schmiere, sondern wärmer, nach flüssigem Schmieröl, nach Kohle, aber nicht nach Eisen. Das war eher einer der Gerüche der Waggons. Die Gerüche der Güterwagen waren sehr unterschiedlich. Zum Teil kam aus ihrem Inneren ein blassgelber Geruch, wie nach zerlaufenen Rüben und faulen Kartoffeln, selbst wenn Menschen darin waren.

Alle Gerüche auf dem Bahnhof waren durchmischt von Ruß, kaltem Schmieröl, Wagenfett und Grundschmutz, auch etwas kloakig. Letzteres rührte von Abtropfungen über Jahre her, auch wenn die Toiletten in den Zügen auf den Bahnhöfen nicht benutzt werden durften. Aus dem Bahnhofgebäude traten Wolken von verschiedenen Gerüchen aus, auch solche nach Reinigungs- und Desinfektionsmitteln.

Die Lokomotive stand vor der Wagenreihe. Sie stand da eben. Um sie ging es auch nicht. Nur in Waggons konnte man einsteigen. Es war ein Zug mit nur wenigen Personen- und zahlreichen Güterwagen. Es war ein Verwundetentransport, wobei auch Verwundete in Güterwagen untergebracht worden waren. Sogar die Mehrzahl der Güterwagen war mit Verwundeten belegt. Daneben gab es einige nicht festgelegte überfüllte Güterwagen. Niemand wurde dort von den Insassen mehr hineineingelassen. Damit schien die Flucht bereits am Bahnhof beendet. Nicht nur die Familie, sondern auch andere Frauen standen noch mit ihren Kindern neben dem Zug; die Frauen mit ihren Habseligkeiten, erschöpft, mit leeren traurigen Gesichtern. Als da die Mutter nicht mehr weiterwusste, fassungslos den Säugling aus dem Kinderwagen in den Arm nahm, erkannte ein Bahnbeamter die Not der Frauen und Kinder auf dem Bahnsteig. Er brachte sie alle zu dem Waggon, der ausschließlich für Mütter mit Babys und Kleinkindern vorgesehen worden war. Das war wahrscheinlich eine alte, nicht mehr zutreffende Zuteilung. An diesem waren zuvor alle Frauen, wie sie mit ihren Kindern auf dem Bahnsteig standen, abgewiesen worden. Es gäbe keinen Platz für sie, sagten die Männer, und lachten. Erst mit der Drohung, sie erschießen zu lassen, die Bahnpolizei sei noch da, konnte der Bahner sie raussetzen und Mütter und Kinder in den dafür vorgesehenen Waggon bringen. Es sollte sogar der Schlitten mit in den Zug genommen werden. Für die Flucht sei er einem Kinderwagen gleichzusetzen. Das geschah dann auch so.

Die alles beherrschende Frage, wie komme ich mit, war durch das Einschreiten des Bahnbeamten gelöst. Das verstanden auch die Kinder fast jeden Alters. Aber der Junge wehrte sich innerlich schon, in einen so rotbraunen, abstoßend fensterlosen, leeren Waggon mit riesiger Schiebetür eizusteigen. Davor hatte er Angst. Die Kinder hatten nicht in das Innere der Güterwagen sehen können. Es war dort halbdunkel bis dunkel. Licht fiel nur vom Bahnsteig ein. Ohnehin versperrten die Leute an den aufgeschobenen Türen weitgehend die Sicht.

Im Halbdunkel des Güterwagens war es kalt und zugig. Trotzdem war es ein geschützter Bereich. Nur allmählich konnten sich die Neuankömmlinge orientieren. In Gruppen hockten sich die Mütter mit ihren Kindern zusammen, dicht beieinander, jeweils auf ihren Taschen oder Koffern. Es war kein Abgrenzen, aber auch kein Miteinander.

Hatten Großmutter und Mutter kurz vorher noch Angst gehabt, den Zug nicht mehr erreichen zu können, stimmten sie jetzt in die allgemeine Angst ein, er würde nicht abfahren, bevor die Russen kämen. Er fuhr dann los, ohne Angabe des Ziels. Man müsse eine Lücke im noch nicht ganz geschlossenen Kessel finden, aber vielleicht sei der Kessel doch schon geschlossen, so die Bahnbeamten.

KÖNNTE ES AUCH ANDERS GEWESEN SEIN? Das waren die bleibenden Eindrücke. Sehr viel davon hat die Zeit wohl nicht verändert – oder doch.

Der Zug fuhr wegen der Gefahr von Tieffliegerangriffen im Dunklen. Er passierte kleinere Bahnhöfe, die verdunkelt waren. Sie waren aber nicht menschenleer. Als der Zug an einer solchen Station hielt, kam sofort eine sehr junge Frau, wahrscheinlich ein Pflichtjahrmädchen, mit der Kleidung der Rot-Kreuz-Schwesternheferinnen, um etwas Suppe und Milch für die Kinder zu verteilen. Sie wollte auch auf Nachfrage nicht in den Zug einsteigen, wollte für die nächsten Kinder dableiben. Darüber wurde lange im Zug gesprochen, auch mit Trauer um dieses junge Mädchen.

Der Zug fuhr die Nacht durch, auch den nächsten Tag. Um die Mittagszeit wurde er von Tieffliegern angegriffen. Auf offener Strecke musste er halten. Es hieß, es habe Tote gegeben, darunter sei auch der Lokführer. Das stellte sich als falsch heraus. Es sei der Heizer verwundet worden. Er könne nicht mehr schaufeln. Männer aus dem Zug wollten dann unter Anleitung des Lokführers die Kohlen schaufeln.

In dieser allgemeinen Ratlosigkeit begann eine Mutter in dem Waggon für Mütter und Kinder zu weinen. Gleich drängten sich die anderen Frauen um sie, um ihr Baby, das sie tot im Kinderwagen aufgefunden hatte.

Es hatte zuvor nicht geweint, ganz ruhig und gut zugedeckt in seinem Kinderwagen gelegen. Die Mutter versuchte ihr Kind zu reanimieren, wurde dann von einer anderen Frau, die sich fachkundig gab, abgelöst. Aber das Baby war gestorben. Alle anderen Mütter sahen nach ihren Babys und nahmen sie zur Vergewisserung, dass sie noch lebten, und zum Schutz kurz auf ihre Arme. Es war kalt.

Die etwas größeren Kinder hatten sich unter die Erwachsenen gemischt, wurden fortgeschickt, auf die andere Seite des Waggons. Der Junge wurde fortgeschoben, blieb dann stehen. Er wusste gar nicht wohin. Das war den Erwachsenen dann auch nicht so wichtig. Weil er noch so nahe stand, erfasste er die Überlegungen der Erwachsenen nach der Todesursache. Mit seinen viereinhalb Jahren konnte er das Geschehen nur teilweise begreifen. Das Baby sah er erst, als es aus dem Waggon gegeben wurde.

Es war zuvor nicht krank, gut im Kinderwagen zugedeckt gewesen und deshalb nicht erfroren; Fieber oder Durchfall hatte es nicht; die Mutter hatte es noch vor wenigen Stunden gestillt. Es war also weder verhungert noch verdurstet; verletzt war es nicht, hatte auch nicht geweint. Vielmehr war es freundlich, als es die Mutter zum Schlafen in den Kinderwagen gelegt hatte. Nun tauchte die Frage auf, was jetzt zu tun sei. Das Baby wurde erneut von einigen Frauen, die es bisher noch nicht von Nahem gesehen hatten, begutachtet.

Man stellte fest, dass die Mutter keine Schuld am Tod ihres Kindes haben könne. Erst danach wurde es ihr zurückgegeben. Das wurde besprochen.

Als die Mutter meinte, dass es vielleicht doch noch aufwachen könne, bei unterkühlten Kindern hätte man das doch schon gehört, wurde diese Möglichkeit verworfen, weil das Baby bei der Auffindung noch warm gewesen war. Es sei tot. So jedenfalls erfasste es der Junge.

Es liegt keine Vermischung mit seinem späteren Arbeitsgebiet über den Plötzlichen Kindstod (SIDS) vor. Die hier verwandte Sprache könnte mehr Verstehen suggerieren, als es ihm damals möglich war. Es waren Bewegungen in der Gruppe der Frauen, der unterschiedliche Tonfall, mit dem jeweils etwas gesagt wurde, und auch der Inhalt der Gespräche.

Im weiteren Durcheinander ging es offensichtlich darum, ob das tote Kind im Zug bleiben könne oder beerdigt werden müsse. Die Bewegungen der Menschen zeigten, dass man der Mutter ihr Kind wieder aus dem Arm genommen hatte. Von ihr wurde eine Entscheidung erwartet. Sie wollte ihr Kind mitnehmen. Gegen ihren Willen beschlossen die Anwesenden, das Kind zu beerdigen.

Einige Männer waren dazu gekommen, die alles noch einmal erklärt haben wollten und immer wieder zweifelten. Irgendjemand brachte einen Klappspaten. Damit sollte eine Grube an der Böschung ausgehoben werden. Der Junge hörte die Männer sagen, dass es in dem gefrorenen Boden nicht ginge, ein Grab zu schaufeln.

Das Baby wurde dann ganz in Windeln eingewickelt und herausgegeben. Wo zuvor vergeblich gegraben worden war, wurde es hingelegt und mit Schnee bedeckt. Der Junge konnte die Mutter des Babys nicht sehen. Da bemerkte die Großmutter, dass er die ganze Zeit bei oder unter den Erwachsenen gewesen war.

Mit dem Tadel, du sollest das doch nicht sehen, für Kinder ist das viel zu schrecklich, zog sie ihn von der Waggontür fort.

Sie hatte Recht, es ist schrecklich. Und das würde *K* später in seinem Leben als Rechtsmediziner noch oft zu Eltern sagen müssen, deren Kind gestorben war.

Diese Mutter wurde wenigstens nicht auch wegen einer Kindstötung bestraft. Andere Frauen wurden es wohl.

Könnte es auch anders gewesen sein? Nein, es gab nur passive Unwirklichkeit. Und dann die vielen verwundeten Soldaten in den anderen Waggons. An dieses gestorbene Kind, an diesen plötzlichen Kindstod musste *K* später oft denken. Er hatte es nur eingewickelt gesehen. Und es wurde in den Schnee gelegt.

Der Zug fuhr weiter. In der Mittagszeit des nächsten Tages erreichte er die Station Schivelbein. Das lag etwa 70km westwärts von der Garnisonstadt Neustettin entfernt. Der Zug war nicht aus dem Kessel gekommen. Die Bahnstrecken waren bereits in russischer Hand.

Zwei Postkarten mit Bildern vom Schloss finden sich etwa aus dieser Zeit im Internet. Der Junge hat keine Erinnerung an architektonische Details. Er hat das Schloss aber in seine Erinnerung aufgenommen.

Nach den Fotografien und den Angaben im Internet handelte es sich um eine Burganlage mit Rundturm, später zum Schloss umgebaut. Dem Rundturm, es war der älteste Teil des Schlosses, war später ist eine Barockhaube aufgesetzt worden. Der Erweiterungsbau, wohl Renaissance, hat sein Portal nicht in der Mitte des Gebäudes. Exzentrisch neben der Tordurchfahrt fand sich eine kleine Freitreppe mit dem Aufgang. Die Bildunterschrift auf der Postkarte gibt den Hinweis, dass es der Aufgang zum Königlichen Amtsgericht gewesen sei.

Im rechten Winkel zum Schloss erstreckte sich ein großes langgestrecktes Gebäude, ebenerdig mit einem sehr großen und hohen Dach. Erkennbar ist auch ein kleiner Wohnbereich; eine Tür und zwei Fenster ebenerdig und leicht versetzt ein Dachgiebel mit drei Fenstern. Es folgen Stallungen. Die Funktion der Anlage als Amtsgericht gibt die Erklärung, warum es in der Erinnerung des Jungen keine Bewirtschaftung mit Tieren gegeben hat. Die Mutter und Großmutter sprachen von Gutshof.

Könnte es auch anders gewesen sein? Die Fotografien stützen, leiten aber auch die Erinnerung.

Die Lokomotive wurde abgekoppelt, Verwundete und Flüchtlinge wurden aus den Personen- und Güterwagen geladen. Zuerst wurden die Verwundeten zum Schloss gebracht. Danach setzte sich der Zug der Flüchtlinge in Bewegung, vom Bahnpersonal geordnet. Es war sehr kalt. Der Schnee war fest. Lauter leere Waggons, deren Türen offen geblieben waren. Er sah aus, als würden sie frieren. Sie würden dort bleiben, so hieß es. Die Familie lief inmitten des Zugs der Angekommenen in Richtung Schloss. Nur wenige Worte fielen hier und da. Auf dem ersten Blick war alles geordnet. Der Verwundetentransport war aber nicht mehr aus dem Kessel gekommen. Nur einige der Straßen wären wohl noch offen, hieß es. Lastwagen kämen gleich, kämen vielleicht, um Verwundete und die Übrigen aus dem Kessel zu holen, aber zuerst die verwundeten Soldaten. Hoffnungslosigkeit war mit Händen zu greifen. Der Junge spürte die Aussichtslosigkeit in der jetzt eingetretenen Situation. Sie setzte sich für ihn aus Gesprächsfetzen der Erwachsenen und aus dem Entsetzen über das Ablegen des toten Kindes an der Böschung zusammen. Es war nicht der Tod des Kindes. Es war das Ablegen des Babys in den Schnee. Was Tod und Sterben war, verstand er noch nicht. Er speicherte das Geschehen.

Der Weg von der Bahnstation zum Schloss war weit. Da fing der Junge an zu weinen, erst leise, dann laut. Er gab die unaussprechliche Verzweiflung wieder. Gegen das Weinen half die Strenge der Mutter nicht. Die Großmutter verstand es. Er konnte nicht aufhören zu weinen.

Die Nerven aller lagen blank. So wandte sich ein Mann heftig an die Mutter, das Kind solle aufhören zu weinen. Es würde alle anderen Kinder damit anstecken. Das war nicht falsch. Er konnte bei *K* nichts erreichen.

Da fiel ihm etwas auf, eine Unerhörtheit. Wieso trug dieser einen Pelzmantel! Das sei verboten. Pelzsachen hätten abgeliefert werden müssen, für die Front. Die Soldaten würden erfrieren und hier dieser Pelzmantel. Sobald sie hier raus wären, würde er die Mutter anzeigen. Und dann auch noch der Schlitten. Mutter und Großmutter erklärten den Sachverhalt. Er, der Mann, könne so etwas weder glauben noch verstehen. Wenn es denn so sei, dann solle man wenigstens nicht auch noch zeigen, dass man einen Pelz habe. Im Schloss gäbe es sicher Frauen, die daraus etwas für die verwundeten Soldaten nähen würden. Er wollte den Mantel an sich nehmen, bekam ihn aber nicht. *K* musste den Mantel ausziehen. Die beiden Frauen nahmen sich vor, im Schloss zu fragen, ob der Mantel gebraucht werden könne. Es zeigte sich, dass dort niemandem der Sinn danach war, einen Mantel umzunähen. So blieb er in der Familie. Es blieb immer der Leopardenmantel.

Der Zug, vorwiegend aus Frauen mit Kindern, gelangte über den langen Zugang durch den Torbogen auf den Innenhof. Hier wurde den Flüchtlingen mitgeteilt, dass man sie nicht aufnehmen könne. Sie wüssten ja, dass das ein Lazarett sei. Die verwundeten Soldaten hätten Vorrang. Der Zug stände noch da. Sie sollten in die Waggons ziehen. Das machten die Frauen nicht mit.

Daraufhin sollten sie sich mit den Kindern einen Platz im Schloss suchen. Die verwundeten Soldaten waren im Haupthaus untergebracht worden. Wie erwähnt, lag der Eingang des Schlosses, des ehemaligen Amtsgerichts, am äußeren Rand des Torflügels. Und *K*s Erinnerung ist es, das von dort ein Mittelgang bis zum Ende des anderen Flügels führte. Von ihm gingen zahlreiche Räume, vielleicht auch Gänge ab.

Das machte der Mutter Hoffnung, dort auch noch einen Platz zu finden. Aber die Räume waren sehr dicht mit verwundeten Soldaten belegt, überbelegt. So blieb für die meisten Familien das Dach über dem Wirtschaftsflügel. Es war kahl, also ohne Schutz, kein Heu, kein Stroh. Mit großem Zweifel, hier mit den Kindern überleben zu können, musste diese Unterkunft angenommen werden. Aber es bestand die Hoffnung auf die Fahrzeuge, darauf, dass es ein kurzes Provisorium bliebe.

KÖNNTE ES AUCH ANDERS GEWESEN SEIN? Es war hoffnungslos für alle, für die verwundeten Soldaten, für das Personal und nicht anders für die Mütter mit ihren Kindern.

Nach einigen Tagen hieß es, das Trinkwasser sei infolge von Tieffliegerangriffen nicht mehr sauber. Dann hieß es, es sei durch Mist vom Vieh verunreinigt worden. Allerdings gab es keine Tiere auf dem Hof. Aus den Wehrmachtsnachrichten ließ sich nicht entnehmen, ob der Kessel nun geschlossen war. Oder vielleicht noch nicht? Die Hoffnung, noch herausgebracht werden zu können, schwand bei den Menschen von Tag zu Tag. Nahrungsmittel waren von Anfang an knapp, jetzt auch noch das Wasser. Es wurde rationiert.

Unter den Soldaten und Flüchtlingen kam es zu schweren Magen-Darm-Erkrankungen. Zwei Kinder starben sehr schnell daran. Auch die dreijährige Schwester wurde davon betroffen. Man hatte sie schon fast aufgegeben. Nur schwarzer Tee könne noch helfen. Die Mutter lief treppauf – treppab. Sie bekam den Tee. Das Kind starb nicht. Die Mutter war sehr gewinnend. Mit ihren vier Kindern war sie noch eine schöne junge Frau. Ein solches Organisationstalent hätte man ihr eher nicht zugetraut.

Mutter und Großmutter erfuhren, dass es noch einen täglichen Verkehr zwischen Schivelbein und der Garnisonstadt gab. Sie baten um Mitnahme. Ihre Sicht war, dass es zu Hause besser sei als in Schivelbein. Bis die Russen kämen, hätten sie in Neustettin wenigstens zu essen und könnten vor Kälte geschützt schlafen. Dass es in Neustettin noch Wasser und Strom gäbe, glaubten sie eher nicht. Wie sollte das auch sein.

Obwohl der Pendelverkehr nur für Militärpersonal vorgesehen war, wurde die Familie mitgenommen. Die Mutter hatte auch das wieder erreicht. In Neustettin war die Infrastruktur noch intakt. Es gab Wasser und Strom. Etwas beklommen öffnete die Mutter die Wohnungstür. Alle waren in ängstlicher Erwartung. Wo liegt der tote Hund?

Er lebte und freute sich über die Rückkehr der Familie. Fressen und Wasser hatten gereicht, nur einige Hundehaufen und Pinkelpfützen. Das bisschen Geruch. Alles war hell und froh. Die Wohnung – wie immer. Sie war nicht geplündert worden. Konserven, Gläser und Flaschen waren so geblieben, wie das Haus verlassen worden war. Nur die Gläser mit den eingeweckten Pilzen waren aufgegangen. Das war auch ein Versuch gegen besseres Wissen gewesen. Dass man Pilze nicht einwecken, sondern trocknen müsse, war bekannt.

So bestand eine Pseudonormalität. Es war zum Leben alles vorhanden, aber überdeckt von der fürchterlichen Angst vor dem Kommenden. Der Kessel war ja geschlossen.

Sie hatten alle diese abgrundtiefe Angst davor, was mit ihnen beim Eintreffen der Russen geschehen werde, in Schivelbein wie in Neustettin; die verwundeten Soldaten, Ärzte, Schwestern, Helfer, Frauen und Kinder. Für die Verwundeten gab es, nachdem sie ihre schweren Verwundungen zunächst überlebt hatten, doch nur noch den Tod.

Wie sollte es sein, dass die Fahrzeuge noch kommen würden, um sie zu retten? Wer würde dann gerettet werden? Es war ein Reservelazarett. Entsprechend hätten die Soldaten vor den Müttern und Kindern beim Abtransport Vorrang haben müssen. Die Moral, also der Mut von Soldaten, hängt im Krieg auch davon ab, wie sicher sie sein können, dass im Falle ihrer Verletzung alles für ihre Rettung unternommen wird. Jeder muss sicher sein, dass es dabei keine Rangunterschiede geben würde. Bei Eintreffen nur weniger Rettungsfahrzeuge hätte dennoch entschieden werden müssen, welcher Soldat gerettet wird und welcher nicht, Sichten, Zuteilen, Priorisieren – Triage. Das war der Grundsatz, das war die Befehlslage.

KÖNNTE ES AUCH ANDERS GEWESEN SEIN? Nein. Die Lebenserwartung war kurz.

Die Familie war also aus Schivelbein nach Neustettin zurückgekehrt. Und in Erinnerung ist, dass in den späten Abendstunden des 2. Weihnachtstages ein Militärfahrzeug vor dem Haus hielt. Vielleicht stimmt das Datum nicht. Beim Vorfahren des Militärfahrzeugs dachten Mutter und Großmutter in ihrer ersten Angst an das Eintreffen der Russen. Es war aber ein Sanka, ein Krankentransportwagen, aus dem deutsche Sanitätssoldaten ausstiegen. Sie kamen auf das Haus zu und klingelten an der leeren oberen Wohnung. Vergebens. Die Familie war ja schon lange geflohen. Um nicht unverrichteter Dinge gehen zu müssen, klingelten sie dann unten.

Sie erklärten Mutter und Großmutter, ihr Fahrzeug sei zum Verwundetentransport eingesetzt worden. Die Verwundeten seien jedoch aus dem Lazarett in Neustettin abtransportiert worden, vermutlich nach Schivelbein. Deshalb habe ihr Vorgesetzter den Befehl gegeben, seine Familie aus dem Kessel zu holen. Sie wären in größter Eile. Führen sie allerdings noch nach Schivelbein, kämen auch sie nicht mehr aus dem Kessel raus. Die Mutter bat um Mitnahme. Das wurde abgelehnt. Sie, die nichtgesuchte Familie, könne nach der Befehlslage nicht mitgenommen werden, grundsätzlich nicht, weil der Sanka nur für verwundete Soldaten eingesetzt werden dürfe. Der Mutter gelang es, die Sanitäter von einer Leerfahrt abzuhalten. Das Hauptargument war, dass es sich bei der Familie des Zahnarztes ja nun auch nicht um verwundete Soldaten gehandelt hätte. Sie wurden mitgenommen. Sie kamen in dieser Nacht aus dem Kessel. Der Abschied vom Hund war wie beim ersten Mal.

Bei ihrem Eintreffen eilte der Zahnarzt, der Vorgesetzte der Sanka-Besatzung, auf das Fahrzeug zu. Als er feststellte, dass die für ihn falsche Familie gerettet worden war, geriet er in eine psychische Ausnahmesituation. Er wurde laut, warf den Soldaten Befehlsverweigerung vor. Durch den Lärm wurde die Militärpolizei, Feldgendarmerie, aufmerksam. Sie verhaftete den Zahnarzt wegen des Missbrauchs des Rettungsmittels für private Aktivitäten, forderte ihn auf, sofort wegen dieses unehrenhaften Verhaltens seine Uniform abzulegen. Er zog sich sofort bis auf die Unterhose aus, erhielt aber dann die Genehmigung, seine Hose wieder anziehen zu dürfen. Der Mutter jedoch gelang es mit Diplomatie, die Situation etwas zu beruhigen. Ob es ihr letztlich gelang, das drohende Unheil abzuwenden, muss offen bleiben.

So sagte sie, dass es jedenfalls ihr Informationsstand gewesen sei, dass es kein Durchkommen nach Schivelbein mehr gegeben hätte. Diese Information habe sie auch an die Sanka-Besatzung weitergegeben. Während die Familie des Zahnarztes rechtzeitig geflohen und jetzt bestimmt in Sicherheit sei, habe sie mit ihrer Familie auf die behördliche Anordnung zur Flucht gewartet. Die Verantwortlichen hätten sie nicht erteilt. Es sei dann keiner mehr in Neustettin gewesen, der diese Anweisung hätte geben können. Eine Familie mit vier Kindern und einem Pflichtjahrmädchen aus dem Kessel zu retten, sei doch sicher auch soldatisch richtig. Das Argument galt nicht.

Die Militärpolizisten wollten von den Sanitätssoldaten wissen, ob sie zunächst eine Auskunft über eine neue Verwendung bei der Standort-Kommandantur oder im Standortlazarett eingeholt hätten. Ihre Angabe, telefonisch niemanden erreicht zu haben, wurde überprüft. Die Mutter bestätigte unvorsichtig ein Telefonat. Allerdings erwies es sich, dass die Telefonzentrale der Kommandantur noch immer besetzt war. Eine Anfrage nach neuer Verwendung von Sanitätssoldaten wurde nicht bestätigt. Für die Besatzung des Sankas, so deren Einlassung der Militärpolizei gegenüber, sei aber durch die von ihnen als verlässlich angesehene Information der Mutter eine neue Situation entstanden. Damit hätten sie jetzt selber eine Akutentscheidung treffen müssen. Die beiden Sanitätssoldaten griffen sehr unvorsichtig das Argument der Mutter auf, dass für sie die Rettung von vier Kindern und den drei Frauen Vorrang vor einem blinden Versuch gehabt hätte, noch nach Schivelbein durchzukommen. Daraufhin wurden sie unter dem Vorwurf festgenommen, die militärische Disziplin zu untergraben, und abgeführt.

Für die Sanka-Besatzung hätte es nur eine mögliche Aufgabe gegeben. Die hieß, verwundete Soldaten aus dem Kessel zu transportieren. Von daher war bereits das Fahrtziel Neustettin suspekt. Für die geplante Rettungsaktion der Zahnarztfamilie wurde das militärische Gerät zweckentfremdet. Die Sanka-Besatzung hatte damit die Truppe verlassen. Dies alles dürfte mit der Todesstrafe bewehrt gewesen sein.

Das Verhalten der Sanitätssoldaten war nicht durch das Prinzip der sogenannten Auftragstaktik gedeckt, nämlich den besten Weg zum Erreichen des Ziels zu finden. Die Fahrt zu den Verwundeten wurde gar nicht erst begonnen. Mit dem Einschlagen des kürzesten Wegs für die Eigenrettung hatten sie die Verwundeten im Stich gelassen.

Von einem ethischen Dilemma ist zu sprechen, nachdem die Zahnarztfamilie nicht mehr aufgenommen werden konnte. Jetzt musste eine unabhängige Entscheidung gefällt werden. Nun stand dem grundsätzlichen militärischen Befehl, keine Unverletzten und keine Zivilisten transportieren zu dürfen, die Mitmenschlichkeit gegenüber, nämlich Frauen und Kinder vor Fürchterlichem zu retten. Bei Missachtung des Befehls hatten sie bei Bekanntwerden mit der Todesstrafe zu rechnen. Die Sanitätssoldaten hatten sich für die Mitmenschlichkeit entschieden.

KÖNNTE ES AUCH ANDERS GEWESEN SEIN? Seit sehr vielen Jahren gibt es den Diskurs zur Allokation. Vor welchem Hintergrund die Entscheidung von den Sanitätssoldaten gefällt wurde, ergibt sich aus einem Eintrag im Internet zur Geschichte von Schloss Schivelbein. Danach ist es 1945 verwüstet und abgebrannt worden.

Was das für die Verwundeten, für die Mütter und Kinder bedeutet haben wird, braucht nicht gefragt zu werden. Welche Hilfe hätte da ein Sanka bedeutet?

Nach der Rettung aus dem oder einem der Kessel in Hinterpommern konnte dann nicht mehr von Flucht im eigentlichen Sinne gesprochen werden. Ganz Deutschland war ein Verschiebebahnhof. Vor der vorrückenden Roten Armee waren ausgebombte oder vor Bomben fliehende und suchende Menschen auf der Bahn. Sie alle sollten versorgt werden. Es waren suchende Züge und suchende Menschen. Wie und wohin sie dirigiert wurden, war nicht erkennbar. Für die Kinder war es: fahren, mit den Koffern aussteigen, umsteigen, fahren. Eine Mutter mit Großmutter und vier Kindern kam immer unter. Für „Mutter und Kind" wurde auf Bahnhöfen gesorgt. Über mehrere Jahrzehnte gab es in den Zügen diese Abteile. Inge verschwand auf einem Bahnhof mit dem Koffer, in dem die Wertsachen waren. Es war kein Schaden. Sie hatte keine Lebensmittelkarte. Die Mutter hatte sie für die ganze Familie, also Inge eingeschlossen.

Betrachtet man einen Zug, stand die Lokomotive entweder vorn oder wurde angekoppelt. *K* war das egal. Er sah das gar nicht. Wieder ging es ausschließlich um einen Platz in den Waggons. Der Junge fühlte sich in der eng zusammengehaltenen Familie geborgen; auf allen Bahnhöfen dasselbe Hasten, dieselben Gerüche.

Hier soll einen Einschub erfolgen, der über das Verständnis eines Vierjährigen hinausgeht. Gab es einen Plan oder keinen Plan zum Durchwursteln? Das Nazitransportwesen sollte nicht hochstilisiert werden. Das erfolgt nur zu leicht. Dieses Staunen vor der Organisation des Transports großer Menschenmassen ist zynisch vor dem Hintergrund der Transporte der Menschen in die KZs. Wenige Monate vor der Kapitulation, der bedingungslosen Kapitulation der deutschen Wehrmacht, fuhren die Züge in alle Richtungen. Dabei saßen viele Menschen auf den Dächern der Züge, standen auf den Trittbrettern. Es war eher wie jetzt in Bangladesch und nicht ein durchstrukturierter Transport von Menschen. Heute wird von Integration und großer Hilfsbereitschaft gesprochen, also ziemlich verbrämt.

Was heißt Integration. Aus allen Regionen waren die Menschen unterwegs. Flüchtlinge aus Hinterpommern mussten genau so wenig integriert werden wie die Bewohner der zerstörten Innenstädte von Köln, Kassel oder Magdeburg. Es hieß für alle Menschen gleich, „wir müssen sehen, wo wir sie unterbringen können", dann an Ort und Stelle, „wir sind voll". Dem Jungen schien es so, als gäbe es keine andere Form, Menschen zu empfangen. Die Begrüßung eines Zugs, neuer Menschenmassen lautete „wir sind voll". Das war ihm so wie „guten Tag" oder „guten Morgen". Nachdem der Zug mit der Familie zweimal in Hamburg abgewiesen worden war, wurde er nach Süddeutschland umgelenkt, dann in die Mitte, nach Westen. Weder in zerbombten Städten, peripheren Groß- oder Kleinstädten wurden die Menschen aus diesem Zug aufgenommen. Letztlich wurde er erneut nach Norddeutschland dirigiert und trotz der Begrüßung „wir sind voll" ausgeladen – Schleswig-Holstein, Kellinghusen.

KÖNNTE ES AUCH ANDERS GEWESEN SEIN? Später hießen nur noch diejenigen Deutschen, die nicht in ihren früheren Wohnort zurückkehren konnten, Flüchtlinge. Sie waren unwillkommen.

Kapitel 2

Nach der Flucht

Von Kellinghusen aus wurden die Menschen aus dem Zug auf die Dörfer verteilt. Die Familie erhielt ihre Einquartierung bei dem Großbauern X im Dorf Y. Das war ein kleines Straßendorf. Der Hof lag in Dorfmitte, die Meierei ihm gegenüber, links davon die Schule, rechts eine Zahnarztpraxis. Der Familie wurden zwei Räume in einem kleineren Nebengebäude auf dem Hof zugewiesen. Die Bäuerin war verständlicherweise etwas reserviert. Besser konnte man dennoch überhaupt nicht unterkommen.

Für alle Flüchtlinge wurden Lebensmittel und Kleidung im Klassenraum der Schule nach Bedürftigkeit verteilt. Basis waren die Lebensmittelkarten. Dadurch war die Familie, zwei Erwachsene und vier kleine Kinder, darunter ein Säugling, gut versorgt. Ein bisschen wurde auch noch die Lebensmittelkarte von Inge benutzt. Finanzielle Probleme gab es nicht. Die Pension für die Großmutter, Witwe eines Richters, wurde immer ausgezahlt. Jeder in der Familie hatte ein Bett, wobei die drei älteren Kinder gemeinsam in einem Bett schliefen. Das war alles andere als eine Selbstverständlichkeit.

Das Leben begann sich etwas zu ordnen.

Da hörte *K* von Erwachsenen, dass eine Flüchtlingsfrau ihr Kind getötet, ihr Baby im Schlaf erdrückt hätte. Sie hätte zwar kein Bett gehabt, sondern mit ihren Kindern auf einem Strohsack schlafen müssen, aber eine gute Mutter würde auch auf einem Strohsack aufwachen und nicht ihr Kind im Schlaf erdrücken. Wahrscheinlich käme sie jetzt ins Gefängnis, vielleicht aber nicht, weil es niemanden für die Versorgung ihrer anderen Kinder gäbe. Diese Begebenheit beschäftigte *K* sein ganzes späteres berufliches Leben. Sie ließ ihn nicht los.

Eine Verurteilung der Mutter wäre für die damalige Zeit noch nicht einmal eine abwegige Vorstellung. Bis in die 1950er Jahre wurde nämlich bei Plötzlichen Kindstodesfällen (SIDS) als Ergebnis der Autopsie nicht ganz selten fälschlich von einem Erstickungstod ausgegangen. Das betraf die gesamte deutsche Rechtsmedizin, ja auch das damals zuständige Institut für Rechtsmedizin in Kiel. Ersticken ist aber nicht Erdrücken. Die Säuglingssterblichkeit war in der Nachkriegszeit sehr hoch. So werden auch kranke Kinder neben ihrer Mutter im Bett gestorben sein. Bis heute ruft das Zweifel über die Todesart hervor. Das Erdrücken eines Kindes im Schlaf rückte erst Jahrzehnte später bei drogenabhängigen oder sonst stark sedierten Müttern in den Blick.

Mit dem Einrücken der Engländer änderte sich sehr viel im Dorf. Die größten Höfe wurden beschlagnahmt. Jetzt mussten die Bauern, die selber Einquartierungen hatten, wie die Flüchtlinge beim Nachbarn untergebracht werden. Das hieß enger zusammen zu leben, für viele dann noch sehr viel enger.

Es wurde geraunt, sogar das Schloss des Barons sei von den Engländern requiriert worden. Wie das Schloss aussah, wussten die Kinder nicht. Es lag am Wald und war von einer großen undurchsichtigen Hecke umgeben. Die Kinder trauten sich kaum, einander weiterzuerzählen, der Baron sei für den Krieg ganz wichtig gewesen. Er hätte eine Maulbeerplantage für Seidenraupen angelegt. Das wäre die Seide für die Fallschirme gewesen. Würden die Engländer diese Maulbeeren sehen, würden sie ihn sofort erschießen. Er sei auf der Flucht.

Tatsächlich hatte er sich sehr gut mit den Engländern arrangiert.

Durch Aushang wurde bekannt gegeben, dass bei Waffenbesitz die Erschießung drohe. Das wurde nicht ohne Grund geglaubt.

So führte eine Anzeige durch einen der Zwangsarbeiter gegen den Bauern X, der habe Waffen vergraben wollen, sofort zu dessen Verhaftung. Der Hof wurde sofort unter massivem Militäreinsatz durchsucht. Der Bauer für kurze Zeit interniert.

K und seine Geschwister waren gerade ins Bett gebracht worden, als die Zimmertür aufgetreten wurde. Mit der Waffe im Anschlag drangen fünf Soldaten in die kleinen Räume. Zwei Soldaten blieben als Sicherung neben der Tür stehen. Als die Fragen nach Waffen und Fotoapparaten verneint wurde, erfolgte eine Durchsuchung. Großmutter und Mutter hatten sich an die Wand zu stellen, die Kinder hatten schnellstens das Bett zu verlassen. Kleiderschrank und Koffer wurden geleert. Ihr

Inhalt blieb auf dem Boden liegen, gleichfalls die herausgehobenen Matratzen. Der Schrank wurde von der Wand gerückt. Auch das Baby musste aus dem Kinderwagen genommen werden, der Kinderwagen wurde geleert.

Die Soldaten zogen ab. Mutter und Großmutter waren, gelinde gesagt, verwundert. Sie räumten alles wieder auf. Wenige Minuten danach flog die Tür erneut auf. Nach demselben Schema folgte eine zweite Durchsuchung der beiden Räume, an den Folgetagen weitere. Mutter und Großmutter blieben verwundert.

Nicht aus diesem Grund, sondern aus Platzmangel musste die Familie in einen größeren Wohnraum mit Tür zur Küche umziehen. Der große Herd durfte mitbenutzt werden. Das war ein Gewinn.

Der Bauer X war nicht arm. Selbstverständlich hatte er Waffen, mehrere Pistolen, einen Karabiner und sehr schöne Jagdwaffen. Die Kinder hatten unbemerkt zugesehen, wie sie in einem Waffenschrank, einem Tapetenschrank auf der Diele, untergebracht wurden und wie dann ein schwerer Porzellanschrank davorgeschoben wurde. Sie vergraben zu wollen, wäre eine Dummheit gewesen.

KÖNNTE ES AUCH ANDERS GEWESEN SEIN? Die Klugheit von Bauern sollte man nicht unterschätzen.

Im Kontrast dazu lebten auf dem Hof russische Zwangsarbeiter. Sie lebten in erbärmlichen Verhältnissen in ausgeräumten Ställen. Diese flachen Ställe oder Koben lagen am Hinterrand des Hofs. So hat es sich *K* eingeprägt. Die Kinder waren nicht gern auf dieser Seite des Hofs. Die zerlumpten Menschen ängstigten sie. Sie hätten dort nichts zu suchen. Das war die Anweisung.

Eine definierte Grenze, die nicht zu überschreiten war, bildete die Rückseite eines großen offenen Schuppens für das Brennholz. Er hatte fast die Größe einer Scheune. An ihn war, auch aus Holz, das allgemeine Klo angebaut. Das war von Vorder- und Rückseite zugänglich, der Innenraum war durch eine hochgezogene Bretterwand getrennt. Darunter fand sich mit offener Einsicht von oben die Jauchengrube. So war es immer schon. Jetzt diente es der Trennung der Deutschen von den russischen Fremdarbeitern.

Der Geruch war so selbstverständlich wie der von Kuh-, Pferde- und Hühnerställen, der Schweinekoben, von Entenmodder, Stroh, Heu, Getreide, von Pflügen und Eggen und was es alles gab.

Kurze Zeit nach der Kapitulation, *K* war jetzt fünf Jahre alt und saß vor dem Holzschuppen auf einem flachen Abgrenzungsstein in der Sonne, als sich einer der russischen Fremdarbeiter neben ihn setzte. Das war dann auf der zuvor verbotenen Seite. Er war bärtig, aber noch jung. So saß er eine Zeit da und schien sich zu sonnen. Als *K* ihn scheu ansah, sah er ihn weinen. Dass ein Mann weinte, hatte er noch nicht gesehen. Deshalb brauchte er etwas Mut, bis er sich zu fragen traute, warum er denn weine. Er sagte, vielleicht schon in den nächsten Tagen zurück nach Hause zu müssen. Dass er deshalb weine, konnte so ein Junge wie *K* nicht verstehen. Er müsse sich doch freuen. Aber nein, er weinte und weinte. Nach Hause zu kommen, bedeute für ihn, dort getötet zu werden. Er hätte so große Angst davor.

Die Engländer würden sie alle, die hier auf dem Hof wären, an die Sowjetunion ausliefern. Fliehen könnten sie nicht. Zwar hätten sie für die Deutschen gearbeitet, helfen würden die ihnen aber nicht. Die würden sie sofort den Engländern übergeben. Es sei ihnen schon gesagt worden, dass jeder Fluchtversuch zu einer Verschlimmerung ihrer Lage in der Sowjetunion führen werde.

Wenige Tage später waren die Behausungen leer.

KÖNNTE ES AUCH ANDERS GEWESEN SEIN? Nein. Die eine Seite bildeten die keineswegs beschämten Nazis. Ihre wertvollen Jagdgewehre sicherten sie vor dem Zugriff durch die Besatzungsmacht. Auf der anderen standen die immer noch verachteten, hungernden Zwangsarbeiter. Sie waren nicht auf der Siegerseite. Vielmehr wurden sie von den alliierten Engländern in Tod und Lager geschickt.

Der Herbst kam, die Kartoffelernte. Vorher hatten Erwachsene und Kinder in mehreren Einsätzen nach Kartoffelkäfern suchen müssen. Die kämen aus Amerika und wären von Amerikanern und Engländern noch vor Kriegsende abgeworfen worden. Den Kindern schien das nicht abwegig. Immer wieder waren großen Bomberflotten mit Begleitjägern über Lockstedt hinweg in Richtung Hamburg geflogen. Das schien plausibel. Kartoffelkäfer wurden auch gefunden.

K hatte seiner Mutter beim Kartoffelsammeln zu helfen. Das war auf dem Land auch sonst normal. Zum Normalen gehörten die Gerüche nach Kartoffelkraut, Pferd und Kartoffelrodemaschine, aufgeworfener Erde und dann Kartoffeln selber. Die Erde fasste sich schön an. Es gab beim Kartoffelsammeln keine Zeit zum Verträumen.

Entschieden wurde darauf geachtet, dass schnell und vollständig gesammelt wurde, anschließend ein Nachsammeln. Die Kartoffeln kamen auf große Gummiwagen, Gummiwagen wegen der Räder. Seltener wurde ein klobiger Wagen mit den großen

Holzrädern für Kartoffeln benutzt, bei der Rübenernte schon. Denn dabei standen sie nicht auf dem Acker selber, sondern auf dem Weg. Sie sanken also nicht ein.

Nachdem das Feld nachgelesen war und nach Arbeitsende, durften die Flüchtlinge für sich noch einmal nachsammeln.

Nachsammeln war den Flüchtlingen auch nach der Getreideernte erlaubt worden. Für die Kinder, die barfuß gingen, waren die etwas längeren Stoppeln beim Nachsammeln kein Problem. Sie gingen relativ flach und drücken die Stoppeln von der Seite her runter. Bei kurzen Stoppeln ging das nicht. Sie bleiben steil stehen. Dazu mussten die Kinder Schuhe tragen. Alle trugen Holzpantinen. Mit den gesammelten Getreidekörnern konnte man aber kaum etwas anfangen. Selbst zerdrückt waren sie nicht sonderlich als Suppenbeilage geeignet. Körner lassen sich nicht so leicht zerdrücken. Müsli-Mühlen gab es nicht. Die Körner mussten verwendet werden. Kein Flüchtling hatte Hühner. In den Folgejahren sammelten nur noch die sogenannten Städter bei der Getreideernte nach.

K half als Ältester der Mutter bei den anfallenden Arbeiten, wie Holzsammeln, Anreichen beim Wäscheaufhängen oder beim Mangeln. Alle gingen Pilze und Beeren sammeln. Damit war sehr viel Nähe zur Mutter gegeben. Diese Art der Beschäftigung im Vorschulalter entsprach den modernen Erziehungsmethoden, wie sie von den Nazis gewünscht worden waren.

Ein Kind sollte sich an praktischen Dingen ertüchtigen, mit möglichst geringem Vorwissen eingeschult werden. Die geistige Formung sollte staatliche Aufgabe sein. Nun ist es ein Bestreben in jeder Diktatur, den Einfluss der Familie auf die Entwicklung eines Kindes möglichst gering zu halten.

K war im Herbst 1945 in einem Alter, in dem ein Kind auch schon einmal Widerworte gibt. Mutter und Großmutter reagierten darauf gleich. Half ein Tadel nicht, gab es eine Ohrfeige. Das war so alltäglich, dass nur die mit der lockeren Rückhand ins Gesicht geschlagenen schmerzten. Scheußlich war dabei, dass die Großmutter als Witwe zwei Ringe am rechten Ringfinger trug.

Weinen kam nicht mehr infrage. Einmal hatte der Großknecht gehört, dass *K* nach einer Ohrfeige geweint hatte. Er verprügelte ihn daraufhin und verbot ihm jedes Weinen. Mutter und Großmutter empfanden das zwar als Übergriff, letztlich aber richtig. Jungs weinen nicht.

Zwischen Mutter und Großmutter gab es den Konflikt, ob es für *K* schädlich sei, vor der Einschulung bis 10 zählen zu können. Es war einfach nicht zu verhindern, dass er es konnte.

Könnte es auch anders gewesen sein? Obwohl es der Familie trotz der Flucht sehr viel besser ging als anderen, teilte sie doch die Ungewissheit all der Familien über das Verbleiben der eingezogenen Väter und Söhne, der verschollenen Familienmitglieder.

Stalin nahm grausam Rache an den Zwangsarbeitern.

Das Überleben war für die Familie weitgehend gesichert, nur vom Vater hörte man nichts. Der Junge lief gerade mit anderen Kindern immer wieder einen Matschweg entlang, als jemand ganz aufgeregt rief, sein Vater sei gekommen. Seinen Vater hatte er ziemlich vergessen. Er verstand, dass er jetzt zu ihm laufen müsse. Das machte er auch. Dabei war er mehr neugierig, als dass er sich freute. Die ungeheuer große Freude beider Eltern ließ ihn etwas schüchtern daneben stehen. Die Großmutter und die kleineren Geschwister waren schon in die Begrüßung einbezogen worden. So konnte er sich seinen Vater ruhig ansehen. In seiner fröhlichen Art gefiel er ihm sehr. Andere Leute kamen hinzu und teilten aufrichtig die Freude. Der Vater war so froh, seine Familie wohlbehalten wiedergefunden zu haben. Seine jüngste Tochter hatte er vorher noch nicht gesehen. Und die Mutter war glücklich, ihren Mann unversehrt wiedersehen zu können. Er schien wie früher, vom Krieg nicht gezeichnet. Das war eine Täuschung. Sie waren alle gezeichnet.

Den großen Eindruck, den der Vater auf seinen Sohn gemacht hatte, machte er auch sonst auf seine Umgebung. Er war hochgewachsen, wirkte in seinem Auftreten als Offizier und Arzt befehlsgewohnt. So wurde er als natürliche Autorität wahrgenommen. Das galt umso mehr, als zunächst verbreitet wurde, er sei Angehöriger der Waffen-SS gewesen. Das beruhte auf einer korrigierten Falscheintragung in seinem Entlassungsschein.

Die Bäuerin bereitete ein großes Begrüßungsessen. Das war geradezu sensationell. Die bäuerliche Familie selber mit drei Töchtern und einem Sohn, die Mägde und die beiden Knechte sowie der Vater mit Familie, einschließlich Großmutter, saßen gemeinsam am großen Tisch in der Diele, aßen und tranken. Die Speisefolge ist nicht in Erinnerung, aber es gab eine. Das wäre vorher auch übertrieben gewesen. Flüchtlinge waren keine Gäste, die zu einem Fest geladen waren.

Auch für Unterbringung des Vaters wurde sehr gut gesorgt.

Der Vater wirkte wie einer, der gut aus dem Krieg herausgekommen war. Solche Gedanken konnte sich *K* noch nicht machen. Er spürte, wie der Vater Optimismus verbreitete und dabei andere Menschen mitnahm. Wie traurig, dass sich da alle irren sollten.

Zunächst mussten die Entnazifizierungsbögen ausgefüllt werden. Der Vater war mit seiner Panzereinheit zusammen mit einer Waffen-SS-Einheit in amerikanische Gefangenschaft geraten. Dabei wurde er fälschlich unter Waffen-SS registriert. Weil das richtiggestellt werden konnte, wurde seine Entlassung nicht verzögert. Bei der Entnazifizierung glaubte man seinen Angaben zunächst nicht.

Als SS-Angehöriger hätte er keine Arbeitserlaubnis bekommen. Insofern war es eine große Hilfe, dass die Mutter alle wichtigen Urkunden und Zeugnisse mit auf die Flucht genommen hatte. Sie waren nicht verloren gegangen.

Allerdings schien es, dass die Richtigstellung, eben nicht in der SS gewesen zu sein, seinen Nimbus bei den Deutschen schmälerte. *K* entnahm das jedenfalls einer Äußerung der Bäuerin.

Es ist sehr schwer zu sagen, aber von einem Umdenken war, soweit für ein Kind erkennbar, nach Kriegsende im Dorf Y nichts zu merken. Der vorherige Lehrer mit der Vergangenheit als Ortsvorsitzender der NSDAP blieb die im Dorf angesehene Person, nicht etwa der neue Lehrer, ein Antifaschist. Der Junge liebte diesen neuen menschlichen Lehrer.

Bei dieser Schilderung soll nicht verkannt werden, dass hier alles aus dem engen Erfahrungshorizont eines Fünfjährigen wiedergegeben wird. Es ist ein winziger Ausschnitt des Geschehens in diesem Dorf in Schleswig-Holstein. Er ist nicht klein, sondern winzig.

Verfolgt man aber das einschlägige Schrifttum über die gesellschaftliche Entwicklung in dieser Phase der Nachkriegszeit, dann passen die Beobachtungen des Jungen in dieses Raster.

Der Vater konnte sich sofort nach einer Stelle umsehen. Er fand sie umgehend. Sogar in unmittelbarer Nähe der Familie, in Itzehoe. Die Stelle war frei. Es war die eines Bahnarztes mit zusätzlicher eigener Praxis, fast unglaublich günstig. Ein Bahnarzt hatte ein gesichertes Einkommen. Eine Praxis zu organisieren war ihm geläufig, aus früherer eigener Praxis in Neustettin. Eine Praxis zu haben bedeutete, kleine Naturaliengaben von dankbaren Patienten zu erhalten. Kleine Naturaliengaben – eine schöne Vorstellung. Das war ein Angebot. Ihm schien alles zu gelingen. Und das strahlte er auch aus.

Gleichzeitig erfuhr er aber, dass seine Eltern im ausgebombten Dresden hungerten. Ihre Wohnung war zwar nicht zerstört worden, aber es herrschte in Dresden überall Not. Das trieb ihn um, das ließ ihm keine Ruhe.

Er verschob seinen Dienstantritt, packte in seinen Rucksack alle vorhandenen Lebensmittel und begab sich auf die Bahn. Die Bäuerin steckte ihm für seine Eltern eine ganze Wurst in den Rucksack. Damit machte er sich auf den Weg nach Dresden. Auch wenn die Mutter sehr große Angst um ihn hatte, konnte sie sich ihm dabei nicht in den Weg stellen. Legal war der Besuch zwischen den Besatzungszonen nicht genehmigt worden. Deshalb musste der Vater illegal über die sogenannte grüne Interzonengrenze gehen. Sein Versuch misslang. Er wurde an der Grenze von Soldaten der Roten Armee festgenommen. Die Familie hörte fast drei Jahre nichts mehr von ihm. Bei seinen Eltern war er nicht angekommen.

Könnte es auch anders gewesen sein? Alles war übermächtig und dann doch ganz individuell. Viele Schicksale entschieden sich an den Zonengrenzen, die der Familie auch. Von den nächsten beiden Jahren ist *K* wenig in Erinnerung geblieben.

Die Alliierten tauschten ihre Unterlagen untereinander aus. Der Vorwurf einer SS-Mitgliedschaft wurde nicht mehr erhoben. Aber seinen sowjetischen Vernehmern war bekannt, dass er ehemaliger Wehrmachtsoffizier war, an der Ostfront gekämpft hatte, Mitglied in der NSDAP und SA gewesen war. Der ihm mitgeteilte Grund für seine Internierung war diese Einbindung in das NS-Regime. Nüchtern betrachtet, war das tatsächlich ein Grund.

Den sowjetischen Geheimdiensten war es nicht entgangen, dass die Organisation Gehlen ehemalige Wehrmachtsoffiziere zur Beobachtung der Strukturen und Aktivitäten der Roten Armee einschleuste. Inzwischen ist bekannt, dass es reiner Dilettantismus war. Auch das wird der sowjetischen Seite nicht entgangen sein, dennoch, diese Aktivitäten wurden aufmerksam registriert. Als ehemaliger Offizier wäre der Vater sicher vorsichtshalber auch ohne politische Belastung interniert worden.

Seine Einweisung erfolgte in das Speziallager des NKWD Nr. 4 Bautzen. Es handelte sich um ein Schweigelager. Untergebracht war es in einem umgewidmeten Zuchthaus. Außenkontakte waren aufgehoben. Die Gefangenen waren vollständig von der Umwelt abgeschnitten. Die Isolierung bestand auch darin, dass die Häftlinge nicht zu regulärer Häftlingsarbeit eingesetzt wurden. Sie waren entweder beschäftigungslos oder hatten stumpf-schikanöse Arbeit zu verrichten. Der Vater sprach sehr viel später davon. Danach mussten sie unter hohem Leistungsdruck Tannennadeln aus dem Sand lesen. Diese wurden danach wieder dem Sand untergemischt – und das Lesen von Tannennadeln erfolgte von vorn. Bei zu geringem Arbeitstempo wurden die Rationen gekürzt. Das geschah auch willkürlich, unabhängig vom Erreichen der Norm.

In den Hungerwintern 1945/47 war es die offizielle Regelung, dass der frühere Feind nicht ernährt werden sollte, solange die eigene Bevölkerung nach dem nationalsozialistischen Terror und den gewaltigen Kriegsopfern hungerte. Die Folgen des stalinistischen Terrors wurden auch unter Kriegsopfer subsumiert. Willkür, Terror und Rache waren erklärte sowjetische Besatzungsprinzipien.

70 Jahre nach Kriegsende wird das damit verbundene Elend nicht mehr gern erwähnt. Für die ältere Generation war es bis in die 1950er Jahre das Thema der Nachkriegszeit überhaupt. Die bedingungslose Kapitulation der Wehrmacht am 6. Mai 1945, den Sieg über das nationalsozialistische Deutschland jetzt Befreiung zu nennen, gelingt so mühelos. Damit lässt sich in die Opferrolle schlüpfen. Es war kein Volk von Tätern, aber eben auch keine Befreiung von Unterdrückten, die sich gegen das Naziregime gestemmt hätten, bei weitem nicht. Das Befreiung zu nennen, wird den Opfern nicht gerecht. Die KZs wurden befreit. In der späteren DDR gab es eine klare Sprachregelung, nämlich von der Befreiung durch die Rote Armee zu sprechen. Dort wurde auch gern im vertrauten Kreis zumeist in einem etwas ironischen Unterton von „unseren Befreiern“ gesprochen.

Im Speziallager Bautzen waren Träger des NS-Regimes interniert, inhaftiert. Entsprechend hart waren die Lagerbedingungen. Nach verschiedenen Angaben lag die Kalorienzufuhr in solchen Speziallagern bei etwa einem Drittel des erforderlichen Bedarfs für einen erwachsenen Menschen. Sehr viele Häftlinge starben infolge von Unterernährung an eigentlich sonst nicht gravierenden Erkrankungen. Meist waren es Atemwegsentzündungen oder Durchfallerkrankungen. Die Tuberkulose verbreitete sich stark.

Für die medizinische Versorgung der Häftlinge waren die inhaftierten Ärzte zuständig, ohne Hilfsmittel. Wahrscheinlich bestand deren Hauptaufgabe darin, den Tod festzustellen und Totenscheine mit vorbestimmten Angaben auszufüllen. Der Vater hat über diese fürchterliche, erniedrigende Aufgabenzuweisung nie gesprochen. Es waren nur vage Andeutungen. Die Rationen der Ärzte unterschieden sich nicht von denen der anderen Gefangenen.

Selbst nach Kriegsende hatte die deutsche Medizin in der Sowjetunion noch einen hohen Stellenwert. Tatsächlich musste der Vater auch einen hochrangigen Angehörigen der Lagerleitung unter strenger Beobachtung durch sowjetische Militärärzte behandeln. Nach deutlicher Besserung hörte er nichts mehr vom weiteren Krankheitsverlauf. Er machte sich keine Illusionen. Nicht etwa aus Dankbarkeit, sondern um ihn für etwaige kritische Krankheitsverläufe vorzuhalten, erhielt er danach eine größere Lebensmittelration, eine ausreichende. Er wurde auch noch ein- oder zweimal gerufen.

Im Normalfall heißt es, der Patient hat noch einmal Glück gehabt, er konnte gerettet werden. Hier hatte der Arzt überlebt, weil der Patient Glück gehabt hatte.

In der Sowjetischen Besatzungszone (SBZ) wurde am. 21. April 1946 die SED aus SPD und KPD gegründet. Die Umstände sind bekannt. In ihrem Selbstverständnis war die SED die Kraft gegen ein Wiederaufleben des Nationalsozialismus schlechthin.

Die Häftlinge in Bautzen umzuerziehen, wäre gegen den Zweck der Internierung gerichtet gewesen. Sie sollten den hohen Druck der Isolation spüren. Vor diesem Hintergrund wäre jede geistige Anregung kontraproduktiv gewesen; das hieß Nichtstun oder sinnloses Tun. Streng die Lagerordnung einzuhalten, war kein Gegensatz dazu.

Wie der Vater später besser verstehen konnte, wurde er am Ende der Haftzeit kursorisch mit Grundprinzipien des Marxismus-Leninismus vertraut gemacht. Verbindung zum Nationalkomitee Freies Deutschland (NKFD), einem Zusammenschluss von deutschen Kriegsgefangenen mit in die Sowjetunion emigrierten Kommunisten, hatte er nicht gehabt. Im Herbst 1945 war das NKFD aufgelöst worden. Dazu findet sich bei Wikipedia der Hinweis auf einen Vortrag von Bruchhäuser aus dem Jahr 2013: Danach wurden im September 1948 5 Generäle und 100 Offiziere, die dem NKFD angehört hatten, aus der Kriegsgefangenschaft entlassen. Sie wären in die Sowjetische Besatzungszone Deutschlands gegangen. Dort hätten sie die Kasernierte Volkspolizei aufgebaut, den Vorläufer der NVA (Nationale Volksarmee der DDR). Hier wird die Legende bemüht, die Kasernierte Volkspolizei sei Vorläufer der NVA gewesen. Sie war die NVA selber. Wegen der von den Alliierten beschlossenen Entmilitarisierung Deutschlands wurde der Tarnname Polizei verwandt. Von ihrem Selbstverständnis und ihrer Struktur her war die Kasernierte Volkspolizei die neue sozialistische Armee unter den Fittichen der Roten Armee. Es ging um den Aufbau des Sozialismus mit einer sozialistischen Armee. Man muss sagen, dass die dem NKFD angehörenden Kriegsgefangenen in Sibirien sicherlich nicht bestimmen konnten, in welche Besatzungszone sie entlassen werden wollten.

Hier finden sich nämlich Parallelen zur Entlassung des Vaters aus dem Lager Bautzen im Herbst 1948. Sie fand im Rahmen einer größeren Entlassung statt. Nach Wissen des Vaters galten für alle dieselben Auflagen. Auf deren Missachtung stand die Todesstrafe. Das betraf die Geheimhaltung der Auflagen; Verbleiben nach

Entlassung in die Sowjetische Besatzungszone (SBZ); Eintritt in die SED; widerspruchsloses Befolgen der Weisungen der Partei. Und unter sehr enger Fristgabe hatte die Umsiedlung der Familie in die SBZ zu erfolgen. Bei Fristversäumnis drohte die erneute Inhaftierung.

Die SED, das Bollwerk gegen den Faschismus, griff also bereits 1948 bei der Besetzung von Führungspositionen auch auf alte Nazi-Offiziere zurück. Dass die alten NSDAP-Mitglieder in den vielen staatlichen Institutionen, wie z. B. in den Schulen, nicht von heute auf morgen ersetzt werden konnten, war eine West- wie Ost-Realität.

Könnte es auch anders gewesen sein? Nein. Es gab viele sowjetische Speziallager mit rechtlos Internierten und vielen Toten. Wie beim Aufbau West wurden auch beim Aufbau Ost bei Bedarf alte Nazi-Offiziere in Führungspositionen eingesetzt.

Gibt es Leichengift, fragte der Sohn den Vater im Jahr 1959, als er gerade sein Medizinstudium begonnen hatte. Das war die übliche Spannung vor dem ersten unmittelbaren Kontakt mit dem Toten im Präpariersaal der Anatomie. Nein, das gäbe es nicht. „Solltest du, Sohn, dich allerdings beim Präparieren verletzen, dann könnte diese Wunde eine Eintrittspforte für Bakterien werden. Auf diesem Wege sei es sogar schon zu tödlichen Infektionen kommen, zur Sepsis. Der Tote müsse natürlich auch an einer Sepsis gestorben sein." Dieser Wissenstransfer förderte mit seiner konkreten Schilderung den Mut von *K* nicht übermäßig. Es wurde überdeutlich, als der Vater auch noch sagte, er selber habe sich direkt vor der letzten Prüfung in seinem medizinischen Staatsexamen auf diese Weise schwer infiziert, sei fast daran gestorben. Die Mutter bestätigte das. Das glaubte der Sohn staunend.

Die ärztliche Sozialisation beginnt also in der Begegnung mit dem toten Menschen und mit der Ermutigung durch die Eltern. Sie beginnt mit der individuellen Untersuchung des toten Menschen. Sie beginnt mit der genauen ästhetischen präparativen Untersuchung von Details, so eines Unterarms, eines Fußes. Sie beginnt im kollegialen Miteinander an einer Leiche. Umso erschreckender ist der Identitätsverlust von toten Menschen in einem Massengrab.

Den Schädel, den *K* im Jahr 2017 als alter Professor der Rechtsmedizin von seinem psychiatrischen Kollegen überreicht bekam, sollte er möglichst an Studenten zum Studium weitergeben. Obwohl er beschädigt sei, hätten zunächst er und später auch noch sein Sohn daran die Anatomie lernen können, zugegeben mit Einschränkungen. Ein Anatomieschädel sei es nicht. Der Unterkiefer fehle zudem.

So war es. Es handelte sich um einen menschlichen Schädel. Er wog 519 g, hatte einen Maximalumfang von 49 cm, eine Höhe von 17,5 cm. Insgesamt war er rundlich mit recht steil gewölbter Stirn, hatte in etwa quadratische Augenhöhlenumrandungen, relativ große Warzenfortsätze. Warzenfortsätze sind die Knochenhöcker hinter dem äußeren Gehörgang, anatomisch Processus mastoideus. Die Schädelnähte waren komplett geschlossen. Schädelnähte heißen die Verbindungen der aneinanderstoßenden Knochenplatten mit feiner symmetrischer Verzahnung. Sie wiesen kleine Varianten auf. So lag eine sonst fehlende Stirnnaht vor. Sie reichte bis zur Nasenwurzel. Von der linken λ-Naht war eine kleine Knocheninsel umschlossen, ein Inkabein.

Der Schädel war nicht aufgesägt, aber erheblich beschädigt worden. Die Mitte des Oberkiefers war herausgebrochen, im Bogen seitlich jeweils bis an die Eckzähne reichend. Dazu kam ein alter Verlust sämtlicher Zähne des Oberkiefers mit Schluss der Zahnfächer, der Alveolen. Zusammen mit dem knöchernen Ausbruch aus der Mitte des Oberkiefers waren auch untere Partien der Nasenscheidewand ausgebrochen. Kallus fand sich nicht. Kallus nennt man die früheren Stadien der Knochenheilung. Die Knochenfragmente waren ausgerissen worden. Auch beide knöchernen Umrandungen der Augenhöhlen wiesen auf ihren Innenseiten landkartenförmige Zerstörungen des hier sehr dünnen Knochens auf.

Über den gesamten Schädel verteilt, fanden sich großflächige Abschabungen der fahlgelblichen Außenschicht des Knochens, daneben und darin einzeln und in Scharen glattrandige Kerbeffekte unterschiedlicher Länge.

Was hatte es mit diesem Schädel auf sich? Genau beantworten lässt sich die Frage nicht. Aber ein Näherungsversuch soll unternommen werden. Ein Schädel für die anatomische Lehre war es nicht. Bei ihm muss man in die Schädelhöhle blicken können. Nerven- und Blutgefäßdurchtrittsstellen, also Foramina, müssen von außen nach innen und von innen nach außen verfolgt werden können. Der Schädel war nicht eröffnet worden. Im Rahmen einer Obduktion in der Pathologie oder Rechtsmedizin müssen Gehirn und Gehirnhäute beurteilt werden. Von dorther stammte er also auch nicht.

Das soll erklärt werden. Technisch wird für den Zugang zum Schädel bei einer Obduktion ein Bügelschnitt vom linken Warzenfortsatz zum rechten Warzenfortsatz gelegt. Der Scheitel liegt bei dieser Schnittführung nicht über der Mitte der Schädelkalotte, sondern so weit hinten, dass die spätere Naht beim eingesargten Toten nicht mehr gesehen werden kann. Stets wird er an die Haargrenze angepasst. Er soll also von Haaren bedeckt sein.

Ohne dass es zu Schabe- oder Kerbdefekten käme, wird die äußere Knochenhaut mit der Schädelschwarte mit einem Quermeißel nach vorn abgeschoben. Dessen Schneide ist leicht abgerundet. Nach hinten muss die Schädelschwarte scharf gelöst werden. Auch dabei wird das Schädeldach selber nicht beschädigt. Danach werden seitlich die Schläfenmuskeln von der Kalotte ab präpariert. Sodann wird der Schädel zirkulär aufgesägt.

Bei einer Obduktion gibt es für Außenstehende zwei Phasen starker emotionaler Belastung, zumeist sind es Studierende, Polizeibeamte oder Justizangehörige. Das Erschrecken ist identisch mit dem bei einer Operation. Nicht die Schnittausführung selber ist es, wie zu vermuten wäre. Das gilt selbst für die großen Zugänge, für die Schnittführung von Schulter zu Schulter, für die vom Oberrand des Brustbeins bis auf das Schambein, genauer die Schambeinfuge. Nein, es ist jeweils das Klaffen des Schnitts danach. Und es sind die Sägegeräusche beim Eröffnen des Schädels.

Wie bei einer Operation sollte auch bei jeder Obduktion der Eingriff stets mit einem subtilen Verschluss der Zugänge beendet werden. In der Realität wird das sowohl in der Chirurgie als auch in der Rechtsmedizin bei allem hohen Anspruch unterschiedlich gehandhabt. In den rechtsmedizinischen Instituten reicht es von der feinen Naht bis zu groben, weit übergreifenden Stichen. Was grob aussieht, ist auch sonst grob gemacht worden. In einer Reihe von Instituten wird für die Naht jeweils Stich um Stich von der Innenseite der Haut eingestochen. Eine solche Naht sieht im Endeffekt wie mit einer Nähmaschine verschlossen aus. Das sind Rechtsmediziner den Toten und den Angehörigen schuldig, aber dazu später.

Das Spurenbild am überreichten Schädel widersprach also einer legalen, professionellen Untersuchung. Die Schädelweichteile wurden ungeübt entfernt, der Schädelknochen unregelmäßig abgeschabt. In diesen Abschabungen und auch breit außerhalb fanden sich teils einzelne, überwiegend vielfache ungeordnete Scharen von Einkerbungen im Knochen. Der Grund dafür mag in partiellen Antrocknungen und Mumifizierungen der Weichteile zu suchen sein, die dann sehr fest am Knochen haften können. Dafür, dass diese partiellen Mumifikationen derb abgeschabt wurden, könnten die Defekte an Oberkiefer, Nasenscheidewand und in den Wandungen der Augenhöhlen sprechen. Dann wäre der Knochen bei Ablösung dieser Weichteile mit herausgerissen worden. Dasselbe dürfte auf die Augenhöhlen zutreffen. Denn von den Augenlidern, Augapfel, Augenmuskeln, Sehnerven, Fettgewebe und Blutgefäßen dürften wohl nur noch mumifizierte Reste den knöchernen Augenhöhlenrändern angehaftet haben. Es hätte einer feinen kunstvollen Präparation bedurft, um knöcherne Ausrisse beim Entfernen der restlichen Weichteile zu vermeiden. Das war es also nicht.

Tote können auch nach vielen Jahren einer Ruhezeit im Grab noch gut erhalten sein. Nebeneinander können bei einem Toten Prozesse von Auflösung und Konservierung des Gewebes ablaufen.

Aus dem Befund, dass die Ränder des großen Hinterhauptslochs an der Schädelbasis unbeschädigt waren, lässt sich schließen, dass das Gehirn beim Auffinden des Schädels bereits aufgelöst gewesen ist.

WIE WIRD ES WOHL GEWESEN SEIN? Wer macht denn so etwas?

Die Totenruhe war vorbei. Vermutlich hatte ein Totengräber beim Auflassen eines Grabs von den Gebeinen des Toten den Schädel an sich genommen, ihn auf seine ungeübte Weise bearbeitet und verkauft.

Was wurde aus dem Schädel? Er dient künftig dem rechtsmedizinischen Unterricht. Damit ging ein Wunsch in Erfüllung. So wird er inzwischen im rechtsmedizinischen Unterricht am Gießener Universitätsinstitut für Rechtsmedizin in der Lehre für die forensische Diagnostik eingesetzt. Die anfänglichen Zweifel, die *K* befallen hatten, ob Studierende der Medizin heute noch Spuren lesen, diagnostizieren wollen, sind verflogen. Sie machen es sehr gern. Auch beim toten Menschen muss erst der Gesamtzustand erfasst werden, ehe spezielle Untersuchungen erfolgen können. Das gilt auch dann, wenn eine geplante Nachuntersuchung der Betrachtung mit dem bloßen Auge als weit überlegen angesehen wird. So etwas würde z. B. auf die Bestimmung der postmortalen Liegezeit mit ^{14}C-Isotopen bei einem Schädel zutreffen oder auf eine molekulargenetische Geschlechtsbestimmung. Inzwischen ist der Schädel ausgeliehen, zur Zeit nicht verfügbar. Aber es soll ein Vergleich mit einem Schädel erfolgen, der massiven postmortalen Schäden ausgesetzt, dann aber sorgfältig fachpräparatorisch aufgearbeitet wurde. Er stammt aus der umfangreichen wissenschaftlichen Sammlung des Instituts für Rechtsmedizin der Johann Wolfgang Goethe-Universität Frankfurt.

Die Aufnahmen wurden freundlicherweise eigens dafür von Herrn PD Dr. med. Birngruber gefertigt. Der Schädel wurde zufällig beim Graben entdeckt, weist massive halbscharfe knöcherne Durchtrennungen, aber keine Schab- oder Kerbdefekte auf. In einer Ebene von oben/außen nach unten/innen ist das linke Mittelgesicht durchtrennt worden, senkrecht das Hinterhaupt bis auf die innere Tafel der Kalotte. Riefen im Knochen liefern Informationen über die Richtung der einwirkenden Kräfte.

Sind diese Messungen dann abgeschlossen worden, muss die Plausibilität geprüft werden. Kann das gefundene Ergebnis überhaupt stimmen? Die Technik ersetzt nicht den Verstand, sie denkt nämlich nicht.

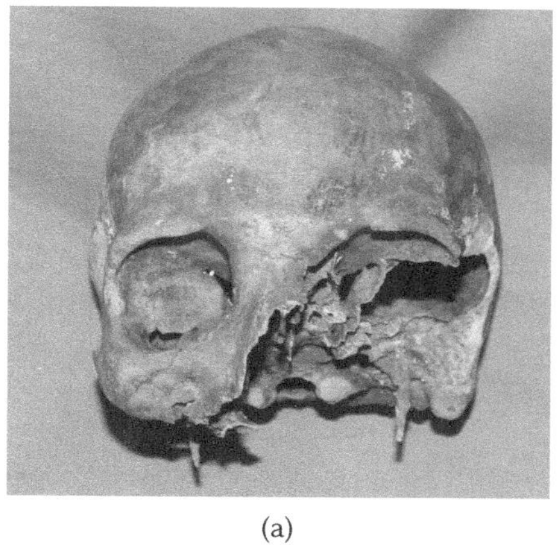

(a)

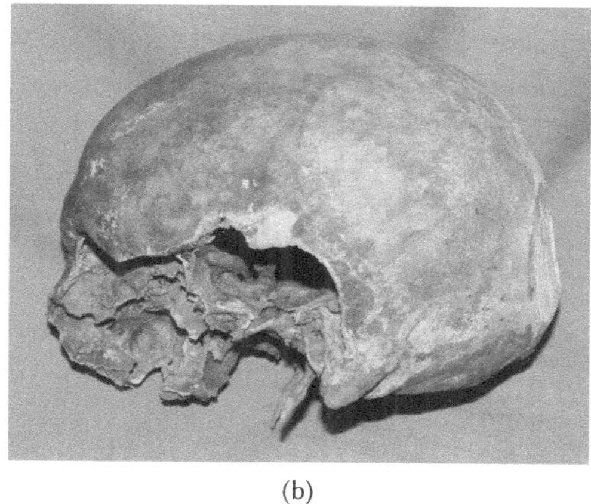

(b)

Abbildung 3: (a) Frontalansicht mit schräger halbscharfer Durchtrennung des Mittelgesichts links
(b) Blick auf die linke Seite, senkrechte knöcherne Durchtrennung im Hinterhaupt mit tiefen längsgestellten Riefen

KÖNNTE ES AUCH ANDERS GEWESEN SEIN? Ja. Dass ein „Totengräber" diesen Schädel an sich genommen hätte, beruht auf einer Plausibilitätsüberlegung. Ohne solche Abwägungen liefe die postmortale Diagnostik leicht in eine Sackgasse. Und bei einem Patienten sollte ohne Plausibilitätsüberlegungen, das heißt dort Differentialdiagnose, eine Behandlung gar nicht erst begonnen werden.

Zurück nach Lockstedt in den Spätherbst 1945, als sich der Vater aufmachte, um seinen Eltern in Dresden Lebensmittel zu bringen. Die Angst der Mutter war übermächtig. Es waren heimliche Seufzer und Fetzen von Gesprächen, die die Kinder hörten, wenn sie mit ihrer Mutter darüber sprach. Die Mutter war eine sehr disziplinierte, starke Persönlichkeit. Sie behielt immer Haltung nach außen hin.

Die Angst, dass ihr Mann nicht zurückkäme, nahm zu und zu, bis kaum noch Hoffnung bestand. Zunächst fand sich die Erklärung, die Post sei noch unzuverlässig; dann – er schreibt nicht, um sich nicht zu gefährden; dann – die Schwiegereltern schreiben auch vorsorglich nicht; dann aber – haben seine Eltern geschrieben, er sei nicht angekommen; dann – wurde es länger und immer länger; dann – wenn er in Gefangenschaft geraten wäre, würde er doch schreiben oder vielleicht nicht dürfen; oder?

Die Mutter hatte gegen Lebensmittelmarken ein Fahrrad eingetauscht. Damit war sie nicht mehr allein auf den Laden im Dorf angewiesen. Sie konnte selber besser einkaufen. In der Stadt gab es noch Textilgeschäfte und auch einen Metzger. Auch anderen Flüchtlingsfamilien konnte sie etwas mitbringen. Natürlich war das kein üppiges Leben. Die größte Tugend war Bescheidenheit, besonders beim Essen. Zu den Kindern musste nicht gesagt werden, „du isst!". Es wurde ohnehin alles gegessen. Die Kinder wurden größer. Es wurden Impftermine und Reihenuntersuchungen angesetzt. Und es gab immer die Angst um den Vater. Würde er noch leben?

K wurde mit Erlaubnis etwas zu früh eingeschult, zwei Monate vor seinem 6. Geburtstag. Die Mutter hatte damit wieder etwas erreicht, was ganz ungewöhnlich war. Fristen galten sonst immer als verbindlich. *K* war dann bei weitem das jüngste Kind in seinem Jahrgang. Das blieb seine gesamte Schulzeit so.

Wie die Mutter die Schulreife ihres Sohns vermittelt hat, ist der Vergessenheit anheimgefallen. Aber eines steht fest, an seinen Vorkenntnissen konnte es nicht gelegen haben. Die Mutter, die in Leipzig selber einige Semester Chemie studiert hatte, war dem Prinzip vom leeren Blatt für ihren Sohn aufgesessen. Es wurde schon gesagt, dass sie sich nicht als Anhängerin des Regimes empfand. Aber als Kind ihrer Zeit hat sie dieses Konzept der NS-Erziehung als modern und wissenschaftlich fundiert angesehen. Unheimlich wurde es ihr dann doch bei der Vorstellung, ihren Sohn noch ein weiteres Jahr vom Lernen fernhalten zu müssen.

K kam in die Zwergschule mit einem Raum für alle Klassen. Er wurde nicht gerade ein guter Schüler. Das ist eine Angabe, die aus dem Rahmen sonst üblicher biographischer Angaben fällt.

Bücher wurden bei der Flucht nicht gerettet. Eine Privatheit mit Lesen unter der Bettdecke gab es nicht. Ganz außergewöhnlich wäre es gewesen, hätte ein Flüchtlingskind eine Taschenlampe besessen. Es fehlte eben an Allem. Vielmehr war *K* erstaunt, was andere Kinder bereits wussten und konnten. So kannten einige bereits das kleine „i". Einige konnten es auch schon schreiben. So ein „i" mit dem schrägen Anstrich zu einer Spitze, gefolgt von einem gegenläufigen Bogen war schon einiges an Aufmerksamkeit wert. Einige der Erwachsenen auf dem Hof, die sich dabei liebevoll zu *K* setzten, hatten damit mindestens so viele Probleme wie er. Für *K* waren die Schulstunden mit den Pausen ein sehr angenehmer Teil des Tages. Sonst hatte er der Mutter, wo es erforderlich wurde, zur Hand zu gehen. Das war die pure Selbstverständlichkeit auf dem Lande, galt für Flüchtlingskinder natürlich auch und wurde schon gesagt.

Das Leben auf dem Hof hatte für die Kinder auch sehr schöne Seiten. Das waren die vielen unterschiedlichen Gerüche und Geräusche und Abläufe in den Ställen und den Scheunen, besonders im Kuhstall und in den Pferdeboxen. Der Kuhstall war nicht ohne Erlaubnis zu betreten. Das galt besonders als Schutz vor dem „bösen

Blick", den Zigeunerinnen hätten. Er würde die Kühe meist sofort, manchmal aber auch später erkranken und sterben lassen. Die wenigen Zigeuner, die nach Lockstedt kamen, wurden dort sofort mit heimlich geäußerter Empörung vertrieben. Die Erinnerung ist, dass die Verbrechen, die an ihnen begangen worden waren, sehr wohl bekannt waren. Das ergab sich aus solchen Gesprächsfetzen, wie, „dass es sie noch gibt" oder „seid vorsichtig, man darf ihnen ja nichts mehr tun".

Mittelalterliches magisches Denken und das Wissen über die Verbreitung von tierpathogenen Erregern wurde mühelos gemischt. Ohnehin war deshalb der Kuhstall für Fremde tabu. Das galt in gleicher Weise für die auf dem Hof untergebrachten Flüchtlinge. Vor dem Hintergrund von Bang, Listeriose und Tuberkulose, boviner Typ, war es sinnvoll.

Allerdings wurden auf den Höfen auch Hühner, Truthähne, Gänse und Enten gehalten, die eine weitere Form der Tuberkulose verbreiten konnten. Am häufigsten erfolgte sie durch Hühner. Die Menschen waren dadurch aber nicht sehr gefährdet. Wegen der geminderten Abwehrlage, eine Folge der grenzwertigen Unterernährung, wurde sie relevant. Zu den Reihenuntersuchungen der Kinder gehörte der Tuberkulintest.

Somit war es für jedes Kind eine Auszeichnung, zum Füttern und Misten mit in den Kuhstall zu dürfen. Hier war es immer warm. Die Kühe hatten genug Platz. Heu wurde auf den Mittelgang gebreitet und dann mit der Forke nach beiden Seiten in die Mulden verteilt. Was liegen geblieben war, wurde mit einem Reisigbesen an den Rand gefegt und nachgegeben. Es ist die Erinnerung, dass die Stiele dieser Besen, überhaupt alle Stiele an Geräten, an den Enden abgerundet und im oberen Drittel vom Umgreifen bei der Arbeit eine glatte, wie fleckig polierte Oberfläche hatten. Je nach Verwendungszweck waren sie ebenmäßig schlank und makellos bis zum Ansatz, so bei Heugabeln, oder sie wurden nach unten grau und rissiger mit Anhaftungen und Inkrustierungen, so bei einer Mistgabel.

Zum Kuhstall gehörten die Schwalben mit ihren Nestern unter der Dachtraufe. Sie konnten in den Stall einfliegen. Nahrung, zumal Fliegen, gab es genug. Schwalben waren deshalb auch erwünscht.

Es soll aber hier jetzt nicht sentimental werden. Die Tierliebe der Kinder war nicht überschwänglich. Es war Neugierde, manchmal auch ein bisschen aufregend. Wenn nämlich bei einsetzender Dunkelheit ein Käuzchen rief, dann machte dieser scharfe Ruf den Kindern schon die neugierig schöne Angst. Aber auch die mutigsten unter ihnen gingen nicht zu weit in Richtung Käuzchen.

Wurden jedoch Tiere misshandelt, mochten sie das nicht. Als der Kleinknecht eines Tages eine Leiter an einen Apfelbaum stellte und mit einem Besen dann ein Vogelnest mit Jungen herunterstieß, musste er das erklären. Er versuchte es mit dem Futterneid. Vögel dürften nicht überhand nehmen, weil sie den Menschen sonst zu viele Körner wegpickten. Er überzeugte nicht. Dasselbe galt für die nachgeschobene Zusatzerklärung, er wolle die Vogeljungen aber auch essen. Ein Spatz in der Hand sei besser als die Taube auf dem Dach. Die Kinder standen verständnislos herum. Denn der Kleinknecht saß beim Essen am bäuerlichen Tisch in der Diele. Er musste nicht kochen.

Der Baum stand hinter der Scheune, dort, wo sich früher die Zwangsarbeiter aufgehalten hatten. Über diese wussten sie, dass sie entweder die nicht so guten Kartoffeln, manchmal auch nur Kartoffelschalen und Gemüsereste zum Essen bekommen hatten. Denen hätten sie abgenommen, Vogelküken essen zu müssen. Sie hätten sich aber gehütet, das zu sagen.

Könnte es auch anders gewesen sein? Der Alltag war ein fast stabiles Provisorium mit vielen Rohheiten. Vieles ist in der Erinnerung verschüttet. Aber es trifft schon zu, dass das Denken der Menschen noch eine Menge an Vorstellungen aus der gerade erst vergangenen Nazizeit beinhaltete.

Ehre war durch die NS-Zeit ein fürchterlich missbrauchtes Wort. Aber natürlich galt im eigenen sozialen Umfeld für viele Flüchtlingsfamilien ein strenger Ehrenkodex. So war eine geläufige Redewendung, *diese Familie hält etwas auf sich.* Wenn alles verloren gegangen ist, dann sollte wenigstens die Familienehre gewahrt bleiben. Das war ein Weg, den Selbstbehauptungswillen in fremder Umgebung kundzutun. Durchaus hat das im Einzelfall zu Überhöhung und rigider Handhabung geführt. Wo sollte Gelassenheit in der Not herkommen? Nur zu häufig brachen diese Fassaden zusammen. Dann war es noch trostloser.

Um auf die damalige Situation in Lockstedt zu kommen, soll ein Vorgriff auf die Zeit Ende der 1970er Jahre in Köln erfolgen. *K* musste in Köln als Rechtsmediziner einen etwa zwölfjährigen Jungen auf Verletzungen hin untersuchen. Er war unter Prügeln aus Angst vor seinem Vater aus einem Fenster im 1. Stock gesprungen. Es ging in dem Fall um eine türkische Familie. Eine andere hätte es nicht genauso gut gewesen sein können. Zur Erziehung gehörte es, dass der Junge bei Ungehorsam und respektlosen Redewendungen gegenüber den Eltern Ohrfeigen bekam, auch andere körperliche Strafen. Bei Strafen im üblichen Rahmen wäre die Angabe nicht glaubhaft gewesen, er sei vor Angst aus dem Fenster gesprungen.

Allerdings, aus dem Fenster gesprungen war er schon. Das hatten Nachbarn gesehen. Der Junge hatte der Familie Probleme bereitet. Mit Gleichaltrigen zusammen hatte er in Geschäften kleinere Sachen gestohlen. Bereits zwei- oder dreimal war er dabei gefasst worden. Das betraf die Unbescholtenheit der Familie. Er wurde hart bestraft. Jetzt hatte die Mutter ihr Portemonnaie in der Wohnung vergessen und stellte bei ihrer Rückkehr fest, dass Geld fehlte. Nur der Junge war in dieser Zeit in der Wohnung. Er hatte also seine Mutter bestohlen. Das war nicht zu vergeben.

Als der Vater am Abend davon erfuhr, war er zutiefst gekränkt und empfand es als kaum zu tilgenden Makel für die Familie, eine Verletzung der Ehre. Nachdem der Sohn seinem Vater den Diebstahl gestanden hatte, nahm dieser einen Stuhl, zerschlug ihn auf dem Boden, brach ein Stuhlbein aus und schlug damit auf seinem Sohn. Dieser rettete sich durch den Fenstersprung aus dem ersten Stock, bei dem er sich nur leicht verletzte.

Bei der forensischen Untersuchung ließen sich die kantigen Abformungen über Kopf, Arm und Schulter den geschilderten Schlägen zuordnen. Diese Art von Verletzungen ließen die Schilderung glaubhaft erscheinen. Dem Vater war in seiner maßlosen Empörung und Kränkung jede Selbstkontrolle abhandengekommen. Es war eine Übersprunghandlung unter Verlust der Steuerungsfähigkeit.

Diese türkische Familie war sozial integriert, angesehen, aber doch noch nicht in Köln angekommen. In Köln anzukommen, stößt für Normalbürger, wie überall in der Welt, auf subtile Widerstände. Werden Neuankömmlinge nicht unmittelbar Teil einer großen vernetzten internationalen Community – wie z. B. dem Wissenschaftsbereich oder in Köln auch bei Ford –, dann verläuft eine Integration nicht über Wochen oder Jahre, sondern über Generationen. Um sich ein Bild davon zu machen, gab es in Köln eine feine Differenzierung. *K* hat es seinerzeit so verstanden, dass Flüchtlinge und Zuwanderer nach dem Ersten und Zweiten Weltkrieg, die sich nicht anpassten, „Pimmoks“ waren. Häufig ging es dabei nur um den Dialekt, um das richtige Kölsch. Ein „Immi“ war einer, dem die Anpassung gelungen war. Wobei „imi“ nach anderer Schreibweise auch „ne imitierte Kölsche“ war.

Vertriebene, Flüchtlinge und Ausgebombte waren wie über Deutschland hingewürfelt mit Bevorzugung der Westzonen. Sie waren Fremde, abhängig, nicht erwünscht. Häufig fühlten sie sich veranlasst zu erklären, dass sie in ihrer Herkunftsregion nicht auf Almosen angewiesen, sondern angesehen gewesen waren. Das wurde nicht selten unter den Einheimischen kolportiert. Im Einzelfall wurde auch der soziale Status der Flüchtlinge beneidet. Für *K*s Familie in Lockstedt war es ein Prestigegewinn, dass alle gesehen hatten, dass der Vater tatsächlich Arzt war.

HD, der kleine Bruder, war mit anderen kleinen Flüchtlingsjungen befreundet. Er war ein aufgeweckter fröhlicher kleiner Junge, der bei der bäuerlichen Familie sehr beliebt war. Solche kleinen Jungen nutzten ihre Freiräume für Erkundungen. Sie kletterten in den Scheunen bis auf die oberen Balken über dem Heu- und Strohboden und sprangen dann runter. Man sah sie überall. Manchmal fanden sie in den Scheunen Hühnereier. Ordentlich brachten sie sie ihren Bäuerinnen und wurden gelobt. Die Hühnerställe waren eben trotz aller Aufmerksamkeit nicht immer dicht.

Eines Tages gab es eine gewisse Unruhe auf dem Nachbarhof. Es fehlten Eier im Hühnerstall. Bekanntlich gackert jedes Huhn, wenn es gelegt hat. Jede Bäuerin wusste von jedem Huhn, in welchem Rhythmus es Eier legte. Die Jungen wurden gefragt, ob sie Eier gefunden hätten, die Erwachsenen suchten noch einmal nach. In den Scheunen wurden keine gefunden. Die Idee, dass es der Fuchs gewesen sei, wurde schnell verworfen. Der hätte wohl nicht nur Eier gefressen. Der Hühnerstall, so sagte die Bäuerin, war auch dicht. Frettchen und Marder würden keine ganzen Eier mitnehmen. Eierschalen wurden auch nicht gefunden.

Dann erfuhr das ganze Dorf, dass einer der Freunde von HD zusammen mit einem anderen Flüchtlingsjungen Eier geklaut hätte. Was das für die Familien dieser Jungen bedeutete, ist kaum vorstellbar, eine ungeheuerliche Mitteilung. Es hieß dann, sie hätten nicht zum ersten Mal Eier geklaut. In den Hühnerstall waren sie recht einfach gekommen, durch die Hühnerklappe. Einer hatte sie aufgehalten, der andere sei dann über die Hühnerleiter zu den Nestern gekrochen. Ganz oben auf dem Strohboden hätten sie dann die Eier ausgetrunken. Manchmal hätten sie damit angegeben und erzählt, ihre Mütter hätten noch viel mehr Eier, und großzügig den anderen Jungs auch mal eines abgegeben. Geschnappt wurden sie, weil die Klappe runterfallen gefallen war und sich dabei so verhakt hatte, dass sie weder von außen noch von innen hatte geöffnet werden können. Das war die Falle. Das war gegen Mittag. Ein Ei hätte der Eingesperrte noch seinem Freund gegeben, ein weiteres selber getrunken. Das war schon ein starkes Stück, wurde aber wohl auch ein ganz kleines bisschen gut gefunden.

Von dem Jungen, der in die Falle gegangen war, erfuhr man nichts über das, was geschehen war. Natürlich auch nicht von dessen Mutter. Aber die Bäuerin hatte durchblicken lassen, dass sie eine harte Bestrafung gefordert hätte. Die Mutter des Jungen hätte geweint, sei ratlos gewesen. So hieß es. Strafen ja, aber wie? Weil die Kinder überall gewesen waren, fürchteten sie, auch bestraft zu werden. Sie waren ja alle immer zusammen. Als einige vorsichtig am Fenster des Zimmers der Flüchtlingsfamilie vorbeistrichen, wurden sie weggejagt.

Am Nachmittag geschah es dann. Die Bäuerin hatte einen Teppichklopfer mitgebracht und ganz offensichtlich die Mutter aufgefordert, ihren Sohn damit zu verprügeln. Die Kinder hätten die Schreie gehört. Jetzt kümmerte sich keiner mehr um sie. So konnten einige zum Fenster rennen, auch HD. Da hätten sie dann gesehen, dass die Mutter ihren Sohn mit dem Teppichklopfer schlug. Die Bäuerin hätte immer genickt, so solle es sein. Die Mutter schlug, die Bäuerin nickte. Unter den Schlägen mit dem Teppichklopfer sei der Junge unters Bett gekrochen. Doch seine Mutter hätte das Bett mit einem Ruck zur Seite gerissen, ausgeholt und weitergeschlagen. Sie hätte wohl damit nicht mehr aufhören können. Da habe die Bäuerin ihren Arm festgehalten.

Es soll wörtlich wie bei dem türkischen Vater wiederholt werden: Dieser Flüchtlingsmutter war in ihrer maßlosen Empörung und Kränkung jede Selbstkontrolle abhandengekommen. Es war eine Übersprunghandlung unter Verlust der Steuerungsfähigkeit.

Zu Hause wurde HD von der Bäuerin X im Beisein der Mutter gefragt, ob auch er Eier geklaut hätte. Er hatte es nicht, gab aber zu, mehr als einmal ein Ei abbekommen zu haben. Habt ihr wirklich nicht gewusst, woher die Eier gekommen sind? So die Frage der Bäuerin. Ihr wusstet doch, dass wir die Eier gesucht haben? Man sah, dass er sich nicht dumm stellte, als er verneinte, weil er schildern konnte, wie die Beiden mit den Eiern angegeben hatten. Trotzdem bekam er eine sehr kräftige Ohrfeige von der Mutter. Das war vielleicht etwas Prophylaxe. Man kann sich denken, dass sie ihren Sohn nicht auch noch verprügeln wollte. Die Bäuerin mochte ihn. Das reichte auch. Er durfte sogar am nächsten Tag am Tisch in der Diele sitzen und mitessen.

Sieht man den kleinen türkischen Jungen, so hatte er das Innere der Familie beschädigt. Nichts konnte die Strafe mehr reparieren. Das Entsetzen war so groß, die Kränkung saß so tief, dass man beim Vater fast von einem Vernichtungswillen sprechen könnte. Es war spekulativ, aber von allein wäre er wohl nicht in der Lage gewesen, die Strafaktion zu beenden. Er hatte sehr hart zu reagieren, das war seine Pflicht, auch sein Elend. Der Vater zerschlug den Stuhl. Es war sicherlich mehr, was da von ihm zerschlagen wurde. Ja, er zerschlug ihn, um mit dem Stuhlbein schlagen zu können, und traf damit überall. Damit hätte er seinen Sohn sehr schnell erschlagen können, wäre der nicht aus dem Fenster gesprungen. Es gab kein Strafmaß. Es war nicht vorbedacht, festgelegt worden. Ob die Mutter noch hätte eingreifen können, wäre fraglich gewesen. Der Junge kam nicht mehr in die Familie zurück.

Anders die Flüchtlingsmutter. Sie orientierte sich bei der Verhängung der Strafe, sicher in großer Angst, sie könne ihr Kind schwer verletzen, an der Vorgabe der

Bäuerin. Als diese „halt" sagte und ihren Arm festhielt, war auch die Schuld gelöscht, einigermaßen. Der Junge blieb bei seiner Mutter. Aber unter der Kränkung, die ihr der Sohn durch den Diebstahl zugefügt hatte, verselbständigte sich auch bei ihr die Strafaktion, verlor die Mutter die Kontrolle über sich.

Beides waren Familien in der Fremde.

KÖNNTE ES AUCH ANDERS GEWESEN SEIN? Katastrophale Entgleisungen bei der Bewahrung der Ehre in zwei unterschiedlichen Familien, aus zwei verschiedenen Ethnien, um viele Jahrzehnte zeitlich versetzt, aber in letztlich doch ähnlicher Konstellation, nämlich als Fremde.

Es gab viele Alltagsrohheiten. Natürlich wurden die Kinder belehrt: Quäle nie ein Tier zum Scherz, denn es fühlt wie du den Schmerz. Aber Insekten und Würmer bildeten Ausnahmen, obwohl sie Tiere waren. Gegen die vielen Fliegen waren Leimstreifen aufgehängt. Im Jahr 2019 gibt es sie immer noch, „die guten Dinge", tatsächlich giftfreie Leimfallen mit hoher Klebekraft für drinnen und draußen. Diese hellbraunen Klebebandspiralen waren in Lockstedt jeden Tag aufs Neue dicht mit Fliegen, Mücken, selten auch Faltern besetzt.

Fliegen waren überall. 70 Jahre später im Jahr 2020 wird von einem dramatischen Insektenmangel gesprochen. Ein Drama ist zwar etwas völlig anderes, eine literarische Gattung mit der Darstellung einer Unausweichlichkeit direkt in die Katastrophe. Aber vielleicht soll das damit ausgedrückt werden. Der Rückgang von Insekten gilt als nachgewiesen. Nicht sehr gut geprüft ist, was die große Masse an Windrädern dabei bewirkt. Deren Umweltverträglichkeit wird zwar angesprochen, aber nicht geprüft. Umweltschutz ohne genaue Prüfung aller erfassbaren möglichen anthropogenen Faktoren ist halbherzig. Natürlich packt einen das schiere Entsetzen, die Wälder mit den vielen Baumgerippen zu sehen. Was verursachen die tiefen Fundamente der bis zu 200 m hohen Windräder in den tiefen wasserführenden Schichten? Aus der niedersächsischen Landesregierung wurde ein praktischer Vorschlag laut, in besonders stark geschädigte Waldstücke Windräder zu setzen, eine bemerkenswerte Idee.

Die EU-Kommission überlegt, den Strom aus Atomkraftwerken „grünen Strom" zu nennen. Die deutschen Atomkraftwerke galten vor der „Energiewende" als so störanfällig, dass sie immer wieder vorübergehend abgeschaltet werden mussten, allerdings in Abhängigkeit vom Parteibuch des/r Ministers/in. Mit zunehmendem Alter scheinen sie immer sicherer geworden zu sein. Sie laufen unbeanstandet. Liefen sie noch länger so gut, ließen sich die Umweltziele mühelos einhalten. Aber

Energiewende hat eben doch Vorrang vor dem Umweltschutz. Was werden die späteren Generationen dazu sagen? Der Insektenschwund soll auch Fliegen betreffen. Es gäbe weniger Fliegen als vor Jahren. Wer denn einmal eine Fäulnisleiche mit Madenbesatz gesehen hat, der glaubt nicht mehr an weniger Fliegen. In China wurden unter Mao zahlreiche Kampagnen gegen Fliegen geführt. Da wäre es doch interessant zu wissen, ob es dort jetzt weniger Fliegen gibt als zuvor. Die Zählung könnte mit Lichtschranken durchgeführt werden. Ein Untersuchungsdesign wurde bereits in den 1960er Jahren durch das Kabarett „Floh de Cologne" mitgeteilt: Scheiße schmecke doch gut, eine Milliarde Fliegen könne sich nicht irren. Die Fäkalsprache soll im Folgenden nicht mehr benutzt werden.

Die Fliegen irrten sich auch früher nicht. In den Jahren 1946/47 und auch noch später waren genug Fliegen da. Den Kindern gelang es, immer einmal eine Fliege zu fangen, fast nur die großen Brummer. Das erfolgte am Fenster mit Zugriff auf die Fliege von vorn, eine Technik, die jeder kennt.

Hatte ein Kind eine Fliege gefangen, konnten die Experimente beginnen. Zuerst wurde ein Flügel ausgerissen und zugesehen, wie sich danach der Flug veränderte. Entkam die Fliege, war das eine gewisse Enttäuschung. Keineswegs haben sich die Kinder gefragt, was macht die arme Fliege mit nur einem Flügel. Vielmehr musste sie aus flugtechnischen Gründen noch da sein, denn mit nur einem Flügel konnte sie zwar unregelmäßig hin und her rasen, sich aber letztlich nur noch halbfliegend im Kreis bewegen. Fand man sie dann irgendwo, wurde sie zertreten. Es musste eine neue gefangen werden. Da konnten schon Tage vergehen. Oft wurde dann auch das Spielen mit den Fliegen vergessen. Von den Leimbändern wurden die Fliegen nicht entnommen. Manchmal sagte dann ein Kind, Gott sieht alles, man darf keine Tiere quälen; außerdem gibt es dann auch ein Gewitter. Da erfasste dann die Kinder ein bisschen oder etwas mehr Angst, auch Schuldgefühle, und die Experimente unterblieben für eine Zeit.

K und die anderen Kinder müssen ja scheußliche kleine Ungeheuer gewesen sein. Das wird schon so stimmen.

Die Larven der Fliegen heißen Maden. *K* wird sich später damit sehr oft auseinandersetzen müssen, durchaus auch mit dem Geruch von Fäulnis und Maden.

Im Jahr 2017 berichtete im Wissenschaftsfunk eine sympathisch anzuhörende und von ihrer aktuellen Forschung etwas euphorisierte junge Wissenschaftlerin, die an einem der Max-Planck-Institute tätig war, von ihren spannenden Versuchen zur Orientierung von Insekten. Spannend heißt heute jede Forschung, jede Veränderung in Politik und Wirtschaft, jede Zumutung.

Der Untersuchungsgegenstand der Forscherin waren kleine Erdhummeln, in großer Anzahl. Untersucht hätte sie deren Reaktionen auf Licht unterschiedlicher Wellenlängen, auf chemische und auf taktile Reize. Erstaunlich gut könnten sich diese kleinen Hummeln nicht nur fliegend, sondern auch laufend orientieren, so das spannende Untersuchungsergebnis.

Die Wissenschaftsreporterin bewunderte an der Forscherin, dass sie Fluginsekten habe untersuchen können. Das sei richtig, erklärte die sympathische Forscherin. Weil es aber um die Frage der Orientierung von Fluginsekten am Boden gegangen sei, habe man den Hummeln zuerst die Flügel abgeschnitten.

Ja, natürlich. Was denn auch sonst, etwa vielleicht die Beine?

KÖNNTE ES AUCH ANDERS GEWESEN SEIN? Nein, es wird auch nicht anders.

Kinderlied:

> Ach du kleine Fliege
> wenn ich dich nur kriege
> Dann reiß ich dir ein Beinchen aus
> da kommst du in ein Krankenhaus
> Dann wirst du hinken
> auf einem Schinken
> Dann wirst bandagiert
> mit Salbe eingeschmiert
> Dann kommt der Doktor Hampelmann
> der klebt das Bein mit Spucke an

Zum Maschinenpark des Hofes gehörte der kleine Traktor, zum Ziehen und für das Arbeiten im Holz. Kam er im Holz nicht weiter, dann wurden die beiden schweren Holsteiner, also Pferde, eingesetzt. Auch wenn schweres Ackergerät aufgeladen war und aufs Feld gebracht werden musste, wurden sie eingesetzt. Die Arbeit insgesamt wurde weitgehend mit Pferden verrichtet. Der Kleinknecht schlief bei den Pferden.

Wie beim Kuhstall, so war es auch an den Pferdeboxen. Die Kinder durften ihnen nicht zu nahe kommen. Die Boxen gingen rechts von der Tenne ab, der Kuhstall links. Vorn links am Ausgang war der Stall des Bullen. Den Ruf, der Bulle ist los, kannte man von den meisten Höfen. Dann herrschte im Dorf große Aufregung. Der eigene Bulle galt den Leuten auf dem Hof als hochgefährlich, gefährlicher als andere im Dorf. Wahrscheinlich dachte das jeder Bauer mit etwas Stolz von seinem Bullen.

Die Kinder hatten Angst vor dem Bullen, sahen aber aus der Nähe beim Decken der Kühe zu. Sie sahen auch zu, als der Bulle geschlachtet wurde. Er war zu schwer, um zum Schlachthof gebracht zu werden. Deshalb musste er auf der Tenne geschlachtet werden. Dazu wurde er am Nasenring aus seinem Stall geführt. Der Schlachter nahm den Tiertötungsapparat, das war ein Bolzenschussgerät, setzte ihn auf die Stirn des Bullen und drückte ab. Die Kinder, die auf der Treppe zum Obergeschoss saßen, erlebten die Verwunderung der Erwachsenen, als sich zwar der Schuss löste, der Bolzen aber wohl nicht ausgetreten war. Denn der Bulle rührte sich nicht, er reagierte auch nicht aggressiv. Das Bolzenschussgerät wurde inspiziert, erneut aufgesetzt, wieder ein Schuss ausgelöst. Der Bulle wurde etwas ärgerlich, schnaubte und senkte den Kopf und stampfte. Es gelang noch, ihn in seinen Stall zu bringen, aber nicht mehr, ihn anzuketten. Deshalb konnte er sich drehen. Mehrfach stieß er mit dem Kopf gegen die Stalltür. Diese hielt stand.

Es wurde überlegt, ihn mit einem Keulenschlag zu betäuben. Bei Schweinen wurde so verfahren.

Der Bulle hatte einen anderen Schädel. Das Bolzenschussgerät hatte nicht versagt. Es war intakt. So ganz sicher war man sich nicht. War es eine verbotene Schusswaffe?

Nun also ein neuer Vorschlag. Danach sollte die Stalltür nur soweit gesichert geöffnet werden, um einen Kehlschnitt ansetzen zu können. Unter den gegebenen Umständen gehörte dazu Mut. Der Vorstellung lag zugrunde, dass der Bulle sehr schnell durch das ausströmende Blut geschwächt im Stall verbluten würde. Es kam anders.

Obwohl es an diese Stelle nur bedingt hinpasst, soll doch gesagt werden, dass auch ein Mensch bei einem derartigen Angriff mit einem Messer nicht sofort durch die damit unterbrochene Blutzufuhr zum Gehirn handlungsunfähig wäre. Es gibt Menschen, die eine einseitige Durchtrennung der großen Halsgefäße überlebt haben, wenn auch in der Regel mit gravierenden Gehirngewebeschädigungen. Andere sind an den Folgen einer solchen Durchtrennung von Halsweichteilen, Kehle und Halsgefäßen akut, aber eben auch nicht sofort gestorben. Im technischen Sinne bedeutet eine richtige Messerführung, dass mit einem solchen Schnitt gleichzeitig die großen Nerven durchtrennt werden, die von der Halswirbelsäule zum Arm verlaufen, der Plexus cervicalis. Die Folge ist dann eine schlaffe Lähmung der Arme.

Übertragen auf den Bullen würde es bedeuten, dass bei richtiger Schnittführung die Vorderbeine schlaff-gelähmt einknicken würden. Diese Version des Schlachtens traute sich der Schlachter auch zu, denn auf dem Schlachthof wurden Rinder z. T. auch auf diese Weise geschlachtet.

Nur für den Fall einer inkompletten Durchtrennung des Plexus cervicalis wurde ein großes rotes Tuch auf die Treppe gelegt. Dabei wurden die Kinder bemerkt und verjagt. Sie kamen unbemerkt wieder, gingen über die Treppe ins Obergeschoss. Das war unverfroren. Es war nämlich der verbotene Privatbereich der bäuerlichen Familie. Aber die Gier, alles sehen zu wollen, war zu groß. Auch wenn es banal ist, das zu sagen: Weit entfernt von der damaligen Stimmung, dem Flirren in Erwartung des Todes des Bullen, wie damals auf der Tenne, dürfte die Gier auf Sensationen auch in einer Stierkampfarena nicht sein, nicht nur für Kinder.

Als *K* später einmal als Student auf dem Kölner Schlachthof arbeitete, wurde dort ein Kalb am Strick über den Hof zum Schlachten geführt. Ein Metzger sagte ihm, sieh nur, das Tier riecht das Blut hier, es hat fürchterliche Angst.

Die Stalltür wurde durch Blöcke gesichert und einen Spalt geöffnet. Der Bulle schob sie weiter auf. Einseitig konnte ihm ein Halsschnitt beigebracht und auch seine Kehle noch durchtrennt werden. Der Plexus cervicalis blieb unverletzt. Der Bulle knickte nicht ein. Er raste aus dem Stall. Die Tür splitterte, die Böcke und der Metzger flogen zur Seite. Der versuchte, sich aus der Tenne zu schleichen. Es ging nicht. Das Tor war verschlossen. So blieb ihm nichts anderes übrig, als sich hinter den Resten der Stalltür zu verstecken. Das war ihm sehr unangenehm.

Zunächst schien es so, als würde der Bulle in die Pferdeboxen auf der Gegenseite einbrechen, Pferde angreifen. Sie waren nicht nach draußen gebracht worden. Das führte zu einem Aufschrei der Leute vom Hof. Der Bulle blieb kurz vor den Boxen stehen. Er schien zu überlegen. Alle warteten darauf, dass er das rote Tuch sehe. Und wirklich, diese ganze Masse Bulle raste auf die Treppe zu, zertrümmerte deren Unterteil und blieb dort gefangen. Das große Tier in seiner Hilflosigkeit zu sehen, voller Angst, war auf einmal sehr traurig. Der Metzger konnte jetzt einen tiefen Schnitt auf der noch nicht getroffenen Seite setzen. Der Bulle knickte ein. Er verblutete. Die Kinder kamen verstört die teilzerstörte Treppe herunter und verschwanden.

KÖNNTE ES AUCH ANDERS GEWESEN SEIN? Nein. Das war das erste Mal, dass *K* das Schächten mit angesehen hatte. Es blieb auch das letzte Mal.

So ganz selbstverständlich war es nicht, dass alle Menschen ausreichend zu essen hatten. Im Winter 1946 gab es über einige Monate für sehr viele Menschen kaum ein anderes Lebensmittel als Maismehl. Es folgten bei dieser einseitigen, vitaminarmen

Ernährung Dysenterien, also Störungen und Erkrankungen des Magendarmtraktes. Familien mit Kindern hatten wesentlich bessere Lebensbedingungen. Sie bekamen Milch und konnten auch Molke kaufen.

Da verbreitete sich im Dorf, es war Winter, das Gerücht, ein Bauer hätte einen Keiler geschossen. Von Erzählung zu Erzählung nahm die Größe des Tiers zu. Die Bauern würden ihn wohl mit einem Pferdeschlitten aus dem Wald holen und ... unter sich verteilen. Da gab es jedoch ein Problem, ein schwer lösbares. Kein Deutscher hätte ein Gewehr haben dürfen, immerhin bei Todesstrafe. Die Engländer durften also von dem geschossenen Wild nichts erfahren. Ein Schwein fällt schließlich nicht auf einmal um. Es sollte nun doch im Wald geteilt werden. Auch die Flüchtlinge sollten ihren Teil bekommen. Es gab kein anderes Thema im Dorf als „das Wildschwein".

K sah es sich heimlich mit anderen Kindern im Wald an und wunderte sich, dass jeder davon seinen Teil bekommen sollte. Das Wildschwein wirkte dann doch nicht so groß. Groß war es schon, aber auch nicht viel größer als die Schweine, die sie kannten.

Nachdem es drei Tage abgedeckt im Wald gelegen hatte, war es komplett gefroren. Es konnte nicht vor Ort zerteilt werden. Die Flüchtlingsfrauen, mit Taschen in der Hand, standen betreten herum. Das Wagnis sei zu groß, um damit ins Dorf zu fahren. Man müsse es in eine Grube werfen und zudecken. Aber dann wurde doch ein Pferdeschlitten geholt, das Schwein aufgeladen, dick, dicht und hoch mit Reisig und Busch bedeckt und dann abgefahren. Die Engländer bemerkten es nicht.

K hat es später als Rechtsmediziner immer wieder erlebt, dass eine Leiche, ein toter Mensch, im Winter vollständig durchfroren in einem Gehölz oder einer Flussaue aufgefunden wurde. Er hat dann die Tatortarbeit geleistet. Wie oft war die Öffentlichkeit in solchen Fällen nach Ergebnissen gierend, die Presse zumeist fordernd. Einen gefrorenen Menschen kann man röntgen. Das liefert wichtige Informationen zur Todesursache, aber noch nicht das Endergebnis, auch dann nicht, wenn ein CT in dünnen Schichten gescannt wird. Theoretisch könnte ein gefrorener toter Mensch auch mit einer hochtourigen Bandsäge sehr fein lamelliert werden. Das Gewebe könnte unmittelbarer beurteilt werden. Die Untersuchung wäre informativ, aber abwegig. Es muss gewartet werden, bis der Tote vollständig aufgetaut ist, bis zur Obduktion. Danach müssen chemisch-toxikologische Untersuchungen durchgeführt werden – Mageninhalt, Blut, Urin und Organen. Da hilft nur Geduld. Bis ein toter Mensch wieder aufgetaut ist, dauert es wenigstens vier Tage. Für die Öffentlichkeit ist das unerhört lange.

Zurück zum Dorf. Dort war die Aufregung darüber, wann die Zuteilung wohl erfolgen werde, natürlich um ein Vielfaches größer als bei der später an *K* gerichteten Frage, wann denn nun endlich obduziert werde. Das ist ein geradezu blödsinniger Vergleich. Wie sollten die Flüchtlingsfrauen denn auch nicht unter der Angst stehen, den richtigen Zeitpunkt zu verpassen, um etwas Fleisch vom Wildschwein für die eigene Familie abzukommen? Erfahrene Jäger wussten, dass ein forciertes Aufwärmen des gefrorenen Tiers nur außen zur Fäulnis geführt hätte und das Gewebe schon wenige Zentimeter tiefer gefroren geblieben wäre. Das Wildschwein wurde deshalb in einem kalten Stall langsam aufgetaut. Erst nach einer Woche konnte es geteilt werden. Die Bauern verzichteten zu Gunsten der Flüchtlinge auf ihre Anteile. Der Jäger nahm nur die Trophäen.

Auch die Mutter schmorte das ihr überlassene Stück. Es roch etwas streng. Mit großer Erwartung wurde es aufgetischt. Es ließ sich kaum schneiden. Es schmeckte widerwärtig. Es war eben Fleisch von einem Keiler, einem Eber. Aber andere Flüchtlinge wollten das Stück dennoch nehmen. Gern wurde es gegeben.

Ja, die dänische Regierung hat den früheren Feinden geholfen, und zwar mit einer Schulspeisung. Weil sie nicht für alle Kinder reichte, wurden die mit dem schlechtesten Ernährungszustand bevorzugt. Gradmesser war die Relation von Körpergröße zu Körpergewicht. Dafür gab es Tabellen.

K hatte keine Aussicht auf die Teilnahme an der Schulspeisung, also fünfmal in der Woche eine recht scharfe Suppe und einmal ein Brötchen mit Butter und einer dicken Scheibe Käse. Wer hätte das nicht gern gegessen?

Einige Kinder mochten die Suppe nicht. Sie aßen sie einfach nicht. Etwas nicht zu essen, kannte *K* nicht. Als der Lehrer fragte, wer denn die Suppe essen wolle, traute er sich zunächst nicht, sich zu melden. Aber der Lehrer hatte auch so erkannt, wer gern Suppe essen wollte. Auch *K* bot er sie an. Der aß sie sehr gern. Mit der Zeit war er das einzige Kind, das die Suppe übernahm. Ja, er aß auch die Suppe von zwei Kindern. Das war dann doch ziemlich viel. Als dann noch eine neue Mahlzeit vergeben wurde, erhielt er sie, also auch das dänische Käsebrötchen. Für immer geködert!

In späteren Jahren fuhr *K* mit seiner Frau und ihren beiden Kindern nach Nordjütland, nach Nørre Vorupør in ein Ferienhaus. Das ist ein sehr schöner herber kleiner Ort mit einem Fischereihafen, schon etwas touristisch, aber kinderfreundlich. Der Strand ist breit. Aber am Rand der Dünen finden sich noch kleinere Bunkeranlagen, grauer Beton der deutschen Wehrmacht aus dem Zweiten Weltkrieg. Diese Düsternis, nämlich Bau und deutsche Hinterlassenschaft, störte, verstörte die Familie schon.

Am Ortseingang war eine kleine Pferdekoppel. Hier standen die Eltern gern mit ihren Kindern. Etwas weiter außerhalb des Ortes waren auf einem Platz zwei große grüne Baucontainer abgestellt. Eines Tages war der vordere mit drei großen Hakenkreuzen beschmiert, gesprayt. Beide Eltern waren sehr irritiert, ja, sie schämten sich etwas. Hatten wieder Deutsche hier Hakenkreuze geschmiert? *K* kaufte eine Spraydose von der Farbe des Containers und übersprayte das Geschmiere. Es war emotional, eine Gemeinschaftstat der Familie.

Könnte es auch anders gewesen sein? Es gab die dänische Schulspeisung nach dem Krieg. So ganz falsch wäre es nicht, sich einmal daran zu erinnern. Und es könnten auch 45 Jahre später Dänen gewesen sein, die ihre Abneigung gegen Deutsche mit den Hakenkreuzschmierereien zum Ausdruck gebracht hatten.

Trinken, Rauchen, Essen hieß organisieren. Organisieren hieß Schwarzmarkt. Trinken hieß oft Schwarzbrennen. Essen hieß auch Schwarzschlachten. Schwarzgebrannter Schnaps hieß Sprit und war zumeist unbekannter Herkunft. Deshalb war die Angst vor Pantschen und Verunreinigungen ein beliebter Gesprächsstoff. Um am Sprit das Pantschen zu erkennen, gab es ein Ritual. Zuerst wurde an der geöffneten Flasche gerochen. Der Erste gab sie an den Zweiten weiter. Nickten beide zustimmend, folgte eine sehr kleine Trinkprobe. Bei zustimmendem Nicken war der Kauf in Ordnung. Dieses Vorgehen war nicht unsinnig.

Die Angst bestand darin, dass schwarzgebrannter Sprit auch Holzgeist enthielt. Als Holzgeist wurde ein Gemisch bezeichnet, das im Wesentlichen aus Methanol bestand, aber stets auch Aceton sowie geruchsintensive Ester enthielt. Es ließ sich schon etwas riechen. Hergestellt wurde Holzgeist nicht durch Vergärung, sondern aus dem Dampf von Holz bei mäßiger Erhitzung. Daher der Name. Der Dampf wurde aufgefangen und über eine Destille abgekühlt. Er kondensierte als Flüssigkeit.

Dazu eine kurze chemische Erklärung. Unser Trinkalkohol (Ethanol) hat die chemische Formel C_2H_5OH. Das ist geläufig. Methanol, auch ein Alkohol, hat die chemische Formel CH_3OH. Sowohl Ethanol als auch Methanol sind flüssig, durchsichtig, und untereinander sowie mit Wasser vollständig löslich. Auch im Geruch unterscheiden sie sich nicht nennenswert. Es lässt sich also nicht erkennen, weder durch Schütteln, Riechen oder Schmecken, ob Ethanol mit Methanol gepanscht worden ist oder ob nur Methanol in einer Flasche ist. Methanol war als technisches Lösungsmittel in der Industrie in größeren Mengen zugänglich.

In jedem alkoholischen Getränk, das einen Geschmack hat, sind in minimalen Mengen Methanol und andere Alkohole enthalten. Man spricht von Begleitstoffen oder auch von Fuselalkoholen. Besonders hoch sind sie in Trestern. Trinkt man einen Fusel, dann besagt das nur, dass das alkoholische Getränk reich an Begleitstoffen ist. In sehr guten Bränden ist das fein abgestimmt, beim Schwarzbrennen ist es, wie es kommt. Deshalb ist das Riechen an der Flasche mit dem Vorkosten also nicht unsinnig gewesen. Allerdings hätte das bei Verwendung oder Zusatz von reinem technischem Methanol nichts genützt, um die Gefährdung zu erkennen.

Methanol selber ist nicht giftig. Giftig sind die Abbauprodukte davon, Formaldehyd und Ameisensäure. Die Wirkung ist konzentrationsabhängig. In den heute üblichen, sehr niedrigen Konzentrationen bestimmt es ganz wesentlich den „Kater" mit.

Aber in höheren Konzentrationen kann der Genuss tödlich sein. Die untere Grenze liegt schon bei 30 g. Solche Vergiftungen beginnen nach wenigen Tagen mit Sehstörungen, die im weiteren Verlauf über eine Schädigung der Sehnerven bis zum Erblinden führen können. Auch in Lockstedt erblindeten zwei Männer an einer Methanol-Intoxikation, später starben sie daran.

Noch in den 1980er Jahren erlebte *K* als Rechtsmediziner in Köln, dass zwei Arbeiter einer Reinigungsfirma aus einem Labor einen Kanister mit 100 %igem Methanol entwendeten. Sie hielten es für Äthanol und verdünnten es zur Hälfte mit Wasser. In der Vorstellung, dass dieser Laboralkohol vielleicht doch noch gereinigt werden müsse, gossen sie das Gemisch zweimal durch einen Filter. Dazu benutzten sie jeweils Weißbrot. Nachdem sich das Brot dabei nicht verfärbt hatte, tranken sie etwa 50 %iges Methanol. Bereits nach kurzer Zeit traten die ersten Lähmungen auf, zuerst erhebliche Sehstörungen. Die Behandlung bestand in einer Infusionsbehandlung mit Äthanol – tatsächlich. Dafür lag medizinisch eine Indikation vor. Diese Therapie war also richtig. Denn Methanol und Äthanol werden beide in der Leber durch dasselbe Enzym abgebaut, und zwar Äthanol zuerst. Äthanol hat eine größere Affinität zu dem Enzym Alkoholdehydrogenase als Methanol. Deshalb wird dann Methanol stark verlangsamt eliminiert. Damit werden die giftigen Abbauprodukte, Formaldehyd und Ameisensäure, in so niedrigen Konzentrationen frei, dass es nicht mehr zu Gewebeschädigungen kommt.

Es braucht im Jahr 2020 nicht betont zu werden, dass Rauchen eine Sucht ist. Das Kippensammeln war über viele Jahre fast ein Synonym für die Nachkriegszeit. Gegen Zigaretten haben manche Menschen ihr letztes Brot eingetauscht.

In der postmodernen Gesellschaft haben sich die Rollen umgekehrt. Jetzt gehen die Bestrebungen dahin, den Raucher im öffentlichen Bewusstsein zu diskriminieren.

Rauchmelder in jedem Zimmer können nicht nur dem Brandschutz dienen. Der Raucher soll sich mit seinem Laster in der Öffentlichkeit zeigen. Kein Ort ist schäbig genug, um Nikotinaffinen als Ort zum Rauchen zugewiesen zu werden. Dabei bezahlen sie für das Rauchen sehr viel, einmal an Steuern und zum anderen an Lebenszeit. Das ist kein asoziales Verhalten.

Welchem AIDS-Kranken werden die Bilder seiner Erkrankung vor Augen geführt? Mit Rauchern wird anders verfahren. Sie sollen staatlich verordnet im Bewusstsein der Mehrheitsgesellschaft mit Amputationen, Karzinomen, Lungenerkrankungen und Fehlbildungen assoziiert werden. Es werden Menschen, eben Raucher, oder Organe von Rauchern auf den Zigarettenschachteln und auf Postern dargestellt. Das ist eine erstaunliche Form der Umerziehung und Suchtbekämpfung.

Was bleibt dem Nichtraucher übrig. Vielleicht alle paar Monate demonstrativ einen Zigarillo zu rauchen. Der Druck auf den Magen ist doch recht groß. Nikotin ist ein sogenannter Säurelocker, gemeint Salzsäure im Magensaft. Mehr Solidarität ist dann doch nicht möglich, meinte *K*. Bei den Obduktionen wurde *K* oft gefragt: „Wie sieht eine Raucherlunge aus?“. Jetzt kann man zum Kiosk gehen und sich das Bild von einer Raucherlunge auf den Zigarettenschachteln ansehen.

Die Kinder waren in Lockstedt überall und überall dabei. Sie waren also auch dabei, wenn jedes Jahr schwarzgeschlachtet wurde. Dafür wurden vorbei an den staatlichen Stall-Kontrollen heimlich Tiere für den Eigenverbrauch gehalten. Bei Schweinen war das einfacher, weil der Wurf größer ist als bei Schafen, mit hohem Risiko verbunden bei Kälbern. Der Schlachter kam auf den Hof zum Hausschlachten, was bis heute gut klingt. Auf eine Trichinenschau musste verzichtet werden. Die erfolgt sonst mikroskopisch durch einen Tierarzt.

Kinder durften weder beim regulären noch beim Schwarzschlachten zusehen. Sie taten es aber. War auf dem hinteren Hofteil alles vorbreitet, wurde das Schwein herangeführt. Das erste in der Reihe war noch arglos. Die späteren rochen die Gefahr und hatten Angst.

Ein zum Schlachten hingestelltes Schwein erhielt mit einem schweren Holzstampfer einen Schlag auf den Kopf. Damit sollte es jedoch nicht getötet, sondern nur betäubt werden. Unbedingt sollte die Herz-Kreislauf-Funktion erhalten bleiben. Sah das Schwein den Schlag jedoch kommen, versuchte es auszuweichen. Deshalb traf der Schlag nicht immer genau. Das Schwein schrie auf, quiekte. Dann musste nachgeschlagen werden, nicht zu intensiv. Das Schwein durfte dadurch ja nicht getötet werden. An das betäubte Schwein wurde eine große Schüssel neben die Vorderbeine gestellt. Mit einem scharfen Messer trennte der Schlachter die Achsel auf. Weil der Kreislauf noch intakt war, spritze das Blut im Bogen aus der Achselschlagader (A. axillaris) heraus. Ohne Verlust wurde es in der Schüssel aufgefangen. Damit das Blut gut lief, wurde das Vorderbein kräftig bewegt. Und weil es nicht verklumpen, also gerinnen sollte, wurde es laufend von einer weiteren Person intensiv mit der Hand in der Schüssel durchgerührt. Zügig wurden die Schüsseln gewechselt. Geronnenes Blut hätte nicht mehr für Blutwurst getaugt.

Das Herz eines Säugetiers versucht den zunehmenden Blutverlust durch eine Erhöhung der Schlagfrequenz zu kompensieren. Deshalb blutet das Tier auch gut aus. Es stirbt durch Herzstillstand, im Volumenmangelschock, im hypovolämischen Herz-Kreislauf-Versagen.

Danach wurde es aufgehängt und technisch versiert zerlegt. Natürlich wurde das Fleisch nicht an die Flüchtlinge verteilt.

KÖNNTE ES AUCH ANDERS GEWESEN SEIN? Wohl eher nicht. Die Folgen einer Methanol-Vergiftung reichen über das Erblinden bis zum Tod. Das Rauchen gehört heute zu den Todsünden. Alles Hausgemachte, auch geräuchert und gepökelt, wird bis heute sehr geschätzt.

Kapitel 3

Von West nach Ost

Als der Vater nach drei Jahren sein erstes Lebenszeichen gab, war die Mutter glücklich und gleichzeitig voller Angst. Grund für die Angst lag in der extrem kurzen Frist, die die Familie für die Umsiedlung von der englischen in die sowjetische Besatzungszone hatte. Es schien unmöglich, sie einhalten zu können. Das hieß dann, den Mann, den Vater auf immer zu verlieren. Allein zeitgerecht die Papiere für den Umzug in eine andere Besatzungszone erhalten zu können, war realitätsfern. In der englischen Besatzungszone wurden Umzüge so gut wie nicht genehmigt. Die Bearbeitungen wurden gedehnt und gedehnt. Aber der Vater konnte einen sowjetischen Passierschein zuschicken. Er wurde anerkannt. Der Umzug ging nach Dresden. Der Vater war dort eingesetzt worden. Er wohnte bei seinen Eltern.

Die für einen Umzug benötigten Kisten gab es nicht. Es gab sie doch, als die Mutter Lebensmittelmarken gegen Bretter bot. Es fehlten Nägel. Wieder half der Bauer, und zwar mit Dachpappennägeln und Krampen. Die restlichen Lebensmittelmarken wurden eingelöst und die nicht sehr große Habe in den Kisten verstaut. Es war wieder ungewöhnlich großzügig, dass die bäuerliche Familie zum Abschied noch Kartoffeln und Gemüse schenkte. Für die Deckel der Kisten hatte die Mutter noch Schrauben bekommen. Die Ladung ging ab, und die Familie machte sich in die Ungewissheit der SBZ auf. Es lag Wehmut über dem Abschied.

Die Großmutter ließ ihre Tochter mit den vier Kindern nicht allein. Sie kam mit. Ohne Weiteres hätte sie zu ihrer älteren Tochter nach Hannover gehen können. Diese arbeitete dort im kanadischen Konsulat. Vor dem Krieg hatte sie in einem jüdischen Bankhaus gearbeitet und war ihren Arbeitgebern gegenüber bis zum Schluss loyal geblieben. Sie und ihr Mann hatten den Nationalsozialismus abgelehnt. Ihr Mann war im Krieg gefallen; Ilse und Otto Linke.

Wieder einmal, jetzt 1948, stieg die Familie im Winter in einen Zug. Wichtig für die Bahnfahrt war, dass die Plätze im Abteil für Mutter und Kind auch frei waren. Ziel war das Durchgangslager Friedland.

Die Umzugskisten für Dresden wurden mit einem LKW und der Bahn transportiert. Sie waren sehr schnell beim Vater in Dresden. Seine Erwartungen waren groß, denn die Mutter hatte ihm geschrieben, was sie alles an Lebensmitteln eingepackt hatte. Die Kisten waren leer, nicht aufgebrochen, aber leer.

Das Durchgangslager Friedland im Landkreis Göttingen war die Drehscheibe zwischen der britischen, sowjetischen und amerikanischen Besatzungszone. Es war voller Menschen. Weil die Familie den unüblichen Weg von einer der Westzonen in die Ostzone nahm, konnten die Formalitäten schnell erledigt werden. Wie immer übernahm die Großmutter die Kinder. Dadurch war die Mutter beweglich und konnte rasch das Organisatorische erledigen. Erst danach regelte die Großmutter ihre Sachen selber. Beide Frauen waren schon ungewöhnliche Persönlichkeiten, die bisher mit allen Widrigkeiten fertig geworden waren. Im weiteren Leben wurden diese nicht weniger, aber anders.

Das Lager selber wies mehrere etwas höhere Gebäude auf, ehemalige Tierställe, und in strenger Ordnung flache Holzbaracken und tonnenförmige Nissenhütten aus Wellblech.

Mütter mit Kindern waren in guten Baracken untergebracht. Sie waren geheizt. Zahlenmäßig überwogen Heimkehrer, alte und junge Männer, meist mit kurz geschorenen Haaren und verwilderten, aber nicht langen Bärten. Ihre Kleidung war gemischt, halb zivil, halb aus ehemaligen Militärbeständen – ohne Rangzeichen. Geheizt wurden diese einfacheren Baracken und Nissenhütten mit wenigen Kanonenöfen.

Kleine Jungs, wie *K* und sein Bruder HD, die in so eine Unterkunft kamen, wurden von den Männern freundlich angesehen. Sie wurden nicht verscheucht. Sie gingen selber, weil sie traurig wurden. Es war für sie ein erschütterndes Bild, diese untereinander so ähnlich aussehenden, bedrückt wirkenden Männer mit ihren verhaltenen Bewegungen. Abwechselnd ging immer mal einer von ihnen an den Ofen, um sich die Hände und etwas das Gesicht zu wärmen. Manchmal wurde auch ein Kochgeschirr auf den Ofen gestellt. Es war Wasser drin.

Für alle Menschen, die das Lager durchliefen, war eine ärztliche Untersuchung und Desinfektion mit DDT-Pulver obligatorisch. Es ging um Läuse und um Flöhe. Die Familie hatte natürlich keine. Das wurde von den Desinfektoren auch eingeräumt. Eine Ausnahme sollte trotzdem nicht gemacht werden. Aber Mutter und Großmutter widersetzten sich dieser Handhabe für die Kinder energisch und mit Erfolg. Die Familie käme schließlich aus dem Westen, nicht aus russischer Gefangenschaft. Sie selber nahmen diese Prozedur in Kauf.

Die Bilder im Durchgangslager Friedland waren sehr mächtig für ein Kind. Sie waren noch unterschwellig wirksam, als *K* 50 Jahre später Direktor des Instituts für Rechtsmedizin der Georg-August-Universität Göttingen wurde. Friedland gehört zum Regierungsbezirk Göttingen. Er mied 30 Jahre lang das Lager. Dabei war Friedland damals nur ein Durchgangslager, dazu noch mit Komfort. Es war ein Aufenthalt von wenigen Tagen.

Überhaupt einen Vergleich zu ziehen, ist völlig unangemessen. Und es soll auch keiner sein. Aber es drängt sich die Frage nach den vielen Kindern auf, die heute in den Flüchtlingslagern leben müssen, im Irak, in Jordanien, im Libanon, in Afrika oder Asien; Lager, in denen Hunger, Gewalt und kaum Schutz vor Kälte und Regen besteht, wie sie das jemals seelisch bearbeiten können.

Deshalb ist es auch unverständlich, dass die Palästinenserführung, die von der Welt massive Unterstützung erhält, einen Teil ihrer Bevölkerung schon über viele Jahrzehnte in Lagern leben lässt. Die Welt empört sich nicht darüber, wieso nicht.

KÖNNTE ES AUCH ANDERS GEWESEN SEIN? Es war ein ungewöhnlicher, aber unabdingbarer Weg. Die Freilassung des Vaters aus Todesnähe führte ihn mit seiner Familie in die Unfreiheit und in eine Trümmerlandschaft.

Die Mutter war sehr froh, wieder bei ihrem Mann zu sein. Sie hatte alle Auflagen erfüllen können. Er war nicht deportiert worden. Nie wieder sollte die Familie getrennt werden. Und weil sie es nicht wollte, durchlief die Familie zehn Jahre später erneut ein Durchgangslager. Im Jahr 1948 kehrt die Familie zunächst nach Dresden zurück. Es war schon die Stadt der Großeltern und die der Eltern. Dort hatten sie sich auch beim Chemiestudium kennengelernt, auch in Dresden geheiratet. Gerade noch waren sie Flüchtlinge, jetzt keine mehr. Die Kinder mussten zum Glück nicht sächsisch lernen.

Es wurde bereits gesagt, dass die Großmutter im Krieg aus dem noch unzerstörten Dresden zu ihrer Tochter nach Neustettin gekommen war. Lange hatte sie mit ihrem Mann, ihren Töchtern dort gelebt, besaß noch immer in einer sehr guten

Wohngegend, am Strießener Platz, ein Zweifamilienhaus. D.h., sie besaß nur noch Keller und Erdgeschoß davon. Diese waren baulich intakt. Weil aber in einem breiten Umfeld alle Häuser zerstört waren, durfte es nicht bewohnt werden. Es wurde enteignet und gesprengt. Dieser Teil von Dresden war eine Geisterlandschaft. Die Häuser waren zertrümmert, Bürgersteige und Fahrbahnen jedoch weitgehend intakt. Aber Dresden war natürlich bewohnbar. Sonderlich unterschied es sich nicht von anderen zerstörten Großstädten.

Zunächst zog die Familie zu den Großeltern väterlicherseits. Ihren Vater kannten die Kinder kaum, woher auch. Sie sahen ihn neugierig an. Aus ihrer Erinnerung hatte er sich wohl nicht verändert. Was wussten sie schon davon in ihrem Alter. Kam er nicht mehr so mitreißend, so fröhlich daher? Oder war es nur in Lockstedt viel schöner, als er kam? Er war ein abgemagerter Mann, groß, dünn, rasiert, korrekt gekleidet, also mit Anzug, Schlips und geputzten Schuhen. Wie bei allen Menschen in dieser Zeit in Dresden waren auch bei ihm Anzug und Mantel zu weit. Ungern trug er einen Hut. Es passte einfach nicht zu seiner Erscheinung. Ob der Hut saß oder nicht, welch eine Lächerlichkeit. Er trug keine Leidensmiene. Die Kinder mussten sich erst daran gewöhnen, dass er es war, der jetzt in der Familie bestimmte. Die Großmutter war ganz in den Hintergrund getreten. Dafür waren ihnen fremde Menschen, die anderen Großeltern, plötzlich zu nahe. Man könnte sagen, dass Großmutter und Mutter bei aller Liebe zu den Kindern etwas spröde im Umgang mit ihnen waren. Da waren die anderen Großeltern ganz anders.

Der Vater hatte die recht typischen Chirurgenallüren. Nie hätte er Müll herausgetragen. Er war Kriegschirurg, heute würde man sagen, er war Unfallchirurg.

Jetzt in Dresden brauchte er weder seine Kenntnisse in der Unfall- noch in der Bauchchirurgie. Die SED hatte ihn als Leiter der SVK eingesetzt. SVK hieß Sozialversicherungskasse. Davon hatte er keine Ahnung. Wie ein Feldlazarett zu organisieren war, wusste er, wie eine Sozialbehörde aufzubauen und zu leiten aber nicht. Das Wissen dazu konnte er sich auch nicht aneignen, woher auch.

Mit der Leitung der SVK verbunden war ein Sondervertrag, übersetzt in die Realität heißt das, er hatte Privilegien. Deshalb war die Untermiete für die Familie bei den Großeltern nur kurz. Die Großmutter musste ohnehin nicht bei ihren Mitschwiegereltern wohnen. Sie bekam ein Zimmer in der zweiten Wohnung auf derselben Etage.

Dort gab es für die Kinder eine Sensation, nämlich einen großen Thonet-Schaukelstuhl. Er stand auf einem kleinen Läufer mit persischem Muster, wohl um das Parkett zu schonen, und war für sie so schön, hell honigfarben, glatt und hatte keine Kante.

Zunächst schien es, als hörten die Krümmungen und Biegungen nicht auf. Es war eine leichte Enttäuschung, dass es doch Endpunkte gab. Sitz- und Rückenflächen waren aus hellem Rohrgeflecht, wie heute noch. Auch so etwas hatten die Kinder noch nicht gesehen. Sie durften staunen, aber den Stuhl zu berühren, war ihnen verboten worden. Es hieß wegen des Parketts.

Die Versuchung war so groß. Sie mussten ihn wenigstens einmal mit dem Zeigefinger antippen. Das taten sie heimlich. Dann streiften sie mit dem Finger über die seitlichen Wangen. Und es passierte nichts. Mutig geworden, fassten sie die hintere Krümmung seitlich der Sitzlehne an und schaukelten den Stuhl vorsichtig. Das wurde von der Wohnungsinhaberin gesehen und sogar erlaubt.

Sie durften die Großmutter besuchen und den Schaukelstuhl so wippen. Heimlich setzten sie sich auf ihn. Übermütig geworden, begannen sie zu schaukeln. Die Ungezogenheit nahm zu. Sie schaukelten mit ihm heftig, auch auf dem Parkett, setzten sich abwechselnd auf den Stuhl und juchzten. Das war zu viel. Und das stimmte auch. Sie flogen für immer aus der Wohnung. Im Treppenhaus sahen sie jedes Mal sehnsuchtsvoll auf die Etagentür. Sie blieb ihnen verschlossen.

KÖNNTE ES AUCH ANDERS GEWESEN SEIN? Es ist nicht bekannt, wie der Vater in seine zukünftige Aufgabe eingewiesen worden war. Jedenfalls, auf die Leitung einer Sozialbehörde war er nicht vorbereitet. Das war jedoch seine Aufgabe.

Bald zog die Familie in das Erdgeschoss eines sehr schönen Zweifamilienhauses mit Garten in einem unzerstörten Vorort von Dresden. Die SED sorgte schon für die Ihren, egal ob alter oder nicht gerade sehr verdienter neuer Genosse. Für den Garten hatte sie allerdings nicht gesorgt. Er war für die Familie tabu.

In Dresden hatten die Folgen einer jahrelangen Mangelernährung ihre Spuren an den Kindern hinterlassen. Zwar war *K* in der Schule der bei weitem Jüngste in seiner Klasse, häufig fast ein Jahr jünger als die Mitschüler, dennoch war er dann in Dresden der weitaus Kräftigste. In Lockstedt hatte sich in der Zwergschule so eine Frage nicht gestellt. In einer altershomogenen Klasse gab es dann Rangkämpfe, zumal mit einem Neuen. *K* behauptete sich mühelos. Aber Dresden war für die Familie nur eine kurze Episode. Für den Vater war sie jedoch einschneidend.

Wie schon erwähnt, fehlten dem Vater die Fachkenntnisse im Sozialbereich. Sie nicht zu haben, durfte für ihn kein Hinderungsgrund sein, die Behörde zu leiten. Mit jovialer Machtausstrahlung hätte er sich auf die vorhandenen Spezialisten stützen müssen. Er allerdings litt unter seiner fachlichen Inkompetenz, glaubte,

Vorstellungen entwickeln zu müssen, wie er sich fachlich kundig machen könne. Das war wirklichkeitsfremd. So dachte er an seinen Auftraggebern vorbei.

Der SED ging es um die Besetzung einer Schlüsselposition mit einem eigenen Mann. Das durchschaute er nicht. Vielmehr bat er völlig naiv, chirurgisch eingesetzt zu werden. Das wurde als grenzwertiger Verstoß gegen die Auflagen aufgenommen, wie sie ihm für seine Entlassung aus dem Sonderlager erteilt worden waren. Erst jetzt begriff er, was Parteidisziplin hieß, nämlich bedingungslosen Gehorsam. Zu Recht befürchtete er eine erneute Deportation. Sein Leben stand auf dem Spiel. Ja, er befand sich in Todesgefahr. Einen, der nicht verstand, musste die SED nicht behalten, wozu auch. Er fügte sich sofort, verstand aber immer noch nicht seine Aufgabe.

Dass er fehl am Platz war, konnte nicht mehr übersehen werden. Glücklicherweise wurde er nicht wieder inhaftiert, sondern neu eingewiesen, nach Güstrow.

KÖNNTE ES AUCH ANDERS GEWESEN SEIN? Nein. Die aus der Sowjetunion kommenden Genossen besetzten in ihrer Zone sofort die Schlüsselpositionen mit den eigenen, bedingungslos loyalen Leuten. Das Kriterium war nicht Fachkompetenz, sondern Loyalität. Als brauchbar erwiesen sich dafür auch alte Nazioffiziere, die zu Genossen gemacht wurden und damit absolut der Parteidisziplin unterlagen.

In Güstrow wurde der Vater ab 1949 Chefarzt der Chirurgischen Poliklinik. Auch wenn er keinen Einzelvertrag mehr erhielt, wurde für ihn gesorgt. Dort war er der einzige Arzt, der Mitglied in der SED war. Im Kreise seiner Kollegen war das keine Empfehlung. Der Familie wurde eine geräumige Wohnung im Parterre und zusätzlich zwei Zimmer im Dachgeschoss in schöner Wohngegend zugewiesen. Ein Dachzimmer war geheizt, das andere ungeheizt. Letzteres wurde das Schlafzimmer für die beiden Jungen.

Das mit einem kleinen Ofen ausgestatte war für die Großmutter. Neben ihr, auf der anderen Seite des Schornsteins, wohnte Frau Hulda Weiß. In Wirklichkeit hatte sie einen viel klangvolleren Namen. Sie war Jüdin. Sie war sehr arm, extrem abgemagert. Ihre Gesichtsfarbe war bräunlich-grau. Immer trug sie ein geflicktes Kittelkleid mit einer Schürze. Obwohl sie noch braune Haare hatte, wirkte sie, auch weil sie etwas gekrümmt ging, sehr alt, gebrechlich und verhuscht. Außer ihrem winzigen Raum hatte sie nur noch einen halboffenen Verschlag unter der Kellertreppe. Dort hatte sie ihre Kohlen. Sie hatte kein eigenes Bad. Sich waschen und auf die Toilette gehen konnte sie nur in der Wohnung in der ersten Etage. Dort war sie unerwünscht. In ihrem Zimmer kochte sie auf ihrem kleinen Eisenofen. Wegen der schlechten Isolierung des Dachs war es im Winter zu kalt, im Sommer zu heiß. Bei der Sommerhitze musste sie also heizen, um sich etwas kochen zu können, um warmes Wasser zu haben. Ihr Zimmer hatte keinen Wasseranschluss, auch kein Abflussbecken. Das war auf dem Gang zwischen den Dachzimmern auf dem Weg zum Wäscheboden. Aus Schikane, weil sie die Toilette mitbenutzte, pinkelte einer der Männer aus der ersten Etage immer in ihr Abflussbecken im Zwischenflur. Zum Überleben ging Frau Weiß putzen, auch bei der Mutter. Obwohl sie eine Überlebende aus einem KZ war, bekam sie keine Unterstützung. Die standen nur den Verfolgten des Naziregimes (VVN) zu, d. h. nur Kommunisten. Juden blieben dabei unerwähnt. So also war ihr Status fast vier Jahre nach der Befreiung aus dem KZ, einer KZ-Insassin mit Eintätowierung. Es hieß im Haus, an ihr seien auch medizinische Versuche durchgeführt worden. Deshalb sei sie so verkrümmt.

Was *K* als Kind nicht wissen konnte, wurde ihm nach der Lektüre der umfangreichen historischen Recherchen durch den Historiker Jeffrey Herf erst verständlich. 1949 wurde Paul Merker aus der Führungsspitze der SED entfernt, fanden Scheinprozesse gegen jüdische Kommunisten statt, weil sie Wiedergutmachungszahlungen an jüdische Überlebende des Holocaust vorgeschlagen hatten. Es war ein Politikum.

Die Hausbewohner rätselten auf einmal, es wird wohl Mitte 1949 gewesen sein, warum denn Frau Weiß eine Anerkennung erhalten hatte. Sie müsse dann ja einen VVN-Status erhalten haben, vielleicht auch wegen der KZ-Versuche an ihr. Juden bekämen ja sonst keine Entschädigung. Sie erhielt jedenfalls eine Wohnungszuweisung und eine kleine Rente.

Sie hatte keinen Grund, sich herzlich von ihren Mitbewohnern zu verabschieden. Wenig später fiel die Äußerung im Haus, man habe sie kürzlich getroffen. Sie sei elegant mit Kostüm und Hut gekleidet gewesen. Aber jetzt spiele sie die feine Dame und kenne einen nicht mehr. Sie zog später aus Güstrow fort.

Die Verschleppung von Juden, deren Inhaftierungen und das systematische staatliche Morden in den KZs, Lagern und Gefängnissen wurde von der kommunistischen Führung nur vorübergehend als Leid unter dem NS-Regime akzeptiert. Wohl auch unabhängig davon hatte die Bevölkerung der DDR kein besonderes Interesse daran. Die Menschen fühlten sich selber elend. Eine verordnete Ausnahme bildete der kommunistische Widerstand. Nur diesen Widerstand hatte es zu geben. Der interessierte aber genau so wenig.

Sehr viel später begegnete *K* als Assistenzarzt in der Kölner Rechtsmedizin einem älteren Kollegen. Er war Österreicher, wobei die Familie ursprünglich aus den Niederlanden stammte. Dieser äußerst liebenswürdige, gebildete und fachlich sehr versierte Arzt wirkte etwas traurig und sehr verletzlich. Trotzdem hatte er einen sonderbaren Trinkspruch, nämlich „tschin-tschin, tschin-bum – evviva Trieste". Das klang martialisch nach Krieg, nach Garibaldi, nach Verdi, aber auch nach Habsburg mit dem Verlust von Triest nach dem Ersten Weltkrieg an Italien. Ein Militär war er nun wirklich nicht. Vielmehr wollte er keine Waffen mehr in die Hand nehmen. Und das hatte einen triftigen Grund. So hatte er den Zweiten Weltkrieg als Soldat miterlebt, dabei allerdings als kommunistischer Partisan gegen die Wehrmacht gekämpft. Wie hochgestimmt war er, als die Rote Armee in Wien einmarschierte, als die Befreiung kam.

Das war eine kurze Freude. Was werden sie wohl gesungen haben: „O Partigiano, portami via, bella ciao ciao ciao"? Sie kamen alle vor ein sowjetisches Militärgericht. Von diesem wurden sie zu langen Freiheitsstrafen verurteilt. Er wurde nach Sibirien gebracht und erst nach mehreren Jahren aus der Haft entlassen. Warum wurde er verurteilt? Es war wegen Disziplinlosigkeit, Eigenmächtigkeit. Er hatte sich in seinem Kampf gegen die Wehrmacht nichts zuschulden kommen lassen, nicht geplündert, nicht etwa einen Befehl verweigert oder defätistische Äußerungen von sich gegeben, schon gar nicht am Sieg des Kommunismus gezweifelt. Nein, es war der Verstoß gegen die Parteidisziplin. Es war die Prinz von Homburg-Frage. Er und seine Genossen hatten sich ohne Parteiauftrag den Partisanen angeschlossen.

Nach seiner Haftentlassung mieden ihn die alten Genossen. Und diskret mied ihn die bürgerliche Gesellschaft. Das ging dann so weit, dass er auch fachlich übergangen wurde. So entschloss er sich, bereits Chefarzt eines gar nicht so kleinen Pathologischen Instituts in der österreichischen Provinz, in der Kölner Rechtsmedizin die Habilitation anzustreben. Er wollte es nicht mehr hören, dass die klinisch tätigen Kollegen sagten, „aber der Professor hat gesagt". Wie sollte es ihn auch nicht stören, dass seine richtigen Diagnosen durch einen anderen „falsifiziert" wurden, als sogenannte Zweitmeinungen. Aber er hatte eine gebrochene kommunistische Biographie. An ihm hatten doch wohl selbst die Kommunisten ihre Zweifel gehabt. Ja, seine Diagnosen waren vorbildlich wissenschaftlich belegt. Aber es war dann doch wohl sicherer, sie noch einmal einem auswärtigen Professor vorzulegen. Bei einem gradlinigen Kommunisten wäre selbst eine falsche Diagnose korrekt gradlinig gewesen. Aber bei ihm, irgendetwas, irgendetwas stimmte nicht – so hatte man gehört.

Er habilitierte sich in Köln, übernahm die Leitung des großen Städtischen Instituts für Pathologie und Hygiene in Wien, so die Erinnerung von *K*. Aber, er blieb Privat-Dozent. An vielen Hebeln der Macht saßen dort noch die alten unvorstellbar anmaßenden Nazi-Professoren. Man wird das schon zu begründen gewusst haben.

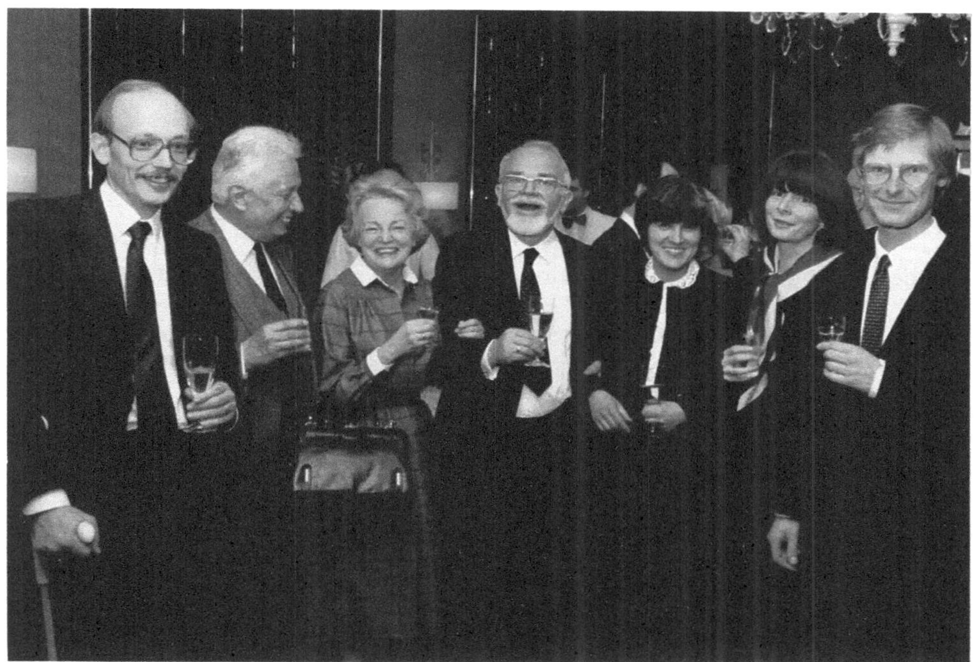

Abbildung 4: Kölner Rechtsmediziner feiern: in der Mitte der Chef, links von ihm Frau Dr. Ryvarden, Priv. Doz. Dr .Ryvarden, Prof. Dr. Käferstein. zur rechten Seite Frau Dr. Käferstein, Marianna und *K*

KÖNNTE ES AUCH ANDERS GEWESEN SEIN? Nein, das Leben war noch lange nach Kriegsende für die Opfer der NS-Regimes bedrückend. Nur ein Parteiauftrag erst legitimierte selbst bei einem alten Kommunisten den Kampf gegen die Faschisten und Nationalsozialisten. Wer hätte das gedacht?

Unter seiner ärztlichen Tätigkeit als Chefarzt der Poliklinik fand der Vater zu sich selbst zurück, zumindest äußerlich. Die Poliklinik war eine eigenständige Einrichtung mit eigenem Operationssaal. Aus heutiger Sicht war es eine vernünftige Trennung, Bauchchirurgie im Städtischen Krankenhaus und Unfallchirurgie in der dafür ausgestatteten Poliklinik. Der Vater war in der Traumatologie seinen Kollegen überlegen.

Greift man der Zeit weit voraus, dann wurde er im Dreikönigen-Hospital in Köln-Mülheim wegen seiner perfekten Knochenchirurgie von seinen Kollegen offen bewundert. Damals, im Jahr 1959, sagte einer dieser Ärzte zu *K*, sein Vater operiere so sicher und schnell, wie andere Mercedes führen. Das freute damals den Sohn sehr.

Im Krieg musste er sehr gute chirurgische Lehrer und Vorbilder gehabt haben. Darüber sprach er nicht, sehr selten über die Ohnmacht der Ärzte angesichts des großen Leids der vielen kriegsverletzten Soldaten. Es kam bei ihm dann indirekt zum Vorschein. So ließ es ihn nicht los, dass sie im Krieg noch kein Penicillin gehabt hätten, nur Sulfonamide.

Im Jahr 1949 war er sehr froh, der ungeliebten Tätigkeit des Leiters der SVK in Dresden glimpflich entronnen zu sein und endlich wieder Chirurg sein zu können.

Man sah ihm nicht an, dass er gerade knapp der Deportation, dem Tod, entgangen war.

Es wird so gern gesagt, so etwas ließe sich einem Menschen ansehen. Aber wie denn ein Mensch nach Angst und Leid aussehe, bleibt im Dunklen. *K* sollte einmal später in einem Gerichtsverfahren als Rechtsmediziner so eine Frage beurteilen. Er konnte es nicht. Wie denn auch? Es ging um die Glaubwürdigkeit der Angabe einer Prostituierten vor Gericht. Danach hätte sie der Zuhälter, weil sie sich einem anderen zugewandt hatte, drei Tage lang eingesperrt. Als Strafe hätte sie dann Salzheringe essen müssen, aber nichts zu trinken erhalten. Dadurch hätte sie Qualen ausgestanden. Nachvollziehbar war diese Schilderung. Die Glaubwürdigkeit einer Aussage hatte allein das Gericht zu beurteilen, nicht K.

Der Vater strahlte in Güstrow von Anfang an eine große Sicherheit aus, war dynamisch und sehr gesellig.

Für die Mutter mit vier Kindern war es trotz der Hilfe durch die Großmutter nicht einfach, vom Beaufsichtigen der Schularbeiten bis zum „Schlangestehen“ alles geregelt zu bekommen. Sie schaffte es immer, und wie es schien gern. Vieles war Handarbeit, wofür heute Maschinen so selbstverständlich sind. Aber, war es mit der Wäsche so weit, kam eine Waschfrau ins Haus. Das war allgemein üblich. Zwei Waschfrauen wechselten sich in der Stadt ab. Die weiße Wäsche wurde mit dem Waschmittel im Waschkessel stark erwärmt, Kohleofen-Waschkessel. Je nach Verschmutzungsgrad ging eine Vorwäsche voran. Auf die genaue Waschfolge soll es hier nicht ankommen. Die kannte *K* gar nicht. Jedenfalls gibt es die Kohleofen-Waschkessel immer noch zu kaufen – nicht nur in Rumänien.

Chemisch wurde die Wäsche somit in alkalischer Lösung, also in einer schwachen Lauge, „gekocht“. Es ist ja zumindest aus Filmen bekannt, wie eine Waschküche aussah. Alles war in dichten, überwarmen Dampf gehüllt, feucht, schwül, unangenehm. Das entsprach sehr wenig der Ästhetik impressionistischer Malerei. Es war nämlich körperlich, also nass, klebend, schwitzend. Beim Betreten des Raums wurden nur Umrisse der Menschen erkennbar. Man sah sie zunächst nicht, nichts als Dampf. Das Wasser lief von den Wänden. Und alles war überlagert vom Geruch nach Wäsche und Waschmitteln.

Mit einer Holzzange wurde die dampfend nasse Wäsche aus dem Kessel in eine Wanne gegeben. In der dabei ablaufenden Lauge wurde sie über dem Waschbrett saubergerieben.

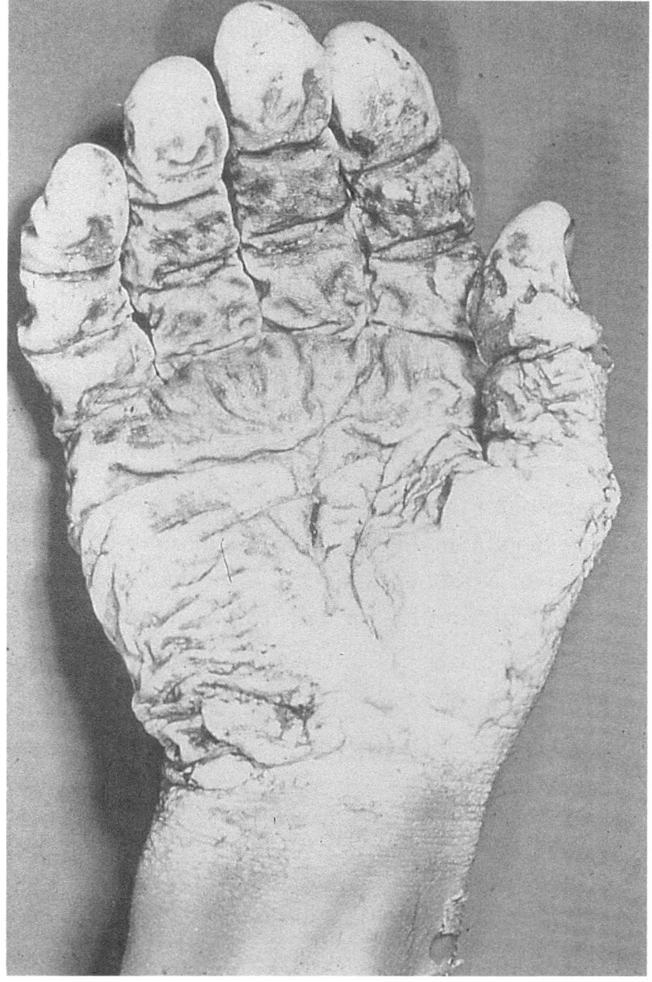

Abbildung 5: Waschhaut bei einer Wasserleiche

Sieht hübsch aus, so ein Waschbrett, im Schaufenster beim Alträucher. Aber es war ein grobmechanisches Arbeitswerkzeug. Die Waschfrauen arbeiteten mit bloßen Händen. Dazu gab es kaum eine Alternative. Zur Erholung der Hände wurden größere Pausen eingelegt. Aber immer noch war die Kontaktzeit in dieser warmen Lauge zu lang. Die Folge waren Verquellungen der Hornschicht der Haut.

Betrachtet man das rein chemisch, dann stellt dafür eine warme Lauge die ungünstigste Konstellation überhaupt dar. Durch Flüssigkeitsaufnahme in die Hornschicht entsteht ein Platzproblem in der Haut. Höhe und Breite nehmen dabei nur in der Hornschicht zu, nicht in den tieferen Zellschichten der Oberhaut. So ist eine Schicht größer und breiter geworden, die andere nicht. Nach außen kann sich die Hornschicht der Haut theoretisch beliebig weit ausdehnen. Wohin aber in der Breite und Tiefe? Dafür entsteht nur passiv Platz, und zwar durch Faltenbildung. Das ist die Morphologie der sogenannten Waschhaut, trüb-weiß, dick und grob wulstig-faltig. Die Hornhaut wird dabei nicht von den angrenzenden Schichten der Oberhaut abgerissen, auch nicht die Oberhaut von der darunter liegenden Lederhaut und den noch tieferen Schichten. Es werden jedoch die feinen Bindegewebemaschen unregelmäßig vergrößert.

Eine solche Haut ist hochempfindlich gegen scherende Kräfte. Sie dehnt sich dabei und kann leicht zerreißen. Beim Schrubben auf dem Waschbrett treten genau diese Kräfte auf. Deshalb verletzten sich die Waschfrauen häufig ihre Hände bei der Arbeit. Solche Wunden heilten sehr schwer. Sie heilen überhaupt nicht, wenn die Hände immer wieder in die heiße Waschlauge eingetaucht werden mussten.

Wegen dieser Verletzungen fielen die Waschfrauen immer wieder über Wochen aus. Arbeitsversuche begannen die Waschfrauen dann mit kleinen Wäschen. Die Familie hatte mit sieben Personen dagegen immer eine große Wäsche. Die hat dann die Mutter selber zusammen mit der Putzfrau gewaschen. Auch sie hatten keine anderen Hände.

K hat später als Rechtsmediziner die Diagnose „Waschhaut“ recht häufig gestellt. Bei Wasserleichen ist sie ein obligater Befund mit typischer Bevorzugung, nämlich an Hand und Fuß.

Aber zurück zur großen Wäsche in Güstrow. Sie zur Heißmangel zu bringen, war Aufgabe für *K* und seinen Bruder HD. Zum Transport benutzten sie ein zweirädriges flaches Wägelchen mit relativ großen Gummirädern, Hartgummireifen.

Es schien wie immer, dass sie einmal die Wäsche abholen sollten. Aber es sollte dann doch anders werden. Das Wägelchen war noch leer. HD hockte auf dem Kasten und *K* zog es. Dabei fuhren sie ganz am Rand der Fahrbahn, innerorts auf einer der beiden Achsenstraßen, Plauer Straße. Hinter ihnen fuhr eine Panzerkolonne der Roten Armee auf. Die Panzer kamen näher, fuhren etwa einen halben Meter vom Bürgersteig entfernt. Als sie noch näher kamen, fand das HD ungemütlich. Er wollte lieber, dass sie auf den Bürgersteig ausweichen sollten. *K* beharrte darauf, mit dem Wägelchen am Rand der Fahrbahn stehen zu bleiben, um die Kolonne vorbei zu lassen. Er ging davon aus, dass die Panzer sie mit einem Minimalbogen umfahren würden. Die Kolonne kam näher und näher, ohne dass der Panzerfahrer reagierte. Als der Panzer etwa 20 m von den beiden Jungs entfernt war, sprang HD verschreckt mit einem Satz vom Wagen auf den Bürgersteig. *K* wartete noch etwas, dann machte er auch einen Satz zur Seite und riss das Wägelchen hoch. Beide Jungs wären überrollt worden. Bei *K* hatte das zu einer bleibenden Angst vor Panzern geführt. HD war da robuster. Er wollte sogar später zur Bundeswehr gehen.

Der Erzähler möchte sein Entsetzen festhalten, die große Angst vor Panzern, besser vor Panzerfahrern mit Befehl. Am 22. Januar 2018 standen den türkischen Panzerfahrern die Kurden im syrischen Afrin im Weg. Es wurden wohl alle Männer überfahren. Vorbereitend wurde mit Artillerie und Bombardierungen offensichtlich Straßenzug um Straßenzug zerstört. Den Rest erledigten islamistische Hilfstruppen, die von Erdogan zur Unterstützung der „islamischen türkischen Armee" eingesetzt wurden. Nach Presseberichten gab es keine Gefangenen.

Srebrenica hatte es doch auch einmal gegeben. In Afrin seien jetzt Araber angesiedelt worden. Nach einem Monat war das in Deutschland aus dem öffentlichen Interesse verschwunden. Es gab ja so wichtige Fragen wie den Umweltschutz. Waren da nicht gerade die Bienen in den Naturschutzgebieten dran?... Und dann folgte die Empörung über Peter Handke.

Im Oktober 2019 gaben die Amerikaner die kurdischen Siedlungsgebiete frei. Sie standen der osmanisch imperialistischen Türkei im Weg.

Nachdem die Amerikaner die mit ihnen verbündeten Kurden endgültig verlassen hatten, wurde in Deutschland in den DITIB-Moscheen für den Sieg der „Islamischen türkischen Armee" über die syrischen Kurden gebetet. Wem stand da Kritik zu? Schließlich war die vormals laizistische türkische Armee religiös umbenannt worden. Auch muss sie am 20. Oktober 2019 sehr gefährdet gewesen sein, denn ihre Luftangriffe und Bombardierungen auf die Kurden erfolgte nur vom türkischen Boden aus. Es hieß, es ginge gegen die Terrororganisation YPG, die aber peinlicherweise noch nie einen Anschlag verübt hatte. Wieder wurden die islamistischen Hilfskontingente eingesetzt. Macht nichts, die dortigen Kurden waren ja basisdemokratisch verwaltet. Auf jeden Fall waren es Atheisten. Als die wenigen Kurden von drei Armeen eingeengt wurden, zogen sie ab. Nennt man auch die Vertreibung von Frauen, Kindern, Alten Abzug – oder Flucht?

VW will ein großes neues Werk in der Türkei bauen. Nein; dann doch nicht. Hatte moralischer Druck in der deutschen Käuferschicht Erfolg?

Für beide Eltern galt in Güstrow stets der Grundsatz, Mädchen werden nicht geschlagen. Das galt auch für Ohrfeigen. Der Grundsatz galt auch umgekehrt, Jungs werden erforderlichenfalls geschlagen. Jungs weinen nicht. Eine Ohrfeige war schnell mal gegeben. Bei der Mutter galt das weniger als Strafe denn mehr als Reaktion auf etwas Unpassendes. Die Jungen *K* und HD wurden auch strafend geschlagen. Weinten sie, erhielten sie erneut Schläge. Es blieb bei der wohlmeinenden Ansicht, Jungs weinen nicht. Härte und das Einstecken von Schmerzen waren selbstverständlich. Immer schon? Bei beiden Eltern spukte noch diese Einstellung aus der Nazizeit im Kopf. Wie oft hat man später aus dieser Generation gehört … „ich lasse mir meine Jugend nicht nehmen." Das sagten die Eltern zwar nicht. Es fragte sich nur, was sie so aus ihrer Jugend noch alles übernommen hatten.

Von der Mutter wurde jede offene Verletzung oder Schürfung zur Entzündungsprophylaxe gewissenhaft großflächig mit Jod behandelt. Sie meinte es gut damit. Die Jungen hatten auch bei großen Schürfungen ruhig zu halten. Die Mädchen durften sogar weinen.

Die Liebe der Kinder zu ihren Eltern war durch diesen Erziehungsstil nicht infrage gestellt. Er war im sozialen Umfeld ähnlich, auch wenn es Ausnahmen gab. In der Schule wurde jedoch nicht geschlagen.

K hat später als Rechtsmediziner im Auftrag von Polizei oder Jugendamt immer wieder Kinder unter dem Aspekt „häusliche Gewalt" untersuchen müssen. Auf zwei Untersuchungen am Kölner Institut soll in diesem Zusammenhang näher eingegangen werden. Es handelte sich einmal um einen zehnjährigen Jungen. Bei dessen Untersuchung fanden sich fünf deutlich abgegrenzte streifige Blutungen über Rücken und Flanke als Schlagfolge mit einem Gürtel. Sie waren klar abgegrenzt, 3 cm breit und verliefen in unterschiedlichen Richtungen. Bei dreien davon zeichnete sich am Ende eine Schnalle ab. Der Junge bestritt, geschlagen worden zu sein. Er habe sich gestoßen.

Natürlich kann er das aus Angst vor seinem Vater gesagt haben. Es ist nicht selten, dass eine Drohung derart im Raum steht, wie „wenn du etwas sagst, dann kriegste noch viel mehr". Aber das wäre keine ausreichende Erklärung. Kinder wollen ihre Eltern auch aktiv schützen. Dabei spielt auch der Wunsch nach Anerkennung eine Rolle, also Anerkennung durch den Vater. Im konkreten Fall sagte dieser Vater in der Gerichtsverhandlung, der Sohn habe gestohlen. Deshalb habe er ihn erzieherisch mit dem Gürtel geschlagen. Hätte er stattdessen mit seiner harten Hand geschlagen, dann hätte die Gefahr einer Verletzung des Kindes bestanden. Den Vorhalt der Staatsanwaltschaft, wie erzieherisch denn so eine Schnalle sei, konnte er nicht beantworten.

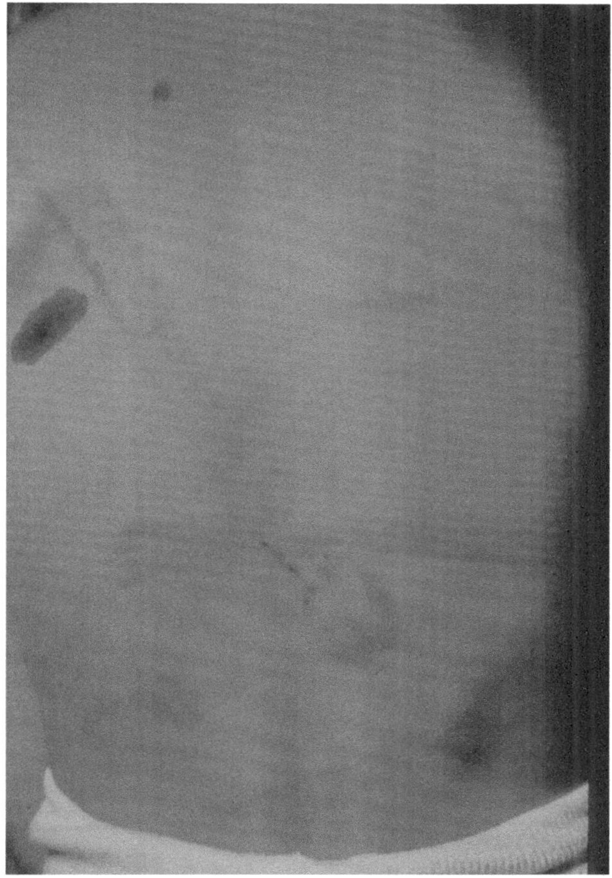

Abbildung 6: Schwere Kindesmisshandlung – Schlag mit einem Gürtel

Einige Jahre zuvor hatte *K* einen etwa gleichaltrigen, nämlich zwölfjährigen Jungen untersuchen müssen. Insgesamt wirkte er in seinem Äußeren vernachlässigt. In seinem Gesicht wies er zahlreiche dichte Unterblutungen in allen Altersstufen auf. Er wurde also immer wieder geschlagen. Daneben fand sich über dem linken Jochbein eine an den Rändern relativ scharf begrenzte, runde offene Wunde mit einem Durchmesser von 0,5 cm. Beide Handrücken und die Streckseiten der Unterarme waren von zahlreichen gleichartigen Verletzungen bedeckt. Auch sie waren unterschiedlichen Alters, frisch bis zur strahligen runden Narbe.

K, im weißen Kittel, konfrontierte den Jungen mit der Feststellung, dass es sich um Brandverletzungen mit Zigaretten handeln müsse. Diese Deutung wies der Junge entschieden zurück. Es seien Mückenstiche, an denen er gekratzt hätte, weiterhin spiele er Fußball und hätte eben viele Bälle mit dem Kopf angenommen. Daher hätte er die Blutungen im Gesicht. Auch die Schule hätte schon zu Unrecht das Jugendamt einschalten wollen. Um dieser Verleumdung zu begegnen, hätten seine Eltern mit ihm einen Kinderarzt aufsuchen müssen. Der habe alle seine Angaben bestätigt und auch ein Attest für die Schule mitgegeben. Der Junge legte das vor.

Tatsächlich hatte ein Kinderarzt es so attestiert, wie es der Junge geschildert hatte. Das war also eine eklatante ärztliche Falschbescheinigung. Wer kann sagen, warum gerade ein Kinderarzt so eine Strategie hatte. Wollte er damit einer Konfrontation mit den offensichtlich gewalttätigen Eltern ausweichen? War es Unkenntnis? Oder glaubte er, die letzte Anlaufstelle für eine Familie in einer Konfliktkonstellation sein zu sollen? Wer kann das sagen? Jedenfalls hätte er ein falsches Attest eigentlich nicht, wenn aber doch, dann nur in Absprache mit dem Jugendamt, also sozial erfahrenen und kompetenten Sozialpädagoginnen/Sozialpädagogen, und mit einer Kinderklinik im Rücken strategisch ausstellen dürfen. Es geht um Kindeswohl.

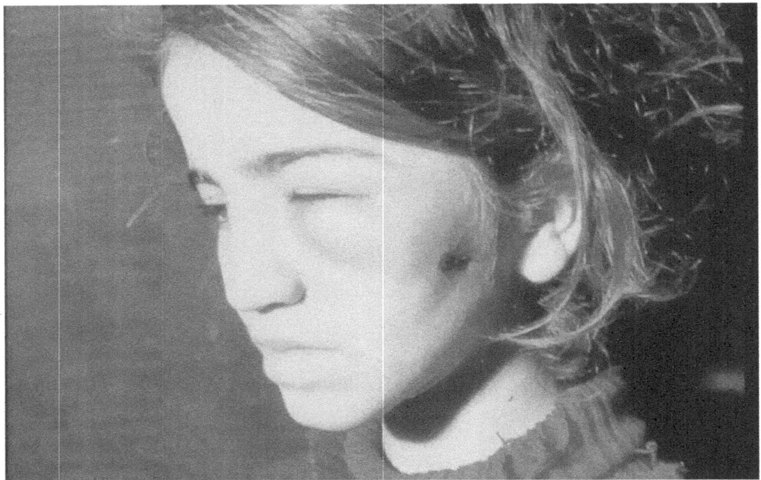

Abbildung 7: Gefährliche Kindesmisshandlung – Schläge und Brandverletzung

Bei dem nach der Erinnerung so um das Jahr 1975 geführten Gespräch mit dem Jungen war *K* zweierlei aufgegangen. Das eine – nie wieder ein Kind mit den Untersuchungsergebnissen zu konfrontieren. Das zweite – auch die absonderlichsten Schilderungen zum Tathergang ganz ausführlich zu dokumentieren. Das hat er eingehalten.

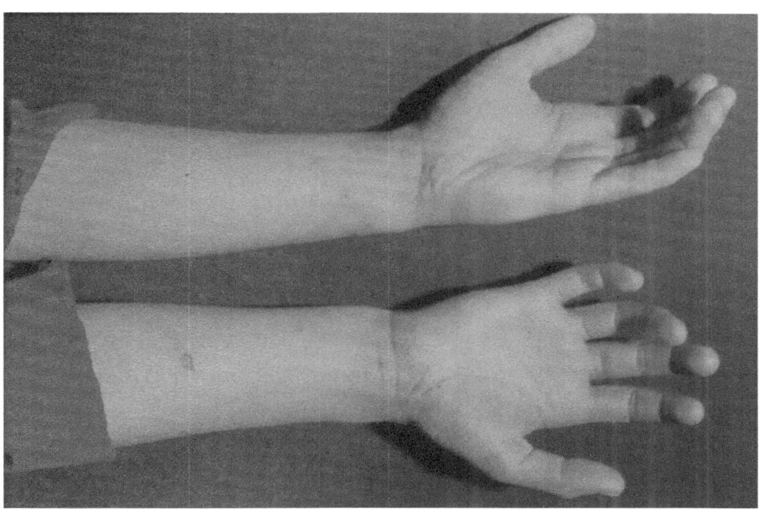

Abbildung 8: Alte bis frische Zigarettenbrandverletzungen

Was *K* damals als junger Assistenzarzt zum Opferschutz durch diesen zwölfjährigen Jungen begriffen hat, handhaben heute auch viele seiner Kollegen im Jahr 2020 so, natürlich unabhängig von *K*. Dennoch ist es nicht Allgemeingut der gesamten deutschen Rechtsmedizin. Im Gegenteil, vielmehr wird das Befragen von Opfern selbst nach sexualisierter Gewalt sogar fachlich empfohlen.

Der damals noch junge Assistenzarzt *K* fragte sich vor jetzt 45 Jahren, was könnte das Kind besonders gefährden, wenn es zurück in das problematische Zuhause kommt? Das wären dessen Angaben zum Tathergang. Damit stellte sich die Frage: Könnte also die Übernahme seiner medizinisch völlig abwegigen Schilderung in ein Gutachten das Kind tatsächlich schützen?

Ja, war die Antwort. So gut wie immer möchte es nämlich seine Eltern, Bezugspersonen vor Ermittlungen, vor Gefängnis schützen. Und gerade dieser Versuch, von der Wahrheit abzulenken, muss umfangreich dokumentiert werden. Das ist Opferschutz. Das heißt nun überhaupt nicht, dass sich der Gutachter diese Angaben etwa zu Eigen machen sollte. Es muss der Mühe wert sein, diese Einlassungen des Opfers im Gutachten zu entkräften. Das ist korrekte rechtsmedizinische Arbeit, sachlich und genau.

Aber warum dient das denn eigentlich dem Schutz des Kindes, generell dem eines Opfers? Ist das nicht untaugliche Mühe im Verborgenen? Die forensischen Gutachten gehen schließlich an die Jugendämter, Polizei, Staatsanwaltschaft oder Gerichte. Wer sollte sie dort sonst lesen können?

Es sind die Rechtsanwälte. Und deshalb ist es nicht die Ausnahme, sondern die Regel, dass Beschuldigte oder Angeklagte die Gutachten lesen. Zur Prozessvorbereitung ist es auch erforderlich. Dann weiß der Täter. Stimmt das, hat er bei der Polizei nichts gegen mich gesagt?

Hat das Kind den tatsächlichen Hergang geschildert, dann heißt er, es hat mich verraten, seinen eigenen Vater. Hat das Kind seinen Vater zu schützen versucht, dann, na wenigstens hat er mich nicht verraten. Etwas Anstand hat er noch.

KÖNNTE ES AUCH ANDERS GEWESEN SEIN? Bis Mitte der 1960er Jahre muss Härte in der Erziehung als Standard angesehen werden. Von vielen Eltern wurden Schläge nicht als Misshandlung angesehen, in patriarchalischen Gesellschaften bis heute nicht.

In mancher Hinsicht war in den Jahren so zwischen 1949 und 1951 in Güstrow die Zeit stehengeblieben. Es gab sehr viele Pferdefuhrwerke. Selbst eine große Ausfallstraße, die nach Goldberg, hatte zusätzlich zur asphaltierten Fahrbahn einen sogenannten Sommerweg aus Sand für die schweren Pferdewagen. In der Stadt selber gab es wesentlich mehr Pferdewagen als Autos. Zu den Kuriositäten der damaligen Zeit gehörte es, dass es noch einen Ausrufer gab, der amtliche Bekanntmachungen verlas. An der Ecke Weinbergstraße/Pustekow-Straße, an der die Familie wohnte, war so ein Ausrufeplatz. Dort blieb er stehen, schüttelte die Handglocke, rief seine Nachricht aus. Auf dem Weg in den Sozialismus wurde der Ausrufer entsprechend dem Stand der Technik flächendeckend durch Lautsprecher ersetzt. Allerdings blieb das ganze Viertel davon verschont, so die fragliche Erinnerung.

In Güstrow gab es in dieser Zeit selbst noch die Postkutsche. Sozialistisches Biedermeier? Nein, auch keine Folklore. Es war die Paketpost, ein Einspänner. Dabei handelte es sich um einen gar nicht so großen schmucklosen grauen Wagen, hochgeschlossen, vorn der Kutschbock, hinten die Tür mit einem kleinen Fenster. War ein Paket in Empfang zu nehmen, blies der Kutscher das Horn, und alle Leute kamen neugierig auf die Straße. Eines Tages gab es dann die Postkutsche nicht mehr.

In der Stadt mehrten sich die Autos. Auf den Straßen um das Quartier waren Autos selten. Die Kinder spielten immer auf der Straße, in den Gärten und angrenzenden Feldern.

Nach den beiden traurigen Abschiedsnahmen von dem Dackel Waldi in Neustettin hatte die Familie in Güstrow wieder Hunde. Das waren immer traurige Geschichten, von Zurücklassen, Sterben und wieder Zurücklassen bis zur letzten Flucht. Es mag familienspezifisch klingen. Aber – wer konnte je seinen Hund mit auf eine Flucht mitnehmen? Für Nicht-Hundehalter mag es ein „Na und?“ sein, anders für Hundehalter. Dort sind Hunde oft fast Familienmitglieder, denn nicht umsonst gibt es diese vielen Hundegeschichten. Und nicht umsonst ist das Widerstreben gegen Tierversuche an Hunden und auch an Katzen so groß. Darüber wird noch zu sprechen sein. Jetzt gab es in Güstrow den ersten Hund, einen Cockerspaniel. Er kam als sechs Wochen alter Welpe mit Husten in die Familie und starb zwei Wochen später an der Staupe.

Der zweite Hund war ein robustes, aufgewecktes Tier, ein großer braunschwarzer Dackel. Dieser Welpe wurde schnell sehr kräftig, hielt Auseinandersetzungen mit viel größeren Hunden stand. Verletzungen steckte er weg. Fatal war, dass alle Kinder in der Umgebung vor zwei Hunden Angst hatten, nämlich vor ihm und vor dem Schäferhund vom Haus schräg gegenüber. Keiner der beiden Hunde hat je ein Kind gebissen. Trotzdem wurde der Dackel vorsorglich im Haus gehalten, geradezu eingesperrt. Die Eltern verstanden nicht, dass er ein autonomer Hund, ein Jagdhund war. Er brauchte Bewegung und Beschäftigung. An beidem fehlte es ihm. Vielmehr hieß es immer häufiger: „Haltet die Tür zu, der Hund läuft sonst raus“.

Er wurde an einen Förster abgegeben, etwa 20 km von Güstrow entfernt. Dort lief er fort und traf nach etwa drei Wochen wieder zu Hause ein. Die Familie war gerührt. Aber die Sentimentalität hielt nicht lange an. Der Hund reagierte schnell auf huschende Bewegungen. Das machte den Kindern Spaß. Als er einmal im Gewirr der Kinderfüße unter dem Esstisch ganz leicht nach den Füßen von *K* schnappte, war sein Schicksal besiegelt. Er wurde zum Tierarzt gebracht und vergiftet.

Das hinderte den Vater nicht daran, kurze Zeit später wieder einen Hundewelpen mit nach Hause zu bringen. Der Vater nannte ihn Basko. Es war ein kleiner Jagdhund mit braun gewelltem Haar, einem schönen großen Kopf. Von allen Menschen, wirklich von allen, die ihn sahen, wurde er gleich geliebt. Basko wurde *K* mit der Begründung geschenkt, er sei doch so tierlieb und wolle bestimmt auch Tierarzt werden. *K* hatte glücklich zu sein. Von diesen positiven Eigenschaften und von seinem zukünftigen Berufswusch wusste er bis dahin noch nichts. Vielleicht dachten die Eltern bei der Tierliebe ihres Sohnes an Lockstedt. Aber warum eigentlich?

Ja schon! In Lockstedt hatte ihn der Bauer X häufig zum Pflügen mitgenommen. Das wollte er auch sehr gern. Er durfte dann auf dem Pferderücken sitzen. Er spürte die Wärme des Pferds, den Geruch, das glatte feste Fell. Der Bauer sagte nichts beim Pflügen, er arbeitete. Es gehört sehr viel Kraft und Können dazu, den Pflug jeweils am Ende neu einzusetzen und ihn genau in der richtigen Tiefe im exakten Abstand kerzengrade Furche um Furche zu halten. *K* nahm jede Bewegung des

Pferdes wahr, das Geräusch beim gleichmäßigen Aufwerfen der Erde, den Geruch der frischen Erde, ab und zu das Schnauben des Pferdes. Bauer, Pferd, Pflug waren eine Einheit. Warum der Junge auch dazugehörte, lässt sich schwer begründen. Es war die Frage des alten Bauern. Klaas, wischu mit? Natürlich hieß das ja oder stummes Nicken. Zum Glück kam es nur sehr selten vor, dass einer der beiden schweren Holsteiner mit dem sehr breiten Rücken vor den Pflug gespannt wurde. Darauf zu sitzen war schwierig, nein, sogar unangenehm. Welches Pferd auch immer, meist war an einem Ende des Feldes eine Telefon- oder Stromleitung mit den wie Puppen aufgereihten weißen Porzellanisolatoren. Das sah schön aus, und der Wind in den Drähten klang so, als käme er mit einem hellen Sirren aus diesen weißen Puppen.

Pferde wurden auf den Straßen in Güstrow zunehmend seltener. Trotzdem fuhren aber auf der Weinbergstraße kaum Autos. Die Kinder spielten auf der Straße und der kleine Basko war immer dabei. Die Mutter hatte zunächst Bedenken geäußert, wieder einen Hund haben zu müssen.

Eines Tages, so beginnen meist Geschichten mit einem schönen Ende, hier nicht. Eines Tages waren die beiden Schwestern wieder mit Basko auf der Straße und spielten über die Straße von Bürgersteig zu Bürgersteig „Fischer, Fischer – wie tief ist das Wasser“, als ein LKW die Straße hoch kam. Der hatte Briketts geladen. Er fuhr langsam. Die Kinder gingen zur Seite. Sie nahmen Basko mit auf die linke Seite. Alles war so lange ganz normal, bis der Fahrer sein Fahrzeug auf die Gegenseite der Fahrbahn lenkte und Basko gezielt überfuhr. Die Kinder erstarrten vor Entsetzen, der LKW-Fahrer lachte zufrieden und fuhr weiter. Über dieses Ereignis kamen die Kinder lange nicht hinweg.

KÖNNTE ES AUCH ANDERS GEWESEN SEIN? Nein. Es verlief alles so selbstverständlich, mit einzelnen Brüchen im sozialistischen Alltag. Es gibt so viele Menschen, die gezielt Tiere überfahren. Es gibt so viele Menschen von unglaublicher Rohheit ihren Mitmenschen und Tieren gegenüber. Das hat mit Sozialismus nichts zu tun.

Der Vater erzählte viele Geschichten, erfundene, wahre und auch solche aus dem Krieg. Die Kinder wussten, dass er bei der Panzerwaffe gewesen war. So hätten sie damals als Fahrzeug zum Bergen der Verwundeten eine Panzerattrappe mit abnehmbarem Holzturm gehabt. Über diese List konnte er sich jedes Mal aufs Neue freuen. Er war ein fröhlicher Mensch, war stolz auf seine Familie. Doch dann konnte er eines Tages keine Geschichten mehr erzählen, keine. Als Chefarzt hatte man ihm gesagt, er hätte noch einen Militärton beibehalten. Das schmeichelte ihm, aber er stellte sich sofort um.

Während er in Dresden sein SED-Abzeichen stets getragen hatte, vergaß er das in Güstrow allmählich. Aber die Partei war wachsam. Er gehöre dazu, wurde er auf der Parteiversammlung ermahnt. Er verstand. Die Partei achtete auch auf seine Lebensführung. Man habe nichts gegen Wohlbefinden. Er solle aber zu keinem Zeitpunkt vergessen, was ein Parteiauftrag sei. Das dämpfte seinen Übermut.

Gern besuchte er auch seine Stammkneipe, die „Alte Mühle". An seinem Stammtisch waren natürlich auch Genossen. Das sah die Partei mit Wohlwollen. Sie hatte nicht die bürgerliche Sicht der Mutter.

Auch im Scherz vergaß er nicht, welche Gesprächsthemen zu meiden waren. Ich habe mich nicht verquatscht, hieß es dann. Dann kam es aber doch vor, dass er der Mutter sagte, „ich habe mich verquatscht" oder „vielleicht bin ich etwas unvorsichtig gewesen". Jedes Wort hat so seine Zeit, damals war es das Wort „unvorsichtig". Mit innerlich eingezogenem Kopf wurde die Unvorsichtigkeit überstanden. Es war die Zeit, in der durch nur ein falsches Wort in den entsprechenden Ohren sofort alles umkippen konnte, die Stalinzeit. Aber auch später wurde stets im Imperfekt von Redefreiheit gesprochen, und zwar als eine Errungenschaft der französischen Revolution. Das gewünschte Wort hieß dabei „Errungenschaft". Noch nicht einmal heute würde es als zu beanstandendes „Unwort des Jahres" vorgeschlagen werden. Freiheit wurde, so die heutige Erinnerung, stets im Plural benutzt, also Freiheiten. Und was das war, definierte die Partei.

Die Mutter versuchte so etwas wie bürgerliche Normalität zu erreichen, liebte den geselligen Kontakt der Ärzteehepaare untereinander. Einmal in der Woche spielte sie vierhändig Klavier und hatte ein Kränzchen, um französisch zu sprechen.

In Güstrow gab es eine große Leihbücherei. Sie wurde von der Familie häufig besucht. Besonders gern wurden Feuchtwanger, Fallada, Seghers, Kisch, Stefan Zweig gelesen, so die Erinnerung. Das Angebot in den Buchläden war stark eingeschränkt. Dabei lag es nicht an Papiermangel, dass die Regale häufig weitgehend leer waren, also bis auf die kommunistischen Klassiker Marx, Engels, Lenin und Stalin. Auf Neuerscheinungen wurde fast schon euphorisch gewartet. Aber Vorsicht! Die Leute, und das war zu verallgemeinern, warteten bei einer Neuerscheinung mit dem Kauf dann doch lieber erst einmal ab, was die Presse, also die Partei dazu zu sagen hatte. Die vorgetäuschte Naivität war auch als demonstrative Referenz an die Partei zu verstehen. Ich bin mit vollem Herzen bei der neuen Zeit! Ohne Frage wusste jeder, dass nicht etwa die Verlage bestimmten, was gedruckt wurde, dass den Verlagen von der SED nicht der geringste Freiraum bei der Buchproduktion zugestanden wurde. Nicht jeder konnte ein Marcel Reich-Ranicki sein, er ja eigentlich auch nicht.

Es entsprach der Verlogenheit dieser Gesellschaft, vorzugeben, dass Rezensionen über Neuerscheinungen unabhängig erfolgten. Die Menschen lebten schließlich in verordneter Eintracht, bei der jeder sehr genau aufpasste, was der andere sagte. War er ein Freund, war er ein Spitzel? Schon die Kinder merkten, dass da etwas nicht stimmte.

Aber man kann das alles auch anders darstellen, die gelebte Eintracht, die schönen Zukunftsperspektiven in der Stalinzeit. Stalin kann man ja auch mal wegdenken.

Uwe Johnson beschreibt das Güstrow dieser Tage. Es waren Abiturienten, die sich zum Christentum bekannten und deshalb von der John-Brinkmann-Oberschule relegiert wurden. *K* war wenige Jahre später auch auf dieser Schule. Es war immer noch kein angenehmes Lehrerkollegium.

Es gab auch über die Stalinzeit hinaus einen Index für verbotene Bücher. Das ist bekannt. Auch Karl May fiel darunter. Der war nicht im Angebot der Buchläden vorhanden. Ihn gab es nicht. Bei den Kindern in der Bundesrepublik gehörte er zu den Autoren, an denen so leicht kein Junge vorbei kam. In der DDR störte das christliche Weltbild die sozialistische Erziehung. Karl May und viele sonst ebenfalls unerwünschte Bücher gab es dennoch, in Güstrow in der Leihbücherei unter dem Ladentisch – wegen des Risikos, so wurde gesagt, für eine deutlich höhere Leihgebühr.

Illegal, also schwarz, wurde unter dieser Theke von einer Angestellten auch sonst viel verkauft, was ohne Lebensmittelmarken nicht so leicht zu bekommen war, Eier, Butter und Wurst; wegen des Risikos zu ziemlich hohen Preisen.

Es ist ein Kuriosum, dass *K* später am Landgericht Göttingen auf den Enkel und Urenkel der „Schwarzhändlerin" gestoßen ist. *K* war als rechtsmedizinischer Sachverständiger geladen. Die Nachfahren saßen als Mitglieder der „Hells Angels" auf der Anklagebank. Es scheint sich um eine familiäre Eigenschaft zu handeln, sehr gut verdienen zu wollen und zu können. Das Strafverfahren verlief wohl damals im Sande.

Bücher auszuleihen war billig. Jedes Familienmitglied hat gern und viel gelesen. Die Bücher wurden überall mit hingenommen, auch ins Bett. Die Frage nach der Hygiene mit Büchern aus der Leihbücherei in den Betten stellte sich schon. Sie wurden von der Mutter in Einwickelpapier eingeschlagen. *K* hat seinem Bruder HD jeden Abend, auch im Winter bei zugefrorenem Fenster, etwa eine halbe Stunde lang oder auch länger vorgelesen. Als Gegenleistung musste sich HD dann allerdings aus seinem warmen Bett erheben und das Licht ausmachen. Der Lichtschalter war aber auch auf seiner Seite.

Aber am schönsten war es ohnehin, am Kachelofen zu sitzen und nicht darauf zu reagieren, wenn die Eltern riefen, einfach weiter zu lesen. Das wurde von den Eltern gelobt und verboten.

Auch das Geschichtenerzählen gehörte dazu. Nur der Vater erzählte Geschichten, schöne, wirkliche oder erdachte. Fast immer ging er auf den Wunsch seiner Kinder ein. Das gehörte zum Leben um den großen Kachelofen. Selbst im Sommer baten ihn die Kinder, sich mit ihnen an den Kachelofen zu setzen, um seine Geschichten zu hören. Eines Tages erzählte er die Geschichte von einer von Räubern umzingelten Prinzessin. Da stockte er, konnte nicht mehr weitersprechen, wurde blass, sagte verstört „Orel", stand auf und ging zur Mutter. Danach hat er seinen Kindern nie wieder eine Geschichte erzählt. Auch wenn sie ihn noch so viel darum baten.

Könnte es auch anders gewesen sein? Nein, trotz aller Überwachung gab es den schwarzen Markt, einschließlich der verbotenen Karl May-Bücher. Alle wurden gelesen. Aus der Erinnerung kommen die Geschichten, aber eine Erinnerung ließ den Vater verstummen.

Kapitel 4

Beinahe ertrinken – Ertrinken

In Güstrow liefen so gut wie alle Kinder im Winter auf den überschwemmten Wiesen und auf dem kleineren der beiden Seen, dem Sumpfsee, Schlittschuh. War das Eis einigermaßen glatt, konnte Eishockey gespielt werden. Dabei gab es nur eine Regel. Die hieß, Tore zu schießen. Richtige Hockeyschläger hatte keiner, aber gut zugeschnittene Äste. Das war dann schon in Ordnung.

Jedes Jahr gingen viele Jungs, auch *K* und sein Bruder HD, zu früh aufs Eis. Und jedes Jahr brachen sie auch ein. Taute das Eis, dann zerbrach es in größere Schollen. Eigentlich sprangen sie nur vom Ufer aus im Stadtgraben auf große Schollen, um mit ihnen zu schaukeln. Das hieß Eisschollenfahren. Es ging darum zu rutschen, aber nicht abzurutschen, nicht einzubrechen. Das konnten alle Jungen erstaunlich gut.

Waren *K* oder HD trotzdem eingebrochen, trauten sie sich häufig nicht, gleich mit den nassen Hosen nach Hause zu gehen. Sie meinten, die Sachen am Körper trocknen zu können, natürlich in der Hoffnung, dass die Mutter es nicht merke. Sie merkte es aber immer, strafte nicht, sondern bat ihre beiden Jungen immer aufs Neue, doch sofort nach Hause zu kommen, sollten sie etwa noch einmal einbrechen.

Fast jedes Jahr ertrank ein Kind auf einem der Seen in der Mecklenburger Seenplatte beim Schlittschuhlaufen oder Eisschollenfahren. Die Kinder nahmen das zur Kenntnis, bezogen es aber nicht auf sich. Sie kannten die dünnen Stellen, an denen sich Enten und andere Wasservögel aufhielten, und wussten sie zu meiden. So bildeten sie es sich jedenfalls ein.

K hat später als Rechtsmediziner viele ertrunkene Menschen im Auftrag des Gerichts obduziert. Immer wieder waren es auch kleine Kinder, die er untersuchen musste. Dabei hat ihm die Staatsanwaltschaft in der Regel gestattet, nach der Obduktion mit den Eltern ein ärztliches Gespräch zu führen. Wenn es nur irgendwie möglich war, hat er auch später als Institutsdirektor in Göttingen diese Obduktionen selber durchgeführt. Es soll an dieser Stelle gesagt werden, und es wird auch wiederholt, dass eine Obduktion eine sehr strenge und sachlich genaue Untersuchung ist. Bei den von *K* durchgeführten Obduktionen ergab sich aus dem Ablauf einer Obduktion selber kein Raum für Scherze, wie sie in manchen Krimiserien präsentiert werden. Auf der Ebene der Ermittlungen gibt es nichts Witziges. Durch eine Obduktion werden Probleme gelöst, aber es wird kein Grusel ausgelöst. Die bei einer Obduktion anwesenden Kriminalbeamten oder Kriminalbeamtinnen stellten für ihre Ermittlungen genaue Fragen. Und diese sollten rechtsmedizinisch so genau wie möglich beantwortet werden. Je erfahrener ein Obduzent war, desto knapper konnte er sich ausdrücken. Kommuniziert wurde auf der Sachebene. Sprüche hätten die Polizeibeamten allein machen können. Dazu hätten sie keine Rechtsmediziner gebraucht. Sie wollten für die Ermittlungen Informationen erhalten, und die bekamen sie. Die Obduktion ist also eine aufwendige neutrale medizinische Erhebung und Beurteilung von Befunden. Dabei gelten dieselben Kriterien wie auch sonst in der Medizin.

Ist das spannend, wird immer wieder gefragt. Ja, es ist es; sogar sehr. Es hängt viel von dem Untersuchungsergebnis ab. Es geht um die Fragen: Was ist geschehen, welche Verletzungen liegen vor, gibt es überhaupt Verletzungen? Die Fragen können eine so große Spannung erzeugen, dass bei einem vermuteten Erwürgen oder Erdrosseln bei der Präparation des Halses die Obduzenten und Polizeibeamten fast den Atem anhalten, bis gesagt werden kann „Ja" oder „Nein". Um zu einem Urteil zu kommen, bedurfte es großer Erfahrung. Deshalb vertrat *K* dazu prononciert die Sicht, dass bei einem Tötungsdelikt bei der Obduktion stets der Erfahrenste selbst das Messer zu führen hat. Warum muss das überhaupt gesagt werden? Es liegt daran, dass häufig jüngere Assistenzärzte und der Präparator das Messer führen, also präparieren. Der sogenannte erste Obduzent steht in vielen Instituten für Rechtsmedizin neben dem Obduktionstisch, auf dem gearbeitet wird, beobachtet und diktiert. Es mag bösartig klingen. Für *K* ist das so, als würde der Operateur dem OP-Pfleger die Operation überlassen und selber dabei nur den Operationsbefund diktieren.

Aber zurück zur Obduktion; oft wird die Frage nach der Emotion der Obduzenten bei der Obduktion gestellt, ob es nicht schwer fiele, ein Kind zu obduzieren. Dem liegt die Verwechslung von ärztlicher Aufgabe und dem Mitgefühl mit dem Leid der

Angehörigen zugrunde. Ihnen, den Angehörigen, gilt die Empathie einfühlsamer Menschen. Rechtmediziner/innen haben weder das eine noch das andere gepachtet. Dabei unterscheiden sie sich nicht von anderen Menschen. Es gibt einfühlsame und weniger einfühlsame, auch grobe Rechtsmediziner und Rechtsmedizinerinnen.

In diesem Zusammenhang gab es eine typische studentische Frage. *K* kannte sie gut. Sie begann zumeist mit einer Einführung. Wir als junge Menschen sind ja sehr sensibel, haben ein großes Mitgefühl. Es folgt dann die eigentliche Frage: „Stumpfen Sie denn nicht ab, wenn sie jahrelang obduzieren?" Eine so persönliche Frage muss man nicht zulassen. Sie ist ungehörig. *K* sah es als angemessen an, darauf eine allgemeine Antwort zu geben. Und sie war einfach und hieß, dass einfühlsame Menschen nicht abstumpfen, welchen Beruf sie auch immer ausübten. Die Antwort widersprach sehr der vorgefassten Meinung vom Grusel-Krimi-Rechtsmediziner. Erfolgte gar der Hinweis, dass die Sensibilität nicht der Jugend gehöre, dann wurde die Antwort auf die unzulässige Frage von Studierenden als unerhörte Provokation empfunden. Aber so leicht gab und gibt ein Student dann doch nicht auf. Unweigerlich kam der Einwand, dass die Obduzenten gegen die Gerüche ja wohl doch abstumpfen müssten. Und wenn dann der alte Professor danach fragte, wie denn die Rezeptoren in der Nase und die Projektionsfelder im Gehirn bei den recht unterschiedlichen Gerüchen modifiziert werden könnten, dann erntete er Ratlosigkeit. Hier soll der Hinweis erfolgen, dass *K* gern lehrte und auch gern bereit war, von „seinen" Studenten und Studentinnen zu lernen, ihre intelligenten Fragen schätzte. Und natürlich stellten nicht nur Studierende die Frage nach dem Abstumpfen. Viele Leute kamen sich auch sonst mit dieser Frage sehr **schlau** vor. Es ist schon richtig, dass es eben verdammt viele unangenehme Gerüche gibt, die trotzdem nicht zur Verätzung der Nasenschleimhaut führen. Nein, jeder scheußliche Geruch bleibt scheußlich. Die Obduzenten müssen ihn aushalten.

Kaum jemand denkt in diesem Zusammenhang an die, die als erste in völlig heruntergekommene Wohnungen gehen müssen, in denen Maden und Käfer auf dem Herd, auf Tischen und auf dem Boden kriechen und überall Fliegen sind. Es wundert überhaupt nicht, dass in rechtsmedizinischen Lehrbüchern häufig solche von Maden bedeckte Leichen abgebildet werden, auch in rechtsmedizinischen Publikationen in Fachzeitschriften. Es bleibt sehr schwierig, dem standzuhalten. Ein allerdings nicht ganz geringer Teil der Rechtsmediziner hat dabei Zynismen entwickelt, geht mit solchen Gruselbildern zu Laienvorträgen auf Reisen. Dort einzuordnen waren auch die Vorstellungen von Laien, dass die Kosten für eine Obduktion unerschwinglich hoch sein müssten.

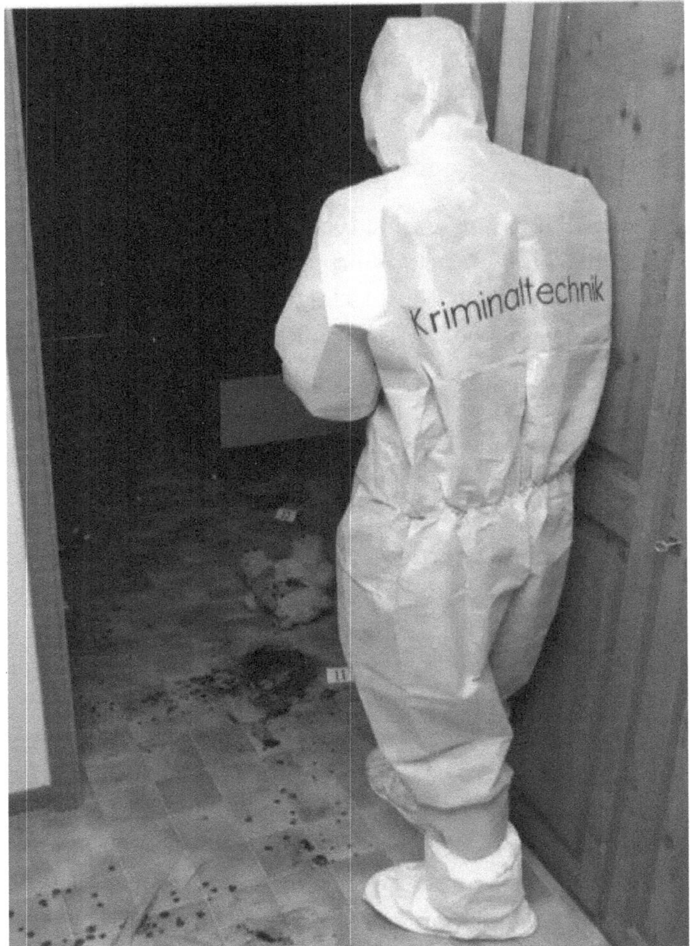

Abbildung 9: Tatort in Kassel 2010 – Kriminaltechnik –

K hatte den Angehörigen stets die Obduktionen kostenlos als Hilfe angeboten. Allerdings durfte er das aus rechtlichen Gründen nicht ohne Begründung tun. Kostenlos geleistete ärztliche Tätigkeit gilt nämlich als unlautere Konkurrenz. Das ist auch grundsätzlich richtig. Nur hier gab es keine Konkurrenz. Oft sahen die Staatsanwaltschaften im Versorgungsgebiet des Göttinger Instituts für Rechtsmedizin in Niedersachsen keinen Grund für die Anordnung einer gerichtlichen Obduktion. Die Ermittlungsbehörden haben grundsätzlich einen großen Ermessensspielraum. Kommentare dazu stehen einem Rechtsmediziner nicht zu. Häufig wurden auch beim Tod von Kindern keine Obduktionen angeordnet. Dann konnte *K* ein Forschungsinteresse geltend machen und die Durchführung der Autopsie kostenlos für die Angehörigen durchführen und sie selbstverständlich weiter betreuen. Darauf wird noch genauer eingegangen.

Aber eine Frage ist bis jetzt nicht beantwortet, zurück zum Krimi. Sollte der Rechtsmediziner, der alle Befunde genau kennt und verknüpfen kann, denn dann auch selber ermitteln? Es mag überraschen. Nein! Denn abgesehen davon, dass das ein Höchstmaß an Befangenheit darstellen würde, muss gesagt werden, dass Rechtsmediziner das auch schlicht nicht können. Wenn jeder auf seiner professionellen Ebene tätig wird, nicht drunter, nicht drüber, dann treten die wenigsten Fehler auf.

KÖNNTE ES AUCH ANDERS GEWESEN SEIN? Nein, eine Obduktion war und ist kein Event, sondern eine ärztliche Problemlösung einer von den Ermittlungsbehörden vorgegebenen Fragestellung.

Auch wenn die Todesursache auf der Hand zu liegen scheint, so bedarf es dennoch bei einem ertrunkenen Kind einer genauen Untersuchung, der Obduktion mit zusätzlicher mikroskopischer Untersuchung der Organe, also der Histologie, und einer chemischen Analyse. Denn es ist zwar sehr selten, kommt aber vor, dass auch bei einem Kind eine akute Bewusstlosigkeit, so auch ein Herztod, beim Spielen im Wasser oder beim Schwimmen auftritt, der zunächst für einen Ertrinkungstod gehalten wird.

In Güstrow hieß es immer, Kinder, geht nicht mit vollem Magen ins Wasser, denn dann könnt ihr plötzlich untergehen. Es ist schon mehr als fraglich, dass es einen solchen Zusammenhang gibt. Vielmehr handelt es sich dabei um ein interessantes Beispiel für die Wechselwirkung zwischen Laienvorstellungen und gerichtsmedizinischer Fachliteratur. Ein Beispiel liefert dafür das Lehrbuch der Gerichtlichen von F. Strassmann von 1895 [1]. Dort führt er nämlich unter dem Kapitel „Verlauf des Ertrinkungstodes" auf Seite 281 aus: „Andere Male kommen Menschen schlagartig im Wasser um, wenn sie sich – wovor mit Recht allgemein gewarnt wird – mit gefülltem Magen in dasselbe begeben." Die Begründung dafür soll hier auch noch zitiert werden: „Naegeli nimmt an, dass hierbei Uebelkeit entsteht, in Folge derer die Person halb ohnmächtig werden, sich unter Wasser erbrechen und die entleerten Speisemassen aspirieren. Paltauf nimmt eine Herzlähmung durch Druck des übervollen Magens an." Selbst im Jahr 2015 wird noch ein Ertrinkungstod mit einem „evtl. Reichlichen Füllungszustand des Magens" in Verbindung gebracht [2].

Zurück ins 21. Jahrhundert. Es steht also außer Frage, dass alles unternommen werden muss, um die Todesursache bei einem ertrunkenen Kind vollständig zu klären. Der Mindestumfang einer Obduktion ist in der Strafprozessordnung festgelegt. Je nach Fragestellung muss er ausgeweitet werden. Dafür muss dann der Grundsatz gelten, dass eine Obduktion in einem solchen Umfang erfolgen muss, wie es die Ermittlungsbehörden zwingend brauchen, aber auch so schonend wie möglich. Jede Obduktion muss so abgeschlossen werden, dass die Angehörigen Abschied nehmen können. Die Ermittlungsbehörden bestimmen den Umfang der Obduktion, Rechtsmediziner/innen die Art der Durchführung.

So wenig wie ein Chirurg Emotionen bei der Durchführung einer Operation haben darf, so wenig darf sie ein Rechtsmediziner bei einer Obduktion haben. In jedem Beruf treten Belastungen auf. Selbstmitleid als Reaktion auf das Leid anderer Menschen ist vielleicht etwas billig.

Noch einmal, die Obduktion eines Kindes muss wie jede andere streng sachlich und präzise durchgeführt werden. Kein Tropfen Blut darf an der Schürze des Obduzenten bleiben, die Instrumente bedürfen der kontinuierlichen Reinigung. Nur mit dieser von *K* so benannten ästhetisch durchgeführten Obduktion werden Rechtsmediziner/innen ihrer Aufgabe gerecht. Alles andere ist nicht verständlich. Die Ästhetik bewahrt davor, die Obduktion als Zerstörung des toten Menschen anzusehen. Diese präzise, ästhetische Obduktion wollten häufig Polizeibeamte auch von sehr weit her bei *K* kennenlernen. Dabei soll nicht verschwiegen werden, dass es sowohl Unterschiede zwischen den einzelnen Instituten für Rechtsmedizin als auch individuell von Obduzenten in Deutschland, der Schweiz und Österreich gibt. Pressemitteilungen und Berichte von Polizeibeamten über eine regional wenig ästhetische Handhabung der Obduktion waren begründet, betrafen aber Einzelfälle. Sie führten nie zu einer offenen Diskussion im Fach Rechtsmedizin, unter befreundeten Kollegen aber durchaus.

Es wird jetzt noch einmal deutlich, weshalb *K* die Obduktion von gestorbenen Kindern selber durchführen wollte, insbesondere aber auch, weil er sonst in einem Gespräch mit den Eltern nicht authentisch gewesen wäre. Eltern wollten wissen, ob sich durch die Obduktion das Aussehen ihres Kindes verändert hätte, ob sie auch nach der Obduktion noch Abschied von ihrem ertrunkenen Kind nehmen konnten. Ja, sie konnten es. Es wurde ihnen immer ermöglicht. Die Staatsanwältinnen und Staatsanwälte waren durchaus froh, die Angehörigen an die richtige ärztliche Adresse weiterleiten zu können. Das ging auch, weil Rechtsmediziner nicht zum Kreis der Ermittler gehören. Die Weitergabe der Obduktionsergebnisse war sogar gewünscht. Denn zusätzlich zu all dem Elend, das die Eltern mit dem Tod ihres Kindes getroffen hatte, wiesen sie sich selbst auch dann die schwersten Vorwürfe zu, wenn sie bei dem schrecklichen Geschehen gar nicht anwesend gewesen waren.

Bei den unmittelbar beteiligten Erwachsenen spielte auch die Angst vor einer Strafe eine Rolle, weil sie das Kind nicht immer in den Augen gehabt hatten. Als ob es immer möglich wäre.

Solche Unglücke ereigneten sich zumeist in nicht ganz fremder Umgebung. Das waren dann Besuche bei den Großeltern oder Freunden der Familie. Entweder hatten sie selber oder deren Nachbarn einen Teich, Springbrunnen oder einen Bach am Grundstückrand. Auch *K*s Mutter und Großmutter hatten sich einmal nicht abgesprochen, weshalb ein kleines Mädchen beinahe ertrunken wäre.

Es bleibt nicht aus, dass *K* als Rechtsmediziner bis heute jede Teichanlage auf einem Grundstück unter dem Aspekt ansieht, dass in ihm ein Kind ertrinken könnte. Wie sollte es auch anders sein bei dem konkreten Wissen darüber, dass sich kleine Kinder auch bei den gewissenhaftesten Eltern unbemerkt entfernen und selbst in einem ganz flachen Springbrunnen ertrinken können. Manchmal waren sie nur durch ein Loch im Zaum zum Nachbarn gekrochen, an das nicht gedacht worden war. Und dann war dort der Teich.

Auch am Ende dieses Kapitels soll die Frage gestellt werden, KÖNNTE ES AUCH ANDERS GEWESEN SEIN? Nein. Aber warum braucht man einen Teich, einen Springbrunnen? Die meisten Grundstücke sind ohnehin dafür zu klein.

K und sein Bruder HD konnten sich zwischen dem 1. Mai bis Mitte Oktober nur schwer einen Tag ohne Schwimmen vorstellen. In diesem Zusammenhang hatte es mit dem 1.Mai eine besondere Bewandtnis. Das lag nicht am Wetter. Auch ist es nicht sonderlich erwähnenswert, dass es am Anfang ungemütlich war, also noch sehr kalt. Das Kriterium war, dass das Wasser „geblüht" haben musste. Die Trübung durch Algen musste erst vorbei sein. Am 1. Mai hatte es immer geblüht; der 1. Mai mit Birkengrün und Pflichtaufmarsch. Das war es, die Bewandtnis! Diese bis heute von den SED-Nachfolgern verklärte Peinlichkeit mit Pionierhemd und Pionierhalstuch, später dann noch das unausweichliche FDJ-Hemd waren für *K* und seine Freunde ein Graus. Wo sie nur konnten, vermieden sie es, damit herumzulaufen. Der 1. Mai hatte in dieser trostlosen DDR-Gesellschaft auch für Kinder der Tag der inszenierten sozialistischen Massenverklärung zu sein. Überall und zu jeder Zeit hingen Banner und Plakate mit den Losungen der Partei. Sie waren immer in den langweiligen trüben DDR-Farben gehalten. Man kennt sie aus alten Fotos.

Weil es für *K*, seinen Bruder HD und die anderen Jungs von der Straße uncool war, in dieser Junge-Pionier-Aufmachung herumzulaufen, banden sie sich keine Halstücher um und zogen sich Jacken über das Pionierhemd. Sie behaupteten, es sei ihnen zu kalt. Es versteht sich von selbst, dass sie die Jacken bei der Aufstellung zum Demonstrationszug auszuziehen und das Halstuch anzulegen hatten. Gegen diesen Zwang, Masse zu sein, mit dröhnender Musik, Fahnen und Transparenten hegt *K* bis heute Aversionen. Aber für sehr viele Menschen war es und ist es ein erhebendes Gefühl, Teil einer Gemeinschaft Gleichgesinnter mit Fahnen und Hymnen sein zu können. Hier besteht ein Sog in die gemeinsame Bewegung. Elias Canetti beschreibt, wie aus einer lockeren Gruppierung, einer Zusammenrottung, wie aus einem Haufen von Menschen eine dichte Masse, ein Block werden kann.

Am 1. Mai wurden in der DDR gleich die Blöcke geformt. Und was eine geschickte Regie in Verbindung mit gemeinsamen Körperbewegungen vermag, so die La Ola-Wellen, zeigen heute die brüllenden Stadien bei Fußballspielen. Der Sozialismus liebte gelenkte Massen, liebte das, was Mitscherlich den Konvoireflex nennt. Die Unmöglichkeit, sich emotional der Bewegung der Masse entziehen zu können. Die Feststellung ist nicht neu, es war nicht nur Stalin, alle Diktatoren lieben Gleichschritt ... und links zwei/drei, links zwei/drei – reih dich ein in die Arbeitereinheitsfront!

Heute entwickelt eine 1. Mai-Demonstration keine nennenswerte Eigendynamik. Sympathisch unterscheidet sie sich von den Pflichtaufmärschen, den sauberen Aufmarschballetts. In Güstrow zogen jedes Jahr die Kolonnen als Sternmarsch zum zentralen Kundgebungsplatz, die Schüler unter den wachsamen Augen ihrer Lehrerinnen und Lehrer. Auch der Vater hatte mitzumarschieren, mehr am Anfang seiner Kolonne. Die Mutter blieb zu Hause. Sie gehörte keiner Organisation an, keiner Kolonne. Dieselbe Ordnung wie bei der 1.-Mai-Demonstration findet man beispielsweise auch bei den „Schull- und Veedelszöch“ im Kölner Karneval. Jeder hat seinen Platz. Trotzdem glaubt sich der Einzelne unbeobachtet, eingetaucht in die Masse. Gerät eine solche Formation in Bewegung, dann fällt aber in Wirklichkeit selbst in einer großen Masse jede Abweichung sofort auf, eben das Verlassen des Platzes. Die Schüler hatten in 6er-Reihen klassenweise zu marschieren. *K* und seine Freunde wollten an jedem 1. Mai den Aufmarsch verlassen. Das war nicht einfach. Um ausscheren zu können, gingen sie am Außenrand der Reihe. Sie warteten, bis die Kolonne in eine Straße abbog. Auf dem Scheitel der Biegung gingen sie zur Seite, um sich den Schuh zuzubinden, ordneten sich danach in einige Reihen weiter hinten ein. Weil sie dort störten, mussten sie die Reihe verlassen. Das erfolgte dann in Höhe eines abgestellten Fahrzeugs. Sie verschwanden dahinter. Weil klassenweise marschiert wurde, blieb immer die letzte Reihe einer Klasse unvollständig. Deshalb, so dachten sie, würde ihr Verdrücken nicht auffallen. Die Jungs trafen sich am Kanal zum ersten Baden. Ganz so gut gelungen war das Verlassen der Reihen nie. Weil beim Marschieren jede Unordnung gesehen und verabscheut wird, bekam ihnen das Ausscheren schlecht. „Reih Dich ein in die Arbeitereinheitsfront, weil Du auch ein

Arbeiter bist". Die Lehrer sprachen auch von einem Schulverweis. Selbst der Vater war von der Parteileitung darauf angesprochen worden. Natürlich war das Baden in dem noch sehr kalten Wasser kein Vergnügen. Es war Überwindung, damit Pflicht, also Gruppenzwang. Es war aufregend, sich heimlich von der Mai-Demonstration zu entfernen, direkt zum Kanal zu gehen, um zum ersten Mal zu schwimmen.

Bei der nächsten Mai-Demonstration nach dem Eklat gab es die schulische Anordnung, keine Jacken über den Pionierhemden zu tragen. Die Lehrer verwarnten die Schüler, die sich im Vorjahr verdrückt hatten. Ausdrücklich erinnerten sie sie an den drohenden Schulverweis. Und vorsorglich wurden sie in die Mitte der Reihen genommen. Das schüchterte ein. Es reizte aber die Aufsässigkeit der eigentlich sehr harmlosen Jungen. Jetzt waren sie es sich schon schuldig, nicht bis zur Auflösung der Demonstration zu warten. Den Kundgebungsplatz zu verlassen, war schwierig und schon wieder heller Wahnsinn. Aber es gelang. In späteren Jahren ging auch das nicht mehr. Die Klassen hatten im geschlossenen Verband stehenzubleiben, um sich die Funktionärsreden anhören. Das war öde und laut.

Was hat der gesagt? Er weiht sein Leben der Partei. Soll man das dann in der Schule wiedergeben, wenn der Inhalt dieser Reden abgefragt wird? Vielleicht auch das über die Feinde des Sozialismus? Richtig, das über den Sieg des Sozialismus und wie gut es uns allen geht. Keine Fragen!

KÖNNTE ES AUCH ANDERS GEWESEN SEIN? Nein, manche lebten erst in der Masse auf, andere wollten ausscheren, wollen raus.

Mit viel Symbolik ist der Sprung ins kalte Wasser aufgeladen worden. Da mag auch das kurze Anhalten der Atmung nach Eintauchen in kaltes Wasser eine Rolle spielen, die passagere inspiratorische Apnoe. Natürlich wird die Atmung bei sehr kaltem Wasser etwas länger angehalten als bei wärmeren. Die Jungen hatten andere Probleme, weil sie um diese Zeit noch nicht baden durften, konkret befürchteten sie Prügel. Für sie war es somit wichtig, dass die Badestelle am Kanal zum Inselsee vom Weg her nicht einsehbar war. Sie mussten wegen des auch klar ausgesprochenen Badeverbots in Unterhosen baden. Eine Unterhose ließ sich verstecken. Sie wurde jetzt jeden Tag zum Baden gebraucht. War die Befürchtung vor Strafe zu Hause zu groß, musste nackt gebadet werden. Das war aber peinlich und affenkalt. Es wurde ja jeden Tag etwas wärmer. Was war das noch für ein langer Weg, bis *K* und sein späterer Freund Ulrich als Studenten den Rhein in Unterhosen durchschwammen.

Jetzt im Sommer 1952 wäre die kleine Reni beinahe ertrunken. Wie es eben häufig so ist, war es Folge einer Kette kleiner Unachtsamkeiten. Gern war die Mutter bereit, der kleinen Reni vom Haus schräg gegenüber das Schwimmen beizubringen. Es sollte an einer Nebenbucht des Sumpfsees stattfinden. Die Badestelle war von einem breiten Schilfsaum umgeben. Auch wenn der Wassergrund etwas moderig war, so gingen Mutter und Großmutter mit den vier Kindern auch sonst gern dorthin.

Wie immer ging die Mutter zunächst schnell ins Wasser. Großmutter und Reni blieben an Land. Während die Großmutter las, ging Reni schon einmal ans Wasser, wurde zurückgerufen, lief hin und her. Und dann ging sie ins Wasser. Keiner beachtete es. Die Mutter konnte durch den Schilfrand diesen Teil der Bucht nicht einsehen. Mehr zufällig schwamm sie zurück. Reni war schon tief im Wasser. Nur noch Augen und Stirn waren über der Wasserfläche, so sagte sie es später. Ganz still habe Reni da gestanden, die Mutter angesehen. Panisch wurde sie aus dem Wasser gezogen. Reni war nicht bewusstlos, hustete nicht, aber Wasser lief ihr aus dem Mund. Mutter und Großmutter waren entsetzt, stritten, wessen Schuld es gewesen sei. Jede hatte sich auf die andere verlassen und wusste doch um die eigene Schuld. Jedes Mal, wenn die Mutter später Reni traf, sah sie sie scheu an. Sie hatte große Angst um die kleine Reni. Und die war begründet. Reni hätte durch das Beinahe-Ertrinken einen Hirnschaden erlitten haben können. Das wäre eindeutig Folge der Unaufmerksamkeit von Mutter und Großmutter gewesen. Eigentlich mehr ein Missverständnis, wie es eben sooft ist.

Direkt nach dem Ereignis fragte die Mutter täglich ihre Kinder in Angst vor der Antwort, ob sie Reni gesehen hätten, ob ihnen an ihr etwas aufgefallen sei. Ihnen war nichts aufgefallen. Den Mut, zu Renis Mutter zu gehen, fand sie nicht. Auch die Kinder fühlten sich Reni gegenüber schuldig, mieden sie. Opfer werden immer ausgegrenzt. Aber die Mutter wusste schon, dass man einem Menschen einen milden Sauerstoffmangelschaden des Gehirns nicht unbedingt ansehen muß. Wie lange war Reni wirklich mit Mund und Nase untergetaucht? War sie es überhaupt?

K musste später als rechtsmedizinischer Gutachter vor verschiedenen Gerichten zur Frage Stellung nehmen, wie Kinder in einer Badeanstalt ertrunken sein konnten. Stets steckte dahinter die Frage der mangelnden Aufsicht. Einmal, genauer soll das nicht gesagt werden, waren eine Lehrerin und ein Referendar mit zehn Kindern zum Schwimmunterricht gegangen. Gemeinsam gingen sie zum Nichtschwimmerbecken. Weil sie ihr Handtuch vergessen hatte, lief die Lehrerin zurück. Der Referendar blieb bei den Kindern. Das war in Ordnung. Er ließ sie schon mal ins flache Becken gehen. Vom Beckenrand her beaufsichtigte er sie. Ihm fiel nichts auf. Aber es war doch das Schrecklichste passiert. Denn als die Lehrerin zurückkam, lag einer der kleinen Schüler leblos auf dem Beckenboden. Alle versuchten sofort zu reanimieren, die Lehrerin, der Bademeister und lange, lange der Notarzt. Aber alles Bemühen war vergebens. Der Junge war im Nichtschwimmerbecken ertrunken.

Rechtlich ging es um die Frage, wie lange der Referendar seinen Schüler zuvor nicht mehr gesehen hatte. Als Lehrer hatte er eine ganz besondere Verantwortung für die Kinder, eine sogenannte Garantenstellung. Die Polizei klärte alle Umstände auf. Der kleine Junge konnte im Nichtschwimmerbecken stehen. Es hatte auch keine Wasserschlacht, kein Ringen, kein Schubsen, kein Ducken unter Wasser gegeben. Warum hatte der Referendar das Untergehen seines Schülers übersehen? Das war die Fragen, die er sich immer wieder stellte. Und er sagte auch vor Gericht, dass er mit seinen Schuldgefühlen und Selbstvorwürfen nicht fertig werde, seinen Beruf aufgegeben habe. So jedenfalls hat es *K* in Erinnerung. Vielleicht kann er sich hier aber täuschen.

Bis zur Hauptverhandlung war *K* nicht an der Aufklärung beteiligt. Die Zuständigkeit lag bei einem anderen Universitäts-Institut für Rechtsmedizin, nicht in Göttingen. Die dortigen Kollegen hatten die Obduktion und sämtliche weitere Untersuchungen durchgeführt. So können Kinder z. B. an einem plötzlich aufgetretenen Herzkammerflimmern oder auch einer geplatzten Aussackung einer Hirnschlagader, einem Aneurysma, ganz akut sterben oder auch durch Blutungen aus einer Art größerer Blutschwämmchen (Angiome). Das war alles nicht der Fall. Die Todesursache war von Amtswegen durch eine gerichtlich angeordnete Obduktion geklärt. Ja, der kleine Junge war ertrunken.

In der Gerichtsverhandlung wurden die Obduzenten als rechtsmedizinische Sachverständige nach der kürzesten Zeitspanne zwischen dem Untergehen des Kindes im Wasser und dem Todeseintritt gefragt. Es waren sehr erfahrene Rechtsmediziner. Bei ihrer Antwort bezogen sie sich auf Angaben und Tabellen in den Lehr- und Handbüchern der Rechtsmedizin und Physiologie und kamen danach zu einer Minimalzeitspanne von 3 Minuten für das Ertrinken. Nach dem hier infrage kommenden Schulgesetz musste eine Lehrkraft beim Schwimmunterricht fortlaufend die Zahl der anwesenden Schüler und Schülerinnen überprüfen. 3 Minuten wären für die konkrete Situation eine sehr lange, eine zu lange Zeit gewesen. Danach hätte der Referendar seinen Schüler länger als vertretbar nicht im Blick gehabt. Rechtlich gesehen hätte er ein Kind unbeaufsichtigt gelassen. Dass eine Aufsichtsperson beim Schwimmunterricht verpflichtet ist, die Gesamtübersicht zu haben und dabei auch jedes einzelne Kind im Auge zu behalten, klingt selbstverständlich. Das ist aber manchmal leichter gesagt als getan.

KÖNNTE ES AUCH ANDERS GEWESEN SEIN? Keineswegs bedeutete „Beinahe-Ertrinken“, dass es nicht doch zur Sauerstoffmangelschädigung des Gehirns gekommen war. Ist es richtig, fragte das Gericht, dass die kürzeste Zeit 3 Minuten beträgt, in der ein leblos aus dem Wasser geborgenes Kind trotz sofortiger Reanimationsmaßnahmen nicht mehr gerettet werden kann?

Weil *K* erst sehr spät in das Verfahren gekommen war, wurde er kurz vom Gerichtsvorsitzenden mit dem bisherigen Verlauf der Hauptverhandlung vertraut gemacht. Das Gericht hatte bis dahin bereits umfangreich und detailliert den Sachverhalt erörtert. Es wollte wissen, auf welche wissenschaftlichen Untersuchungen sich die Angabe stütze, die Minimalzeit für das Eintreten des Todes durch Ertrinken betrage 3 Minuten. Wie verlässlich diese Angabe sei.

Die Beurteilung erwies sich als komplex. Im rechtsmedizinischen Schrifttum hieß es dazu, einzelne Täter hätten minutiös beschrieben, wie sie ihr Opfer ertränkt hätten. Bei genauerem Hinsehen fehlten dazu alle Angaben. Das warf Fragen auf. Woher stammten denn diese Angaben wirklich?

Es gab große Zusammenstelllungen aus Australien und Florida von Zeugenaussagen, die gesehen hatten, wie Menschen beim Schwimmen im Meer ertrunken waren. Überwiegend waren es die Angehörigen der Rettungswachen an den Stränden. Entsprechend erfolgten diese Zusammenstellungen unter dem Aspekt der Reanimationsmöglichkeit. Letztlich überwog aber die Zahl der Zeugen, die nicht alles von Anfang an gesehen und Zeiten gestoppt hatten. Nach den tabellarischen Darstellungen waren es aber gar nicht so wenige, die genaue Zeitangaben zwischen erstem Hilferuf und endgültigem Untergehen der Ertrunkenen gemacht hätten. Dass dann das Rettungsboot den Unglücksort erreicht, den Untergegangenen geborgen und das Rettungsteam mit der Reanimation begonnen hatte, war eine Rarität. Das Gericht wollte keine Vermutungen.

K hielt diese Mitteilungen für nur eingeschränkt verwertbar. Es waren zu viele kaum nachprüfbare Zeitangaben. Und sollte es so gewesen sein, was war dann damit ausgesagt? Werden ungenaue Angaben verlässlicher, wenn sie in großen Mengen erhoben werden? Da gab es doch ein methodisches Problem.

Die Umstände zwischen dem beobachteten Ertrinken von Schwimmern im Meer und dem Tod durch Ertrinken des kleinen Jungen im Nichtschwimmerbecken stimmten somit nicht überein. Er konnte noch nicht schwimmen. Er war unbemerkt ertrunken, gerade eben nicht beim Schwimmen untergegangen. Dort, wo er ertrunken war, konnte er stehen. Was hatte er vorher gemacht. Hatte er versucht zu tauchen, den Kopf unter Wasser genommen und dabei die Orientierung verloren? Das gab es. Eher war aber daran zu denken, dass er das Bewusstsein verloren hatte. Dafür werden auch Erklärungen im medizinischen Schrifttum angeboten. Es sind auf jeden Fall sogenannte Synkopen. Unter einer Synkope versteht man eine kurzzeitige

Ohnmacht. Ein kräftiger Tritt in den Bauch würde immer ausreichen. Jeder kennt zumindest theoretisch einen solchen K.O.-Schlag in den Oberbauch. Wer sich als Junge geprügelt hat, was keine Selbstverständlichkeit mehr ist, oder modernen Kampfsport betrieben hat, weiß, dass durch einen Schlag oder Tritt in den Bauch nicht nur ein Kollaps, sondern tatsächlich eine kurze Ohnmacht ausgelöst werden kann.

Für eine Begutachtung ist es problematisch, wenn ein Gutachter auf Erfahrungen aus seinem eigenen Leben zurückgreift. Andererseits sind reproduzierbare persönliche Erfahrungen verwertbar. *K* hatte sich in seiner Kindheit oft geprügelt. Dreimal war er durch einen Oberbauch-Treffer zu Boden gegangen. Das war ein Kollaps, bei dem er nicht sofort wieder hatte aufstehen können.

Bei einer solchen Konstellation, versehentlicher Tritt in den Oberbauch, könnte ein Kind in der Kollaps-Phase ertrinken. Eine solche stumpfe Gewalteinwirkung, breitflächig ohne große Kraft muss keine äußerlich erkennbaren Verletzungen hinterlassen, auch keine inneren. Aber häufig finden sich feinste Unterblutungen dann doch in der Tiefe, so im Unterhautfettgewebe, in der Verschiebeschicht zwischen Fettgewebe und Muskelfaszien oder auch erst zwischen den einzelnen Muskelfaserbündeln. Selbst wenn sie gefunden worden wären, hätten sie sich bei den intensiven Reanimationsversuchen nicht immer eindeutig zuordnen lassen können. Diese Frage nach einem Tritt gegen den Bauch musste offenbleiben.

Deren Wahrscheinlichkeit zu beurteilen, lag allein im richterlichen Ermessen. Der Sachverständige fungiert nur als der Gehilfe für das Gericht. Er hat nicht zu entscheiden, zu würdigen. Seine Aufgabe besteht darin, dem Gericht eine Einzelfallanalyse unter wissenschaftlicher Begründung zu liefern.

Beim Ertrinken steht unter den zahlreichen Erklärungen für einen akuten Bewusstseinsverlust ein erstmals auftretender Krampfanfall ganz im Vordergrund. Und tatsächlich kann ein Flirren der Wasseroberfläche akut Krampfpotentiale auslösen.

Das Gericht hatte sich kundig gemacht. Ihm schien das Spektrum der Ursachen für den Ertrinkungstod eines Menschen in etlichen Lehrbüchern der Rechtsmedizin zu breit gewählt. So seien Ursachen für den Ertrinkungstod benannt worden, die sicherlich noch nie beobachtet gewesen sein durften. *K*, als zweiter Gutachter in dieser Sache, teilte die Zurückhaltung, die das Gericht am Stand der wissenschaftlichen Forschung zu Tod durch Ertrinken geäußert hatte. Rechtsmedizinisch geläufig war es jedoch, zwischen einem Tod durch Ertrinken und einem sogenannten Badetod zu unterscheiden. Letzteres wäre z. B. ein akutes Herzversagen bei

Herzkammerflimmern, was auch bei jeder anderen Gelegenheit hätte auftreten können. Deshalb spricht man von „Gelegenheitsursache", was also dann auch kein Ertrinkungstod wäre. Im rechtsmedizinischen Schrifttum wird ein Berührungsreiz durch Eintauchen des Gesichts ins Wasser als Reflexauslösung für Herzrhythmusstörungen und Ohnmachtsanfälle erwähnt. Dabei war es bereits fraglich, ob es sich überhaupt um einen Reflex oder um ein kurzfristiges Anhalten der Atmung handelt, wie beim Sprung ins Wasser. Noch nie dürfte es beobachtet worden sein, dass nur ein Wasserspritzer ins Gesicht zum stillen Untergehen im Wasser geführt hätte. Spritzer sind schließlich der Normalvorgang beim Baden oder Schwimmen, bereits beim Waschen des Gesichts.

Bei Kindern und Jugendlichen sind unabhängig von äußeren Bedingungen Herzrhythmusstörungen mit akutem Todeseintritt bekannt. Verschiedene genetische Dispositionen können dem kausal zugeordnet werden. Eine genetische Untersuchung hatten die Obduzenten nicht veranlasst. Allerdings war damals die spezielle genetische Diagnostik dazu erst in den Anfängen. Für die Angehörigen wäre es heute unabdingbar, derartige Untersuchungen zur familiären Disposition von Herzrhythmusstörungen durchzuführen. Inzwischen können sie mit einem Herzschrittmacher behandelt werden.

KÖNNTE ES AUCH ANDERS GEWESEN SEIN? Ja, es war völlig offen, wie es zum Ertrinken des Kindes gekommen war. Das Gericht hatte sich bezüglich der medizinischen Spezialfrage „Ertrinken" kundig gemacht. Es schien Daten zu geben, deren Quelle auch den rechtsmedizinischen Sachverständigen verborgen war.

Dem Gericht war, wie gesagt, die Frage vordringlich, wie lange der kleine Junge unter Wasser gewesen sein musste, weil alle Rettungsmaßnahmen vergeblich gewesen waren. Die Schwierigkeiten, die in der Beantwortung dieser alten rechtsmedizinischen Fragen steckten, sollen mit der Stellungnahme eines Gerichtsmediziners aus der Mitte des 19. Jahrhundert beantwortet werden, nämlich mit Carl Liman [3]. So schreibt er: „Kaum eine Todesart unter allen gewaltsamen hat ein solches Heer von Bearbeitern gefunden, als die des Ertrinkens; bei keiner tritt daher auch die Verschiedenheit in den Angaben, der Streit der Meinungen so grell hervor."

Eine gewisse Übereinstimmung fand sich bei den moderneren Autoren in den Standardlehrbüchern und Handbüchern dann doch noch. Es sind diese an keiner Stelle belegten 3 Minuten. Ein Vergleich erfolgte dann mit Ergebnissen aus Tierversuchen. Diese gab es systematisch seit Mitte des 19. Jahrhunderts.

Zu jeder Zeit wurden diese Versuche unter den alten oder neuen Fragestellungen wiederholt. In den Lehrbüchern der Rechtsmedizin wurden und werden die Ergebnisse aus Ertrinkungsversuchen an Hunden oder Kaninchen ausgiebig beschrieben. Teilweise wurden Auszüge der Protokolle daraus wiedergegeben, so in dem verbreiteten Lehrbuch von O. Prokop [4], der Ende der 1950er Jahre aus Bonn einem Ruf nach Ostberlin an die Charité gefolgt war. Er übernahm die wörtliche Beschreibung des Physiologen Negowski, wie Hunde und wie andere Tiere, die nicht schwimmen können, ertrinken. Bei diesen Tieren wurde der Blutdruck durch eine in die große Beinschlagader eingeführte Drucksonde registriert, wurde die Atmung über äußerlich angebrachte Dehnungsstreifen gemessen. Für eine EKG-Ableitung musste die Versuchsanordnung jedoch eine andere gewesen sein. Bei Bewegungen unter Wasser hätten sich nämlich die Elektroden lösen müssen, wären lauter Artefakte, also Fehlregistrierungen, aufgetreten. Man muss wohl daraus schließen, dass die Tiere für die Ertrinkungsversuche fixiert wurden. D. h. dann auch, dass sie dann wohl durch Auffüllung von Rachen und/oder Luftröhre mit Wasser oder anderer Flüssigkeit ertränkt wurden.

Vergleichbare Experimente wurden Anfang der 1980er Jahre am Institut für Rechtsmedizin in Hamburg (UKE) durchgeführt. Ein Teil der Ertrinkungsversuche wurden an narkotisierten, ein anderer an nicht narkotisierten Hunden durchgeführt. Mit diesen Tierexperimenten sollte z. B. dem Unterschied zwischen Ertrinken in Süßwasser, Salzwasser oder Brackwasser nachgegangen werden, wobei auch auf die Temperatur der Flüssigkeit geachtet wurde. Die Experimentatoren maßen, wie viel Flüssigkeit für jede Phase des Ertrinkens in die Luftröhre gefüllt werden musste. Ein Teil der damaligen „wissenschaftlichen Welt" war von diesen Untersuchungen sehr angetan. Zahlreiche anerkannte Wissenschaftler sahen darin die Untersuchungen zum Ertrinkungstod auf eine neue experimentelle Grundlage gestellt. Derartig umfangreiche Messungen im Blut während des Ertrinkungsvorgangs waren bis dahin noch nicht durchgeführt worden. Auch die komplettierenden mikroskopischen und elektronenmikroskopischen Untersuchungen der Lunge und anderer Organe wurden als erforderliche moderne Forschung angesehen. Diese Untersuchungen zum Ertränkungstod des Hundes wurden umfangreich publiziert, so auch in internationalen wissenschaftlichen Zeitschriften. Einer der damaligen Leiter dieser Forschergruppe griff auch 20 Jahre später seine und seiner Kollegen Untersuchungen noch einmal auf, um sie in komprimierter Form in dem von ihm zusammen mit einem anderen Rechtsmediziner herausgegebenen „Handbuch gerichtliche Medizin" einer noch breiteren Öffentlichkeit mitzuteilen. Ende der 1980er Jahre hatten dann auch japanische Autoren vergleichend experimentell den Ertrinkungsablauf an Hund und Kaninchen untersucht. Dabei fanden sie erhebliche Unterschiede zwischen den Spezies. Auch diese Versuche wurden international akzeptiert.

Beim Hund und beim Kaninchen weiß man somit, wie sie ertrinken, beim Menschen damit aber noch nicht oder nicht viel mehr als ohnehin vor diesen Tierversuchen.

Natürlich hatten diese Experimente seinerzeit die helle Empörung der Tierschützer hervorgerufen. Auch ein Teil der Wissenschaftler hatte Vorbehalte gegen Ertränkungsversuche. Hinzu kam, dass ihre Bedeutung für die Rettungsmedizin gering war. Später zeigte sich sogar, dass sich ein wesentliches Ergebnis dieser Tierexperimente nicht auf den Menschen übertragen ließ.

Im Abstand dazu von jetzt nicht ganz 40 Jahren wäre es nicht vorstellbar, dass eine Tierethikkommission solche Versuche genehmigen würde. Für *K* war es in seiner wissenschaftlichen Arbeit geläufig, auf Daten aus Tierversuchen zurückzugreifen. Er hat selber Tierversuche durchgeführt. Aber auch schon damals grausten ihn Ertränkungsversuche, genau Ertränkungsversuche an Hunden.

Das war auch etwas biographisch bedingt. Hunde hatten in *K*s Leben immer eine große Rolle gespielt. Das wurde schon gesagt. Zuletzt hatte die Familie in Göttingen 16 Jahre lang bis ins Jahr 2019 einen Labrador.

Durch die Ergebnisse von Tierversuchen war die Frage des Gerichts nach der kürzest möglichen Zeitspanne, innerhalb derer ein junger Mensch ertrinken könne, nicht ausreichend zu beantworten gewesen. Auch die nach der Minimalzeit für eine erfolgreiche Reanimation musste offen bleiben. Wenn also diese Angaben zum zeitlichen Verlauf beim Ertrinken auf der Basis zufälliger Beobachtung sowie von Tierversuchen nicht valider waren, dann mussten sie, vorausgesetzt die Angaben stimmten, experimentell ermittelt worden sein. Dann musste sie das Ergebnis von Tötungsversuchen an Menschen sein. Diese wurden in der deutschen Vergangenheit aus KZ-Versuchen bekannt. Dabei war es typisch, diese Ergebnisse verschlüsselt darzustellen. Die Eingeweihten wussten genau, was damit gemeint wurde. Für *K* liegt der Schlüssel am ehesten bei den KZ-Versuchen zur Rettung Schiffbrüchiger. Belege gibt es dafür aber nicht.

KÖNNTE ES AUCH ANDERS GEWESEN SEIN? Der Ertrinkungstod eines Kindes verlangt, alles nur Machbare zur Aufklärung zu unternehmen.

Es ist und bleibt bisher ungeklärt, woher die Angaben stammen, nach welcher Zeit frühestens ein Mensch ertrunken ist. Zu der Frage, ob aber Ertränkungsversuche an Hunden im Rahmen rechtsmedizinischer Grundlagenforschung wirklich erforderlich waren, gab und gibt es keine einhellige Meinung.

Kapitel 5

Die Enteignung des Seewindes und der Parzelle

Jedes Jahr fuhr die Familie aus Güstrow an die Ostsee, dann war sogar der Braunkohlengeruch wie weggewischt. Jetzt waren es Seewind, helles Licht und die in Weiß oder auf jeden Fall in hellen Farben gehaltenen größeren Hotels aus der Gründerzeit. Den Kindern fiel es nicht auf, dass die meisten Häuser eigentlich etwas Putz und Farbe gebraucht hätten. Kleine und große Standhotels oder Pensionen waren zum Angucken schön. Aber die Familie wohnte in den nicht mehr ganz so schönen Pensionen in den Nebenstraßen. Nie waren es aber die grauen Häuser mit dem stärker beschädigten Putz. Für die Kinder war es jedes Mal die Frage, schön oder Seitenstraße weiter hinten. Meistens war es halbschön, nie schlecht.

Die Familie fuhr mit dem Auto an die Ostsee. Könnt ihr das Meer schon riechen, fragte die Mutter jedes Jahr. Auf diese Frage warteten sie und wussten, von welcher Kurve der Landstraße aus das erste Fitzelchen von der Ostsee zu sehen war. Ja, ja sagten die Kinder und meinten nein. Heute besteht immer noch eine Sehnsucht nach einem Zimmer in noch erschwinglichen weißen Häusern mit den großen Schriftzügen wie Hotel Seepferdchen oder den einfachen wie Pension Adelheid, eine Sehnsucht nach dem mehrfach übereinander lackiertem Holz, bei dem der Lack leicht schmutzige feine Krakelierungen aufweist.

Etwas betraf keineswegs nur die größeren Hotels in den Kurorten, nein, besonders auch die kleinen Hotels. Diese waren viel zu hübsch, um im Privatbesitz bleiben zu können. Wie viele davon sind im Rahmen der Wiedervereinigung in die Hände der DDR/SED-Funktionäre gefallen? Das ist ein Tabu-Thema.

Aber auch die Familie hatte sich ganz behaglich im werdenden Sozialismus eingerichtet. Als sie in den frühen 1950er Jahren in den Ferien an die See fuhr, war das ein Privileg. Es war aber auch ein finanzielles Privileg. Die Familie brachte ihre Lebensmittelkarten mit und musste entsprechend für die Mahlzeiten die Lebensmittelmarken für Butter, Eier, Fleisch entrichten, bezahlen natürlich auch. Gemüse gab es kaum, angeblich ein Transportproblem. Da war es etwas Erstaunliches, dass die Pensionswirtin eines Tages sagte, sie könne weichgekochte Eier zum Frühstück anbieten. Der Vater kam aufgeregt mit dieser Nachricht zum Frühstückstisch, an dem die Familie bereits Platz genommen hatte. Die Information gefiel der Mutter nicht. Deshalb sagte sie gleich, sie hätten keine Lebensmittelmarken mehr für Eier. Leicht demonstrativ prüfte sie die Lebensmittelkarten. Nein, ohne Marken, sagte der Vater euphorisch. Aber die Mutter hatte es wohl vorher auch schon verstanden. Sie kannte die Preise aus der Leihbücherei in Güstrow und blieb vorsichtig. Es gab die Eier tatsächlich ohne Marken, tatsächlich zu den Güstrower Preisen. Ob vielleicht auch hier Söhne und Enkel der Pensionswirtin Rocker geworden sind, ist nicht bekannt. Das Angebot der hochpreisigen Eier jetzt abzulehnen, wäre nach der etwas zu überschwänglichen und laut geäußerten Begeisterung des Vaters der Wirtin gegenüber ziemlich schwierig gewesen. Deshalb galt es, den Schaden zu begrenzen. Die Kinder wurden nach der Art gefragt, du magst doch keine Eier. Sie mochten sie aber alle gern. Es war ein teures Frühstück. Dadurch verarmte die Familie nicht gerade, aber am nächsten Morgen mochten die Kinder keine Eier, der Vater immer. Ein bisschen Strindberg, Die Möwe, war das schon.

Ach ja, was wurde denn aus dem kleinen Hotel in Kühlungsborn Ost? Was sich dort ereignete, war Teil einer groß angelegten Enteignung des letzten Privateigentums. Es begann wohl im Frühjahr des Jahres 1953 mit Verhaftungswellen. Betroffen waren Bauern, Besitzer oder Inhaber kleiner Betriebe, Pensionen oder Hotels. Bei diesen überdeutlichen Signalen war es ratsam, sich und die Familien vor Pranger und Gefängnis zu retten, eben zu fliehen. Es war die Zwangskollektivierung, war die Enteignung der kleinen Geschäfte, das Schließen der Arztpraxen. Es war nicht die Enteignung der Produktionsmittel. Die waren längst in Staatshand.

Unter den vielen Hotels, die damals enteignet wurden, war auch das kleine schöne Hotel, in dem es Eier ohne Lebensmittelmarken gegeben hatte. Das war Schwarzhandel. Die Besitzer waren geflohen, so sagten es die Eltern den Kindern. Wahrscheinlich wussten sie es aber nicht genau. Es führte jedoch dazu, dass die Kinder den Vater fragten, ob das Hotel jetzt ihretwegen geschlossen worden sei. Sie hätten ja verbotene Eier gegessen. Sie hatten auch etwas Angst, deshalb ins Gefängnis zu kommen. Am meisten hatten sie Angst um den Vater, der ja immer Eier gegessen hatte. Ach, sagte er, die Mutti, wie man in der DDR zur und über die Mutter sagte, also die Mutti hat doch noch Lebensmittelmarken für Eier gefunden. Wir werden nicht verhaftet. Die Kinder glaubten nichts. Sie hörten immer weiter Gerüchte über Verhaftungen und Flucht. Die Kampagne kannten sie, weil sie wöchentlich die Wandzeitungen in ihren Klassenzimmern zusammenstellten.

Schwarzhandel, das war der Vorwurf, der zu den Verhaftungen führte. Es wurde eine Empörungsmaschinerie in Gang gesetzt. Das kommt einem doch im Jahr 2020 vertraut vor.

Alles lief nach dem so erfolgreichen alten KGB-Muster ab – Angst erzeugen. Mit gezielten Nebenbemerkungen erfolgten Vergleiche mit den Kulaken, denen in der Sowjetunion von der KPdSU die Verantwortung für die Misswirtschaft zugeschoben worden war. Es war bekannt, dass sie zu Tausenden deportiert worden waren. Kulaken hießen in der UdSSR die Großgrundbesitzer. Später war dann auch der Bauer, der nur eine Kuh hatte, ein Kulak.

In der DDR gab es keinen Großgrundbesitz mehr. Er war im Rahmen der Bodenreform enteignet und Kleinbauern zugeteilt worden. Jetzt wurden zunächst die Bauern mit den etwas größeren Höfen in Angst versetzt. In dieser Zeit konnte jeder plötzlich verhaftet werden und verschwinden. Die Russen sollen noch humaner sein als unsere, hieß es manchmal. Das war allerdings ein großer Irrtum.

Natürlich mussten irgendwo die Schwarzmarkt-Eier hergekommen sein, aber doch nicht von allen Bauern. Trotz des Drucks sagten manche, ich habe mir nichts zuschulden kommen lassen. Ich bleibe auf meinem Hof. Vertrieben und enteignet wurden sie letztlich doch. In der Bevölkerung gab es beides, Sympathie und Neid. Mit Neid konnte man, wenn es um Bauern ging, immer gut arbeiten. Sieh nur, wie viele von denen schon in den Westen abgehauen sind. Ein Arbeitskollege von mir weiß ganz genau, wie viel die am Schwarzhandel verdient haben. Bis heute hat sich an diesem Neid auf Landwirte nichts geändert, und mag es ihnen auch noch so schlecht gehen, siehe Milchpreise.

Ein gesellschaftspolitisches Problem stellte die Enteignung der Kleinbauern im Arbeiter- und Bauernstaat dar, wie sich die DDR nannte. Gingen diese Kleinbauern, die ihr Land erst durch die Bodenreform erhalten hatten, plötzlich alle ganz freiwillig in die LPGs? Nein, aber gezwungen wurden sie auch nicht. Dafür gab es im Sozialismus eine fortschrittliche Regelung, die bekannte „Norm". Die Norm, also die Abgaben, wurde beim Alleinwirtschaften so hoch angesetzt, dass es wirtschaftlich nicht mehr verkraftet werden konnte. Dagegen wurden die Betriebe, die in die Vorstufe einer LPG oder in eine LPG eingebracht wurden, subventioniert. Nur diese Bauern konnten weiter von der Landwirtschaft leben. So klappte eben der Sozialismus. Er hieß zwar noch Arbeiter- und Bauernstaat, aber das Wort Bauer benutzten die Kulturschaffenden allenfalls dann, wenn von den Bauernkriegen gesprochen wurde. Es wurde nicht mehr gesungen, „Im Märzen der Bauer den Acker bestellt". Jetzt hieß es pathetisch „Für den Frieden der Welt, steht die Menschheit auf Wacht ... Pflüger die Erde bestellt".

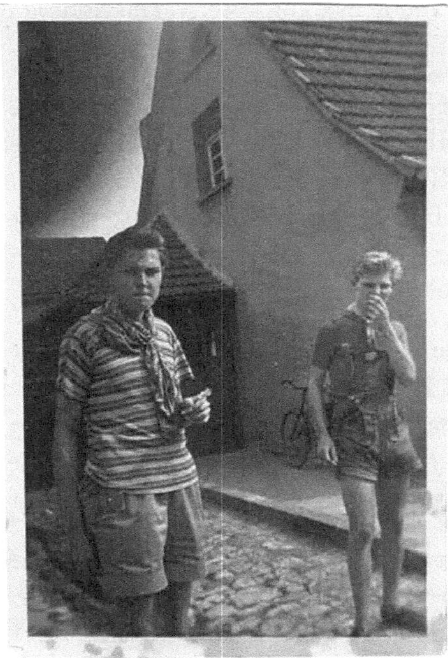

Abbildung 10: 1956 Schulausflug (der mit der Lederhose)

In den Schulen wurde den Kindern erklärt, die Bauern hätten noch nicht das Bewusstsein des Proletariats als der treibenden Kraft zum Sozialismus.

In China sei es ohne Proletariat etwas anderes. Hier müsse der Sozialismus über solche Bauern aufgebaut werden, die das Klassenbewusstsein des Proletariats hätten. Dort würde es deshalb etwas länger bis zur Vollendung des Sozialismus dauern als in den Industrieländern. Bei den Lehrern schwang da etwas Mitgefühl mit den Chinesen mit. Aber der Sozialismus sei auch unter anderen gesellschaftlichen Voraussetzungen nicht aufzuhalten. Das basiere auf wissenschaftlicher Grundlage.

Wie schnell das ginge, sähe man ja an der Sowjetunion, in der er bereits verwirklicht sei.

Die Unsicherheit der Lehrer darüber, ob der Sozialismus nun in der Sowjetunion schon erreicht worden sei oder noch nicht ganz, teilte sich den Schülern mit. Sie hätten gern die richtige Antwort gegeben bzw. gehört. Auf jeden Fall konnte gesagt werden, die Sowjetunion sei die führende Kraft im Sozialismus, Vorbild für alle anderen. Wie konnte *K* das später infrage stellen! Alle Schüler in der DDR kannten aus den Zeitungen die Bilder der 1. Mai-Demonstration auf dem Roten Platz, auch in den Kinos vor den Filmen laufenden „Wochenschau" war ihnen vor Augen geführt worden, wie begeisterte Menschen aus allen Sowjetrepubliken zusammenströmten, die großen Militärparaden, und dann 1954 der DEFA-Film „Ernst Thälmann – Sohn seiner Klasse", 1955 Teil 2. Das fanden tatsächlich gar nicht so wenige schön und erhebend.

KÖNNTE ES AUCH ANDERS GEWESEN SEIN? Es war der Fortschritt des Sozialismus. Den Angehörigen der Avantgarde des Proletariats, also der SED, bot er Komfort. Den noch verbliebenen Selbständigen, so Handwerkern, Geschäftsinhabern, Pensionsbesitzern die Enteignung, den Bauern die wirtschaftliche Strangulation, also Flucht oder LPG. Die Arbeiter hatten zu arbeiten.

Für die Bildung des neuen Menschen in der DDR verfügten die „Kulturschaffenden" wohl über ein Monopol, nämlich den sozialistischen Realismus. Viele werden subtil dagegen gearbeitet haben. Offiziell oder inoffiziell, wer wusste das als junger Mensch, also als Angehöriger der Zielgruppe schon, sollte stets eine Inspiration aus der Sowjetunion erkennbar sein. Unübersehbar war es schon. Die Sowjetunion war groß, war gesellschaftlich führend, alles auf der Welt war dort erfunden worden, so das Fahrrad (Velociped), die Untergrundbahn (Metro), der Hubschrauber oder der Schreitbagger. Der Sowjetmensch, der auf dem Weg zum Sozialismus schon lange die bürgerliche Gesellschaft hinter sich gelassen hatte, bot dem DDR-Bürger im Prinzip ganz außerordentliche Identifikationsmöglichkeiten. Weil man diese Sowjetmenschen aber nie privat und auch kaum als Einzelpersonen in der Öffentlichkeit sah, war es dann doch schwerer zu vermitteln, als es z. B. ein unbefangener Wessi erwartet hätte. Aber die Westdeutschen, die kamen, waren nicht unbefangen. Sie sahen die Zukunft leuchten, kaum hatten sie die Zonengrenze überschritten. Da mussten sie nicht so sehr auf die Gegenwart achten. So ist es den verantwortlich arbeitenden Kulturschaffenden ziemlich gut gelungen, den noch kleinbürgerlichen DDR-Bürger millimeterweise am Idealtyp des unermüdlich für den Weltfrieden kämpfenden Sowjetmenschen auszurichten, des aufrechten Kommunisten. Niemand blieb dabei zurück, Stadt und Land gingen dafür Hand in Hand – wehe wenn nicht.

Übe Selbstkritik und streife ab, was dich hindert, dich für den Fortschritt einzureihen. Reih dich also ein, auch wenn du gar kein Arbeiter bist. Dann hast du auch dieselben Berechtigungen wie der Proletarier oder ein bisschen mehr, wie die Kaste der schaffenden Intelligenz mit den Kulturschaffenden oder am besten wie der Angehörige der Avantgarde des Proletariats mit einem Einzelvertrag. Diese Form der Verknüpfung von Basis und Überbau war eine nicht ganz uneigennützige Einstellung des fortschrittlichen Menschen, später ironisiert, als „Mensch sei schlau, bleib im Überbau."

Schlau konnte der fortschrittliche Mensch auch unter ganz anderen gesellschaftlichen Bedingungen sein. So lernte *K* in den 1980er Jahren im Ortsverein Köln-Lindenthal den Unterschied zwischen einem SPD-Mitglied und einem verdienten SPD-Mitglied kennen. Er selber engagierte sich im Straßenwahlkampf für die SPD. Für einen jungen Wissenschaftler, dann habilitierten Oberarzt und außerplanmäßigen Professor war das in der durchaus konservativen Medizinischen Fakultät nicht gerade eine Empfehlung. Er war ja kein Soziologe.

Mit seinem Beruf als Rechtsmediziner hing es zusammen, dass er eher konservativ als leger gekleidet war. Deshalb wurde er beim Verteilen der SPD-Flyer häufig für einen CDU-Wahlkämpfer gehalten. Mit seinen Prospekten wird er zwar keinen CDU-Wähler überzeugt haben. Aber er hatte große Freude daran zu sehen, wie die Leute nach einem Blick auf das von ihm überreichte Propagandamaterial irritiert waren. Von der SPD hätten sie nichts annehmen wollen.

Die Kölner SPD selber nahm damals durchaus an, wenn es sich nicht um Kleinigkeiten handelte. Im Jahr 2002 wurde das offenkundig. Um was ging es aber im Jahr 1983? Zunächst war es etwas Ehrenwertes. Es bestand darin, eine politische Partei mit einer Spende in ihrem Wirken für die Allgemeinheit finanziell zu unterstützen. Das ist staatsbürgerlich. Bekanntlich wurde und wird dem Spender zuerkannt, davon einen beträchtlichen Teil von der Steuer absetzen zu können.

Dafür bestand das richtige Bewusstsein. Häufig wurde damals in Köln Brecht gespielt, so auch der „Der kaukasische Kreidekreis" mit der großartigen Barbara Nüsse in der Rolle der Grusche. In dieser Aufführung im Kölner Schauspielhaus hob der Richter Azdak abwägend beide Hände und sagte: „Ich nehme". Auch das war wunderbar gespielt. Episches Theater, die Kunstform, über die der Zuschauer in die Lage versetzt werden soll, sich mit der Figur auf der Bühne rational auseinanderzusetzen.

Nun ja, in dieser Zeit hörte *K*, ungewollt und unbemerkt, ein Gespräch zweier Finanzverantwortlicher aus seinem Ortsverein. Dabei schlug der eine vor, *K* wegen seines so sehr engagierten Einsatzes für die SPD doch auch einmal mit einer Großspende zu bedenken. *K* verstand nicht, worum es ging und was denn eine Großspende sei. Als dieser Vorschlag mit einer interessanten Begründung abgewiesen wurde, verstand er immerhin, dass es um Schwarzgeld ging. Der angesprochene Genosse, der offensichtlich über beträchtliche Finanzmittel verfügen konnte, zeigte sich wohlwollend. Bei *K* könne man vielleicht an eine Kleinspende denken. Diese gingen, wie der andere wohl wisse, bis zur Höhe von 500 DM. Eine Summe im oberen Bereich würde allerdings bei Berücksichtigung von *K*s Gehalt nicht in dessen Steuererklärung passen. Auch käme er noch lange nicht dran. Andere Genossen hätten da Vorrang. Der Erstfrager war wohl doch nicht so gut informiert, insistierte darauf, *K* vielleicht doch mit einer Großspende zu bedenken. Da wurde ihm etwas ärgerlich klargemacht, dass solche Spenden zwischen 20.000 und 30.000 DM nur an verdiente Genossen gegeben werden könnten. Nur einem hohen Repräsentanten der Partei würde das Finanzamt ein so großes finanzielles Engagement für seine Partei abnehmen. Natürlich müsse eine Spende auch zur Einkommenshöhe passen. Es wurden etliche Namen genannt, von verdienten Genossen aus den obersten Etagen der Stadt Köln und in Düsseldorf. Düsseldorf war und ist Sitz der Landesregierung. Das genauer zu sagen, wäre selbst heute noch kompliziert. Damit keine Missverständnisse entstehen, das war 1983 und hatte mit dem Spendenskandal um die Müllverbrennungsanlage in Köln, soweit es sich aus Presseberichten ergab, nichts zu tun.

Könnte es auch anders gewesen sein? Was Kultur denn sei, oblag in der DDR der Definitionen der Partei. Auf der Ebene der Umsetzung bedurfte es des Kulturschaffenden.

Übrigens – verdiente Genossen verbrennen sich nicht leicht die Finger. Sie können es aber doch.

Wie erst jetzt bekannt geworden ist, haben die armen DDRler durch die Wiedervereinigung ihre Identität verloren, natürlich ihre kulturelle Identität. Witze, über die seinerzeit die Stasi nicht lachen konnte, werden auch heute noch von ziemlich vielen Leuten in Ost und West als ziemlich blöd empfunden. So kann dann die Generation nach der Wiedervereinigung nach ihren verschütteten Wurzeln suchen. Wie alt sind die eigentlich? Da gibt es im Jahr 2019 doch Radio- und Fernsehsendungen, nach denen die einstmals behaglichen Landschaften jetzt unangenehm durch moderne Industrieanlagen technisiert worden sind. Es sei in Leuna vieles zuvor Greifbares durch diese Hochtechnisierung verloren gegangen, so der ordentliche Chemiegeruch. Es fehle das Bodenständige der Chemie. Und alle waren ja so anständig. Man hat sich immer nur geholfen, von früh bis abends. Früher wusste man, woher man kam, nämlich von der Urgemeinschaft mit Harmonie und Überfluss für alle. Heute suchen Männer in den Landstrichen mit den neuen Dächern und den noch immer ordentlichen Straßen nach Frauen. Im real existierenden Sozialismus gab es sogar mehr Frauen als Männer.

In der DDR gab es den verdienten Maler des Volkes. Das war ein herausgehobener Kulturschaffender. Und, wie sollte es auch anders gewesen sein, gab es in der DDR auch hervorragende Maler und Bildhauer mit einer enormen Spannbreite. Aber es muss schon so gesagt werden, dass in den 1950er Jahren die Spannbreite insgesamt eingeengt war. Ein Grundmuster durfte nicht fehlen, das Meer wehender roter Fahnen, insbesondere die Bewegung nach schräg oben, empor, hymnisch. Das war Fortschritt, Fortschritt, Fortschritt. Mit uns geht die neue Zeit, wurde gesungen. Fortschrittliche Kunst musste aus der Arbeiterklasse geboren werden, also aus dem tiefen Wissen der Partei, genauer deren Avantgarde, genauer der Herren und wenigen Damen des ZK der SED.

Wahrscheinlich hatte in Güstrow Anfang der 1950er Jahre wohl noch kein Schüler etwas von russischen Strukturalisten, von Loplop (Max Ernst), noch nicht einmal von John Heartfield gehört. *K* natürlich auch nicht. Aber wäre es denn damals in Güstrow völlig abwegig gewesen, doch einiges über Barlach zu wissen? Schließlich war der schwebende Engel in der sog. Winterkirche vom Dom aufgehängt. Und tatsächlich fiel sein Name auch kurz im Kunstunterricht. Das Barlachhaus am Inselsee hatte etwas so Geheimnisvolles, dass die Kinder allein deshalb in den Schulen sehr gern mehr über Barlach erfahren hätten. Zu gern hätten sie das Haus mit der großen Laufkatze (Transportkran) betreten. Im Innenhof sollten große Plastiken stehen. 1994 wurde die Barlach-Stiftung ins Leben gerufen, die einen Zugang zu Werkstatt und Haus für Besucher ermöglichte und ermöglicht.

Im Kunstunterricht wurden Anfang der 1950er Jahre Fertigkeiten vermittelt, wogegen sich nichts sagen lässt. Das waren technisches Zeichnen, Federzeichnen mit Tusche, Malen mit Wasserfarben. In allen Schulfächern vom Sport bis zum Mathematikunterricht wurde der sozialistische Realismus eingeschliffen, natürlich auch im Kunstunterricht. Das war nicht Brecht, der so gut wie gar nicht gelesen wurde. Es war Erich Weinert „John Schehr und Genossen“, dann immer wieder der gemeinschaftsstiftende Gesang, wie „Wir schreiten kämpfend durch das Land, du Bruder willst du mit“ und, und. Es gab eine inzwischen fast vergessene Regelung für die Gliederung eines Schul- oder Hausaufsatzes. Das betraf den Schluss. Der hatte eine Besonderheit, die sozialistisches Schwänzchen genannt wurde. Unabhängig davon also, ob es sich um eine Schilderung der Mecklenburger Landschaft oder um Emilia Galotti handelte, stets bedurfte es des Hinweises, dass sich durch die Überführung der Produktionsmittel aus dem privaten in gesellschaftliches Eigentum das Bewusstsein vollkommen geändert hätte. Unter Führung der SED, also der Avantgarde des Proletariats, sei eine neue Kultur entstanden, eine sozialistische. Was sich allerdings geändert hätte, wurde von den Kulturschaffenden uniform sehr plakativ dargestellt. Auch sie wussten es wohl nicht. Aber sie wussten ganz genau, wie schnell jemand verhaftet werden konnte.

Könnte es auch anders gewesen sein? Sicher gab es bereits 1949 eine Bauhausausstellung in Dessau. Aber die Moderne in DDR-Kunst und DDR-Architektur hieß doch vielleicht Stalins Geschmack, Monumentales und Zuckerbäckerstil?

Die Vorstellungswelt der Menschen, das sogenannte Bewusstsein, änderte sich sehr wohl. Es lief nicht nur über die Einübung in die Lüge. Die permanent behauptete Einheit vom Proletariat mit seiner selbsterklärten Avantgarde war nicht erkennbar. Sie waren und blieben sich fremd. Das hatte auch ökonomische Gründe. Die Arbeiter verarmten immer mehr, während es der sozialistischen Oberschicht zunehmend erkennbar besser ging. Von Mitbestimmung der Arbeiter konnte keine Rede sein. Wo konnten die Arbeiter erkennen, dass sie führend waren? Arbeiterkinder erhielten ihre Schulbücher kostenlos. *K* erinnert sich des besten Schülers seiner Klasse in der Grundschule, dem ein Stipendium zugestanden hätte, der sich aber schämte, seine Schulbücher nicht auch wie seine Mitschüler bezahlen zu müssen. Diese Arbeiterfamilie hatte sechs Kinder. Alle zählten zu den besten Schülern von der 1. Klasse an bis zum Abitur. Es hätte doch ganz andere Förderungsmöglichkeiten für Arbeiterkinder geben können. Eigentlich hätte ein Klassenbewusstsein auf dem Weg in den Sozialismus in der DDR nur noch historische Bedeutung haben dürfen. Da waren auch schon für Kinder erkennbare Brüche in dieser neuen Gesellschaft aufgetreten. Dass jedoch die Entwicklung der Gesellschaft zum Sozialismus ein unaufhaltsamer dynamischer Prozess sei, wurde dann doch internalisiert. Für Kinder und sicher auch Erwachsene war es verwirrend. Einerseits lehnten sie die gelenkte unechte Begeisterung für den Sozialismus ab, andererseits beeinflusste das marxistische Geschichtsbild unmerklich ihr Denken. Das war das wissenschaftlich begründete Weltbild, auf das in jedem Schulfach hingearbeitet wurde. Marx selber wurde nicht gelesen, bis zum Abitur nicht. Die Historie sollte abgeleitet werden als eine Kette von Freiheitsbewegungen, als eine permanente Bewegung zu mehr Emanzipation, als der Weg von der Urgemeinschaft bis zum Sozialismus in den Kommunismus. Alles wurde von den Kulturschaffenden auf diese Richtung getrimmt. Daraus ergab sich der Begriff.

Zum Beleg für den bereits erreichten Fortschritt war es in den Schulen verordnet, auf Beispiele aus dem täglichen Leben zurückzugreifen. Ein bisschen Schlaraffenland sollte der Kommunismus schließlich auch noch sein. Zwar wurden solche Kapriolen über den Lebensstandard von den Schülern sofort falsifiziert, aber gewagt hätten sie es nicht, dazu etwas zu sagen. Doch, und zwar 1954, also später als die Güstrower Zeit. Es war der Mitschüler Anton B., ein überzeugter Christ an der Goethe-Oberschule in Rostock, der eine kleine Richtigstellung vornahm, als der Lateinlehrer sagte, dass die arbeitende Bevölkerung im Sozialismus bei uns in der DDR einen viel höheren Lebensstandard hätte als die in der Bundesrepublik. Bei uns, so sagte der Lehrer, können die Werktätigen Butter essen, die im Westen aber nur Margarine. Dafür würde die Führung der DDR mit gerechten Lebensmittelkarten sorgen. *K* kannte bei solchen Ausführungen sonst nur stummes, gelangweiltes Vorsichhinstarren. Da machte auf einmal einer den Mund auf. Man glaubte nicht richtig zu hören, was er sagte. Auf Lebensmittelmarken bekäme man ja nur sehr wenig Butter, alte Menschen so gut wie gar nichts. Im Übrigen könne man im Westen die Margarine essen, aufs Brot schmieren, bei uns sei sie kaum genießbar.

Die Wut des Lehrers war unbeschreiblich. Er nahm das Lateinbuch von Anton B., drosch es mehrfach auf die Schulbank und schrie dabei mit hochrotem Kopf: „Du dummer, dummer Esel Du. Mugorine ist Mugorine und keine Butter". Dann fügte er hinzu: „Komm nachher zu mir". Das war eine unmissverständliche Drohung. Den Mut, so etwas zu sagen, kann keiner mehr begreifen. So etwas wird heute als nebensächlich abgetan. Nein, so war das banale Leben in der DDR. Dafür hätte Anton von der Schule fliegen können. Kleine nebensächliche Geschichten. Aus solchen kleinen Geschichten von Mut, Anpassung, Schweigen und Verrat bestand das Leben in der DDR. Der soziale Druck in Richtung Anpassung und Verrat war ganz erheblich. Die Kinder erlebten ihre Schulen als Ort der Unehrlichkeit. Das, ja das, war eine bedrückende seelische Belastung, zumal bei den hochgepuschten Idealen von Freiheit, Ehrlichkeit, Eintreten für die Entrechteten auf der ganzen Welt.

Zu Hause sahen sie dann, wie die Erwachsenen Angst davor hatten, etwas „Falsches" gesagt zu haben. Sie merkten, dass das Falsche die Wahrheit gewesen wäre. Sie erlebten, wie die Eltern in der Öffentlichkeit anders sprachen als zu Hause. Sie begriffen, dass es gefährlich war, eine von der Parteilinie abweichende politische Meinung zu äußern. Wer die Geschicke lenkte, war nicht zu verkennen. „Wer Wolken, Wind und Regen gibt Wege, Lauf und Bahn ...". Es war die Partei und an ihrer Spitze Walter Ulbricht, der blickte auf zur KPdSU und die zu Josef Wissarionowitsch Stalin ... „der wird auch Wege finden, da mein Fuß gehen kann."

Vom Tod Stalins erfuhr *K* am Morgen des 6. März 1953 auf dem Schulweg. Seine erste Reaktion war, das stimmt nicht, Stalin kann nicht sterben. Er hatte noch nichts von Johannes R. Becher gehört, der im „Neuen Deutschland" schrieb „lasst uns den Ewig-Lebenden lobpreisen". Die Kulturschaffenden hatten Stalin verklärt. In dieser Zeit musste im Deutsch- und Gesellschaftskundeunterricht der Beweis geführt werden, dass ein Christ mit seinem unwissenschaftlichen Weltbild nicht zum Wissenschaftler befähigt sei. Später in Eisenach wurden dann die Lehrer mit Max Planck als Gegenbeispiel konfrontiert. Ein solches Einzelbeispiel sei ja wohl kein Gegenbeweis, so die Lehrer. Wer nicht in der Lage war, den Beweis zu führen, bekam wie bei jeder Mangelleistung eben eine schlechte Zensur.

K, der nicht an die Sterblichkeit Stalins geglaubt hatte, besuchte mit einigen weiteren Mitschülern vor und nach seiner Konfirmation gegen den Wunsch der Eltern einen Religionskreis für Oberschüler. Es war jedoch nicht die damals sehr angegriffene „Junge Gemeinde", deren Zeichen das Kreuz ♁ auf der Weltkugel war. Das hätte dann doch zu großen Muts bedurft. Anton B. trug es.

Es stößt ab, wie großmäulig Menschen sind, die in dieser Zeit in der Bundesrepublik gelebt haben, wie sie über diesen Mut hinweggehen, sich zu Jesus Christus zu bekennen. Stattdessen sprechen sie von der Repression der Adenauerzeit.

KÖNNTE ES AUCH ANDERS GEWESEN SEIN? Sicherlich war der „Weg zum Sozialismus" überall ein wenig anders; aber lieber doch nicht. Etwas genauer auf den Weg zu sehen, war jedenfalls nicht opportun.

In der Bundesrepublik sah im Rückblick ein nicht geringer Teil der Intellektuellen, die an die Rampe traten und großen Einfluss auf das Geistesleben hatten, die Verzweiflung und die tiefe Enttäuschung ihrer Kollegen in der DDR nicht als systembedingt an. Vielmehr kam bei vielen von ihnen die DDR recht gut weg. Man glaubt es kaum, aber es hieß nicht etwa die dumpfe, repressive Ulbrichtzeit, sondern die dumpfe Adenauerzeit. Diesem Phantom DDR, mit uns zieht die neue Zeit, wurde und wird eine frühe Bundesrepublik gegenübergestellt, in der es nur ein schroffes Nebeneinander von Macht und ihnen, den Intellektuellen, gegeben habe. Dumpf, reaktionär und uninspiriert sei der geistige Aufbau der Bundesrepublik nach dem Krieg gewesen. Was heißt denn dann Nachkriegsliteratur? Sie wurde gelesen. Sie wurde gedruckt, die Lyrik, die Prosa. Nur ein Blick in die Reihe Spectaculum im Suhrkamp Verlag zeigt, was gelesen wurde, auch in der Schule. Gab es etwa nicht die Gruppe 47, nicht Lesungen, etwa keine neuen kleinen Experimentaltheater und Kabaretts überall und Jazz. Und was konnte alles nachgeholt und an Neuem miterlebt und mitgestaltet werden. Muss nicht auch die Kritik an dieser Zeit in dieser Zeit ein Kriterium sein? Wie kann man Heinrich Böll vergessen oder umdeuten.

Im Übrigen war und ist es eben nicht die Aufgabe einer Regierung, einen Literaturkanon zu erstellen. In der DDR gab es die neue Literatur, auch die Exilliteratur, nur SED-gefiltert. Heinrich und Thomas Mann zögerten. Wie sich Thomas Mann entschieden hat, war doch nicht unbekannt. Auf der einen Seite, so dieser geläufige Rückblick, der Bundeskanzler Adenauer von 1949—1963, der angeblich keine vertriebenen Schriftsteller und Künstler aus dem Exil zurückgeholt hätte. Natürlich hat er das auch gemacht, der Adenauer, der im Widerstand gegen die Nazis gewesen war, immer wieder von ihnen inhaftiert wurde. Wie konnte es Intellektuellen etwa zustehen, moralisierend sogar gegen ihn selber aufzutreten, zumal wenn sie wie Grass, der in der Waffen-SS, wie Walter Jens, Martin Walser, Dieter Hildebrand und viele andere, die in der NSDAP waren und es verschwiegen haben. Warum waren denn gerade diese so laut, warfen den anderen vor, lange Zeit – Adenauerzeit – eine persönliche Auseinandersetzung mit der eigenen nationalsozialistischen Vergangenheit gescheut zu haben, eben lauter alte Nazis. Sie selber waren noch jung und konnten sich sehr irren. Manchmal war es auch der einfachere Weg in extrem schwerer Zeit. Das später einzuräumen, wäre trotzdem nicht leicht gewesen. Ja, aber dann hätten sie sich nicht so sehr von den normalen Menschen unterschieden.

Wurde an Verstrickung in die Nazi-Strukturen nicht der Bundeskanzler Kiesinger noch weit vom Bundeskanzler Helmut Schmidt übertroffen? Beate Klarsfeld konnte nicht alle ohrfeigen.

Es geht doch noch weiter. Ist denn die Stimme der Intellektuellen in der verpönten Adenauerzeit nicht gehört worden, als sie sich so vehement für ihre ins Exil getriebenen Kollegen eingesetzt haben? Oder haben sie ihre Stimme vielleicht gar nicht so vernehmlich erhoben? Adenauer hat den Staat Israel unterstützt. Dass es für viele Juden ungeheuer schwierig war, von Deutschen und von Deutschland Geld anzunehmen, ist so sehr verständlich. Wo haben die Wortführer gegen die dumpfe Adenauerzeit denn vermittelt? Wo blieb der Entwurf der Intellektuellen, als das Grundgesetz verabschiedet wurde? Das Grundgesetz stellt die Würde des Menschen in den Vordergrund. Es ist der Ausdruck der Menschlichkeit aus der Erfahrung der Barbarei. Es stellte sich aber eine rein praktische Frage. Was hätten sie denn mit den vielen alten Nazis gemacht? Globke musste nicht Staatssekretär werden, keinesfalls. Aber Schröder war Außenminister. Es gab in dieser Zeit eine große kulturelle Vielfalt. Haben sie es nicht gemerkt? Haben sie nichts davon gehört? Alles war auf dem Markt, nichts behindert, nichts verboten. Komponierte Stockhausen nicht und sammelte Mary Baumeister nicht Künstler um sich und um ihn? Die Mehrheit der Menschen in der Bundesrepublik hat die Demokratie nicht nur bejaht, sie hat sie geliebt und liebt sie immer noch. Wenn man als Kulturschaffender das Spießertum, den Nierentisch und die Couch-Garnitur verachtet, was immer leicht ist, dann hätte sich doch jeder und jede Intellektuelle fragen müssen, warum hat der Spießer nicht verstanden, was ich meinte. Das skandinavische Design und Rosenthal-Porzellan waren doch keine kulturelle Katastrophe. Nur zu gern wurde gegen den „Stammtisch" geredet und geschrieben, 2020 immer noch. Gemeint ist nicht die SPD, die in ihren Ortsvereinen eine feste Stammtischtradition gehabt hatte.

Es war Adenauer, der die Westanbindung erreicht hat. Das wird immer so nebenbei gesagt. In der DDR hieß es, der Separatist Adenauer, der nach dem Ersten Weltkrieg das Rheinland Frankreich zuschlagen wolle, verhindere die deutsche Wiedervereinigung. Was die KPdSU, was Ulbricht damit meinten, ist eben leider nicht mehr bekannt. In der Bundesrepublik war die Zeit einer lebhaften Opposition, die sich auch zu artikulieren wusste. So heftig war die Kritik zum Teil, dass *K* und seine Mitschüler bei der wöchentlichen Pflichtgestaltung der Wandzeitungen in der Goethe-Schule in Güstrow sehr lange den SPIEGEL für das Zentralorgan der KPD in der Bundesrepublik gehalten haben. Das „Neue Deutschland" liebte ihn.

Könnte es auch anders gewesen sein? Ja, es hat zu jeder Zeit bedeutende Schriftsteller und Künstler gegeben. Mit den Formen des sozialistischen Realismus in der DDR kam die Darstellung des „Reih Dich ein" einen Schritt ihrer Vervollkommnung näher, geleistet von ausgesuchten Kulturschaffenden. Die angeblich so dumpfe Adenauerzeit war in allen Kunstgattungen frei. Dumpfe Pressefreiheit?

Weil es in der späteren Bundesrepublik so phantastisch intellektuell klang und gefahrlos war, Kommunist zu sein, zeichnete sich so mancher damit aus.

Und natürlich waren die alten Nazis noch da. Aber auch die, die es nie waren, und die, die lieber nicht zurückblicken wollten. Und es gab reichlich Reste des nationalsozialistischen Denkens. Der Antisemitismus dagegen war geradezu auf die Fahnen der DDR geschrieben. Die umfangreichen historischen Recherchen von Jeffrey Herf [5] sind leider keine Hirngespinste. Da hat es in der DDR eben keinen Bruch gegeben. Hüben wie drüben wurden in den späten 1940er Jahren alte Nazis wieder in Führungspositionen genommen. Historisch ist es falsch und zutiefst unredlich, nationalsozialistisches, also rassistisch antisemitisches Denken Restauration zu nennen und in einem Atemzug auf den noch großen Einfluss der Kirchen zu verweisen. Was war mit Restauration überhaupt gemeint? Die Kirche in der Zeit, in der Adenauer Bundeskanzler war, hat nicht im Entferntesten die Zeit der „Deutschen Christen" widergespiegelt, weder in Ost noch in West. Dietrich Bonhoeffer war es, an dem sich die evangelische Kirche zu orientieren versuchte.

Nun wurde sie in der DDR trotzdem massiv unter Druck gesetzt. Die sogenannte Adenauerzeit hatte im Vergleich mit der heutigen Postmoderne kein Mehr an Abgedroschenem, keineswegs ein so banales Lebensgefühl. Wenn die späteren 68er riefen: „Unter den Talaren der Mief von 1000 Jahren", dann meinten sie in erster Linie Justiz und Universitäten und das 1000-jährige Reich. Ja, sie waren noch da und zeigten sich. Die, die dagegen waren, die Anderen aber nahmen rein demographisch zu.

K erlebte während seines Medizinstudiums 1960/61 in Köln schon den Muff von 1000 Jahren unter den Talaren. Jetzt stellt sich die Frage der Zulässigkeit der Namensnennung der zur damaligen Zeit an der Universität zu Köln tätigen Professoren, deren berufliche Tätigkeit in den Vorlesungsverzeichnissen veröffentlicht ist. *K* hält sie in ihrem universitären Wirken in Wort und Schrift für Personen der Öffentlichkeit, also ohne Einschränkung für zitierfähig. Dennoch soll es auch nur dort erfolgen, wo es nicht vermeidbar ist.

Die Studierenden konfrontierte der Anatom Prof. X in der Vorlesung damit, Generalarzt gewesen zu sein und mit Heydrich zusammen gefochten zu haben. Als er das sagte, herrschte im Auditorium betretene Stille. *K* fasste all seinen Mut zusammen und zischte. Das war damals der Protest eines Studenten gegen einen Professor. Die Kommilitonen stimmten aber nicht in sein Zischen ein, was er schon erwartet hatte. Und so wurde er allein von dem Professor angesehen. Und es wurde ihm immer unbehaglicher. Er begann zu schwitzen und bekam einen hochroten Kopf. Vielleicht war das doch ein Mosaikstein antifaschistischer Erziehung in der DDR? Aber hätte er damals das „Neue Deutschland" gelesen, was er natürlich nicht tat, dann hätte er schon gemerkt, dass die DDR antisemitisch, antizionistisch war, verbunden mit einem offenen Israelhass. Da konnte man nicht zischen.

Bei Prof. X hat *K* nie eine Prüfung bestanden. Der saß stets regungslos da, vor sich drei gespitzte Bleistifte und blieb mimisch starr. Die Nachprüfungen waren angenehmer, auch wenn in Köln der Grundsatz bestand, wer einmal eine Prüfung nicht bestanden hat, hat auch später nicht die Nerven, um in einer Notfallsituation umsichtig ärztlich tätig zu sein. Die Durchfallquoten in den Nachprüfungen waren entsprechend hoch.

Zurück in das Jahr 1953, als *K* seine Eltern bat, zur „Jungen Gemeinde" gehen zu dürfen. Sie stimmten nicht zu. Dass sie ihm, wenn auch sehr unwillig, gestattet hatten, an dem Religionskreis für Oberschüler teilzunehmen, war ihnen hoch anzurechnen. Der Vater war schließlich SED-Mitglied. Und es war der Partei nur zu gut bekannt, dass alle vier Kinder konfirmiert wurden. Güstrow war klein. Keines der Kinder ging zur Jugendweihe.

Die Selbstgerechten aus der Bundesrepublik rümpfen die Nase, wenn sie hören, dass jemand in der FDJ gewesen ist. *K* und weitere Mitschüler wurden etwa ein halbes Jahr vor Verlassen der Grundschule zum Schulleiter bestellt. Der Schulleiter erklärte ihnen freundlich, dass ihnen für den Übergang auf die Oberschule noch der Eintritt in die FDJ fehle. Er legte ihnen die Eintrittsformulare vor. Sie traten alle sofort ein und waren heilfroh, keine Probleme bekommen zu haben.

So war es nicht verwunderlich, dass dieser Religionskreis aus etwa sieben bis acht Oberschülern so etwas wie halbverborgen war. Es wurde nicht darüber gesprochen. Aber konspirativ war es auch nicht. Ein junger Diakon, Herr Walter, hatte diese Gruppe ins Leben gerufen. Man traf sich in einem kleinen Turmzimmer vom Dom. Das eröffnete den Blick, nicht den Blick vom Turm. Nein, dort sah *K* zum ersten Mal in seinem Leben Expressionisten. Das erste Bild, das er sah, war das Blaue Pferd von Franz Marc. In der Bundesrepublik war es sehr bekannt, auf Kunstpostkarten zu sehen. Aber 1953/54 in Güstrow versetzte es *K* in helle Aufregung, in größte Begeisterung. Es war etwas noch nie Gesehenes. Auf einen Schlag ohne Vorwissen, ohne Vorkenntnisse mit einem solchen Bild konfrontiert zu sein, kann bei heutigen Sehgewohnheiten nicht mehr nachempfunden werden. Diese, man muss noch einmal sagen, nur diese Schüler hatten die Möglichkeit, im Turmzimmer ihrer Kirche Widerspenstiges sehen und sehen zu können. Darunter waren auch viele Reproduktionen aus dem Werk von Feininger.

Als *K* und seine Frau 1998 eine große Feininger-Ausstellung in der Nationalgalerie in Berlin besuchten, schrie in ihrer unmittelbaren Nachbarschaft ein etwa 50–60-jähriger Mann wütend auf, „Das haben uns die Schweine jahrelang vorenthalten“. Mancher in seiner Nähe wird begriffen haben, dass es die Oberen und die Kulturschaffenden in der DDR waren, die damit gemeint waren. Andere werden indigniert auf diesen lauten ungehobelten Menschen gesehen haben, auch wenn sie natürlich gegen andachtsfreien Besuch einer Galerie waren.

Die Kirche in Güstrow war arm. Der Pfarrer war mit seiner Familie aus der Bundesrepublik in den Osten gekommen. Die Pfarrer selber waren arm. Die Pfarrerfamilie war so arm, dass sie ohne die 10 Mark, die üblicherweise nach der Konfirmation in einem Umschlag übergeben wurden, praktisch ohne Mittel für die Gemeinde gewesen wären. Die Pfarrerskinder wurden bei der Aufnahme in die Oberschule, bei der Vergabe von Studienplätzen, bei jeder Einstellung am Arbeitsplatz benachteiligt.

Ohne diese Pfarrer, wie den Superintendenten Sch. in Güstrow, wäre die Kirche in der DDR schnell verkümmert. Ob es ohne den Widerstand aus kirchlichen Gruppen gegen die Unmenschlichkeiten im real existierenden Sozialismus die Wiedervereinigung gegeben hätte? Man sollte ihnen mit Freude dafür danken. Der Diakon Walter in Güstrow hat mit den Schülern in seiner Gruppe mit dem Besprechen dieser Bilder einen Widerstand gegen das Dumpfe geleistet. In der dumpfen DDR-Zeit. Ja, das tat er wohl kaum aus der Sicht der Selbstgerechten. Was ist das schon, über moderne Kunst zu sprechen? Die Kunst der klassischen Moderne musste sich auch in der Bundesrepublik zunächst mühsam den Weg bahnen, aber sie war da. Der Diakon Walter hat später Theologie studiert, wurde auch Superintendent in Güstrow. Er war kein Stolpe.

Aber natürlich war *K* auch begeistert, als er mit ungefähr 11 bis 12 Jahren im Güstrower Theater seine erste Oper gehört hat. Es war „Der Freischütz".

KÖNNTE ES AUCH ANDERS GEWESEN SEIN? In der Bundesrepublik war es in dieser Zeit billig, weil ungefährlich, sich über die eigenen Verhältnisse moralisch zu erheben. Dagegen war es in der DDR bereits gefährlich, keine Loblieder mitzusingen.

Es müsste im Jahr 1952 gewesen sein, als die Familie aus den Ferien nach Hause kam, dass HDs Freund, Detlef N., tödlich verunfallt war. HD sollte es nicht erfahren. Er wusste es sofort. Er weinte sehr, war so traurig. Es stimmte schon, was er dachte. Wäre er nicht weggefahren, dann wäre es vielleicht nicht passiert. Aber schließlich hatte er es nicht zu bestimmen, ob die Familie an die See fuhr oder nicht. Auch die Eltern konnten nichts dafür. Das konnte er sich nur immer wieder sagen. Aber wenn er da gewesen wäre, dann wäre es bestimmt nicht passiert. So dachte er dann doch wieder und warf es sich vor.

Denn die Kinder, die nicht mit ihren Eltern verreist waren, hatten in Abwesenheit der Familie nicht an der Ecke Weinbergstraße/Pustekowstraße gespielt, unter der großen Weide. HD und sein Freund Detlef N. hatten ja auch oft allein gespielt. Daran dachte er. Sie waren sehr gute Freunde. Zusammen waren sie einfallsreich und autonom.

Jetzt in den Ferien war Detlef mit einem der größeren Jungen aus der Gruppe zu anderen Jungen auf die Goldbergstraße gegangen. Wohl zu einem Schulkameraden des größeren. Für HD war es eindeutig. Es wäre bestimmt nicht, ganz bestimmt nicht passiert, wäre er in Güstrow gewesen. Damit hatte er sogar Recht. Die Väter mochten sich nicht, beide Chirurgen. Die Kinder mochten sich nicht aus Solidarität mit ihren Vätern. Das verstärkte die Selbstvorwürfe bei HD.

Die Goldbergstraße war eine der großen Ausfallstraßen in Güstrow. Dort spielte man eigentlich nicht auf der Straße. Aber sie hatten sogar Reiterkampf gespielt. Das wurde auch sonst auf der Weinbergstraße oder auf dem Acker Ecke Weinberg/Bürgermeister-Dahse Straße gespielt, aber immer nur 2 gegen 2. Dabei saßen die kleineren Jungs Huckepack auf den Schultern der größeren und kämpften mit den Händen gegeneinander. Das gibt es heute noch in milderer Form im Schwimmbad. Im damaligen Güstrow war unter den Jungs überhaupt nichts sanft. Natürlich waren es auch die größeren nicht, also die Pferde. Diese hatten allerdings ihre Hände nicht frei, mussten ihre Reiter auch halten. Deshalb versuchten sie sich gegenseitig mit Bodychecks umzustoßen. Ein großes Pferd konnte auch schon mal die Gegner umrennen. Einer der beiden kleinen Jungs musste ohnehin runterfallen, dann eben auch Reiter und Pferd. Es ging natürlich nicht um runterfallen, sondern darum, sich gegenseitig runterzureißen. Reiterkampf hieß eben Kampf. An diesem Tag, so wurde später erzählt, kämpften aber nicht nur zwei Pferde mit Reitern, sondern gleich mehrere gegeneinander. So eine Formation ist sehr unübersichtlich. Dabei stürze das „Pferd" von Detlef N., und er wurde auf die Straße abgeworfen, vor ein Auto, das ihn überfuhr. Er war sofort tot. Alle Kinder in der Straße wussten, dass die Eltern von Detlef über Jahre heimlich weinten, immer an ihr Kind dachten. Manchmal baten die Eltern die Mutter, ein bisschen unauffällig mit HD sprechen zu können. Bei HD und *K* bestand seit dem Unfall ein unterschwelliger Hass auf diesen Jungen, der das Pferd gewesen war.

Es mag ein Jahr später gewesen sein, auch im Sommer, als sich *K* mit diesem Jungen prügelte, direkt vor dem Haus, in dem die Familie wohnte. Dieses Mal war es mehr als sonst bei einer Prügelei unter Jungs. Es war ein Kampf mit gegenseitigem Hass. *K* hatte schon fast gewonnen. Sie bluteten beide von den Faustschlägen im Gesicht. Aber dadurch hatte sich nichts entschieden. *K* konnte seinen Gegner in den Schwitzkasten nehmen. Sie gingen zu Boden. Er hielt so lange, bis der andere sich nicht mehr rühren konnte. Als er den Schwitzkasten löste, blieb der andere aber nicht liegen. Der Kampf war also noch nicht zu Ende. Da wurde *K* von seinem Vater weggerissen und ins Bad gesperrt. Aber *K* war rasend. Kaum war die Tür vom Bad zu, kletterte er aus dem Fenster und rannte ums Haus. Sofort griffen sie sich wieder an, gingen aufeinander los. Dabei trat *K* mit dem rechten Bein in eine tiefe Kuhle. Sein Gegner war im Vorteil, warf sich auf ihn. *K*s rechter Oberschenkelschaft brach kniegelenknahe. Er blieb liegen. Der andere schlug auf ihn ein. Da nahm HD einen Stein in die Hand und schlug zu. Er schlug dem Gegner seines Bruders vorn die Zähne aus. Vielleicht hat ihm das bei seiner Trauer um den Freund etwas geholfen.

KÖNNTE ES AUCH ANDERS GEWESEN SEIN? HD und *K* sprechen auch heute noch über Detlef N. und sind traurig. Seine Eltern werden sicher nicht mehr leben. Sie wären jetzt zu alt.

Eines Tages, *K* und seine Freunde saßen unter der Weide an der Straßenecke, als ein Mann bei offenem Fenster aus einem Nachbarhaus aufschrie: „Dieses Schwein. Das hat er uns angetan!" Die Jungen sahen sich betreten an. Gingen lieber zum Fußballspielen auf den kleinen Acker an der Ecke Bürgermeister-Dahse-Straße. Noch am selben Tag erfuhren sie, dass der Vater des Mannes, der so schrecklich verletzend aufgeschrien hatte, gestorben war. Noch etwas später erfuhren sie, er habe den Gashahn aufgedreht. Der Mann hatte also gerade die Mitteilung vom Suizid seines Vaters erhalten. Die Kinder, die das mitgehört hatten, begegneten ihm danach immer sehr scheu. Sie sprachen untereinander nicht davon.

Später als Rechtsmediziner wusste *K* um die sehr unterschiedlichen Reaktionen auf eine Todesmitteilung. Einem Suizid folgen immer massive Selbstvorwürfe und Schuldzuweisungen im sozialen Umfeld. Diese Selbstvorwürfe waren bei diesem Mann unter der Todesmitteilung eruptiv durchgebrochen. Dass der „Gashahn aufgedreht" wurde, war damals eine der häufigen Suizidformen. Dabei handelt es sich um eine Kohlenmonoxyd-Vergiftung. Als Unfall kommt sie bis heute vor. Zum besseren Verständnis. Es war immer ein Tod durch „Einschlafen", ein stiller Tod, ohne Schmerzen und Atemnot. Die Toten sahen wegen der Farbe der Totenflecken auch „lebender" aus als bei anderen Todesursachen.

Medizinisch gesehen, war der Tod infolge einer Kohlenmonoxidvergiftung, CO und nicht CO_2, weitgehend eine Blockierung des Sauerstofftransports über die roten Blutkörperchen (CO-Hb). Die Menschen sterben also nicht mit Atemnot wie beim mechanischen Ersticken.

Von den 1960er Jahren an wurde in der Bundesrepublik der CO-Anteil im Stadtgas schrittweise auf null gebracht. Dennoch gab es weiterhin CO-Todesfälle als Folge unvollständiger Verbrennung in Öfen. Obwohl es bekannt war, wurden doch immer noch Abzüge von Holz- oder Kohleöfen mit Klappen verschlossen, um den Durchzug zu drosseln, um die Glut länger zu halten. Das führte dann zu unvollständigem Verbrennen, wobei also nicht CO_2, sondern CO auftritt und ggf. austritt. Es ist ein geruchloses, farbloses Gas, schwerer als Luft. Deshalb sinkt es zunächst in einem Raum nach unten. Man bemerkt es nicht, empfindet also nicht den für Stadtgas typischen Geruch. Deshalb konnte z.B. auch austretendes CO bei defektem Brenner eines Durchlauferhitzers unbemerkt bleiben. Das konnte schon Kopfschmerzen machen.

Aber beim toten Menschen kann und muss ein Arzt bei der Leichenschau die Besonderheiten der Kohlenmonoxid-Vergiftung erkennen, nämlich hellrote Totenflecken und helle Nagelbetten. Und das kann nur allzu leicht übersehen werden. Entsprechend großer Wert wurde im rechtsmedizinischen Unterricht auf die Darstellung dieser Vergiftung gelegt. Immer wieder zeigten *K*, und er kann sagen, alle seine Kollegen und Kolleginnen Bilder von Menschen, die an einer solchen Intoxikation gestorben waren. Dieser rote Farbton sollte sich den Studierenden einprägen. Aber jeder Mensch weiß, wie schwer es sein kann, sich Farben zu merken. Zudem muss bei der Leichenschau dieser Farbton unter ganz verschiedener Beleuchtung erkannt werden. Das sind oft sehr schwierige äußere Bedingungen. Doch die Farbe von Totenflecken und die der Nagelbetten falsch einzuschätzen, kann schreckliche Folgen haben. So ist es mehrfach vorgekommen, dass Ärzte eine CO-Intoxikation eben nicht erkannt hatten. Damit bestand die CO-Quelle weiter fort. Starb dann noch ein weiterer Mensch aus der Wohnungsgemeinschaft daran, lag das Verschulden aus der Sicht der Gerichte für den zweiten Todesfall beim Arzt. Bei den bekannt gewordenen Fällen wurde er stets wegen einer fahrlässigen Tötung verurteilt.

Es sei noch gesagt, dass Stadtgas und Luft zu einem hochexplosiven Gemisch werden können. Die Bandbreite für ein explosives Mischungsverhältnis ist groß. Ein Funke kann reichen, um austretendes Gas aus defekten Gasleitungen zur Explosion zu bringen.

Im Jahr 2020 sind in Deutschland derartige Explosionen sehr selten geworden. *K* kannte solche noch aus Köln, bei denen ganze Häuser zerstört wurden. Das war Ende der 1960er Jahre. Aber schon lange sind die Gasnetze mit Sensoren ausgestattet, die auf Druckabfall im Gasnetz reagieren und sofort Alarm geben.

In den späten 1990er Jahren versuchte ein Täter solch eine Explosion zur Verdeckung seiner Straftat in einer Stadt in Ostniedersachsen auszulösen. *K* wurde zum Tatort gerufen. Der Täter hatte seine Frau erwürgt, tot in die Küche gezogen, den Gashahn des Herdes aufgedreht, die Küchentür offen gelassen und von dort bis unter die Wohnungstür eine Lunte gelegt. Vom Hausflur aus wollte er das Gasgemisch zünden. Um selber ausreichend Zeit zur Flucht zu haben, hatte er eine für seine Tat entsprechend lange Lunte gewählt. Fast bis zur Wohnungstür übergoss er sie mit Benzin und zündete sie an. Aber er hatte sich vertan. Es kam zur Stichflamme. Seine Haare wurden versengt und seine Schnürsenkel fingen Feuer. Weil diese aus Kunststoff waren, verschmolzen sie. Das wurde später zu einer wichtigen Spur. Die Lunte brannte nicht ab, das Haus wurde nicht durch eine Explosion zerstört. Vielmehr hatten die Mitbewohner die Lunte im Treppenhaus entdeckt, rochen das Gas, hörten das Rauschen des ausströmenden Gases, riefen die Polizei. Polizeibeamte drehten den Haupthahn ab, öffneten die Wohnungstür und in der Wohnung dann die Fenster. Es war beeindruckend, wie sie die Situation entschärft hatten. Die Tat wurde sehr schnell aufgeklärt. Der Täter hatte ja ungewollt alle Spuren geliefert.

KÖNNTE ES AUCH ANDERS GEWESEN SEIN? „Den Gashahn aufdrehen" war in den 1950er Jahren eine der häufigsten Suizidarten. Als Rechtsmediziner wurde *K* viel später zu einem Tötungsdelikt gerufen, bei dem der Täter zur Verdeckung der Tat die Wohnung durch eine Gasexplosion in die Luft sprengen wollte. Es misslang.

In Güstrow wurden von der Familie im Keller Kaninchen gehalten. Dort waren Holz, Briketts und in verschlossener Kiste auch Kartoffeln gelagert. Die Kiste musste wegen der Ratten geschlossen sein. Die Ratten waren wohl doch in eine Kartoffelkiste gekommen. Es hieß immer, wo Kaninchen sind, sind auch Ratten. Vor diesen huschenden Schatten hatte *K* beim Kartoffel- oder Brikettholen immer Angst. Aber weil er der Älteste war, gehörte es zu seinen Aufgaben, aus dem Keller zu holen, was gebraucht wurde. Mäuse gab es auch. Auch die mochte er nicht.

Später im Rahmen seiner Doktorarbeit musste er in der Kölner Pathologie Experimente an weißen Mäusen durchführen. Im Untergeschoss des Instituts, in dem auch Forschungslabors eingerichtet waren, befand sich ein großer Tierstall für Mäuse und Ratten. Fasst man einmal alle Mäuseversuche zusammen, die bis heute weltweit durchgeführt worden sind, dann gibt es wohl inzwischen kaum eine Krankheit der Maus, die nicht sehr gut behandelt werden könnte. Diese Mäuseexperimente haben das Verständnis von Erkrankungen des Menschen weitergebracht. Man muss sich aber immer vergewissern, wo die Grenzen der Mäusemedizin für den Menschen sind.

In Köln wurden damals an Ratten aufwendige Tumorversuche durchgeführt. Dahinter standen Fragen nach der Ausbreitung von Karzinomzellen in der Bauchhöhle. Den Ratten wurden die Karzinomzellen in die Bauchhöhle gespritzt. Aus ihnen entwickelte sich ein Karzinom mit reichlich Ascites. Ascites ist freie Flüssigkeit in der Bauchhöhle.

Die Ratten bekamen Namen, wurden liebevoll aus den Käfigen genommen, wurden gestreichelt, durften auch herumlaufen. Hatte der Ehrlich-Ascites-Zell-Tumor das vorgesehene Stadium erreicht, wurden die Tiere getötet und der Tumor aufwendig untersucht. Es ist dieser Paradigmenwechsel in der Forschung, auf der einen Seite die Zuwendung zum Tier, auf der anderen dann die Untersuchung, jetzt nicht mehr des Tiers, sondern des Tumors.

K hatte als Thema für eine Doktorarbeit vom Direktor des Pathologischen Instituts, der ihn in der Vorlesung über spezielle Pathologie sehr beeindruckt hatte, eine histochemische Untersuchung zur Frühphase nach Hautverletzungen bekommen. Es ging um die Reaktion an den Wundrändern und in der Tiefe der Wunde. Dazu musste er die verletzte Mäusehaut, also Wunde, im Kryomikrotom bei -20°C in 10μ dicke Scheiben schneiden, auf einen Objektträger aufziehen und noch im Gerät in eine Küvette mit genau eingestellten Puffern geben. Es folgte dann eine Unzahl von histochemischen Anfärbungen. Daran arbeitete er viele Monate bis in die Nacht. Zu seinem Glück verletzte sich nie an dem sehr scharfen Mikrotommesser, obwohl die Hände natürlich in diesem kalten Gerät bei −20°C klamm wurden. Der Umgang mit einem solchen Mikrotom verlangte schon Geschicklichkeit; Glück gehabt. Der Schutz bei diesen Arbeiten bei −20°C im Gefriermikrotom bestand aus wollenen Pulswärmern.

Als *K* eines Nachts das Institut verlassen wollte, waren sämtliche Ausgangstüren verschlossen. Um aus dem Gebäude herauszukommen, sah er nur die Möglichkeit, sich vom ersten Stockwerk aus dem Fenster auf ein Vordach herunterzulassen, um dann an der Dachrinne nach unten zu klettern. Also musste er es machen. Als er dann niemand mehr sah, öffnete er das Fenster über dem Vordach und setzte sich auf Fensterbrett. Dabei hatte er einen Mann übersehen, der auf dem Gehweg direkt auf die Pathologie zukam. Wie dieser sah, dass eine Gestalt aus dem Fenster stieg, schrie er auf, drehte sich um und rannte weg. Was wird er wohl gedacht haben? Vermutlich, dass ein Scheintoter in der Pathologie aufgewacht, aus dem Sarg gestiegen war und dieser Unruhegeist, nun aus dem Fenster kommend, es auf ihn abgesehen habe. Auf jeden Fall dachte er wohl, Toten oder Scheintoten, die nachts nicht aus der Tür, sondern aus dem Fenster kommen, könne man nicht mehr helfen. Er veranlasste keinen Hilfseinsatz. *K* freute sich über dieses Schauspiel. Dann kletterte er an der Dachrinne herunter.

Sein Doktorvater starb etwa ein Jahr, nachdem er die Betreuung der Doktorarbeit übernommen hatte. Diese histochemische Arbeit fußte, wie gesagt, auf Tierexperimenten. Die Einführung in die Arbeit ließ *K* allerdings ziemlich erschrecken. Sie erfolgte durch einen promovierten Biologen, der *K* zunächst beibrachte, wie man Mäuse tötete. Denn hätte er das nicht gekonnt, wäre es sinnlos gewesen, ihm dieses Thema für eine Dissertation zu übertragen, so sagte es Dr. X.

Bei der Technik des Tötens ging es darum, die Mäuse nicht leiden zu lassen. Unabdingbar war es weiterhin, dass die Untersuchungsergebnisse nicht durch die

Art der Tötung verfälscht wurden. Gifte oder Narkotisierungen fielen deshalb aus. Die Tötung verlief so, dass die Maus mit der linken Hand am Schwanz aus ihrem Käfig genommen und soweit auf ein Drahtgitter heruntergelassen wurde, bis die Vorderpfoten darauf Kontakt bekamen. Unter dieser Vorwärtsbewegung streckte die Maus ihren Kopf vor, d. h. sie streckte ihren Hals. Das war der Moment, in dem schnell mit der rechten Hand, mit Daumen und Zeigefinger, hinter den Kopf gegriffen und zugedrückt werden musste. Die Folge war eine innere Dekapitation der Maus. Dadurch war sie sofort tot. Beim ersten Zusehen glaubte *K*, nie selber eine Maus mit der eigenen Hand töten zu können. Das stimmte nicht. Ganz im Gegenteil hat er für seine zahlreichen Versuche viele Mäuse auf diese Weise getötet.

Die Wunden für die histochemischen Untersuchungen hatte er allerdings unter Betäubung den Mäusen auf dem Rücken beigebracht, Größe 5 x 5 mm. Dazu wurden die Tiere in einen zur Hälfte mit Ether gefüllte Glasbehälter gesetzt. Auch wenn sie schnell betäubt waren, so war das doch für die Mäuse beängstigend. Denn sie versuchten, sich an der Innenseite der Gläser aufzurichten, was nur kurz gelang. Trotz des Wissens, dass es sich dabei um einen typischen Fluchtreflex handelte, blieb der Eindruck haften, die Mäuse gequält zu haben. Diese Mäuseversuche waren also scheußlich und, weil sie nach dem Tod des Doktorvaters nicht weitergeführt werden konnten, nutzlos für die Wissenschaft.

Andere Forschergruppen in Finnland haben etwas später ähnliche Untersuchungen mit Erfolg durchgeführt. Für *K* sollte es Grundlagenforschung in der Pathologie sein, für die finnischen Untersuchungen [6] war es angewandte rechtsmedizinische Forschung unter dem Aspekt der Wundaltersbestimmung bei Tötungsdelikten. Ihnen ging es um die Frage, ob und dann ggf. wie lange ein Opfer nach erlittener Gewalttat noch überlebt hatte.

Bei *K* hat sich, seit er diese Versuche durchgeführt hat –sicher aus schlechtem Gewissen Mäusen gegenüber –, eine Aversion gegen Mäusegeruch entwickelt, zumal gegen den aus großen Mäuseställen. Als er später ein Forschungsstipendium in der Humangenetik am Hamburger Universitätsklinikum (UKE) bekam, musste er keine Tierversuche machen, konnte mit Zellkulturen arbeiten. Das war einfacher.

Es wird schon so sein, dass heute eine Tierethikkommission solche Experimente wie für diese Dr.-Arbeit nicht mehr genehmigen würde; oder vielleicht doch?

Könnte es auch anders gewesen sein? Die experimentelle Arbeit mit Nagern (Mäusemedizin) zerfällt in zwei Phasen, zunächst die, in der das Tier Zuwendung erhält und dann in den abrupten Übergang mit der Tötung des Tiers. Dann gilt der Blick nur noch dem Tumor oder der einzelnen Zelle. Durchaus kann einem Experimentator als Folge seiner Versuche an Mäusen später den Tieren gegenüber ein schlechtes Gewissen erwachsen.

Kapitel 6

Parteiauftrag – Marine

Auch wenn es ihm zunächst geschmeichelt hatte, dass man ihm bei seinem ersten Auftreten als Chefarzt in Güstrow einen militärischen Kommandoton nachgesagt hatte, so war der Vater doch inzwischen allem Militärischen abhold. Das galt auch bei der Wahl seiner Lektüre. Seinem Sohn gab er den Roman „Das Feuer" von Henry Barbusse [7] und fragte immer wieder nach, ob er ihn gelesen hätte. *K* hatte ihn gelesen.

Der Vater liebte seinen Beruf als Chirurg. Völlig unerwartet trat 1952 eine berufliche Wende ein. Er erhielt einen Parteiauftrag. Der besagte, dass er das Medizinalwesen der Marine, genannt „Volkspolizei See", aufzubauen hätte. Das gefiel ihm aus vielerlei Gründen überhaupt nicht. Er hielt sich nicht mehr für fähig, wieder militärische Verantwortung zu tragen, nach dem Kessel von Orel, der Kesselschlacht.

Nie wieder wollte er eine organisatorische Tätigkeit aufnehmen und dafür die Chirurgie aufgeben müssen. Der Leitung der SVK in Dresden entkommen zu sein, war für ihn eine bleibende Erleichterung. Nein, der Aufbau des Medizinalwesens einer ganzen Teilstreitkraft sei doch vielleicht eine zu große Aufgabe für ihn. Er versuchte seine Ablehnung zu begründen.

Es sei ein Parteiauftrag, wurde ihm gesagt. Man hätte alles geprüft und würde ihn für geeignet ansehen. In völliger Überschätzung seiner Möglichkeiten begründete der Vater seine Weigerung schriftlich und, um nicht an den Parteiauftrag gebunden zu sein, erklärte er seinen Austritt aus der SED. Seinen fälligen Monatsbeitrag für die Parteimitgliedschaft bezahlte er auch gleich nicht.

Nach vier Tagen wurde er von der Staatssicherheit abgeholt und vor ein Parteigericht gestellt. Und ob ihm dort seine Aufsässigkeit verging. Unmissverständlich wurde ihm klargemacht, dass es keinen Parteiaustritt, sondern nur einen Parteiausschluss und für ihn damit dann wieder den Weg nach Bautzen gäbe.

Man fragte ihn, ob er denn noch gar nichts begriffen hätte. Er hätte dort zu stehen, wo es die Partei wolle. Er erhielt eine Rüge, zahlte sofort den Beitrag nach und trat seinen Dienst zum mitgeteilten Termin bei der Admiralität im Ständehaus in Rostock an.

Mit der Rüge war verbunden, dass er zunächst deutlich unter dem mit seiner Funktion verbundenen militärischen Rang als Fregattenkapitän, sondern zwei Rangstufen tiefer eingestellt wurde. Dabei kann es sein, dass im Medizinalbereich die Ränge etwas anders hießen.

Zunächst sollte er mit seiner Familie in Güstrow wohnen bleiben. Westkontakte waren sofort verboten. Für die täglichen Fahrten Güstrow–Rostock stellte man ihm ein Auto, das er selber fahren solle. Das änderte sich, als man ihn für die Aufgabe als tauglich angesehen hatte und er befördert worden war. Jetzt war er jemand, dem ein Fahrer zustand. Zu Recht sah der Vater den Fahrer als Bewacher und auch als Berichterstatter für den Staatssicherheitsdienst an, der jeden Fluchtversuch oder ungewöhnliche Kontaktaufnahme zu unterbinden hätte.

Die Großmutter war zu ihrer Tochter nach Köln gezogen. So etwas liebte die DDR, keine Pensions-Zahlungen mehr. Ihr ehemaliges Zimmer war im Haus vergeben worden. Alles wurde bewirtschaftet. Jetzt erhielt es der Fahrer.

Ob die Stasi im militärischen Bereich auch so hieß, soll hier als irrelevant angesehen werden. Jedenfalls wurde der Vater ganz offiziell davon begleitet. Auch bekam er Neujahr stets einen Anruf von der Stasi mit den besten Grüßen und Wünschen für das neue Jahr. Das war nicht ironisch gemeint. Er diente schließlich der militärischen Verteidigung. Selbstverständlich wurden sämtliche Telefonate und die Post kontrolliert. Das galt auch für die Post, die die Kinder von Schulfahrten nach Hause schickten. Allmählich wurde der Vater stolz auf seine Uniform und seinen militärischen Rang. Zum Kummer der Mutter wurden damit die gegenseitigen Einladungen mit den ärztlichen Kollegen in Güstrow seltener, bis sie ganz aufhörten. Auch das war ein subtiler Widerstand gegen den Staat, nicht fassbar, aber eindeutig.

In der Schule machte der Vater mit seiner Marineuniform noch mehr Eindruck als zuvor als Chefarzt. Das ergab sich aus Nebenbemerkungen, die die Mutter, die Elternvertreterin auf allen möglichen Ebenen war, zu Hause weitergab. Besonders

*K*s Klassenlehrerin Frau F, eine noch junge Lehrerin, immer im FDJ-Hemd und mit Parteiabzeichen, schien eine Affinität zu Genossen in Uniform zu haben.

KÖNNTE ES AUCH ANDERS GEWESEN SEIN? Dem Vater war fast nicht mehr zu helfen. Immer noch hatte er nicht begriffen, was ein Parteiauftrag war. Er verdrängte, wie nahe Güstrow an Bautzen lag, nicht nur räumlich. Er wurde Leiter des Medizinalwesens der DDR-Marine.

An dieser Schule war es eine Selbstverständlichkeit, dass die Kinder bei den „Jungen Pionieren" waren. Die Organisation besaß ein sehr gut ausgestattetes Vereinshaus, das Pionierheim. Es wurde, so die Erinnerung, hauptamtlich von einem netten, kommunikativen jüngeren Mann geleitet. Dieser bot der Jugend viele Beschäftigungsmöglichkeiten, Gespräche und den Besuch der Bibliothek an. Man musste nicht „Junger Pionier" sein, um dorthin kommen zu können. Das war sehr klug. So zog es viele Kinder an, die dann auch schnell Pioniere wurden, um weiter teilnehmen zu können. Das war der Haken. Im praktischen Bereich reichten die Angebote vom Modellbau mit dem Erlernen von Holzbiegen bis zum Versorgen von Raubvögeln. Fünf Raubvögel waren im Winter in einem eigens dafür eingerichteten Raum in Volieren untergebracht. *K* und die Jungen nutzten das nur mäßig. Aber einer von ihnen, Jürgen B, beteiligte sich an der Pflege der Vögel. Er ging jeden Tag dorthin. Schon nach kurzer Zeit wusste er sehr viel über diese Tiere und über die jeweilige Art. Jürgen war ein sehr guter Schüler, der sich stets auf seine Hausaufgaben konzentriert hatte.

Wenn die Jungen nachmittags noch immer Radrennen um den Block fuhren oder Fußball spielten, dann stieß Jürgen meist später zu ihnen. Sie hatten nicht gemerkt, dass er ein Naturschützer geworden war. Sein Interesse galt Vögeln und Reptilien. Morgens und abends beobachtete er Tiere.

Seine Eltern hatten ihm ein Paddelbot mit Ausleger und Segelausrüstung geschenkt. Damit fuhr er über den Inselsee in den Wald. Das war der Wald, in dem auch das Barlachhaus stand. Sein besonderes Interesse galt Rabenvögeln. Fand er heruntergefallene Vogeleier, so nahm er sie zum Bestimmen mit. Er konnte nicht aufhören, seinen Freunden Details zu erläutern.

Das war aber nicht alles, denn eines Tages nahm er sehr vorsichtig zwei Eidechsen aus einer großen Umhängetasche. Die Jungen kannten die Tasche bisher noch nicht, aber er sollte jetzt nachmittags immer mit dieser Tasche kommen. An diesem Tag wollte er ihnen zeigen, wie man Eidechsen fängt und wie man mit ihnen umgeht. Eidechsen, so erklärte er, würden nicht beißen, und wenn, dann täte das nicht weh. Unbedingt zu vermeiden sei ein schneller Zugriff. Das löse bei Eidechsen höchsten

Stress aus. Als Extrem würden sie zum Schutz vor Gefressenwerden ihren Schwanz abstoßen. Sonst würde dieser, also beim vorsichtigen Anfassen der Tiere, nicht abbrechen. Deshalb immer Vorsicht, Vorsicht. Man dürfe kein Tier in existentielle Not bringen. Es ginge wirklich nicht. Seine Freunde lernten von ihm, behutsam mit Tieren umzugehen.

Bis sich seine Lebenssituation geändert hatte, hielt das bei *K* vor, also eigentlich nicht. Als er es brauchte, führte er Mäuseversuche durch, mit einer Extremsituation für die Tiere. Und die erwähnte junge Biologin im Radiointerview. Mit größter Selbstverständlichkeit schnitt sie den Erdhummeln die Flügel ab. Wäre da Jürgen B. in diesen Tierethikkommissionen gewesen, beide hätte sie eine andere Versuchsanordnung wählen müssen.

Jürgen wollte seine Freunde an seinen Beobachtungen teilhaben lassen. Er war kein Angeber. Immer wieder einmal brachte er ihnen Eidechsen mit, nach einiger Zeit auch eine Blindschleiche. Es ist sicher gut nachvollziehbar, dass seine Freunde auch dieses Mal zunächst Vorbehalte hatten. Die Blindschleiche wollten sie nicht gern anfassen. Sie hatten Angst, gebissen zu werden. Eidechsen hatten nämlich doch gebissen. Natürlich war das unangenehm. Nun gab es keinen Grund, sich noch von einer Blindschleiche beißen zu lassen. Außerdem wollten sie nicht so fest zufassen. Sie hatten Bedenken, das Tier könne ihnen, fassten sie nur leicht zu, aus der Hand flutschen. Sie wussten, Blindschleichen sind Eidechsen und keine Schlangen. Man sah das schon. Bei Schlangen wäre das noch ganz anders, so dachten sie. Die würden sie natürlich nicht anfassen. Aber was sollte das Zaudern. Jürgen zeigte, wie ruhig man mit der Blindschleiche umgehen konnte. Eine war dann doch schneller und konnte entkommen. Das beunruhigte ihn nicht. Überall waren Gärten. Er brachte eine neue mit. Jetzt lernten alle Jungen von ihm, die Tiere zu fangen und wieder abzusetzen. Jürgens Ziel war es, seinen Freunden die Angst vor Tieren zu nehmen und diese damit vor menschlicher Aggression zu schützen. Das sagte er auch immer wieder. Man kann es einen systematischen Aufbau seines Unterrichts nennen, dass er dann auch noch eine Ringelnatter mitbrachte. Die vorher mitgebrachten Tiere, also alle Tiere, hatte er an ihrem Ursprungsort wieder ausgesetzt. Bei den Ringelnattern konnte er nun nicht behaupten, sie bissen nicht kräftig zu. Als er mit der ersten kam, hielt er sie zunächst nur in der Hand, steckte sie erst dann in seine Tasche. Jeder sagte sich, jetzt sollen wir auch noch Schlangen anfassen. Und so war es auch. Da sagten ihm seine Freunde, er solle sie zurück in die Tasche geben und keine Schlangen mehr mitbringen. Nach einigen Tagen brachte er doch wieder eine Ringelnatter mit, nahm sie aus seiner Tasche, behielt sie in der Hand mit etwas abgestrecktem Arm. Die Freunde waren irritiert, fragten sich, wo sie ihre Beine hinnehmen sollten, falls ihm die Schlange aus der Hand gleiten sollte. Er setzte sie auf dem Mäuerchen ab und fing sie ohne große Aufregung wieder ein. Das zeigte er dann mehrmals. Sein Einfluss war so groß, dass jetzt alle das Schlangenfangen übten. Hatte man erst seine Angst überwunden, war es war tatsächlich nicht sonderlich schwer, eine Ringelnatter mit einem schnellen Griff hinter dem Kopf zu fangen. Hielt man sie hoch, konnte sie auch den Arm nicht umschlingen. Seitdem hatten sie keine Angst mehr vor Blindschleichen und Ringelnattern, vor Kreuzottern schon. Davor hatte er wohl auch Angst. Er brachte jedenfalls keine mit. *K* hat in seinem Leben danach viele Schlangen gefangen. Heute hätte er wieder Angst davor.

Die Gruppe der Jungen verlief sich. Einige begannen eine Lehre, andere, Jürgen und *K*, wechselten nach der 8. Klasse auf die John Brinkmann-Oberschule.

Dieser Jürgen B, ein so begabter, einfallsreicher und ernsthafter junger Mensch, der auf seine ganz persönliche Art versucht hat, Tiere vor menschlicher Aggression zu schützen, hatte in der DDR keine Chance. Seine Eltern hatten die Flucht aus der DDR geplant, wurden verhaftet. Er musste die Oberschule verlassen. *K* hat das später gehört und konnte es kaum glauben. Aber leider war es so.

KÖNNTE ES AUCH ANDERS GEWESEN SEIN? Jürgen B., nur zu sehr hätte er es verdient, mit seinem vollen Namen genannt zu werden, ein wunderbarer Freund und Mitschüler. Es mag kaum zu glauben sein, wie er als 13- bis 14jähriger Junge den Tierschutz seinen Freunden vermittelte. Und es macht traurig, wie in der DDR durch Sippenhaft Menschen zerstört wurden. Wieder ein Grund zur DDR-Nostalgie! War das etwa wirklich kein Unrechtsregime?

Wie überall gab es auch an dieser Oberschule unterschiedliche Lehrertypen. Einer dieser für *K* schrecklichen Lehrer, Herr H, hatte sich vor Jahren einmal im Suff mit dem Vater heftig gestritten. Jetzt versuchte er, sich dafür an *K* zu rächen. Es ist nicht schwer, einen Schüler total zu verunsichern. Das gelang ihm auch, selbst im Sport. *K*, der eigentlich sehr sportlich war, konnte dann gar nichts mehr. Wie sollte er es auch, wenn er beim Turnen am Barren von ihm angeschrien wurde, er säße dort wie ein Affe auf dem Schleifstein. Wie gern hat er ein Jahr später, als die Familie nach Rostock umgezogen war, gerade am Barren geturnt. Er konnte es.

Schauderhaft war auch einer der Deutschlehrer. Es war ein langweiliger, uninspirierter Unterricht mit viel Auswendiglernen. Machte Grammatik im Lateinunterricht noch einigermaßen Spaß, so war sie bei ihm langweilig. Das alles glich er mit einer Zensuren-Buchführung aus. Mit diesem Büchlein in Hand hatte er die Angewohnheit, im Mittelgang zwischen der äußeren und der mittleren Bankreihe auf und ab zu gehen. Es war wieder einmal so eine Grammatikstunde, der Stoff saß noch nicht.

Deshalb hagelte es schlechte Zensuren. Die Schüler sah er beim Abfragen nicht an. Vielmehr ging er wie eine Pendeluhr dabei mit einem zufriedenen Lächeln, den Blick nach oben gerichtet, vom Lehrerpult bis in die mittlere Höhe des Gangs und dann zum Lehrerpult zurück. Entweder trug er die Zensur ein oder wendete gleich und ging wieder bis in die Mitte des Gangs.

K saß ganz vorn, neben ihm saß an der Laufstrecke des Lehrers Ingo M. Der hatte beim Abfragen die grammatischen Formen gekonnt. Aber ihn reizte die Missachtung der Schüler. Was er machte, merkte *K* zunächst nicht. Doch dann sah er, dass der seine Schultasche umgestellt hatte. Sie war nicht mehr der Länge nach an die Innenseite der Wange der Schulbank angelehnt. Er hatte sie um 90° gedreht und damit auf den Gang ausgerichtet. Unauffällig den Blick in üblicher Aufmerksamkeit nach vorn gerichtet, schob er jedes Mal, nachdem der Lehrer an ihm vorbei war, die ziemlich große Schultasche mit seinem linken Fuß ein bisschen weiter in den Gang. Dem Lehrer, mit Blick nach oben, entging das. Zuerst schritt er in einem gewissen Abstand an der Tasche vorbei. Ingo schob sie vor jeder Wendung des Lehrers vorn am Lehrertisch immer weiter in dessen Laufstrecke. So kontinuierlich wie der Lehrer pendelte, so kontinuierlich schob Ingo die Tasche weiter in den Gang. Es war beim Zusehen schier unfassbar, mit welchem Mut er seine Tasche Stück um Stück in den Gang schob. Der Lehrer erkannte die Falle nicht, selbst als er die Tasche fast streifte. Mehrfach dachte *K*, jetzt passiert es. Zwischendurch kamen ihm Zweifel, ob sich Ingo wirklich trauen würde, den Lehrer über die Tasche stolpern zu lassen. Aber es ging weiter. Der Deutschlehrer ging, Blick in die Ferne nach oben gerichtet, haarscharf an der Tasche vorbei, ging zum Pult, trug die Zensur in sein Büchlein, rief nach alphabetischer Reihenfolge den nächsten Schüler auf und machte sich in gewohnter Haltung wieder auf den Weg in den Gang. Ingo M. hatte die Nerven. Tatsächlich hatte er seine Schultasche wieder etwas weiter in den Gang geschoben. Dieses Mal reichte es. Mit erhobenem Blick und einer Mimik wie „ich höre", stolperte der Lehrer über die Tasche, konnte sich nicht auffangen und fiel. Die Klasse tobte vor Lachen. Dieses Lachen hatte er sich mit seiner angsteinflößenden Inszenierung auch verdient. Der Druck war genommen. Ingo zog seine Tasche ganz ruhig fast bis ans Stuhlbein zurück, drehte sie um 90°. Als der Lehrer nach dem Hindernis suchte, über das er gefallen war, verwarf er die Vorstellung, es könnte eine Schultasche gewesen sein. Danach versuchte er seinen Unterricht genauso wie vorher fortzusetzen, allerdings vom Lehrertisch aus. *K* jedoch, vor dem das Ganze wie in einem Film abgelaufen war, der auf das fulminante Ereignis gewartet hatte, konnte und konnte nicht aufhören zu lachen. Auch als die Klasse schon wieder ruhig war, packten ihn immer wieder neue Lachsalven. Er flog aus der Klasse, wurde vor die Tür gestellt. Kein weiterer Mitschüler hat je erfahren, wie es zu dem Sturz gekommen war.

So entschieden sich Ingo M gegen falsche Autorität auflehnte, hat es *K* nie wieder gesehen. Ein einziger Blick vom Lehrer nach unten hätte gereicht, und Ingo hätte die Schule verlassen müssen.

KÖNNTE ES AUCH ANDERS GEWESEN SEIN? Zwei wunderbare Mitschüler, Jürgen B und Ingo M. Nie wieder ist *K* einem Menschen wie Ingo M begegnet, der sich konsequent angemaßter Autorität widersetzte. Das war wirklich antiautoritär.

Im Jahr 1954 waren die Häuser an der Satower Straße in Rostock fertiggestellt. Es handelte sich um schöne helle und geräumige, auch komfortable Doppelhäuser. Ein Heizer war für die Koks-Zentralheizung zuständig. Die Familie bewohnte eines dieser Doppelhaushälften auf mäßig großen Grundstücken. Hier wohnte ausschließlich die politische und militärische Führung der DDR-Marine, also Volkspolizei See. Hinter jedem Eingangstor standen zwei große Fahnenstangen, eine für die Rote Fahne und eine für die DDR-Fahne. Zunächst hatten die Eltern nicht gemerkt, dass auch unter jedem Fenster auf der Straßenseite Fahnenhalter angebracht waren. Bei der ersten Beflaggung fiel deshalb unangenehm auf, dass bei ihnen die Einsteckfahnen fehlten. Sie wurden sofort gekauft. Die Häuser wurden von mit Maschinenpistolen bewaffneten patrouillierenden Matrosen bewacht.

Die Kinder fanden alles kahl, wie das so ist in Neubauten. Bis heute gilt es in Rostock immer noch als bemerkenswert, dort zu wohnen. Aus den damaligen Bewohnern sind dann Besitzer der Häuser geworden. Es kann sein, dass nur am Anfang der Straße Doppelhäuser standen, dann Einzelhäuser. Das wird nicht mehr so genau erinnert.

Die Familie lebte sich schnell ein. Die Mutter hatte allerdings relativ wenig Außenkontakte. Dagegen gab es für Kinder Gleichaltrige. *K* ging, nein, er fuhr mit dem Rad in die Goethe Oberschule, seine Geschwister in die nahe gelegene Grundschule. Alle Kinder gingen sehr gern in ihre Schule und waren erfolgreich. *K* war in einer reinen Jungenklasse. Das gefiel ihm gut. Einer seiner Mitschüler war der sich zu seinem Christentum bekennende Anton B. Wie gesagt, trug er stets das Abzeichen mit dem Kreuz auf der Weltkugel angesteckt. *K* bewunderte das. Besonders angezogen fühlte er sich aber von einem seine Begeisterung für den Sozialismus ausstrahlenden jungen Kommunisten, Erwin Z. An ihm war nichts Unechtes, nichts Opportunistisches. Davon unterschied er sich so sehr von einem anderen Mitschüler, der mit 16 Jahren schon wie ein alter SED-Funktionär wirkte. Auch wenn es *K* an dieser Schule sehr gut ging, gab es auch dort natürlich Lehrer, die Mut machten und andere, die die Schüler entmutigten. Eine, die Mathematiklehrerin, hatte für die Schüler ein festes Ranking. Sie benotete danach, wie sie die Begabung eines Schülers einschätzte. Diese Festlegung galt nach beiden Seiten, gut wie schlecht. Schrieb nämlich ein guter Schüler eine nur mäßige Arbeit, hieß es, „das entspricht nicht seiner Leistung", und er erhielt eine sehr gute mündliche Ausgleichsnote. Hätte sie es dabei belassen, wäre es nur ungerecht gewesen, sonst nichts. Aber es war eben auch reziprok. Schrieb ein sonst nicht guter Schüler eine sehr gute Arbeit, dann galt auch, „das entspricht nicht seiner Leistung", und sie erteilte ihm eine schlechte Ausgleichnote. Das war bedrückend.

Eine Besonderheit bildeten die Theaterbesuche mit der Schule. Denn Rostock hatte eine der großen Brechtbühnen. Deshalb konnten die Kinder „Die Gewehre der Frau Carrar", „Mutter Courage und ihre Kinder", „Der gute Mensch von Sezuan" sehen, auch „Die Dreigroschenoper". Zur Vorbereitung wurde auf das Kleine Organon für das Theater eingegangen, sollte vermittelt werden, was episches Theater bedeutet. Das unterschied sich schon sehr von den Theaterbesuchen in Güstrow und später in Eisenach. Der Schwerpunkt im Deutschunterricht bestand allerdings im Auswendiglernen von Biographien. Daran ließ sich nämlich gut das jeweils punktuell Fortschrittliche im marxistischen Sinne entwickeln.

Zum neuen Schuljahr 1954 waren sowohl *K* als auch ein Mitschüler aus Güstrow nach Rostock umgezogen. Beide gingen in die Goethe-Oberschule und kamen sogar in dieselbe Schulklasse. Sie wurden sehr gute Freunde. Aus diesem Schulfreund, EK, wurde später ein brillanter Journalist. Nach Erzählungen muss er auch voller verrückter Ideen gewesen sein, mit seinen Einfällen stadtbekannt.

Zunächst hatte EKs Vater, der eine hohe gesellschaftliche Stellung innenhatte, eine Idee. Ausgerechnet in Rostock sollte ein Fasching-Kostümfest gefeiert werden. *K* sollte als Spanier gehen, weil er eine Baskenmütze hatte. So wollte es die Mutter. Er holte EK ab. Dessen Vater freute sich über dieses Kostüm und überlegte, wie man es noch verbessern könne. Da kam ihm eine einzigartig gute Idee, und die war unbeschreiblich nett. Er setzte sie in die Tat um. Als alter Spanienkämpfer hatte er noch sein Käppi. Spanienkämpfer hatten in der DDR eine hohe Reputation. Sie waren das Vorbild für die natürliche Vereinigung der fortschrittlichen Kräfte unter kommunistischer Führung im Kampf gegen den Faschismus. Im Unterricht wurde der Spanische Bürgerkrieg ausführlich behandelt, nicht gerade die dilettantische Kriegsführung der Kommunisten. Sie hatte die Kriegsführung auf republikanischer Seite bestimmt. Viel später, zum ersten Mal in einer Ballade von Wolf Biermann, hat *K* dann davon gehört, wie die Kommunisten die Anarchisten gemeuchelt haben. Hemingway wurde nicht gelesen. Arglos sangen die Schüler im Musikunterricht

(Textautor wohl fraglich/ Musik Paul Dessau) das Lied der Thälmann-Kolonne „Spaniens Himmel“ mit der 2. Strophe: „Dem Faschisten werden wir nicht weichen, schickt er auch die Kugeln hageldicht. Mit uns stehen Kameraden ohnegleichen, und ein Rückwärts gibt es für uns nicht“ und am Ende des Refrains „wir kämpfen und siegen – für dich: Freiheit!“. EKs Vater wollte *K* seine Spanienkämpfer-Mütze für das Kostümfest geben. *K* wagte vor Andacht kaum, das Käppi entgegenzunehmen. Alle fanden, es stände ihm gut. Das musste bei einer solchen Gabe auch gesagt werden. Er setzte das Käppi auf, und die beiden Freunde zogen los zur Faschingsfeier. Es versteht sich, dass sich *K* unter einer so bedeutenden Kopfbedeckung nicht so richtig wohlfühlen konnte.

Noch hatten sie nicht die nahegelegen Straßenbahnhaltestelle erreicht, als ihnen der Vater hinterhergelaufen kam und sie schon von weitem zurückrief. Sie rannten ihm entgegen. Angekommen, riss der Vater *K* das Käppi vom Kopf. Es war also doch ein Problem, so etwas wie eine kommunistische Reliquie auf dem Kopf zu haben, dachte *K*. Sofort sollten sie wieder zurück in die Wohnung kommen und begriffen gar nichts. Angekommen, wurden sie dann gefragt, ob sie jemand gesehen hätte. Sie wussten nicht, wer jemand hätte sein können. Dann kam die Erklärung. EKs Vater hatte nicht in der kommunistischen Thälmann-Brigade gekämpft, sondern auf der faschistischen Seite als Angehöriger der Legion Condor. Das hätte weiß Gott keiner sehen dürfen, denn dann ade! Du netter, etwas schusseliger Vater …

Die Jungs gingen ziemlich ernüchtert aufs Kostümfest.

KÖNNTE ES AUCH ANDERS GEWESEN SEIN? Nein. Die Verwechslung konnte kaum größer sein, nämlich anstelle des Käppis der Thälmann-Brigade das der Legion Condor auf einem Kostümfest tragen zu sollen.

Auf Pünktlichkeit wurde beim Militär Wert gelegt. Jeden Morgen wurde der Vater von seinem Fahrer abgeholt. Dass es immer derselbe war, hatte natürlich seinen Sinn. Schaffte das doch eine gewisse Vertrautheit und damit Unvorsichtigkeit. Nebenbemerkungen gaben der Stasi ein gutes Bild über die Einstellung des Vaters zum Sozialismus. Sein PKW war ein EMW, der BMW-Nachbau in Eisenach. Nur der dem Vater gleichrangige Offizier in der anderen Doppelhaushälfte wurde ebenfalls mit einem EMW abgeholt, die höherrangigen Nachbarn dagegen mit den größeren Fahrzeugen aus sowjetischer Produktion. Alles hatte seine Richtigkeit.

Man könnte es fast eine unbeschwerte Zeit nennen. Einmal nahm der Vater sogar seine beiden Söhne auf eine Fahrt auf einem Minenräumboot auf See mit. Vor Kap Arkona kamen sie in einen Sturm. Das gefiel ihnen.

Der Vater sollte sich in Marxismus-Leninismus weiterbilden. Bei ihm waren in dieser Hinsicht erhebliche Defizite aufgefallen. Damals dürfte es wohl in der gesamten DDR kaum einen chirurgischen Chefarzt gegeben haben, der in dieser Hinsicht nicht ähnliche Defizite aufgewiesen hätte.

Der Spielraum der Admiralität der Volkspolizei See hielt sich in sehr engen Grenzen. Vor jeder nennenswerten Entscheidung der politischen, militärischen und technischen Leitung wurden Instruktionen bei den Verantwortlichen der Roten Armee eingeholt. Nur auf dieser Ebene wurden Entscheidungen getroffen.

Auch wenn der Vater nicht russisch sprach, wurde er doch als fachlich gut und als loyal eingeschätzt. Den Nachweis seiner Loyalität hatte er am 17. Juni 1953 erbracht. Weil er in Bereitschaft zu bleiben hatte, rief er die Mutter an. Diese erklärte voller Freude, dass es einen Aufstand gegen die DDR-Regierung gäbe. Äußerst barsch und heftig erklärte der Vater ihr, dass eingeschleuste CIA-Agenten und weitere verabscheuungswürdige Feinde des Sozialismus die bisherigen Errungenschaften beseitigen wollten. Sie fänden aber kaum Resonanz in der Bevölkerung. Natürlich würden Hetzsender wie der RIAS die Menschen belügen und versuchten, sie aufzustacheln. Da hätten sie sich aber vertan. Klassenbewusste Arbeiter würden diesen Spuk schon beenden, die bewaffneten Organe der DDR jede Konterrevolution mit aller Entschlossenheit niedergeschlagen. Sie könne sicher sein, dass für solche Provokateure Nachsicht nicht infrage käme.

Später erklärter er der Mutter, dass sie wohl den Verstand verloren gehabt haben müsste, so etwas am Telefon zu sagen. Ihr sei doch schließlich bekannt, dass die Stasi alle Telefonate überwache. Ein positives Wort seinerseits hätte ihn vor ein Militärgericht gebracht.

Bei einem großen Manöver hatte der Vater sehr gutes organisatorisches Talent beim Errichten der medizinischen Versorgungsstruktur bewiesen. Die sogenannten „Manöver-Toten" hatte er zum Aufbau des Feldlazaretts mit herbeigezogen. Letztlich kam das gar nicht gut an, weil es die Manöverergebnisse beeinflusst hatte.

KÖNNTE ES AUCH ANDERS GEWESEN SEIN? Ein falsches Wort von einem Offizier am 17. Juni wäre seinem Todesurteil gleichgekommen.

Die Eltern überschätzten *K*s Schwimmtalent maßlos. Nach normalen Maßstäben konnte er schon ziemlich gut schwimmen. Ihm fehlte aber eine gute Schwimmtechnik. Gegen seinen entschiedenen Willen wurden er und sein Freund EK vom Vater in einem Sportclub (SC) angemeldet. In den Sportclubs wurden die besten Sportler aus den Sportvereinen zusammengezogen und speziell leistungssportlich aufgebaut und trainiert. Keiner von den beiden wäre unter diesen Bedingungen in der Schwimmklasse des SC aufgenommen worden. Sportclubs gab es noch nicht lange, weshalb noch die gesellschaftliche Stellung des Vaters wirken konnte. Später hätte kommen können, wer da wolle, nur die Leistung zählte. *K* verfluchte diese Anmeldung über seinen Kopf hinweg, sein Freund fühlte sich schon etwas geschmeichelt. Die Bitte an den Vater, wenigstens erst einmal in einem einfachen Sportverein schwimmen zu dürfen, wurde ihm verwehrt. Natürlich wurden sie nicht trainiert, lernten nichts. Um sie vorzuführen, wurden sie bei einem Schwimmturnier in der großen Rostocker Schwimmhalle über 200 m Brust gegen die DDR-Elite eingesetzt. Kurzfristig waren nämlich zwei Bahnen frei geworden. Beide waren sie entsetzt, mussten sich aber fügen.

Am Kampftag war die Schwimmhalle fast bis auf den letzten Platz besetzt. Den Start bekamen sie noch vernünftig hin. EK war schlau, schwamm nach einer halben Bahn zurück und stieg aus. *K* kämpfte hoffnungslos gegen diese Schwimmer an. Wie sollte er mithalten können. Als die anderen anschlugen, hatte er fast noch 2½ Bahnen vor sich. Über den Lautsprecher wurde den Zuschauern nach jeder Wende und noch einmal in der Mitte der Bahn mitgeteilt „auf Bahn 6 Saternus“. Für *K* war das von einer solchen Peinlichkeit, dass er schwitzte, im Wasser kann man sehr schwitzen. Natürlich wurde er immer langsamer. Beschämt stieg er nach den bisher längsten 200 m seines Lebens aus dem Wasser.

Noch einmal zurück zum Untergehen im Wasser. In der rechtsmedizinischen Tradition wird das Ertrinken eines Menschen häufig in Ablaufphasen unterteilt. Benannt wird es als Opitz-Schema. Hier finden sich Zeitangaben für die Dauer der einzelnen Phasen des Ertrinkens. Fast alle Autoren rechtsmedizinischer Lehrbücher benutzen dafür ein bestimmtes Piktogramm. Es stellt die Phasen des Todes durch Ertrinken grafisch dar, also wie ein Mensch unter zunehmender Verausgabung seiner Kräfte nach dem ersten Untergehen mehrfach auftaucht und untergeht, bis die Energiereserven in der Skelettmuskulatur erschöpft sind. Allerdings wird die Originalpublikation von Opitz nicht zitiert. *K*s Recherchen dazu blieben ergebnislos. Es muss dazu also noch mehr geben.

An die Wasseroberfläche zurückzukommen, ist für einen Ertrinkenden nur so lange möglich, wie er sich räumlich orientieren kann. Das in dieser Extremsituation zu können, ist aber nicht zwingend.

Hilfreich für das Verständnis war der Bericht einer Studentin in einer der Vorlesungen von *K*. Wie sie erzählte, war sie Mitglied in einem Ruderclub. Zusammen mit weiteren Club-Mitgliedern hatte sie ihre Freundin überredet, sich doch einmal auf ein Einer-Ruderboot zu setzen, einen Skill. Diese war dazu nur sehr ungern bereit. Erwartungsgemäß kippte sie mit dem Boot um, tauchte aber nicht gleich wieder aus dem Wasser auf. Zunächst wurde das für einen gelungenen Scherz gehalten und alle lachten. Aber dann dämmerte es, dass es keiner war. Sofort wurde nach ihr getaucht. Auf etwa 3 m Tiefe wurde sie gefunden und gerettet. Sie gab an, unter Wasser die Orientierung verloren zu haben. Diesen Bericht nahm *K* dann immer in seine Vorlesung der folgenden Semester auf. Dass ein Mensch in einer sich überschlagenden Welle die Orientierung verlieren und ertrinken kann, ist unmittelbar verständlich. Häufigkeiten wurden dazu in den erwähnten Statistiken aus Florida und Australien angegeben.

Zweimal stand *K* als Rechtsmediziner vor der Frage, Orientierungsverlust oder nicht. Jeweils schien es so, dass ein erwachsener Mann in einem Wellenbad ertrunken sein könnte. Doch woher sollte das ein Rechtsmediziner wissen? Wie sollte er das erkennen können? Denn ein auf dem Boden des Schwimmbeckens tot aufgefundener Mensch, der zuvor seine Orientierung verloren hat, ertrinkt genauso wie ein Mensch, dem die Kräfte versagen. Der erste Schritt jeweils bestand darin, zu überprüfen, ob es sich überhaupt um einen Ertrinkungstod oder um einen Tod aus ganz anderer Ursache beim Baden handelte. Auch der Erfahrene kann das nicht von außen erkennen. Es sei denn, ein Schaumpilz läge vor. Das ist feiner weißer eiweißhaltiger Schaum, der in den Lungenbläschen, den Alveolen, entsteht und unter so hohem Druck steht, dass er aus dem Mund und sogar auch aus der Nase hervortritt. Ein Schaumpilz kann schon einmal die Größe einer Faust erreichen. Er sieht aus wie die Schaumkrone auf einem Bierglas. Und wie dieser Schaum kann er auch in sich zusammenfallen. Bei der Leichenschau muss schon genau hingesehen werden, um ihn zu erkennen. Oft bleibt davon nur ein schmaler fetziger weißer Auflag auf den Lippen übrig. Beim Ertrinken zerreißen umfangreich die Wandungen der Lungenbläschen, die Alveolarsepten. Rote Blutkörperchen treten dann aus. Deshalb kann ein Schaumpilz einen sogenannten roten Stiel haben. Was bedeutet das? Es bedeutet, dass Blut – rote Blutkörperchen – aus den Alveolen in den weißen Schaum nachgelaufen ist. Manchmal ist er vollständig von Blut durchsetzt, läuft als blutiger Schaum aus dem Mund ab. Aber es wird diagnostisch noch komplizierter, denn rote Blutkörperchen können auch im Sterbevorgang ohne jede Verletzung dieser Alveolarsepten massiv in die Alveolarlichtungen austreten. Das wird als hämorrhagisches, also blutiges Lungenödem bezeichnet. Und das kann sogar schaumig sein. Ein hämorrhagisches Lungenödem findet sich häufig bei Vergiftungen und bei vielen Formen des Herzversagens. Auch für den Plötzlichen Kindstod ist es pathognomonisch, also typisch.

Es ereignete sich im Abstand von vielen Jahren, dass die Männer tot am Boden eines Schwimmbeckens aufgefunden worden waren, der eine war Mitte 50 Jahre alt geworden, der andere war leicht über 60 Jahre alt. Beide wurden im Auftrag der StA obduziert. Die Obduktion ist ein sachlicher Eingriff in die Integrität eines toten Menschen, nichts Gruseliges. Sie wird dann problematisch, wenn es sich um „Fließbandarbeit“ handelt. Im Hinblick auf die von *K* durchgeführte ästhetische Obduktion ist es jedoch für die Öffentlichkeit irreführend, wenn eine sogenannte unblutige Obduktion propagiert wird und damit eine Röntgendiagnostik gemeint ist. Beides entwickelt sich weiter, das unmittelbare Sehen, die makroskopische Diagnostik und die mittelbare Röntgendiagnostik. Ersetzbar gegeneinander sind sie nicht, aber kombinierbar. Oft führt die Obduktion unmittelbar zur Problemlösung. Deshalb ist keine Obduktion wie die andere. In neuerer Zeit wird die molekulargenetische Folgeuntersuchung auch gern „Molekulare Autopsie“ genannt. Auch das ist ziemlich unglücklich, weil dann jeder Folgeuntersuchung der Zusatz „Obduktion“ oder „Autopsie“ beigefügt werden könnte und damit der Ernst und die Strenge einer ästhetischen Obduktion nicht mehr erkennbar blieben.

Es soll auch gesagt werden, was autoptisch beim Ertrinken oder beim Ersticken zu erwarten ist. Wenn bei der Obduktion der Knorpel zwischen dem Brustbein und den Rippen mit der speziellen Rippenschere und das Gelenk zwischen Schlüsselbein und Brustbein mit dem Messer durchtrennt worden sind, kann das Brustbein entnommen werden. Normalerweise sinkt die Lunge infolge ihrer Elastizität sofort zurück, sobald das Rippenfell auch nur geringfügig durchtrennt ist.

Beim Ertrinken und beim Ersticken sinkt die Lunge nicht zurück. Vielmehr ist sie wie überbläht, füllt vollständig beide Brusthöhlen aus. Es ist so außerordentlich wichtig, dass man als Rechtsmediziner diese Unterscheidung sicher treffen kann. Es soll später, wenn über den Plötzlichen Kindstod gesprochen wird, näher darauf eingegangen werden.

Zurück zur Frage des Ertrinkungstodes im Wellenbad. Keiner der beiden Männer war ertrunken. Der eine war an einem Herzinfarkt, der andere an einem umfangreichen Schlaganfall, Hirnmassenblutung, gestorben.

KÖNNTE ES AUCH ANDERS GEWESEN SEIN? Schnell können Menschen die Orientierung unter Wasser verlieren und nicht wieder auftauchen.

Wieder eine traurige Hundegeschichte. Man könnte fast fragen, gibt es denn in einem Leben mit so vielen Hunden nicht einmal eine schöne Hundegeschichte. Doch, die letzte Hundegeschichte im Jahr 2019 betrifft einen alten schwarzen Labrador, Mutter Golden Retriever. Er wurde als Welpe mit dem Namen Zeus übernommen. Auch mit 16 Jahren war er kein mürrischer Alter. Jede Begegnung mit Menschen wurde zu einem wechselseitigen freundlichen Kontakt.

Aber 1956, vor jetzt über 60 Jahren, kam der Vater in Rostock mit einem Boxerwelpen nach Hause, Schwanz und Ohren waren kupiert. Die Wunden davon waren noch nicht vollständig abgeheilt. An den Ohren klebten noch die Pflaster. Er war glatt rehbraun und hatte eine schwarze Schnauze. Der kleine Hund rutschte mit seinen großen Pfoten über das Parkett. Man hörte ihn immer kommen und ging sofort zu ihm hin. Wie bei allen Welpen war die Umwelt verzückt. Das war das soziale Umfeld, das dieser Hund hatte. Ein Kampfhund sollte er auch später nicht werden, vielleicht ein Kettenhund. Das kleine Hundchen, das da noch über seine eigenen Beine stolperte, sollte trotzdem Rex heißen, Papiere kämen nach. Der Vater kaufte stets solche Hunde mit „Papiere kommen nach". Es hieß dann immer: „Der Wurf musst erst noch ins Zuchtregister eingetragen werden." Aber war das denn wichtig? Es war ein so neugieriger Schnobelhund. Der Vater schenkte ihn *K*. Was war das doch für ein großes Geschenk. Aber das Geschenk beschäftigte die ganze Familie beträchtlich. Es sind immer die Mütter, die letztlich nicht nur für die Kinder, sondern auch noch für die Hunde sorgen. Sie kochte Pansen für ihn, woran er sich erst etwas gewöhnen musste. Später bekam er die Reste vom Mittagsessen. Ihn sonst zu versorgen, war *K*s Aufgabe. Das machte er gern. Natürlich ging er mit ihm nach draußen, morgens vor der Schule, mittags sofort, am Nachmittag und abends noch einmal. Damals lernten die Hunde, ihren Haufen in den Rinnstein zu machen. In der ersten Zeit begleiteten die Geschwister *K* und Hund sehr gern. Das legte sich schnell. Von Anfang an begrüßte Rex alle Familienmitglieder mit außerordentlicher Freude, bellte und sprang hoch. Sie liebten ihn, und er liebte sie. Je länger er in der Familie war, desto größer war die gegenseitige Anhänglichkeit. Er wuchs schnell; also auch nicht schneller als andere Hunde. *K* ging mit ihm oft in das nahe gelegenen Wäldchen mit Wildtiergehege und Zoo. In den Zoo durften sie natürlich nicht. Sie gingen in das sogenannte Dorf zu anderen Hunden, zu Zäunen mit Hühnern, Enten, Schafen auf der anderen Seite. Beide erkundeten die Welt. *K* war dafür vielleicht schon ein bisschen zu alt. Aber so ganz falsch war es nicht, die Welt einmal mit den Augen eines Hundes sehen zu wollen. Die Wirklichkeit ging nicht verloren, wenn sie an den bewaffneten Matrosen vorbei zurück nach Hause kamen. Bedroht fühlten sie sich dadurch nicht. Die Matrosen waren ja zu ihrem Schutz da. Das war nun mal so.

So sehr viel älter als *K* waren sie nicht. Sie wussten aber nicht genau, ob sie sich mit ihm unterhalten durften oder nicht. Mit einem hatte sich *K* ganz flüchtig angefreundet. Er wurde abgezogen. Sein Nachfolger verzog bei Begegnungen keine Miene.

Hunde mögen keine Katzen. Stimmt nicht, sagen die einen. Rex sollte wie Pferde, einen Esel und Schweinen auch Katzen kennenlernen. Das ergab sich nicht sofort. Er war schon ein halbes Jahr alt, da kam er mit *K* an einem Grundstück vorbei, auf dem hinter dem Zaun eine niedliche kleine Katze saß. Sie lief nicht weg, als der Hund kam, sondern blieb direkt hinter dem Zaun sitzen. Für den Hund waren die Gitterstäbe viel zu eng, um durchzukommen. Neugierig näherte er sich der Katze. Sie holte kurz aus und schlug ihm ihre Krallen in die Nase. Rex ging verwundert zurück, wandte sich mit derselben Arglosigkeit wieder der Katze zu. Sie zog ihm erneut ihre Krallen durch die Nase. Die Bedenkzeit war sehr viel kürzer. Er explodierte fast vor Wut. Da zog sich die Katze dann doch lieber zurück. Hunde mögen eben keine Katzen. Sah Rex eine Katze, ging es selbst über 2 m hohe Mauern in Vorgärten gegen Katzen los. Aber sonst blieb er der sanfte „Plüschhund" für die Familie. Es endete wieder einmal sehr traurig.

An den Vater war erneut die Aufforderung ergangen, sich jetzt aber zügig die erforderlichen Kenntnisse über Marxismus-Leninismus anzueignen. Dafür fehlten ihm sämtliche Grundlagen. Er hatte sich nicht belesen, auch nicht nachgearbeitet, wo denn auch.

Nur bei wenigen ihrer Nachbarn waren die Eltern oder die Kinder einmal kurz im Haus. Immer standen gut sichtbar die großen Buchreihen Marx, Engels, Lenin und auch Stalin in den Bücherschränken, sonst wenig oder nichts. Deshalb fühlten sich die Eltern verpflichtet, auch diese Buchreihen zu erwerben. Sie wurden sich nicht schlüssig. Das war auch eine Kostenfrage. Zudem fragten sie sich, wie sie die Bücher gut sichtbar aufstellen könnten. In dem vorhandenen Bücherschrank hatten solche Massen an Büchern keinen Platz. Es waren also nachvollziehbare Gründe, weshalb sie zögerten, eine so große Anschaffung zu machen. Unlustig glaubten sie schon, dass für sozialistische Repräsentation ein großer Bücherschrank oder ein Sideboard mit Glastüren erforderlich sei. Es musste sichtbar sein, was da stand, schon ein vorrangiges Argument für eine beträchtliche Anschaffung. Es ging um das Erkennen auf den ersten Blick. Ja, das ist in Ordnung, was der Genosse da liest.

Und das wiederholte sich bei den 68ern wieder. Jeder kennt die unabdingbaren hellblau/dunkelblauen Marx-Bände in den Ikea-Regalen. Das will ich lesen, war die Aussage. Das lese ich, war sie in Rostock. Beides waren wohl eher die Ausnahmen. Die Bücher hießen vielmehr, seht her, das bin ich. Ich weiß, wo ich hingehöre, Genossen! Das tatsächlich zu lesen, waren Privileg und Pflicht zuvorderst der Polit-Offiziere. Basiskenntnisse wurden aber von jedem Offizier erwartet. Sonst wäre er ja nicht Offizier geworden. Basiskenntnisse waren aber erforderlich, um im „Politunterricht" überhaupt folgen zu können. Ineffektiv wäre es gewesen, selber Textanalyen und Interpretationen vornehmen zu wollen. Es waren Exzerpte zu übernehmen und die Ohren zu spitzen, um keine Fehler bei den Argumentationslinien zu machen. Sie wurden im Unterricht niedergebrochen auf die Beschlüsse des ZK der SED und Verlautbarungen der Parteitage, was bekanntlich kein Unterschied war. Der Vater hatte, wie gesagt, keine Vorkenntnisse. Er war ein Quereinsteiger, hatte also weder die Sozialisation der alten kommunistischen Offiziere noch die DDR-Sozialisation der jüngeren, inzwischen nachgewachsenen Offiziere erfahren. Weil bei ihm bei den Schulungen nichts ankam, hatte er sie nur abgesessen. Zu Hause etwas nachzuarbeiten, gab er früh auf.

Trotzdem, ohne Bücherschrank wäre es sehr unpraktisch gewesen, die Buchreihen zu kaufen. Deshalb beschloss die Mutter, es müsse jetzt ein Bücherschrank gekauft werden. Den könne man immer gebrauchen. Und sie freute sich darauf. Zusammen mit *K*, ihrem großen Sohn, ging sie zum ersten Mal in ihrem Leben auf eine Versteigerung, erstand dort einen wuchtigen Gründerzeitbücherschrank und darüber hinaus einen Schreibtisch, nicht für ihren Mann, sondern für *K*. Der hatte ein eigenes Zimmer und ein kleines Tischchen zum Arbeiten. Die Mutter freute sich, ihrem großen Sohn einen richtig großen Schreibtisch kaufen zu können. Im übertragenen Sinne war das auch nichts viel anders als das Dreirad, das er mit vier Jahren bekommen hatte. Dieses Mal stieß er sich nur nicht immer den Knöchel, überhaupt nicht. Vielmehr war es für ihn ein sehr schönes Gefühl, an seinem Schreibtisch sitzen, lesen und schreiben zu können. Manchmal vergaß er darüber fast seinen kleinen Hund, musste sogar gerufen werden. Bis heute ist ihm der Schreibtisch der Lieblingsort überhaupt. Der Fernblick davon aus dem Fenster mit Blick über das Leinetal mit der Göttinger Altstadt aus dem mit seiner Frau gemeinsamen Arbeitszimmer ist so schön, dass eine wirkliche Reise in die Ferne fast entbehrlich scheint.

Die Familie richtete sich darauf ein, in Rostock zu bleiben. Der Boxer war jetzt mit einem Jahr ausgewachsen. Er war noch sehr verspielt, aber eindrucksvoll für Fremde. *K* und er waren viel unterwegs. Sport konnte man es nicht nennen, auch wenn *K* gern dabei lief. Der nicht gerade motivierend zu nennende Abend in der Rostocker Schwimmhalle hatte *K* abgehalten, weiter Schwimmsport zu betreiben. Er liebte das Geräteturnen, besonders das Turnen am Barren. Trainiert wurde in einem Sportraum im Ständehaus, also dem Sitz der Admiralität. Diese Vorliebe für den Barren behielt er die gesamte Schulzeit bei.

Völlig unerwartet schaffte er eines Tages das normale Sportpensum nicht mehr, fuhr mit der Straßenbahn nach Hause, legte sich ins Bett. Er hatte Fieber und wirkte schwach. Als der Vater abends nach Hause kam, untersuchte er ihn, untersuchte den Bauch auf sogenannten Druck- und Loslassschmerz. Die Frage nach etwaigem

Schmerz hätte der Vater überhaupt nicht stellen müssen. In der Familie gab es bei den Jungs keinen Schmerz. Das war eine der Konstanten in der Erziehung. *K* wäre es gar nicht möglich gewesen, die immer wieder vom Vater gestellte Frage nach etwaig bestehenden Schmerzen zu bejahen. So war die Familieneigenart. Andere Familien hatten andere Eigenarten. Dort hätte man das auch Schmerz genannt, man könnte sogar sagen, heftigen.

Dem Vater gefiel der Bauch seines Sohnes gar nicht. Als der dann kollaptisch wurde, rief er in größter Sorge einen Krankenwagen und brachte ihn in die Rostocker Chirurgische Universitätsklinik. Hier wurde die Diagnose „hochakuter Bauch" gestellt. *K* wurde mit größter Vorsicht behandelt, musste liegenbleiben, wurde auf eine Trage gehoben. Ab ging es zur OP-Vorbereitung.

Aber aus welchem Grund auch immer, der Fahrstuhl fuhr nicht. *K* wurde zunächst auf seiner Trage in einen halbdunklen Hörsaal geschoben. Er war fasziniert. Gut beleuchtet hing neben den großen Tafeln an einem Ständer ein menschliches Skelett. Das Licht verlor sich aber nach hinten im Halbrund der Hörsaalreihen. Obwohl es ihm verboten worden war, richtete er sich auf, um alles sehen zu können. Da war also *K* das erste Mal in seinem Leben in einem Hörsaal. Es war ein bisschen aufregend, nicht viel. Und selbst als alter Professor empfand er jedes Mal vor Betreten des Hörsaals, um die Vorlesung zu halten, eine ganz leichte Spannung. Sie verflog, sobald er im Hörsaal war. Viele seiner Kollegen sahen und sehen in der Lehre reine Zeitverschwendung, eine Last. *K* liebte die Lehre sein ganzes akademisches Leben lang. Zusätzliche Vorlesungen bot er an, für Studierende der Jurisprudenz und Anthropologie, was er auch in Göttingen als seine Pflicht empfand.

Als damals im Rostocker Hörsaal der Pfleger zurückkam, lag er wieder brav auf seiner Trage. Der Pfleger war besorgt und ratlos. *K* müsse ja ein Stockwerk höher in den OP gebracht werden. Zwar könne er, der Pfleger, ihn treppauf stützen. Vor dem OP müsse er aber dann doch auf seiner Trage liegen. Wie solle man ihn sonst in den OP schieben können. Das wusste *K* natürlich auch nicht. Pfleger und *K* verständigten sich darauf, dass sie eben gemeinsam anfassen müssten. Naja, es war abends, vielleicht würde das keiner sehen. *K* fasste oben an der Trage an, der Pfleger unten. Er musste natürlich rückwärtsgehen. Anders ging es bei der langen und schweren Trage nicht. Während der Operation zeigte sich dann, dass der Blinddarm, also der Wurmfortsatz, perforiert war, begleitend eine erhebliche Bauchfellentzündung im rechten Unterbauch. So etwas nennt man eine 1-Quadranten Peritonitis. Der Bauch wurde drainiert. Es erfolgte eine hoch dosierte Antibiose. Im Nachhinein wurde sein Aufnahmestatus von den behandelnden Ärzten mit einem immer noch ernsten und besorgten Blick bewertet, von den Schwestern in allen Farben dramatisch ausgemalt. *K* sagte zu dem Drama nichts. Dass er in Lebensgefahr gewesen war, glaubte er nicht. Er war es aber.

KÖNNTE ES AUCH ANDERS GEWESEN SEIN? Nein. Es war das ganz normale Leben einer in der DDR sehr privilegierten Familie. DDR-normal war es aber auch, dass *K* in der Rostocker Universitätsklinik mit hochakutem Bauch dann doch seine eigene, recht schwere Trage zusammen mit dem OP-Pfleger in die erste Etage schleppen musste. Stromausfall. Fahrstuhlausfall.

Noch einmal zur rechtsmedizinischen Lehre. In seinen jungen Jahren als Student und dann als Medizinalassistent hatte *K* erlebt, wie seine damaligen Stationsärzte Angst vor den Gesprächen mit Angehörigen der auf ihren Stationen gestorbenen Patienten hatten. Bereits bei ganz sachlichen Fragen, so wie der, was letztlich den Ausschlag für den Tod gegeben hätte, gingen sie sofort in eine Verteidigungsstellung. Sie hätten alles richtig gemacht. Das hatte gar keiner bezweifelt. Die Angehörigen wollten Informationen, nicht angreifen. Sie wollten die Todesumstände erfahren, auch um mit ihren anderen Angehörigen darüber sprechen können. Durch ihre Unsicherheit erregten die Ärzte erst den Verdacht, dass vielleicht doch nicht alles richtig gelaufen sein könne.

Auf solche Situationen wollte *K* dann später die Studentinnen und Studenten im rechtsmedizinischen Unterricht vorbereiten. Methodisch wählte er dafür das Rollenspiel. Die vorgegeben Konstellation war, dass sie die Rolle der Hausärzte einnehmen sollten, die jetzt zu einem Toten gerufenen worden waren. Vorher waren sogenannte Angehörigenfragen formuliert worden, weil es *K* unzumutbar schien, dass Studierende die Rolle von Angehörigen übernehmen sollten. Es ging ihm um etwas Komplexes. Die Studierenden sollten lernen, dass Ärzte nach erfolgter Todesfeststellung und Untersuchung des toten Menschen, also der Leichenschau, nicht mehr für die Toten, sondern für die Lebenden da sind. Das war erforderlich, denn sehr häufig fragen sich Angehörige, ob sie nicht doch noch einen Notarzt hätten rufen müssen. Weil dieses „sich selber Fragen zu stellen" sehr belastend sein kann, bedarf es der kompetenten ärztlichen Schuldentlastung. Ein guter Hausarzt sieht auch darin nach erfolgter Todesfeststellung den Schwerpunkt seiner Aufgabe.

Aus zahlreichen Rechtsmedizinischen Instituten werden sehr engagiert Kurse zur Untersuchungstechnik für die Leichenschau angeboten. Das ist durchaus richtig, denn es setzt auch die sorgfältige Todesfeststellung voraus. Der Leichenschau folgt für den Hausarzt dann aber das Hauptproblem. Es ist Schuldentlastung bei nicht vorhandener Schuld.

KÖNNTE ES AUCH ANDERS GEWESEN SEIN? Erst die Todesfeststellung, dann die Leichenschau und dann beginnt die Hauptaufgabe des Hausarztes, wird er von den Angehörigen zu einem gestorbenen Patienten gerufen.

Kapitel 7

Die neue Verwendung – Eisenach – Flucht

Zurück in das Jahr 1956, zurück in die Chirurgie der Rostocker Universitätsklinik zu dem Patienten *K*. Dem dauerte der Krankenhausaufenthalt viel zu lange, zumal sich um diese Zeit für die Familie sehr viel änderte. Denn dem Vater war zwar der große Stellenwert der politischen Schulung klar geworden. Aber was sollte er machen? Seine Kenntnisse blieben unzureichend. Für die Partei folgte er somit den Weisungen nur halbherzig. Dass es keine Aufsässigkeit war, wurde zwar nicht verkannt, aber es war eben auch nicht der geforderte Eifer.

Dass er bei einem großen Manöver mit seinem genialen Trick einen militärischen Auftrag unrealistisch gelöst hatte, konnte man einem Offizier seines Ranges nicht nachsehen. Weil es wohl zu spät bei der Manöverkritik aufgefallen war, sollte es vermutlich nicht zu deutlich werden. Alles zusammen war der Partei zu viel. Da nützte es nichts, dass er sonst seine Aufgabe sehr gut verrichtete.

Zu den wichtigen Besprechungen wurde zunehmend sein Stellvertreter zugezogen, er nicht mehr. Jedes Jahr wurden die „Verdienten Ärzte des Volkes" benannt. In diesem Jahr erwartete es der Vater für sich. Als er erwartungsvoll die Liste durchsah, war er es aber nicht geworden, sondern sein Stellvertreter. Das war deutlich.

Von der Partei wurde für ihn eine neue Verwendung gesucht. Deshalb wurde er im Herbst 1956 leitender Werksarzt der Automobilwerke in Eisenach. In diesem Werk wurden der EMW und der Wartburg gebaut. Der Wartburg wurde wohl auch exportiert. Die Familie zog also um.

Dieser Abgang hatte etwas Pep. In Eisenach war der Familie eine geräumige Wohnung im Hochparterre eines einstöckigen Hauses aus den 1920er Jahren zugewiesen worden, mit Garten. Die Familie blieb also privilegiert. Das Haus stand in einer Straße auf dem der Wartburg gegenüberliegendem Hügel mit dem Burschenschaftsdenkmal. Natürlich war die Wohnung kleiner als das Haus in Rostock. Deshalb wurde vor dem Umzug von Rostock nach Eisenach einiges verschenkt, und zwar an die Putzfrau. Sie konnte alles gebrauchen, hatte am Umzugstag diese Sachen auf einen großen Bollerwagen geladen. Aber die Mutter wollte gern noch etwas loswerden, zögerte zunächst noch mit der Weitergabe. Zu Recht hatte sie Angst davor, dass der Vater durch diese Weitergabe als Parteimitglied ziemlichen Ärger bekommen könnte. Sie wollte nämlich die beiden großen Fahnen loswerden, rote Fahne und Schwarz-Rot-Gold, damals noch ohne Staatswappen der DDR. Begründbar wäre es damit gewesen, für die Fahnen in Eisenach mangels entsprechender Fahnenstangen keine Verwendung mehr zu haben. Sie traute sich und gab sie ab. Die Putzfrau faltete sie sorgsam zusammen und legte die rote Fahne oben auf die verstauten Sachen. Als die Mutter das sah, war ihr klar, dass das unerlaubt deutlich war. Und dann fasste sie einen zu riskanten Entschluss, gab ihrer Aversion freien Lauf, und verschenkte auch noch die beiden kleineren Fahnen. Diese wurden nicht etwa auf die große rote Fahne gelegt, wie die Mutter gehofft hatte, sondern auf der Rückseite des Bollerwagens eingesteckt. Als sich dann der Umzugswagen stadteinwärts und der fahnengeschmückte Bollerwagen stadtauswärts in Bewegung setzten, wurde die Mutter doch etwas blass. So symbolträchtig sollte der Abschied aus Rostock eigentlich nicht werden.

KÖNNTE ES AUCH ANDERS GEWESEN SEIN? Nein, die Partei hatte keine Verwendung mehr für den Vater bei der Marine, die Mutter keine mehr für die großen und kleinen schwarz-rot-goldenen und roten Fahnen.

Am 7. September 2018 feierte das Ernst-Abbe-Gymnasium in Eisenach sein 150-jähriges Bestehen und der Jahrgang von *K* das 60-jährige Abitur. Aus der damaligen Klasse kamen sieben Ehemalige zusammen, fünf Wessis und zwei Ossis. Wie es selbstverständlich ist, war es sehr harmonisch. *K*, der nur gut ein Jahr in dieser Klasse gewesen war, kannte viele der früheren Begebenheiten nicht. An die in diesem Kontext miterlebten Kuriositäten konnte er sich allenfalls verschwommen erinnern. Dagegen war allen anderen Teilnehmern ein für *K* zentrales Ereignis, das damals in der Schule für Furore gesorgt hatte, nicht mehr gegenwärtig. Aus einer politischen Aktion war in der Erinnerung der alten Mitschüler und Mitschülerinnen im Laufe der Jahre ein schulisches Disziplinarverfahren geworden. Für die Familie waren damals die Folgen dieses politischen Protestes von *K* eine tiefer Einschnitt, die Flucht in den Westen.

Aber der Reihe nach. Der Schulleiter gab *K* die Wahl zwischen zwei Klassen. Die Schüler der einen seien sehr nett, vernünftig und leistungsstark. Sämtliche Lehrer würden sie schätzen. Er, der Schulleiter, hätte sich *K*s Zeugnis angesehen und meinte, dort würde er sehr gut hinpassen. Von der anderen Klasse würde er ihm abraten, aber natürlich hätte er die Wahl. Selbst wenn es in der anderen Klasse auch eine ganze Reihe von Schülerinnen und Schülern gäbe, die gern arbeiteten und leistungsstark seien, so fehlte doch der Klasse insgesamt die richtige Einstellung zur Schule. Manche der Schüler seien recht unerfreulich und undiszipliniert. Einige hätten sogar Schule und Eltern getäuscht, wären unerlaubt zu Jazz-Konzerten nach Westberlin gefahren. Das hätte man aber unterbunden.

K hörte Jazz und irritierte den Schulleiter, indem er die von diesem als unerfreulich bezeichnete Klasse wählte. Zunächst glaubte der Schulleiter, *K* hätte sich bei der Wahl der Klassen vertan. Aber der hatte sich keineswegs verhört. Es war eine Entscheidung gegen die langweilige Klasse. Vorsichtshalber sagte er den Eltern nichts von dieser schon fast unerhörten Einführung in die neue Schule. Es war die Wahl eines Lebensstils, und zwar des Lebens in der DDR. *K* hatte keine Westsehnsucht. Er sah die Zukunft im Sozialismus. Die familiäre Situation war keine Ost-West-Frage. Ob es im Westen mehr oder bessere Konsumgüter gab, war für ihn nicht wichtig.

Gern wurde damals im Westen gesagt, bei den Flüchtlingen aus der DDR handele es sich ganz überwiegend um Wirtschaftsflüchtlinge. Sie folgten nur dem Konsum. Das wäre zwar nichts Anstößiges, denn die Menschen in der Bundesrepublik folgten genauso dem Konsum. Aber wozu die Konkurrenz mit den gleicherweise tüchtigen Brüdern und Schwestern aus der DDR. Da war es doch einfacher, ihnen ein Päckchen zu schicken.

Warum sollten auch nicht die meisten DDR-Bürger gern an der Fülle von Einkaufsmöglichkeiten im Westen teilhaben wollen? Dort wurden sie dafür verspottet als die Leute, die bei jedem Einkauf mit der Frage begannen: „Haben Sie …“. Natürlich hatten die Geschäfte das Gewünschte. Der RIAS-Berlin, der amerikanische Sender, den die DDR-Führung besonders hasste, griff die Konsumwünsche geschickt mit einem Schlager auf. In der DDR wurde er zu einem natürlich heimlich gehörten Ohrwurm: „In Berlin, in Berlin auf dem Kudamm, steht ein Boy, steht ein Boy und sieht sich Schuh an. Und der Boy und der Boy aus dem Osten, ja der staunt, was die Schuhe hier nur kosten“. Damit war genau der Nerv getroffen, schöne Schuhe aus dem Westen.

Die zu haben, war für *K* eine Selbstverständlichkeit. Auch dafür hatte kurioserweise die Partei gesorgt. Denn in Güstrow und in Rostock konnte der Vater in Sondergeschäften alles einkaufen, was es sonst nicht auf dem freien Markt gab, auch schöne Schuhe aus dem Westen. Zugang hatten nur Angehörige der Roten Armee und SED-Kader. Später wurden die Geschäfte überflüssig, was aber sonderbare Folgen hatte. Denn nun musste die DDR-Nomenklatura direkt in Westberlin einkaufen lassen. Eine dieser streng nach Linientreue ausgewählten Einkäuferinnen war bis zum Ende der DDR eine Schwägerin des Vaters. Bei den Einkäufen ging es um die üblichen Kleinigkeiten des täglichen Lebens, um Dinge, die es in der DDR nicht oder nur in schlechter Qualität gab; sogar um Toilettenpapier.

Also 1956 war es politisch nicht verpönt, Textilien aus dem Westen zu tragen, das galt für Schuhe ebenso wie für die in der DDR besonders beliebten Hawaii-Hemden und auch für Jeans. Die Familie hatte auch noch Großmutter und Tante in Köln, die tatsächlich viele Päckchen schickten.

Der „Westkontakt" wurde in Eisenach von der Partei wieder geduldet. *K* merkte überhaupt erst in einem Gespräch mit einer Mitschülerin, wie interessant seine Schuhe waren. Diese Einmischerin fragte ihn einmal, warum er denn seine schönen Schuhe nie putze. Solche Schuhe gäbe es in der DDR nicht, ob sie aus dem Westen seien? Er putzt seine Schuhe bis heute nicht.

Die Päckchen aus Köln enthielten nie Zeitungen, Bücher oder Schallplatten. Das hätte das Ende der Westkontakte bedeutet. Der Vater blieb Geheimnisträger, blieb auch offiziell unter der Obhut der Stasi. Dazu gehörte die Postkontrolle, die auch den Briefverkehr innerhalb der DDR einschloss. *K* hätte es nie gewagt, Untergrundliteratur zu lesen.

KÖNNTE ES AUCH ANDERS GEWESEN SEIN? Durchaus war es toleriert, Textilien aus dem Westen zu erhalten und diese auch zu tragen. Selbst die oberste Nomenklatura versorgte sich mit westlichem Komfort.

Dass gar nicht so wenige Klassenkameraden trotz der Drohungen seitens der Schule heimlich zu Jazz-Sessions nach Westberlin oder Frankfurt – Albert Mangelsdorff – fuhren, selber jazzten, steckte *K* an. Aber er widerstand der Versuchung mitzufahren. Die Mitschüler fuhren genauso nach Leipzig, um den Thomaskantor Mauersberger an der Orgel zu hören. Es kann ohne Übertreibung gesagt werden, dass das die tonangebende Gruppe der Mitschüler in der Klasse war, 16 und 17-jährige, die sich gern über die Orgel- und Flötenkonzerte unterhielten, die es gerade in der Georgenkirche in Eisenach gegeben hatte. Kaum in der Klasse, wurde *K* auf die besonders gute Akustik in der Georgenkirche hingewiesen, auf den Bach Chor.

Der Schulleiter hatte Recht, es war keine langweilige Klasse, aber Rüpel waren sie am allerwenigsten. Trotzdem oder gerade deshalb gab es auch die ordentlichen Schüler, wie der Schulleiter gesagt hatte. Wie das in jeder Schulklasse ist, waren es Schüler mit unterschiedlichen Interessen. Natürlich gab es auch solche, die dem System sehr ergeben waren. Bei einigen von ihnen würde sich später herausstellen, dass sie Stasizuträger waren. So war es da, dieses innerliche Kopfeinziehen, das dominierende Lebensgefühl in der DDR.

So reichhaltig das Musikleben in Eisenach war, so trostlos war für *K* das Theater. Im Hinblick auf die Literatur machte *K* dann eine ungewöhnliche Erfahrung.

In ihren Ferien mussten die Schüler von einem bestimmten Alter an den Arbeitsalltag in der DDR kennenlernen. Das wurde später noch erheblich ausgebaut. Jetzt mussten sie in der Produktion oder in der Landwirtschaft arbeiten. Dafür erhielten sie dann etwas Geld, zudem wurde ihnen eine abschließende Beurteilung mitgegeben. Einmal arbeitete *K* am Band im EMG-Werk. Für kurze Zeit half er bei der Montage des EMW, dann beim Wartburg. Jeweils waren Dichtungsleisten auf der Innenseite der Türen für die Seitenfenster aufzuschrauben. Das musste man im Griff haben, und es dauerte etwas, bis man das Gefühl dafür bekam, bis es von der Hand ging. *K* hielt die Bandlaufzeiten ein. In diesem Werk war alles mustergültig, selbstverständlich betraf das auch den Arbeitsschutz. Zeit für Unterhaltungen gab es am Band nicht.

Man konnte aber woanders als Schüler mehr verdienen. Mehr verdienen zu können, hatte auch in der DDR immer seinen Grund. Hier war es der deutlich geringere Arbeitsschutz bei einem Zulieferbetrieb für Scheibenwischer. Der Vater war auch dafür zuständig. Seinen Sohn ließ er dort schon arbeiten. Mit Sicherheit wusste er nichts von den Sicherheitsmängeln. Es war eine Altanlage zum Vernickeln und zum Verchromen, ein Galvanisierbetrieb, mit großen Galvanisierbecken. Die Räume waren nicht verschmutzt, hatten aber einen säuerlich-scharfen Industriegeruch und durchgehend einen feinen grau-braunen Chemieniederschlag an Wänden und Arbeitsflächen. Die Anlage wurde von einem noch jungen Chemie-Facharbeiter betreut. Über allen Prozessbecken waren Abzüge angebracht. Allerdings fehlten einige Abzüge, einige andere standen wohl schon länger still oder waren unzureichend für die Gasbildung während der chemischen Reaktionen dimensioniert. Gearbeitet wurde für den Export. Deshalb musste die vorgeschriebene Stückzahl erreicht werden. Dazu wurden die Scheibenwischerteile auf spezielle Tauchgestelle aufgesteckt. Zur Oberflächenbehandlung erfolgte ein sogenanntes Gelbbrennen, das bedeutete Eintauchen in Phosphorsäure oder Salpetersäure. Über dieser Wanne fehlte der Abzug. Das war etwas misslich, weil sich unter dieser chemischen Reaktion sehr schnell eine bräunlich ätzende Rauchwolke entwickelte. Entsprechend schnell oder besser noch schneller musste der Raum dann auch verlassen werden. Die Zeit bis zum Ende der Reaktion nutzte der Arbeiter, um sich zum Lesen zurückzuziehen. Am ersten Arbeitstag empfahl er *K*, sich auch mit Lektüre auszustatten. Das war nett. Am nächsten erkundigte er sich nach dessen Lektüre, wollte aber eigentlich etwas ganz anderes. Er zeigte *K* nämlich ein maschinengeschriebenes, grob geheftetes russisches Flatterheft und erklärte ihm, dass es sich um Untergrundliteratur aus der Sowjetunion handele, sowohl um Lyrik als auch um Prosa. In diesen Gedichten und Berichten würden auch die Verfolgungen und willkürlichen Verhaftungen in der UdSSR nicht verschwiegen und nach gerechteren Wegen zum Sozialismus gesucht. Das solle, ja müsse man lesen, auch wenn es verboten sei.

K fand eine so große Offenheit einem fremden Menschen wie ihm gegenüber beunruhigend. Deshalb hatte er auch nicht die geringste Absicht, sich mit dieser konspirativen Literatur aus dem Samisdat auseinanderzusetzen. Das Angebot hier war etwas anderes als die verbotenen Karl-May-Bände aus der Leihbücherei in seiner Kindheit in Güstrow. Er wehrte ab, indem er sagte, seine Schulkenntnissen reichten nicht aus, um den Text verstehen zu können, lauter fremde Vokabeln. Für den Arbeiter war das ein dürftiges Argument. Er hätte schließlich nicht wissen können, dass *K* in der Schule so wenig Russisch gelernt und dann noch nicht einmal in der Freizeit seine Kenntnisse verbessert hätte. Er sei kein Oberschüler, sondern Arbeiter, und hätte es ja auch gelernt. Alles würde er in der Originalsprache lesen, bei einigen Gedichten reichten seine Russischkenntnisse aber nicht ganz, um deren Schönheit erfassen zu können. Geschickt fragte er auf diesem Wege *K* auch nach seinen Englischkenntnissen aus. Könne *K* also so wenig russisch, dann könnte er ihm auch gute deutsche Übersetzungen geben. Die solle er dann auch abschreiben und an gute Freunde weiterreichen. *K* fühlte sich sehr in der Defensive, witterte eine Falle und lehnte ab. Möglicherweise hat er dem jungen Arbeiter Unrecht getan.

KÖNNTE ES AUCH ANDERS GEWESEN SEIN? Manchmal mögen es auch nur Vermutungen gewesen sein. Sicher war, dass es überall hellwache junge Menschen gab. Auch die Stasi suchte solche Leute. Nur, wer war was?

Zurück zum Eisenacher Leben, *K* und HD hatten sich Boxhandschuhe gekauft. Geboxt wurde in einem aufgelassenen kleinen Steinbruch. Dazu kamen *K*s Freunde und Klassenkameraden den Hügel hoch. Geboxt wurde in Runden über 2 Minuten. Und es machte *K* sehr stolz auf seinen drei Jahre jüngeren Bruder, dass der häufig gegen die vier Jahre älteren Klassenkameraden gewann. Noch im Jahr 2018 zum 60. Abitur-Treffen wurde davon gesprochen.

Als der Vater in Rostock den Boxer-Welpen mitgebracht hatte, sprach er von einer laufenden Eintragung in das Zuchtregister. Rex war viel zu schön, um nur ein Boxer gewesen zu sein. Er sah aus wie ein etwas größerer Boxer und war von der gleichen Sanftmut wie alle diese so gefährlich aussehenden Hunde. In seinem Alter von zwei bis drei Jahren war er noch ein junger Hund voll unbändiger Lebensfreude, verspielt, gehorchte nicht oder nur selten, wenn er gerufen wurde, war Familienmitglied, wurde sehr geliebt. Die Familie konnte noch immer keine Hunde erziehen und mochte Hunde doch zu gern. Rex erwiderte diese Zuneigung, warf die Kinder fast um vor Freude, wenn sie aus der Schule kamen. Fremden gegenüber war er zurückhaltend, nicht aggressiv. Er beeindruckte schon, auch weil er sehr muskulös war. *K* trainierte ihn regelmäßig. Dazu gehörte das Springen. Das steckt in fast jedem Boxer. Geübt wurde auf der Rückseite des gegenüberliegenden Hauses, auf dem Weg zum Steinbruch. Dort sprang er an einer etwas zerbröckelten etwa 1 m hohen Stützmauer auf das Grundstück rauf und runter. Dabei berührte er die Mauer nicht, trotzdem wurde das nicht gern gesehen. Deshalb gingen sie zum Burschenschaftsdenkmal, das ja am Ende der Straße lag, also ganz in ihrer Nähe. Hier gab es dann genug Mäuerchen.

Es hat sich sicher nicht viel verändert. Es ist ein schaurig schwülstiger Bau im historisierenden Jugendstil, von 1900 bis 1902 gebaut, in der Art wie die Porta Westfalica oder der Kyffhäuser. Es ist 33 m hoch, hat eine runde Grundform mit vorgesetzten wuchtigen Säulen, auf denen, bis zur Mitte der Kapitelle reichend, eine Haube ruht. Diese Haube ist außen durch zwei kräftige Reifen klar gegliedert. Abgeschlossen wird sie mit einer Laterne. Die Basis bildet ein massiver Reifen. Dessen Außenrand kragt bis auf die Außenkanten der Kapitelle vor. Dem aufgesetzt ist eine Kuppel mit einer Art Tambour mit Fensterdurchbrechungen. Den Grenzbereich zur Kuppel bildet der zweite Reifen. An dessen Außenseiten ist, in jede Himmelsrichtung weisend, eine große stilisierte Maske positioniert. 1957 war der Zugang zum Denkmal wegen akuter Einsturzgefahr im Innenraum gesperrt und die Tür mit Brettern und einem kleinen Gerüst verschlossen. Die Fenster waren vermauert.

Obwohl das Denkmal also von außen unzugänglich war, stellte es für HD und seinen Freund Frieder aus dem gegenüberliegenden Haus den Lieblingsort dar. Sie hatten einen Weg gefunden, um ins Innere zu kommen. Dort blieben sie aber nicht. Die beiden 14-jährigen kletterten nach draußen auf die Außenseite der Haube. Dazu stiegen sie aus den Fenstern des Tambours, standen dann auf der Fläche des unteren Reifens oder saßen auf dessen Rand. Aber sie stiegen auch noch eine Etage höher, nämlich auf den zweiten Reifen, stellten sich hinter die Masken und sahen, angelehnt an die Laterne, nach unten und unterhielten sich mit den Leuten. Ihnen fehlte jedes Schwindelgefühl.

Eines Tages wollte der Vater mit *K* und Rex zum Burschenschaftsdenkmal gehen. Sie waren noch nicht weit, als der Vater HD hinter der Maske auf der Haube stehen sah. Er wurde bleich, konnte nur noch ganz leise sprechen, bat *K*, mit ihm doch ganz unauffällig wieder nach Hause zu gehen. Vor Furcht um seinen Sohn verging er fast. Zu Hause angekommen, bat er *K*, noch einmal ganz unauffällig nach HD zu sehen. Als *K* dann kam, war HD sehr traurig und fragte: „Hat der Papi mich denn nicht gesehen. Ich habe doch gewinkt?" *K* erzählte, dass der Vater vor Angst fast kollabiert wäre. HD musste dem Vater versprechen, nicht mehr auf das Burschenschaftsdenkmal zu klettern. Wie sollten aber HD und Frieder ihren Lieblingsplatz aufgeben können? HD blieb schwindelfrei. Im Laufe seines Lebens ging er noch sehr viel höher hinauf. So hat er später als Techniker über viele Jahre auf den Funktürmen die Richtantennen justiert. Dazu musste er auf den nach unten durchsichtigen Eisenrosten stehen. Das konnte er. Der Vater hat das nicht mehr erlebt. Allein der Gedanke daran hätte ihn kollabieren lassen.

Wie gesagt; leider konnte *K* seinen Hund nicht so häufig, wie er es gewollt hätte, auf dem Weg zum Steinbruch an der Stützmauer trainieren. Auf der der Straße zugewandten Seite wäre es ohnehin nicht möglich gewesen, denn hier war die Stützmauer wesentlich höher als hinten. Sie stieg von etwa 1½ auf gut 3 m an. Das war so lange uninteressant, bis Tages eine Katze in Grundstücksmitte unter einem der größeren Bäume saß und sich dort sehr sicher fühlte. *K* sah die Katze, Rex sah sie. Die Mauer war dort 2 m hoch. Deshalb gab es für *K* keine Veranlassung, seinen Hund an die Leine zu nehmen. Aber neugierig war er schon auf das Verhalten seines Hundes. Schließlich hatte er es direkt miterlebt, wie der zu seinem Katzenhass gekommen war. So wunderte *K* sich nicht, dass sein Hund blindwütig auf die Katze losraste. Er blieb aber nicht vor der Mauer stehen, sondern sprang an ihr hoch auf das Grundstück. Damit hatte die Katze nicht gerechnet. Fast hätte er sie bekommen. Nur im letzten Moment konnte sie sich auf einen Baum retten. Der Gewaltsprung hatte nicht zu Zerrungen oder zum Abriss einer Kralle an den Vorderpfoten, er hatte zu gar keiner Verletzung geführt. Die Familie begegnete der anschließenden Schilderung des Vorfalls mit Zurückhaltung. Um nicht als Lügner dazustehen, ließ *K* seinen Hund am nächsten Tag noch einmal vor den Geschwistern und seinen Freunden an dieser Stelle an der Mauer hoch auf das Grundstück springen, d. h. er sprang auf die Mauer mit den Vorderpfoten und zog sich dann nach.

Kaum war er oben, kam auch schon die Hausbesitzerin heraus und beschimpfte *K*. Gestern hätte er schon nicht auf seinen Hund aufgepasst und der deshalb ihre Katze um ein Haar getötet. Jetzt würde er das auch noch üben. Da mischten sich bei *K* Stolz und schlechtes Gewissen. Aber der Stolz auf diesen Hund und die Liebe zu ihm sind auch nach 60 Jahren noch greifbar vorhanden.

Und doch sollte damals alles traurig enden. Das lag allein an *K*.

Könnte es auch anders gewesen sein? Nein, es gab den ganz normalen Alltag mit Hund, Boxen und Waghalsigkeiten.

Zum 40. Jahrestag der Oktoberrevolution sandte die FDJ eine Grußadresse an den Komsomol, also die Jugendorganisation der KPdSU in der UdSSR. Sämtliche Schüler in der DDR hatten zu unterschreiben. Formuliert wurde sie in den wichtigen Passagen als Gelöbnis. Für *K* wäre seine Unterschrift gleichbedeutend einer Verpflichtung gewesen, die von ihm jederzeit hätte eingefordert werden können. Und wer die DDR kannte, musste damit rechnen, dass das auch erfolgen würde.

Enthalten waren eigentlich Selbstverständlichkeiten. Für jetzt und für die Zukunft sollte der Sowjetunion unter der Führung durch die KPdSU bei dem Erringen des Sozialismus die Schrittmacherrolle zuerkannt werden, der SED beim Aufbau des Sozialismus in der DDR. Es sollte erklärt werden, die Errungenschaften der Arbeiter- und Bauernmacht mit der Waffe in der Hand verteidigen zu wollen.

Zu dieser Zeit wurde intensiv für die Volksarmee geworben, war die Wehrpflicht noch nicht eingeführt worden. Wie in den anderen Klassen unterschrieb auch ein Großteil der Schüler in *K*s Klasse diese Grußadresse, was auch sonst. Das war ein halbes Jahr vor dem Abitur.

K und sein Freund Ulrich erhoben Einwände, die sogar zunächst von weiteren Mitschülern geteilt wurden. Selbstverständlich sahen sie zum jetzigen Zeitpunkt die führenden Rollen von KPdSU und SED als gegeben und berechtigt an, hielten aber eine Projektion in die Zukunft nicht für marxistisch. Den Weg zum Kommunismus hielten sie für einen dynamischen Prozess, bei dem nicht von vornherein festgelegt sein könne, welches die fortschrittlichste Kraft werden würde. Deshalb dürfe man einen Wechsel in dieser Schrittmacherfunktion nicht von vornherein ausschließen. Zwar sei es aus der historischen Erfahrung heraus sehr berechtigt, dass sie bei der KPdSU und in der DDR bei der SED in den besten Händen läge, aber die gestaltende Kraft käme aus der gesamten Arbeiterklasse. Im Übrigen sei der Kommunismus eine geschichtliche Notwendigkeit, eine Frage des Bewusstseins, das sich gegen alle Widerstände ausbreiten werde und deshalb auch nicht militärisch verteidigt werden müsse.

Mit diesen Einwänden setzten sich die Lehrer ernsthaft auseinander. Daraufhin unterschrieben bis auf *K* und Ulrich alle anderen Schüler. Diese Widerspenstigkeit war für die Ernst-Abbe-Oberschule misslich. Zunächst passierte den beiden nichts.

Es war aber nicht so, dass damit die Sache erledigt gewesen wäre. Das befürchteten Ulrich und *K* allerdings auch – zu Recht, wie sich bald zeigte.

Könnte es auch anders gewesen sein? Nein, tatsächlich widersetzten sich zwei Schüler einer politischen Selbstverständlichkeit, nämlich ihre Unterschrift in einer Grußadresse an den Komsomol zu leisten. Da wollten sie auch noch über die führende Rolle der KPdSU und der SED beim Aufbau des Sozialismus diskutieren; kurz vor ihrem Abitur.

Plötzlich bot sich für die Schulleitung eine Gelegenheit. Bei einer Schulaufführung von Gorkis „Die Feinde“ im Eisenacher Theater gab es erhebliche Tumulte. Für die Schauspieler muss es bedrückend gewesen sein. Sie kamen mit ihrer Art der Darstellung bei dem jungen Publikum nicht an. Die Inszenierung war schlecht. Es wurde agitativ und platt gespielt. Dass sich viele Schüler langweilten, war zu ertragen. Unglaublich war es aber, wie sich viele von ihnen während der Vorstellung einfach laut miteinander unterhielten, sich gegenseitig quer durchs Theater etwas zuriefen und auf dem Höhepunkt des Tumults auf den oberen Rängen auch noch Kleiderständer umgeworfen wurden. *K* und Ulrich saßen nebeneinander im oberen Rang, hörten und sahen dem Stück wenig angetan zu. Neben ihnen saß der Mitschüler R., der 2 Klassen tiefer als sie auch die Ernst-Abbe-Oberschule besuchte. Der kannte einen Statisten, und sobald der die Bühne betrat, rief er ihn quer durch das Theater mit seinem Spitznamen, „Schnüffel“. So etwas mochten Ulrich und *K* nicht. Sie fanden es ungehörig und verlangten von R., das zu unterlassen. Der schwieg danach. Trotzdem sollte das eine Falle werden, die ihnen die Schulleitung stellte. Sie tappten hinein.

Am nächsten Morgen stand dann R. vor dem Schuleingang und bat Ulrich und etwas später auch *K* in panischer Angst, ihn nicht zu verraten. Sie sagten es ihm ziemlich ungern zu, Schülersolidarität. Das nützte aber nichts, denn die Schulleitung erfuhr sofort von anderen Schülern, wer der Schreier gewesen war. Noch vor der ersten Pause stand R. vor der Schulleitung und räumte sein Schreien ein. Ihm wurde die Entfernung von der Schule angedroht, man werde noch beraten. Er wurde später entlassen. Zunächst wurde ihm nahegelegt zu sagen, dass sich auch *K* und Ulrich an den Störungen beteiligt hätten. Zwar war er willens, aber zu viele Schüler bezeugten das Gegenteil. Der Schulleiter wies R. an, weder *K* noch Ulrich etwas von seinem Eingeständnis zu sagen. Vielmehr sollte er sie weiterhin um Stillschweigen bitten. Wie andere Schüler wurden auch Ulrich und *K* vom Schulleiter nach diesem Vorfall befragt. Da tat er dann so, als wolle er von den beiden erfahren, welche Schüler die Krawallmacher gewesen waren. Speziell galt seine Frage dem Schüler, der immer „Schnüffel“ gerufen hätte. Diese Rufe müssten doch, nach allem, was er wisse, aus ihrer Nähe gekommen sein. Sie sahen sich schon unter Druck, gaben den Namen aber nicht preis. Tatsächlich kam R. am nächsten und übernächsten Tag jeweils einmal in der Pause zu ihnen und spielte den Ängstlichen, den man nicht verraten dürfe, also ein Schauspiel im Auftrag der Schulleitung.

Am dritten Tag wurden *K* und Ulrich vor die Schulkonferenz gestellt. Der Vorwurf war, sie hätten in dieser Sache durch hartnäckiges Vertuschen die von R. sofort eingeräumte Störung der Theateraufführung zweifelhaft erscheinen lassen. Damit hätten sie drei Tage lang die sozialistische Aufbauarbeit des gesamten Lehrerkollegiums behindert. R. sei sofort von der Schule entfernt worden. Sie wussten, dass das nicht stimmte. Auch sie beide seien an dieser Schule nicht mehr tragbar. Er riet ihnen noch vor dem Abitur abzugehen, erteile ihnen somit förmlich das consilium abeundi. Für ein Studium seien sie ungeeignet. Sie beide hätten dem Ansehen der Schule sehr geschadet, müssten sich deshalb umgehend bei den Schauspielern für ihr Verhalten entschuldigen.

K und Ulrich fragten sich zwar, wofür sie sich selber entschuldigen sollten. Sie sagten aber lieber nichts. Am selben Nachmittag gingen sie ins Theater, baten um ein Gespräch mit den Schauspielern und entschuldigten sich für den Lärm bei der Aufführung. Das war hochpeinlich, weil die Schauspieler natürlich sagten, ein doch sehr aufmerksames Publikum gehabt zu haben. Ja, ja, sie hätten davon gehört, dass es ein paar Flegel im oberen Rang gegeben habe. Schüler könnten manchmal so sein. Im Übrigen hätte die Schule das bereits disziplinarisch geahndet. Die Entschuldigung würden sie annehmen, aber es sei nur eine Belanglosigkeit. Wohlwollend entließen die Schauspieler die beiden.

Wohlwollend gab sich zunächst auch der hauptamtliche FDJ- und Parteisekretär der Schule, als er *K* und Ulrich zu sich einbestellte. Das Gespräch begann er mit der Erklärung, sein Leben in den Dienst der Partei gestellt zu haben und zu stellen. Still fragte sich *K*, warum er das denn erzähle. Dann kam der Parteisekretär zur Sache, fragte nach, warum sie diese wirren Gedanken geäußert hätten. Warum sie denn die Torheit besessen hätten, nicht die Grußadresse zu unterschreiben. *K* erklärte, dass es doch grundsätzlich nicht möglich sei, in die Zukunft zu sehen, man auch deshalb nicht sagen könne, wer einmal die fortschrittlichste Kraft bei der Gestaltung des Sozialismus werden würde. Außerdem müssten doch die Arbeiter selber viel mehr in die Entscheidungen einbezogen werden, und das gelte nicht nur für die Mitbestimmung in den Betrieben. Da geriet der Sekretär außer sich. Das sei eine unglaublich revisionistische Haltung, woher er das denn hätte. Das sei Titoismus. Die Führung der Kommunistischen Partei, nämlich die der KPdSU und durch diese das ZK der SED, würden die Zukunft gestalten, hätten den Weg in den Sozialismus tiefgründig durchdacht. Die Gesellschaft würde dadurch schrittweise auf ein höheres Niveau gehoben, deshalb sei die Partei immer etwas voraus, bestimme den Weg. Das sei die geschichtliche Rolle der Partei. Er verstände überhaupt nicht, warum sie das bisher nicht begriffen hätten. Von nun an erwarte er von ihnen bedingungslosen Einsatz für den Sozialismus, jeder erteilten Weisung hätten sie zukünftig widerspruchslos zu folgen. Mit Strenge und noch verbleibender Empörung in der Stimme wurden sie entlassen. Man würde entscheiden.

In den nächsten Wochen führten mehrere Klassenkameraden so nebenbei mit *K* Schulhofgespräche. Einer erzählte ihm, bereits Mitglied der SED zu sein. Das könne man ganz regulär mit 18 Jahren werden. Auf das Erstaunen von *K* bekräftigte er, tatsächlich nicht mehr Kandidat, sondern Mitglied der SED zu sein. Im Übrigen ginge er davon aus, dass *K* bei seiner positiven Einstellung zum Sozialismus sicherlich nicht an eine Flucht in den Westen denke. Ein anderer Klassenkamerad wohnte im gesperrten Grenzgebiet. Auch er wollte wissen, inwieweit *K* seine Sicht der Überlegenheit des Sozialismus gegenüber dem Kapitalismus teile. Dazu fragte er ihn, ob die Streitkräfte des Warschauer Pakts der Nato überlegen oder unterlegen seien. *K* beantwortete alles zur Zufriedenheit. *K* hatte tatsächlich nicht die Absicht, in den Westen zu gehen, und wollte sich auch gar nicht gegen den Sozialismus entscheiden.

KÖNNTE ES AUCH ANDERS GEWESEN SEIN? Nein. Bei *K* und seinem Freund Ulrich lief die Frage nach der führenden Kraft auf den Weg in den Sozialismus geradewegs auf das consilium abeundi zu. Später, nach 60 Jahren, hatten die anderen Mitschüler und Mitschülerinnen den brisanten politischen Teil dieses Ereignisses vergessen, nur noch die Krawalle im Theater in Erinnerung. Sie hatten ja alle unterschrieben.

In Ulrichs Familie dachte man realistisch über dessen Zukunft nach. Ulrichs Vater fragte *K* sogar, ob er zusammen mit Ulrich fliehen wolle. Für alle Fälle gab er *K* einen Berliner Stadtplan. Vielleicht könne er ihn einmal gebrauchen. Vorsorglich sagte er dann lieber doch, es wären alles Erwägungen, keine konkreten Fluchtpläne. Und dann wollte Ulrich eines Tages nach der Schule bei trüb-nassem Herbstwetter mit *K* unbedingt ohne Ziel durch die Stadt gehen, auch in die Georgenkirche, die aber abgeschlossen war. *K* dachte dabei nicht an Flucht, fand das alles etwas zu rührselig. Er mochte Nähe nie, tiefe Einübung von klein an. Mit diesen Gefühlen hatte er auch Recht.

Am nächsten Tag fehlte Ulrich tatsächlich in der Schule. Ihm war die Flucht in den Westen gelungen. Seine Eltern schickten ihm Kleidung und seine Zeugnisse nach. Aus dem Flüchtlingslager in Berlin-Marienfelde kam er ins Ruhrgebiet nach Marl. Dort hatte der großartige Bürgermeister Heiland bereits früher nach dem Ungarnaufstand geflohene Musiker unterstützt, jetzt für aus der DDR geflohene Schüler städtische Mittel für einen sogenannten Förderkurs bereitgestellt. Dieser Förderkurs war eine reguläre Klasse am Albert-Schweitzer-Gymnasium, unterrichtet von den dortigen Lehrern. Wegen der unterschiedlich langen Schulzeit, DDR 12 Jahre versus Bundesrepublik 13 Jahre, wurde ein DDR-Abitur grundsätzlich nur dann anerkannt, wenn in der DDR bereits mehr als 3 Semester studiert worden waren. Es wurde schon als sehr schikanös empfunden, dass bei einer Flucht in den Semesterferien nach dem 3. Semester das DDR-Abitur nicht anerkannt wurde, sondern erst nach dem ersten Tag im 4. Semester. Die Studenten konnten also ihr Studium nicht fortsetzen, mussten unterbrechen und das Abitur nachmachen. Schüler wie Ulrich, die in der 12. Klasse aus der DDR geflohen waren, hatten noch zwei Jahre bis zum Abitur; diejenigen, die bereits das DDR-Abitur hatten, noch ein Jahr. Aber der Wert einer Förderschule lag nicht darin, ein weiteres Jahr über die Runden zu bringen. Er bestand für die geflohene DDR-Jugend in Nachsicht bei Fehlern und Zuwendung durch die Lehrer, jedenfalls in Marl.

Nach der Erinnerung, die aber täuschen kann, wurde in Eisenach als erster Teil des Abiturs das Sportabitur bereits im Januar abgelegt. Es hatte einen fast eigenständigen Charakter. Das würde sich später als außerordentlich wichtig erweisen. *K* bestand das Sportabitur leicht.

Könnte es auch anders gewesen sein? Nein, Schüler aus der DDR, die dort das Abitur gemacht hatten, mussten es nach einem Zusatzjahr in eigens dafür eingerichteten Förderkursen noch einmal machen. Bei Studenten wurde geradezu schikanös verfahren. Das Abitur wurde nach dem 3. Semester anerkannt. Das hieß, erst nach dem 1. Vorlesungstag im 4. Semester. Heute nennt sich so etwas Willkommenskultur.

Für den Abiturjahrgang 1958 gingen wenige Wochen später die Studienbewerbungsunterlagen ein. Es war für *K* ein ziemlicher Magendruck, keine Unterlagen zu erhalten. Man hatte es ihm gesagt, dass er nicht gleich studieren dürfe. Er hätte sich als dafür nicht würdig erwiesen und müsse sich erst bewähren. Dann wurde er eines Tages in den Raum des Partei-/FDJ-Sekretärs gerufen. Neben ihm saßen an einem Tisch zwei weitere Männer, einer in Zivil, der andere uniformiert. *K* wurde ihnen gegenüber platziert. Zunächst wurde ihm eröffnet, dass es um seine Bewährung ginge. Insofern könne er von außerordentlichem Glück sprechen. Denn regulär hätte seine Sache vor ein Gericht gehört. Schließlich hätte er seine Mitschüler zu einer konterrevolutionären Aktion gegen den Sozialismus angestiftet. Diese hätten sich aber nicht von ihm und dem inzwischen geflohenen Ulrich X in ihrer Treue zum Sozialismus beeinflussen lassen. Nun müsse er beweisen, ob er es verdient hätte, dass sich seine Schule so sehr für ihn einsetze, also aus einer Straftat nur eine Disziplinarsache mache. Man habe sich inzwischen bei Lehrern und Schülern über ihn erkundigt. Danach hätte er die erforderliche positive Einstellung zum Sozialismus. Deshalb könne man ihm ermöglichen, sich jetzt über drei Jahre in der Produktion oder in der Landwirtschaft zu bewähren. Allein der Betrieb könne ihn, bei sehr gutem Abitur, besonders guter Leistung im Betrieb und sehr großem gesellschaftlichen Engagement für ein Studium vorschlagen. Die Wahl des Studiums richte sich nach den betrieblichen Erfordernissen. Auch müsse ihm klar sein, dass er bei der Kandidatenauswahl wegen seiner konterrevolutionären Aktion an letzter Stelle stehe. Vorrang bekämen die ungebrochen zum Sozialismus stehenden Mitbewerber in seinem Kollektiv. *K* begriff, das er Arbeiter unter besonderer Observierung werden sollte. Damit war die Druckkulisse aufgebaut, um den Uniformierten zu Wort kommen zu lassen. Statt sich in der Produktion zu bewähren, könne er sich auch für einen Dienst in der NVA verpflichten. Das sei der reguläre militärische Weg. Irgendwann könne man vielleicht seine konterrevolutionäre Aktion hintanstellen.

Ihm das zu ermöglichen, sei eigentlich ein zu großes Entgegenkommen, das wisse er schon ganz genau. *K* begriff nicht die Tragweite seiner Entscheidung. Er unterschrieb eine Verpflichtung zum Dienst an der Waffe und fühlte sich danach deutlich erleichtert. Zur NVA zu gehen, hatte er ursprünglich am wenigsten gewollt. In grenzenloser Naivität war er sehr froh, sich nicht chancenlos in der Industrie oder Landwirtschaft bewähren zu müssen. Harte körperliche Belastung zu ertragen und gehorsame Linientreue traute er sich schon zu. Vereidigt wurde er noch nicht. Sogar etwas beschwingt ging er in den Unterricht zurück. In der ersten Schulpause berichtete er einzelnen Mitschülern von seiner eingegangenen Verpflichtung. Diese zeigten dafür nicht das geringste Interesse. Entweder sagten sie lediglich „Ja" oder „dann hast jetzt deine Wahl getroffen". Das waren kalte Duschen.

Nach Hause gekommen, berichtete er seiner Mutter sofort von der eingegangen Verpflichtung. Die Mutter wurde blass und fragte, ob er sich das denn alles genau durchgelesen hätte. Er gab zu, beim Durchlesen vielleicht nicht alles genau verstanden zu haben. Er hatte sein Exemplar. Durchaus hätte man *K* angehalten, sich die Verpflichtungserklärung vor der Unterzeichnung genau durchzulesen. Dennoch sei es von der Gesamtsituation her schwierig gewesen, sich zu lange in diese Erklärung zu vertiefen. Er sei auch aufgeregt gewesen. Sein eigenes Exemplar der Verpflichtung hatte er ja erhalten. Es war ein relativ kurzer Text. Paragraphen, wonach es sich um eine Spezialeinheit handelte, hätte er nicht ganz verstanden.

Aber verschwiegen habe man ihm nichts. Etwas unangenehm sei die Mitteilung schon gewesen, dass es sich um eine Einheit handeln würde, in der sich auch noch andere zu bewähren hätten. Aber im Vergleich mit einem Einsatz in der Produktion oder Landwirtschaft sei ihm diese Lösung doch lieber gewesen.

Diese Einzelheiten beunruhigten die Mutter noch mehr. Möglicherweise oder sogar wahrscheinlich hätte er eine Unterschrift für den Dienst in einem Strafbataillon gegeben. Aber man müsse bis zum Abend warten. Der Vater müsse erst die Verpflichtungserklärung durchlesen, er verstände ja mehr vom Militärischen als sie.

Kaum stand der Vater in der Tür, konnte die Mutter ihre Aufregung nicht mehr bremsen. Sie erzählte es und fragte: „Strafbataillon". Ja, Strafbataillon, sagte der Vater und stockte. Er sah sich die Verpflichtung an und sagte, das sei eine Formulierung für ein Strafbataillon. Die Eltern waren alarmiert, besorgt und sehr traurig. Ihnen war klar, dass das die Zerstörung ihres Sohnes bedeutete. Aber *K* wollte keine Analogien zu Strafbataillonen der Wehrmacht sehen. So dachte er langsam und gummihaft an der Realität vorbei, wollte nicht wahrhaben, dass es für ihn nicht um Bewährung gegangen war, sondern um seine Einwilligung in brutale physische und psychische Unterwerfung. Völlig naiv, überzeugt von der Menschlichkeit im Sozialismus, hatte er geglaubt, zwar unter schwierigen Bedingungen, doch schließlich aus eigener Kraft Bewährungsergebnisse vorweisen zu können. Es war fast unverantwortbar naiv zu denken, es sei ein Mittel gewesen, sein Selbstwertgefühl zu steigern. Der eine war ihnen entgangen, der andere sollte als Warnung dienen.

Die Mutter fand als erste die Worte. Jetzt ginge es für *K* nicht mehr um die Frage, ob er in den Westen fliehen müsse, sondern nur noch wann und vor allem wie.

KÖNNTE ES AUCH ANDERS GEWESEN SEIN? Es konnte für diese revisionistische Sicht als Ahndung nur eine Bewährung in der Produktion oder bei der Armee (NVA) verhängt werden. Selbstverständlich war damit sein berufliches Weiterkommen beendet, ehe es überhaupt angefangen hatte. Bewährung in der Armee hieß Strafbataillon, nicht Aufbaubrigade – also physische und psychische Unterwerfung.

In der Schule kam keiner der „kommunistischen" Klassenkameraden mehr auf ihn zu. Es war eine sonderbare Konstellation. Während er durchaus an den Sieg des Sozialismus glaubte, also das marxistische Geschichtsbild verinnerlicht hatte, empfand er von Anfang an bei den, wie er meinte, „kommunistischen" Mitschülern eine lauernde Unehrlichkeit. Das stand im Gegensatz, nicht im Kontrast, zu der offenen Freude am Sozialismus, die seinen früheren Rostocker Klassenkameraden Erwin Z ausgezeichnet hatte und dessen Ernst und Lauterkeit, womit er für seine Überzeugung eingetreten war.

Eisenach lag unter dem Korridor der Luftbrücke Berlin-Frankfurt. Bei jedem Flugzeug wurde die Mutter traurig, weil sie an die Ungewissheit einer Flucht ihres großen Sohns dachte. Ein Fluchtversuch der ganzen Familie wäre chancenlos gewesen. Wohin auch mit dem Hund. Das wäre viel zu verräterisch gewesen. Es hätte auch Gewaltiges auf dem Spiel gestanden, denn der Vater war auch nach seiner Entlassung aus der Marine noch Geheimnisträger. Regelmäßig nahm die Stasi zu ihm Kontakt auf. Die Flucht in den Westen fiel deshalb noch unter Desertion. Darauf und auf militärischen Geheimnisverrat stand die Todesstrafe. Er war noch Genosse und gehörte zum System. Das unüberlegte Verhalten seines Sohns, die Grußadresse mit den hanebüchenen Begründungen nicht zu unterschreiben, hatte ihm selbstverständlich Ärger mit der Partei eingebracht. Aber man hatte ihm damals zugesagt, dass man Gnade vor Recht walten lassen wolle. Das hatte er auch seinem Sohn so gesagt, hatte ihm Hoffnung gemacht. Jetzt fühlte er sich als Parteimitglied betrogen, hereingelegt.

14 Tage vor Ostern war es, dass er sich betrank und das Haus verließ. Keiner wusste, wohin er gegangen war. Eine Stammkneipe hatte er nicht, aber es muss eine Gastwirtschaft gewesen sein. Sehr spät am Abend wurde er von der Polizei zu Hause abgeliefert. Er hatte so etwas wie einen Filmriss. Aus seiner Erinnerung ging nur noch bruchstückhaft hervor, dass er jetzt wohl mit einem Parteiausschlussverfahren, auch mit fristloser Entlassung rechnen müsse. Tatsächlich hatte er in der Öffentlichkeit, in einer Kneipe, auf die Partei geschimpft, die seinen Sohn umbringen wolle. Er schimpfte auf das ganze Bonzentum und auf Ulbricht, hörte wohl gar nicht wieder auf. Sehr schnell griff die Polizei ein. Am nächsten Tag wurde ein Parteiausschlussverfahren eingeleitet. Als er zu seiner Entschuldigung vorbrachte, dass er seinen Sohn vor dem Strafbataillon hätte schützen wollen, wurde das als irrelevant angesehen. Ausgerechnet dieser Sohn. Der hätte doch mehr Glück als Verstand gehabt. Es wurde die fristlose Kündigung ausgesprochen. Zudem erhielt er ein strenges Berlinverbot. Ein Übertreten würde als Fluchtversuch mit der Höchststrafe geahndet werden.

Aber so fristlos ging eine Freisetzung dann doch nicht. Erst musste ein Nachfolger gefunden werden. Das war nicht so einfach. Ohnehin gab es in der DDR einen beträchtlichen Ärztemangel. In Eisenach war aber der Vater, nachdem er die SED-Oberen in aller Öffentlichkeit beschimpft hatte, nicht mehr tragbar. Deshalb sollte er Betriebsarzt in einem kleineren sächsischen oder brandenburgischen Werk werden. Wo das sein würde, war noch nicht entschieden, nur dass es ein deutlicher Abstieg werden sollte, eine Strafversetzung.

Könnte es auch anders gewesen sein? So ganz sicher war es nicht, was der Vater in verzweifelter Reaktion auf die politische Torheit seines Sohns gesagt hatte, aber sicher war es eine noch größere Torheit. Parteiausschlussverfahren, fristlose Entlassung geben die Schwere der Verfehlung an, wenn nicht bereits des Delikts.

Wirtschaftlich ging es Ärzten in der DDR im Vergleich mit anderen Berufsgruppen gut. Über die große Arbeitslosigkeit für Ärzte in der Bundesrepublik waren sie informiert. Trotzdem flohen viele. Geschickt wurden sie von der DDR-Führung als Wirtschaftsflüchtlinge gebrandmarkt. Bereitwillig wurde das im Westen aufgegriffen und ausgeschmückt. Dabei war jeder „Umzug" innerhalb Deutschlands in der Bundesrepublik nicht mehr als ein Verwaltungsakt, unabhängig davon, ob die Menschen aus Bayern oder Mecklenburg kamen. Der Empfang für Ärzte war in der Bundesrepublik nicht gerade herzlich.

Und trotzdem überlegten die Eltern jetzt die Flucht der ganzen Familie in den Westen. „Aber, was machen wir mit dem Hund? Wir fallen mit ihm in jedem Zug auf, bereits auf dem Weg zum Bahnhof. Geben wir ihn weg, weiß jeder warum." Sinnvoller war doch die Alternative, *K* flieht allein. Die Mutter dachte auch daran, dass ihn die Familie bis nach Berlin bringen könne. Aber es lief immer mehr darauf hinaus, dass das größte Wagnis eingegangen werden sollte: die Flucht der ganzen Familie.

Die Stasi war dazu da, dass solche etwaigen Überlegungen nicht in die Tat umgesetzt werden konnten. Zwar überwachte sie den Vater ohnehin, zudem war seine Bewegungsfreiheit durch das Berlinverbot stark eingeschränkt worden. Dennoch statteten sie dem Vater einen Besuch ab. Man sprach sich noch mit „Genosse" an. In diesem Gespräch erinnerten ihn die beiden Stasi-Mitarbeiter an seine Treuepflicht als Geheimnisträger. Um dem Nachdruck zu verleihen, erwähnten sie auch, dass die Wenigen, die bisher übergelaufen waren, ihren Verrat nicht lange überlebt hätten. Sowas von reizend.

Sie gingen wieder, die Genossen von der Staatssicherheit, um wenige Stunden später noch einmal zurückzukommen. Das erinnerte *K* nur zu sehr an seine Kindheit in Lockstedt. Er dachte an die englischen Soldaten, die kaum nach der Durchsuchung des Wohnraums sofort wieder auftauchten, um noch einmal die wenigen Habseligkeiten auf den Boden zu schmeißen, um nach Waffen auch im Kinderwagen mit dem 10 Monate alten Baby zu suchen. Auch die Stasi wollte erst gar keine Missverstände aufkommen lassen. Jetzt wurden die Zimmer gründlich durchsucht, ob irgendetwas nach Fluchtvorbereitung aussah. Dem war nicht so. Sie gingen wieder. Am nächsten Tag kamen sie erneut, um mit beiden Eltern zu sprechen, auch fand eine erneute Hausdurchsuchung statt. In erster Linie ging es um die Haltung der Mutter, die sie noch nicht richtig einschätzen konnten. Aber die Mutter war in Krisensituationen immer sehr gut. So überzeugte sie mit dem, was sie sagte. Sie erklärte nämlich, dass sie nie den Drang gehabt hätten, die DDR zu verlassen. Sie selber sei zweimal mit je einem ihrer Kinder im Westen gewesen, könne hier und dort vergleichen. Der Konsum sei nicht alles. Sie zöge aber ein Leben in der DDR vor, weil hier viel mehr nach dem Sinn des Lebens gefragt werde und die gegebenen Antworten sie überzeugten. Ob sie denn damit Sozialismus meine, wurde sie gefragt. Ja, das meine sie. Ohnehin wolle sie nicht fliehen. Sie und insbesondere ihr Mann hätten weder den Willen und vielleicht auch nicht einmal die Kraft für einen etwaigen Neuanfang. Wie sich später zeigen würde, hatte der Vater den wirklich nicht. Jedenfalls, so die Mutter, wäre jetzt eine Flucht der dritte Totalverlust im Leben ihres Mannes, zunächst in Oberschlesien mit seinen Eltern, dann in Pommern. Und hier sei ihnen doch sehr viel gelungen. Sie wolle es nicht aufgeben, eben auch nicht das Leben in der DDR. Dass wegen der Aktion des Vaters jetzt ein Ortswechsel unumgänglich sei, hielt auch sie für zwangsläufig. Was und wie es die Mutter ihnen gesagt hatte, überzeugte die Stasi-Mitarbeiter, gerade auch ihre Ausführungen zum Sozialismus.

Könnte es auch anders gewesen sein? Nein. Die Entscheidung zur Flucht war ein politisch situativ ausgelöstes Wagnis sondergleichen. Die Stasi war sich ihrer dichten Überwachung sicher, zumal über allem, was der Vater gegen die Weisungen der Partei unternehmen würde, die Todesstrafe schwebte. Das war direkt ausgesprochen, sollte er das Berlinverbot missachten.

Der Zufall wollte es, dass die Eltern schon längere Zeit zuvor für das folgende Wochenende, den Palmsonntag, zur Konfirmationen nach Neustrelitz eingeladen worden waren. Es war die Tochter des früheren Autohändlers aus Neustettin, bei dem der Vater damals einen BMW gekauft hatte. Bis zu diesem Moment hatten sie den ganzen, auch finanziellen Aufwand gescheut und mit der Antwort gezögert. Auch dabei war es um den Hund gegangen. In Eisenach hätte ihn keiner für die Zeit übernommen. Ihn mitzunehmen, war auch schwierig. Jetzt sagten sie telefonisch zu, der Hund war in Neustrelitz sehr willkommen. Und damit war die Frage entschieden, Flucht. Aber was sollte wirklich mit dem Hund geschehen? Sie hatten nur Fragen, keine Lösungen. Sie wussten einfach nicht mehr, ob das, was sie vorhatten, in ihrer jetzigen Situation schlau war oder nicht. Auf jeden Fall löste ihre Zusage eine riesige Freude am anderen Ende des Apparats aus. Wahrscheinlich hatte die Stasi mitgehört. Wenn sie mitgehört hatte, dann war sie darauf reingefallen.

Aus Eisenach gab es zwei Bahnverbindungen nach Neustrelitz. Die direkte ging über Berlin und die etwas weitere, mit mehrfachem Umsteigen, über Magdeburg und Wittenberge. Bei Berlinverbot war dem Vater nur die Fahrt über Magdeburg erlaubt. Allein den Bezirk Berlin zu betreten, wurde bereits als Fluchtversuch eingestuft. Die Mutter kaufte am Bahnhof für den nächsten Tag Fahrkarten über Berlin, und zwar nicht für durchgehende Züge, die es gegeben hätte, sondern mit Umsteigen in Berlin. Dann wurde gepackt wie für eine kurze Reise. Der Hund spürte die Aufregung in der Familie und wollte immer dabei sein. Weil die Mutter davor Angst hatte, die Unterwäsche könnte im Flüchtlingslager Berlin-Marienfelde knapp werden, musste jedes Kind dreifach Unterwäsche übereinander anziehen. Bei Verdacht auf einen Fluchtversuch hätte sich die Familie genau nur damit verraten. Denn sonst wurden aus Furcht vor Entdeckung noch nicht einmal Geburtsurkunden, Zeugnisse oder die Approbation des Vaters als Arzt mitgenommen.

Schon wieder einmal sollte ein Hund mit reichlich Futter und Wasser bei einer Flucht in der Wohnung gelassen werden. Es war Sonnabend, die Putzfrau würde aber erst am Montag kommen. Einen Wohnungsschlüssel hatte sie. Rex würde warten und warten. Für die Flucht teilte sich die Familie. Zuerst ging der Vater mit den beiden Söhnen zum Bahnhof. Es ist schon ziemlicher Verrat, wenn man seinem Hund über den Kopf streichelt, er den Kopf hebt und einen im Vertrauen darauf ansieht, dass sich diese allgemeine Aufregung wieder legen wird. Damit war dieser Abschied billig. Alleinlassen und die Tür schließen, das musste dann die Mutter mit den Schwestern, die den Zug zwei Stunden später nahmen.

Selbstmitleid war nicht angebracht. Der Hund und nicht der Mensch wurde ausgesetzt.

Wäre die Familie in die Fänge der Stasi geraten, hätte die sich nicht lange mit Mutmaßungen aufgehalten. Jeder Anschein hätte genügt, um Maximalstrafen auszuwerfen. Es ist schier unfassbar, was der Vater aus Liebe für seine Familie auf sich genommen hat. Aber jetzt, welch eine Unbedachtheit von der Mutter mit der dreifach übereinander getragenen Unterwäsche. Indirekt ist das auch eine Beschreibung der DDR-Mangelwirtschaft.

Für die Bahnfahrt nach Berlin hatte der Vater für sich und seine beiden Söhne ein Abteil mit noch weiteren Reisenden ausgesucht. Bevor die Polizeikontrolle ins eigene Abteil kam, hörte man vom Nebenabteil: „Sie wollen nach Berlin", was von einer jungen Stimme bejaht wurde. „Was wollen Sie in Berlin?", er wolle Freunde besuchen. „Geben sie die Adressen ihrer Freunde", das seien keine so guten Freunde, die Adressen hätte er nicht, man wolle nur Musik hören. „Öffnen sie ihre Tasche". Es geschah offensichtlich. „Wozu brauchen sie ihre Zeugnisse", Schweigen. „Kommen sie mit. Sie sind wegen versuchter Republikflucht verhaftet". Dann wurde die Abteiltür geöffnet. Auf dem Flur stand noch ein weiterer junger Mensch. Sie hatten also zwei auf der Flucht festgenommen. Die Spannung bei Vater und beiden Söhnen war so extrem, dass jeder von ihnen dachte, mein Aussehen verrät alles. Es kam die Fahrkarten- und Ausweiskontrolle. Der Vater zeigte auf Anforderung beides. Sie wollen nach Neustrelitz, war die Frage des Polizeibeamten, die der Vater ruhig mit ja beantwortete. Er gab keine weitere Erklärung ab, und das war richtig. Kein Blick in die Fahndungsliste, Rückgabe und Tür zu.

Wegen der Mitreisenden zeigte keiner auch nur die geringste Erleichterung. Ankunft Berlin. Den Stadtplan hatte der Vater nicht mitgenommen. Er wäre jetzt auch sinnlos gewesen. Die Flucht sollte nicht zu Fuß, sondern mit der S-Bahn erfolgen. Nur welche fährt nach Westberlin und welche nicht? Der Vater wusste nicht, dass es ein S-Bahn-Ring war. Jede Bahn fuhr durch West-Berlin. So stand er etwas ratlos da. Dann wandte er sich an eine junge Frau und fragte: „Mit welcher S-Bahn kommt man in den Westen?". Beide Söhne versanken vor Schreck fast im Boden. War er verrückt? Das war er wirklich, eine derart leichtsinnige Frage auf dem Hauptbahnhof in Ost-Berlin zu stellen. Aber die Frau gab ihm ruhig und freundlich Auskunft, sagte Bahn und Richtung. Sie stiegen in die S-Bahn, hatten natürlich große Angst, im letzten Moment noch entdeckt und verhaftet zu werden. Bahnhof Zoo stiegen sie aus und fühlten sich gerettet. Was sie nicht wussten, war, dass das S-Bahn-Gelände noch den Behörden in Ostberlin unterstand, also zur DDR gehörte. Sie hätten dort immer noch verhaftet werden können.

Bahnhof Zoo sollte der Treffpunkt der Familie in Westberlin sein. Nach etwa 2 Stunden war das Eintreffen der Mutter mit den beiden Töchtern zu erwarten. Aber sie kamen nicht. Sie kamen auch nach 3 Stunden nicht. Die Angst um sie wuchs. Sie kamen nach 4 Stunden nicht. Jetzt war es fast sicher, dass ihnen die Flucht nicht gelungen war, sie verhaftet worden waren. Die Hoffnung war dahin. Vater und Söhne waren ratlos, erschöpft vom Stehen am Bahnhof. Unschlüssig warteten sie noch. Und dann doch, nach gut 4½ Stunden waren sie da. Immer wieder hatte die Mutter versucht, mit der S-Bahn nach Westberlin zu fahren – und war vor der ersten Weststation dann doch wieder ausgestiegen. Eine Flucht ist eben kein Spaziergang, woher man auch kommen mag.

Die Familie meldete sich bei der Westberliner Polizei. Von dort wurde sie ins Auffanglager Marienfelde gebracht. Das war ein sehr großer Komplex. Die Zugänge wurden nicht sonderlich exakt kontrolliert. Jeder, der es wollte, hatte Zugang – die Stasi wollte es, wie sich zeigen sollte.

Am Montagmorgen rief die Mutter die Putzfrau an. Rex hatte sie mit überschäumender Freude begrüßt, etwas gepinkelt und auch einige Haufen gemacht. Das sei für sie kein Problem. Wo die Familie denn sei, wollte sie wissen. Die Mutter sagte es ihr, bat sie, sich um den Hund zu kümmern und alle Unterlagen und Zeugnisse ins Flüchtlingslager zu schicken. Dafür solle sie den gesamten Haushalt bekommen. Sie schickte die Unterlagen. Den Haushalt beschlagnahmte jedoch die Stasi. Sie bekam nichts. Es hieß, Rex sei zur Grenzpolizei gekommen. Von seiner Konstitution her dürfte er geeignet gewesen sein, von seinem sanften Charakter her sicherlich nicht. Aber die Organe der DDR konnten nicht nur Menschen, sondern auch Hunde abrichten. So wurde er wohl ein Kettenhund.

KÖNNTE ES AUCH ANDERS GEWESEN SEIN? Ja, es hätte ganz anders werden können, wäre die Flucht misslungen. Drakonische Strafen hätten die Familie getroffen, besonders den Vater und *K*. Unter höchster Anspannung gelang die Flucht.

Das Leben im Lager schien der Familie etwas unsicher. Alles war zu großräumig und zu offen, um das Empfinden zu haben, jetzt in Sicherheit zu sein. Die Menschen im Flüchtlingslager fürchteten sich natürlich vor der Stasi, vor Mithäftlingen, die schon lange im Lager lebten. Heute leben Flüchtlinge noch viel enger zusammen. Und manche sind auch nach ihrer Flucht nach Deutschland weiterhin Gewalt und Diskriminierung ausgesetzt.

Der Vater wurde im Flüchtlingslager Marienfelde ausführlich von den Alliierten vernommen. Er war höchst gefährdet. Es zeigte sich auch, dass es überhaupt kein Problem war, an die Familie heranzukommen. Denn 2 Tage später stand plötzlich HDs Freund Frieder im Zimmer und erklärte, bei seinem Freund bleiben zu wollen. Diese Freundschaft beeindruckte alle tief. Einem 14-15-jährigen hatte man wohl keine Republikflucht zugetraut. Auch den Pförtner zum Lager Marienfelde hatte er mühelos passieren können und musste von ihm die genaue Haus- und Zimmerangabe erhalten haben. Und jetzt wollte er seinen Freund besuchen, bleiben, und wenn es sein müsse, auch mit der Familie nach Köln gehen. Die Eltern überredeten ihn, wieder nach Eisenach zu seinen Eltern zurückzufahren. Die Freunde haben bis heute Kontakt. Frieder hatte keine Stasi geschickt.

Etwas anders verlief eine „zufällige" Begegnung, die *K* mit einem Mitschüler auf der Lagerstraße hatte. Es war der lärmend fröhliche, herzliche, kontaktfreudige Mitschüler, der auf den Schulhofgängen zusammen mit *K* bis zum Schluss Witze gerissen und ihn so nebenbei nach seinen Plänen gefragt hatte. *K* hatte ihm gesagt, was er unter Bewährung verstanden habe, nämlich Eifer in der Sache und intensiven Politunterricht, um den Marxismus besser verstehen zu können. Allerdings hätte er zu langsam begriffen, dass Dienst in einer Sondereinheit für Menschen, die einen Fehler gemacht hätten, vielleicht doch mehr als Strafe und weniger als Bewährung gedacht sei. Das müsse er jetzt hinnehmen. Was Titoismus sei, wisse er aber immer noch nicht, auch sehe er keine Möglichkeit, sich darüber zu informieren.

Als sie sich im Lager Marienfelde trafen, war *K*s erste Frage, ob er denn auch so kurz vor dem Abitur geflohen sei. Nein, nein, sagte der. Weil sie sich beide so gut verständen, habe man ihn gebeten, einmal zu sondieren, unter welchen Voraussetzungen die Familie zur Rückkehr bereit wäre. Er sei autorisiert, im Namen der Schule und sogar der Partei und auch der Strafverfolgung zu sprechen. Seine Kompetenz bekräftigte er auch mit dem Hinweis, dass er seit vielen Jahren inoffizieller Mitarbeiter der Stasi sei. Diese Aussage nahm er allerdings schnell wieder zurück. Er könne Verträge über die Modalitäten der Rückkehr abschließen, müsse sie genehmigen lassen, und dann wäre es kein Problem, sie von einem West-Berliner Notar beglaubigen zu lassen. Man wisse viel, auch dass der Vater bei seinen Verhören durch die Alliierten keine militärischen Geheimnisse preisgegeben hätte. Deshalb könne er straffrei die in Aussicht genommene Stelle als Werksarzt auch sofort antreten. Als *K* sagte, dass sich der Vater bestimmt nicht ausliefern würde, redete der fröhliche, raumeinnehmende, herzliche Mitschüler etwas drum herum, um dann auf *K* selbst zu kommen. Der hätte sich bisher nur zur NVA verpflichtet, sei ja noch nicht vereidigt gewesen, deshalb auch nicht desertiert. Die Todesstrafe könne somit nicht verhängt werden. Alles andere läge darunter. Das sei mit ihm verhandelbar.

Die Erwähnung der Todesstrafe war ein etwas unglücklicher Einstieg für das weitere Gespräch. Dann erfolgte das Angebot: Straffreiheit und Studienplatz seiner Wahl in Leipzig. Man wolle die ganze Flucht als Missverständnis darstellen. Die Familie sei in den Ferien gewesen. *K* begriff, dass es vergiftete Worte waren. Den Vater hätte die Todesstrafe erwartet, *K* jahrelang Bautzen und der Rest der Familie wäre ins Nichts gestürzt worden. Der gutmeinende Mitschüler verabschiedete sich mit dem Hinweis, es sei doch besser, ein solch einmaliges Angebot zur freiwilligen Rückkehr zu akzeptieren. Wie jeder wisse, hätten die Organe der DDR auch andere Mittel. Sicher solle sich die Familie in Westberlin nicht fühlen. Das hätte *K* schon an seinem Besuch sehen können, aber der, das wolle er noch einmal sagen, sei in erster Linie Ausdruck ihrer beider Freundschaft gewesen. Sollte er Kontakt aufnehmen wollen, ginge es leicht über den Schulleiter.

Dieser im Jahr 2018 inzwischen 78 oder 79 Jahre alte frühere Mitschüler kam nicht zum Klassentreffen aus Anlass des 60-jähigen Abiturs und 150-jährigen Bestehens des Ernst-Abbe-Gymnasiums. Auf zartem Papier mit einem Blümchenrand erklärte er: Die Konterrevolution hätte gesiegt. Das würde ihn anekeln. Nicht jeder mit Stasi-Vergangenheit spielt sich auch noch so auf.

Effektiven Schutz erhielt die Familie nicht nach diesen Besuchen. Sie wurde in einem Heim vom Roten Kreuz untergebracht. Dieses war ohne Pförtner, eben ganz unauffällig. Die Stasi konnte ihre Werbungen und Drohungen trotzdem nicht durchsetzen. Die Eltern hatten Angst, aber die Familie konnte sich der unmittelbaren Bedrohung recht schnell entziehen. Unterstützt wurde sie dabei weder von alliierten Stellen noch von der West-Berliner Lagerverwaltung. Die amtliche Feststellung war, die Flucht hätte keinen politischen Hintergrund gehabt. Denn, so war der kluge Schluss, ein SED-Mitglied könne nicht im Widerspruch zum SED-Regime stehen. Der Parteiausschluss war ihm noch nicht gestempelt und per Einschreiben zugegangen. Weil er also kein Dokument für seinen Parteiausschluss vorlegen konnte, galt die Familie als Wirtschaftsflüchtlinge. Hätte man tatsächlich für die Familie dieses Kriterium angesetzt, dann hätte sie nicht von Ost nach West, sondern umgekehrt von West nach Ost flüchten müssen. Ein Lieblingsspruch der westdeutschen Diskriminierung von DDR-Flüchtlingen war damals, die „sind ja alle adlig" – wieso? na, die heißen „von Drüben".

K empfand die Entscheidung, die Fluchtgründe, nämlich seine standhafte Äußerung gegen den Primat von KPdSU und SED nicht als politische Aktion anzuerkennen, als persönliche Kränkung. Was konnte denn sonst politisch sein, wenn nicht die Zukunftsfähigkeit der KPdSU und der SED infrage zu stellen, nicht zu unterschreiben, im Gegensatz zu Tausenden von Schülern sonst in der DDR. Selbstverständlich war *K*s Freund Ulrich als politischer Flüchtling anerkannt worden. Es lässt sich nur wiederholen, diese Entscheidung kränkte *K* ziemlich. Beinahe wäre ihm sogar wegen der unterbliebenen Anerkennung als politischer Flüchtling die Aufnahme in den Förderkurs versagt worden.

Grundsätzlich blieben Wirtschaftsflüchtlinge so lange im Lager, bis sie in der Bundesrepublik eine Wohnung und einen Arbeitsplatz nachweisen konnten. Hatten sie es, wurden sie ausgeflogen. Immerhin mussten sie nicht durch die DDR reisen. Der Vater fand eine Assistenzarztstelle in der Chirurgischen Abteilung im Krankenhaus in Bardenberg; vom Chefarzt zum Assistenzarzt. So etwas ist hart, und der Vater hatte keine Stress-Resistenz, Resilienz. Er war in Bautzen.

Eine Wohnung hätte die Familie von Berlin aus nicht bekommen können. Wie sollte man das bewerkstelligen, wenn man nicht als politischer Flüchtling anerkannt worden war. Welch ein Glück, dass die Schwester der Mutter die sechsköpfige Familie in ihrer 2-Zimmer-Wohnung in Köln aufnahm. Was machten die Familien, die keine Schwester, keine Tante in Köln, Dortmund, Stuttgart hatten? Sie blieben Lagerinsassen.

KÖNNTE ES AUCH ANDERS GEWESEN SEIN? Nein, wie heute die Christen aus dem vorderen Orient und den afrikanischen Ländern nicht den von ihnen erwarteten Schutz vor ihren Peinigern in Deutschland erhalten, so waren die DDR-Flüchtlinge in jener Zeit im Flüchtlingslager Berlin-Marienfelde kaum vor einem Stasi-Zugriff geschützt. Darüber thronte eine selbstherrliche Westberliner Bürokratie.

Kapitel 8

Empathie und Hürden

Die Tante beherbergte diese große Familie in ihrer kleinen Wohnung eigentlich länger als ertragbar. Vordinglich galt es, den weiteren Schulbesuch der Kinder zu organisieren. Eine Wohnung musste gefunden werden. Die Mutter fand sie in Köln-Ossendorf, einem eher ärmlichen Stadtteil mit etwas Kleinindustrie. Es war eine 3-Zimmer-Wohnung in der ersten Etage. Unten im Haus waren Läden. Gegenüber stand ein Hochhaus, etwas versetzt davon eine kleinere Wäscherei mit einem nicht gefilterten, also rußenden Schornstein. Das war für „Wirtschafts-Flüchtlinge" adäquat.

Die Mutter suchte eine Arbeit. Sie hatte keinen Berufsabschluss, nur in Dresden einige Semester Chemie studiert. Aber sie fand eine Stelle als Sekretärin bei KHD (Klöckner-Humboldt-Deutz), einem international tätigen Hersteller von Traktoren und Landmaschinen. Diese Flüchtlingsfamilie erreichte nicht annähernd den vorherigen sozialen Status oder Lebensstandard wie in der DDR. Betrachtet man es sachlich behördlich, so erfolgte die Flucht weder aus politischen noch aus wirtschaftlichen Gründen. Man könnte sagen, sie hätte es eigentlich gar nicht geben können. „Kulturschaffende" waren sie nun auch nicht.

Diese Familie dürfte nur eine von sehr vielen gewesen sein, die nach ihrer Flucht gekränkt und hilflos waren. Solche letztlich in der Bundesrepublik abgewiesenen Familien scheiterten nicht selten vollkommen. *K* hat später immer wieder diese gescheiterten Menschen als Angeklagte vor Gericht gesehen. Andere Flüchtlinge gingen in ihrer Hilflosigkeit wieder in die DDR zurück. Dort wurden sie dann gar nicht so schlecht behandelt. Die Familie hätte aber einen Teufel getan und sich wieder dem SED-Regime ausgeliefert.

Unabhängig davon, woher sie kommen, sind Flüchtlinge dann, wohin sie kommen, unwillkommen. Stets haben die Ortsansässigen das Gefühl, ihnen viel zu viel abgeben zu müssen. Dieser Neid auf die Privilegien der DDR-Flüchtlinge klingt in Gesprächen auch nach über 60 Jahren noch durch. Die, so heißt es dann, haben damals alles bekommen.

Gut 30 Jahre später, im November 1989, gab es den Kollaps der DDR, moralisch und wirtschaftlich. Es ist schon atemberaubend. Da gab es sogar ein Wiedervereinigungstrauma. Das wühle jetzt die nach der Wiedervereinigung Geborenen auf und müsse, man glaubt es nicht, sehr ernst genommen werden.

Viele frühere DDR-Flüchtlinge sagen auch nach 50 Jahren, also nach einem halben Jahrhundert, immer noch nicht gern, früher aus der DDR geflohen zu sein.

1958 konnte die jüngere Tochter weiter in Köln in die Grundschule gehen, konnten die beiden mittleren Kinder einen Aufbauschulgang in Laasphe im Sauerland besuchen. Das waren strukturelle Hilfen für DDR-Flüchtlinge, und das verdient auch Anerkennung. Auch die mittleren Geschwister von *K* konnten sich integrieren. Allerdings wurde HD nach einem halben Jahr der Schule verwiesen. Voraus ging dem ein Stoß von einer Aufsichtsperson in den Rücken. Das wäre ja nicht der Grund für den Rausschmiss gewesen. Es war … eine schnelle Umdrehung, aus der er aber nicht zurückschlug. Er hatte es in Eisenach beim Boxen mit den Klassenkameraden von *K* schon gezeigt, dass er – heute würde man sagen – schnelle Reflexe hatte. Das war fatal. So schnelle Reflexe gehörten dann doch nicht auf diese Schule. Das konnte man auch ganz anders sehen, tat es aber nicht.

HD war im Grunde genommen die Anpassung gelungen. Er konnte sich Respekt verschaffen. Jetzt musste in Köln eine Lösung für den weiteren Schulbesuch gefunden werden. Das war gar nicht so schwer wie befürchtet. Er konnte problemlos an der Realschule Köln-Ehrenfeld angemeldet werden. Dass hier die erste Fremdsprache Englisch war, wurde ein ziemliches Problem. HD hatte wie alle DDR-Schüler mit Russisch als erster Fremdsprache begonnen. Die Unterstützung durch die Mutter mit dem Englischen gelang nur begrenzt. Sie war ja keine Lehrerin, sprach gut Französisch, nicht sonderlich gut Englisch. So sah es nach einem Jahr mit dem Verbleib von HD an der Schule nicht gut aus. Aber gerade noch früh genug erfuhr er, dass er statt Englisch auch Russisch nehmen könnte. Russisch wurde als externer Schulunterricht für alle betroffenen Schüler und Schülerinnen aus den Kölner Schulen angeboten. Die Sache hatte einen kleinen Haken. Die Bewerber mussten jahrgangsgerechte Russischkenntnisse nachweisen. Dazu musste eine Prüfung vor dem Schulkollegium in Düsseldorf abgelegt werden. Die galt als schwer, wenn nicht sehr schwer. HD hatte Angst davor. Englisch hatte er wenig gelernt, Russisch inzwischen auch schon wieder eine ganze Menge vergessen und auch innerlich weggeschoben. Mit geringem Erfolg versuchte *K*, der ja in Köln studierte, seinen Bruder beim Russischlernen zu unterstützen.

KÖNNTE ES AUCH ANDERS GEWESEN SEIN? Durch großen familiären Zusammenhalt konnten die Anfangswirren in der neuen politischen, sozialen und wirtschaftlichen Umgebung gehandhabt werden.

Es war nun aber an HD, seine Russischkenntnisse nachzuweisen. Nach erfolgter Anmeldung beim Düsseldorfer Schulkollegium wurde von dort schnell ein Prüfungstermin angesetzt. Ein Schulfreund hatte HD dazu die Begleitung zugesagt. Der fiel kurzfristig aus. Deshalb bat er seinen großen Bruder, ihn zu begleiten. Der sagte zu. HD war sich fast sicher durchzufallen. Fast vor der Tür zum Schulkollegium fragte er seinen großen Bruder, ob der vielleicht für ihn die Prüfung ablegen könnte. Natürlich hatte *K* größte Bedenken, war von dieser Bitte gar nicht begeistert. Aber die Not seines Bruders war zu groß. Deshalb wollte er wissen, ob ihn der Russischlehrer denn schon kenne oder ob ein Lehrer aus seiner Schule dazukäme. HD verneinte und *K* ging.

Die Prüfer waren zu ihm von amtlicher Freundlichkeit, wohlwollend. Einer sagte auch gleich, er sei es, der den Unterricht übernehmen werde. Freundlich fragte er ihn nach der Schule und die Lehrer an der Schule. *K* fiel fast um vor Schreck. Der schlimmste Fall war eingetreten. Wie da durchkommen? Er musste überall passen. Das ging so weit, dass er nicht mehr den Namen „seiner" Schule nennen konnte. Jetzt half nur noch Frechheit – und er sagte, derartig aufgeregt zu sein, dass er im Moment nicht mehr klar denken könne. Ein Klassenkamerad hätte ihn begleitet. Der stände vor der Tür und könne sicher alles beantworten. Als Klassenkamerad wurde HD hereingebeten. Der war cool, völlig natürlich, wusste alles und konnte dann wieder gehen.

Die Russisch-Prüfung hatte einen mündlichen und schriftlichen Teil. *K* hatte schließlich gerade sein Abitur auch in Russisch gemacht. Er durfte damit keine Probleme haben, hatte sie auch nicht. Mündlich war gleich bestanden. Der schriftliche Teil ging zur Korrektur an HDs zukünftigen Russischlehrer; auch das noch. Die Brüder hatten eine unterschiedliche Handschrift. Trotzdem fiel es nicht auf. Möglicherweise waren die Prüfungsunterlagen wieder ans Schulkollegium in Düsseldorf gegangen.

Für beide Brüder stellte sich jetzt die Frage, merkt der Lehrer den Betrug oder merkt er ihn nicht. Um die Gesichter etwas im Gedächtnis des Lehrers zu verwaschen, fehlte HD die ersten beiden Unterrichtsstunden wegen Krankheit. Es ging alles gut. Sein Gesicht war ja auch schon bekannt.

Geht diese irre Geschichte noch weiter. Ja, es wurden sogar noch zwei Geschichten daraus.

Die erste beginnt so: HD sollte für seinen Realschulabschluss wieder extern eine Russischprüfung ablegen. Man ahnt es schon. Wieder fragte HD seinen Bruder, ob er ihn zur Prüfung begleiten könne. Dieser Wunsch stieß bei dem allerdings auf äußerste Zurückhaltung. Warum? Schließlich hatte HD mit dem Russischunterricht gar keine Probleme gehabt. Auf gar keinen Fall wollte er wieder unversehens in eine Prüfung rutschen. Er sagte das und sagte es, bis sie unmittelbar vor der Schultür standen. Jetzt musste HD rein. Der brauchte eine 2 in Russisch, einen Ausgleich.

Also wieder einmal HD zu *K* vor der Schultür, geh doch bitte für mich rein. Die Brüder verstanden sich sehr gut, bis heute. *K* zu HD, kennst du deine Prüferin wirklich nicht? Nein, nein beteuerte der kleine Bruder. Er kannte sie wirklich nicht. *K* fasste wieder einmal seinen ganzen Mut zusammen und ging hinein. Noch einmal eine Russischprüfung. Es war eine liebenswürdige Dame, so um die 60 Jahre alt. *K* glaubte, noch einen leicht russischen Akzent zu erkennen, obwohl es nicht stimmte. Die Unterhaltung begann sie auf Russisch. Zunächst lief das alles gut. Dann wollte *K* sein ganzes Wissen zeigen und wählte eine doppelte Verneinung im Konjunktiv, die prompt daneben ging. Er durfte dann auf Deutsch erklären, was er gemeint hätte. Anschließend sollte er einen kleinen Text übersetzen. Sie las ihn sich gleich durch, blieb sehr freundlich. Bevor sie die Zensur gab, fragte sie *K*, ob er die Russischzensur als Ausgleich für ein anderes Fach brauche. Er bejahte das. Sie gab ihm die benötigte 2. So ganz selbstverständlich war es wohl nicht, dabei hatte er sich gar nicht so schlecht gefunden.

Im Anschluss an die Prüfung bot sie ihm einen Keks und eine Tasse Kaffee an. Während sie den Kaffee tranken, erkundigte sie sich nach seinen beruflichen Plänen. HD wollte gern zur Bundeswehr gehen und dort Techniker werden, also sagte *K* das jetzt auch. Militär, sie rückte etwas zurück. Das fände sie nun gar nicht gut und riet ihm, sich das noch einmal zu überlegen. Zum Abschluss schenkte sie ihm ein 5 DM-Stück. Dafür solle er sich etwas zu essen kaufen. *K* wollte das Geld auf keinen Fall annehmen, musste es aber dann doch und schämte sich fürchterlich für seinen Betrug. HDs Freude über die bestandene Prüfung konnte er nur matt teilen. Nachher stellte sich auch noch heraus, dass HD keinen Ausgleich gebraucht hätte, bei einer schlechten Note in Russisch auch nicht durchgefallen wäre. HD wurde auch ohne Bundeswehr Techniker und sehr angesehen in seinem Beruf.

Eine dritte Geschichte passt nur bedingt dazu. Sie spielt ebenfalls in Köln, nur später. *K* war zu diesem Zeitpunkt bereits außerplanmäßiger Professor (apl) für Rechtsmedizin. Einem Studenten hatte er ein Thema für eine Doktorarbeit zum Plötzlichen Kindstod gegeben. Untersucht und verglichen wurde eine große Anzahl an Wachstumsparametern von Säuglingen, die am Plötzlichen Kindstod (SIDS) gestorben waren, mit denen, die eines anderen Todes gestorben waren. Es war eine umfangreiche Untersuchung mit einer großen Datenmenge. Die Messdaten wurden damals auf Lochkarte gestanzt und darüber in den Computer am Rechenzentrum der Kölner Universität eingegeben. Die Berechnungen füllten Berge von Papier.

K besprach die Ergebnisse mit seinem Doktoranden. Nachdem die Grundzüge festgelegt waren, bedurfte es der fleißigen Ausführung. War das geschehen, sollte es abschließend besprochen werden. Aber der Doktorand erschien nicht zum vereinbarten Termin, entschuldigte sich auch nicht. *K* dachte, ihn zeitlich überfordert zu haben, bot ihm an, sich zu melden, wenn er Fragen hätte, sonst, wenn er fertig wäre, zu kommen. Er erhielt keine Antwort. Er wartete ungefähr ein halbes Jahr, schrieb und bekam keine Antwort. Wütend schrieb er nach einem Jahr, drohte, sich ans Dekanat zu wenden, und setzte einen Termin fest. Na, endlich kam der Doktorand mit dem großen Stapel Papier. Es war ein sehr erfreuliches Gespräch. Die mathematischen Interpretationen waren ihm geläufig. Es schien mühelos, und es fehlte einfach nichts, um die Dissertation fertigzustellen. Sie war so gut wie fertig, was nur noch zu Papier gebracht werden musste. Nachdem das alles geklärt war, unterhielten sich Doktorvater und Doktorand noch über Details der durchgeführten Untersuchung, auch über den Plötzlichen Kindstod. Dabei wurde es *K* immer deutlicher, dass sein Gegenüber die Messmethoden genau kannte, aber vom Plötzlichen Kindstod bisher wenig gehört zu haben schien. An frühere Betreuungsgespräche konnte er nicht anknüpfen. *K* fragte ihn verwundert: „Wer sind Sie?“. Seine Antwort war. „Ich bin der Bruder“. *K* war gerührt und voller Wohlwollen, wollte wissen, was er denn von Beruf sei. Das erklärte alles; er war Informatiker. *K* wunderte sich sehr, warum es für ihn offensichtlich einfacher gewesen war, zu ihm zu kommen, als seinem Bruder die Statistik zu erklären. Der Bruder hätte zu große Angst vor *K* gehabt und ihn deshalb erst einmal vorgeschickt. Als *K* ihn fragte, ob er selber denn immer noch Angst hätte, erhielt er eine undeutliche Antwort. Da erzählte ihm *K* seine Geschichte, wie er seinem Bruder geholfen hatte. Danach glaubte er, alle Angst genommen und eine Vertrauensbasis geschaffen zu haben.

Vom Bruder verlangte er, dass er das, was sie beide soeben fachlich besprochen hätten, mit seinem Bruder durchgehen müsse. Das sei nicht illegal. Der müsse ihm dafür nur im Anhang danken. Sehr freundlich entließ *K* den Bruder. Aber es wurde eine Enttäuschung für *K*. Er hörte nie wieder was von seinem Doktoranden. Die Arbeit wurde nicht fertig.

KÖNNTE ES ANDERS GEWESEN SEIN? Nein, für seinen Bruder darf man schon ein Wagnis eingehen. Das nur Wagnis zu nennen, ist in den beiden geschilderten Fällen zumindest rechtlich beschönigend formuliert.

Zurück zum Jahr 1958. Ulrich hatte durch seine Eltern von der Flucht der Familie erfahren. Er schrieb sofort aus Marl nach Berlin an *K* und sagte, ihn nach Marl holen zu wollen. Das war kein leeres Gerede. Ulrich schaffte es. Allerdings war der Förderkurs schon voll, waren die Schülerinnen und Schüler auf die Familien verteilt. Das waren Menschen, die Flüchtlinge tatsächlich aufnahmen, nicht nur in ihr Haus, in ihren Haushalt. Dafür erhielten sie ein geringes Entgelt, wirklich gering. Dieses Geld wäre kein Grund gewesen, wildfremde Menschen aufzunehmen. Sie taten es aus christlicher Nächstenliebe.

Manche der Kursteilnehmer hatten schon etliche Jahre auf die Möglichkeit gewartet, das Abitur machen zu können. Jedenfalls war der Kurs voll. Ulrich ließ aber so lange keine Ruhe, bis *K* seine Unterlagen an das Amt (?) oder die Schule (?) schicken durfte. Prompt kam eine Ablehnung. *K* sei kein politischer Flüchtling, wenigstens nicht als solcher anerkannt. Das ließ Ulrich nicht gelten. Nur sie beide, *K* und er, hätten damals in der Klasse nicht unterschrieben und die Weigerung mit einer nicht ganz sicheren Zukunftsfähigkeit von KPdSU und SED begründet. Zusammen hätten sie mit dem Consilium abeundi dieselbe Strafe erhalten. Er, Ulrich, sei anerkannt worden, *K* nicht. Wer könne diese Willkür verstehen. Es wurde eine Ausnahme gemacht. *K* kam nach Marl.

Kaum war er da, gab es ein weiteres Problem. Denn es stellte sich die Frage, welchem Kurs *K* zugewiesen werden sollte. Er hatte ja noch nicht das gesamte Abitur abgelegt, sondern nur das Sportabitur. Wäre Sport nur ein Fach unter den weiteren gewesen, dann hätte er das Abitur noch nicht, müsste den unteren zweijährigen Kurs besuchen. Dort gab es insgesamt nur drei Schüler. Übermäßig großes Interesse hatte die Schule nicht, diesen Kurs auszubauen. Sollte dem Sportabitur allerdings eine Eigenständigkeit zukommen, so die Überlegungen, dann könne *K* bereits ein bestandenes Abitur nachweisen. Zwar galt an einem Gymnasium in der damaligen Zeit Sport nicht gerade viel, aber es wäre nicht unpraktisch gewesen, daraus ein bisschen bestandenes Abitur zu machen. Zwischen Sportabitur, wie es in der

DDR gehandhabt und bezeichnet wurde, und dem schriftlichen und mündlichen Abitur in den anderen Fächern lag ein halbes Jahr. Nach längerem Überlegen wurde das Sportabitur anerkannt. *K* wurde dem einjährigen Förderkurs zugewiesen. Wahrscheinlich gab es noch weiterreichende Überlegungen, die Ulrich betrafen. Er war ein sehr guter Schüler. Das konnte so allgemein gesagt und beurteilt werden. Beide Jahrgangsstufen wurden nämlich zusammen unterrichtet. Es sprach für die Menschlichkeit, Lauterkeit und Schlitzohrigkeit, wie von der Schulleitung hier ein Ausgleich gefunden wurde. Der Kontrast zum Lehrerkollektiv in der Ernst-Abbe-Oberschule in Eisenach hätte nicht größer sein können.

Ulrich wurde hochgesetzt und, wenn die Erinnerung nicht trübt, wurden es die beiden anderen Schüler auch. Damit konnte auf den Unterkurs verzichtet werden. Und man sieht, wozu Sport auch gut sein kann.

Zunächst wohnte *K* in einem Dorf bei Recklinghausen. Die Gasteltern waren eine junge Landwirtfamilie mit einem zweijährigen Kind. Sie waren von großer Herzlichkeit. Trotzdem zog er, als sich eine Familie gefunden hatte, nach Marl in die Hibernia-Siedlung. Diese bestand aus kleinen Einzelhäusern mit Gemüsegärten und kleinen Reihenhäusern, gebaut in den 30er Jahren.

In den meisten dieser Häuser wohnten die Meister und Werksingenieure mit ihren Familien. Viele von ihnen arbeiteten in den Chemischen Werken Hüls (CWH). Mit kleinen grünen Plätzen und Gartenwegen ging die Siedlung in ein wohlhabenderes Wohngebiet über. Nimmt man diese Menschen, hätten sich Ulrich und *K* keine bessere Aufnahme vorstellen können. Hochmütig kann man die Siedlung als kleinbürgerlich bezeichnen. Es wurden Schlager gehört, auch Lieder auf der Ziehharmonika gespielt und gesungen und viel erzählt. Sonntags gingen die meisten Familien in die Kirche, und gab es einen Braten. Ja, wie von Franz Josef Degenhardt gesungen: „Sonntag in der kleinen Stadt“, aber eben nicht mit hinter der Fassade lauernder Gewalt, sondern mit Hilfsbereitschaft. Natürlich gab es auch die Bigotterie, aber das war die große Ausnahme.

Mit großer Verwunderung stellte *K* in der Schule an sich selber fest, wie die Umstellung der Lerninhalte, der Bedeutungswandel von Begriffen sein Denken blockierte. Auch sein Faktenwissen hatte gelitten, selbst in den naturwissenschaftlichen Fächern. Dieser Prozess der Umformung, wie er es erlebt hatte, dürfte sich noch viel stärker bei Flüchtlingen aus anderen Kulturen bemerkbar machen. In Marl hatten die Lehrer einen Blick dafür, förderten die Begabungen und ordneten die Lücken als temporär ein. Wie schon in Eisenach hörten Ulrich und *K* viel Musik, besonders Jazz. Und Jazz war auch ein Schwerpunkt des Musikunterrichts. Geradezu väterlich war der Klassenlehrer Pridik. Aus der eigenen Biographie heraus hatte er sehr viel

Verständnis für Flucht und sozialen Umbruch. Seiner Herkunft nach war er Baltendeutscher, kam aus St. Petersburg. Sein Vater, persönlich geadelt, hatte dort in der Zarenzeit sowohl verantwortlich in der Antikenabteilung der Eremitage als auch als Universitätsprofessor gewirkt. Er selber war wohl zum Studium nach Deutschland geschickt worden und durfte dann nach der Oktoberrevolution nicht mehr zurückkehren. Auch er hatte also die Trennung von der Familie erleben müssen. Mehr Verständnis als er konnte man für seine Schüler nicht haben und auch nicht aufbringen. Ulrich verehrte ihn, und er mochte Ulrich auch sehr. *K* mochte keine Fürsorge, so war seine Sozialisation. Er erkannte in ihm aber einen ungewöhnlichen Lehrer.

Exoten waren diese Jugendlichen aus der DDR schon, wenn sie in ihren nicht ganz passenden Hosen, Anzügen, Jacken oder Mänteln herumliefen. Sie hatten sie aus dem städtischen Fundus erhalten. Das war also nicht der letzte Schick, dieser Arme-Leute-Look. Es war überhaupt nicht schick. *K* machte das nichts aus. Er hatte einen etwas zu großen, braunen Anzug und noch einige nicht perfekt passende Hosen, aber vernünftige Unterwäsche und passende Schuhe erhalten. Na gut, vernünftige Unterwäsche gibt es nicht. Er trug das, was denn sonst. Im Haus seiner Gastfamilie gab es keinen großen Spiegel, um sich ganz sehen zu können. Er hätte sich ohnehin nicht vor einen so großen Spiegel gestellt. Das mag von Vorteil gewesen sein.

Diese Siedlung und deren nähere Umgebung waren das Einzugsgebiet des Albert-Schweitzer-Gymnasiums. Die Schüler aus dem Förderkurs und die gleichaltrigen aus den anderen Klassen fremdelten etwas miteinander. Man war sich ja auch fremd. Einige der Einheimischen versuchten, die Neuankömmlinge aus der DDR in ihre Kreise aufzunehmen. Das war zwar gut gemeint, aber nicht so sehr ergiebig. Jeder hatte seine Freunde, seine Interessen. Und, nicht zu vergessen, das Abitur stand vor der Tür.

Nicht erst rückblickend war es für Ulrich und *K* eine schöne Zeit, sogar eine sehr schöne Zeit. Und nie hätten sie damals gedacht, dass wohl eine nicht gerade geringe Zahl von Marler Bürgern diese ganze Aktion mit den Ost-Schülern aus tiefstem Herzen verwünschen würde. Und damit hatten sie sogar Recht.

Denn wie *K* später erfahren hat, hatten zwei oder drei Schüler aus dem Förderkurs die Telefonhauptleitung angezapft, Telefonate abgehört und Leute mit diesem Wissen erpresst. Es muss lange nach dem Abitur gewesen sein, dass die Polizei eingeschaltet wurde. Die Betroffenen sollen zu einer mehrjährigen Gefängnisstrafe verurteilt worden sein.

Trotz ihrer Flucht aus der DDR wurden die 18- bis etwa 20-jährigen Schüler als schon noch leicht kommunistisch geprägt angesehen. So genau wurde da nicht hingesehen. *K* und Ulrich waren sehr kirchlich gebunden. Beide gingen sie gern mit ihren Gastfamilien sonntags in die Kirche. Gemeinsam hatten sie sich einem Kirchenkreis angeschlossen und dort auch etliche Gleichaltrige kennengelernt. *K* machte das froh, denn in Rostock und Eisenach hatte er keine Nähe mehr zu kirchlichen Gruppen haben dürfen. Etwas sentimental trauerte er dem Religionskreis für Oberschüler in Güstrow nach. Die Diskussionen über das christliche Menschenbild, unausgesprochen vergleichend mit dem marxistischen, waren schon etwas Gewagtes. Sie waren damals im Alter von 14/15 Jahren erforderlich und prägend.

In Marl waren Ulrich und *K* einmal vom Schulleiter zu seinem Gesprächskreis eingeladen worden. Man sprach über das Gleichnis vom barmherzigen Samariter, wählte verschiedene religiöse und ethische Standpunkte und fragte dann Ulrich und *K*, so jetzt möchten wir doch gern dazu euren marxistischen Standpunkt hören. Ihr seid doch Marxisten. *K* und Ulrich waren enttäuscht. Und sie enttäuschten die kultivierte Runde, indem sie sagten, nicht Marxisten, sondern Christen zu sein. Sonst hätten sie ja auch nicht fliehen müssen. Es herrschte geradezu peinliche Stille. Dann fasste sich der Schulleiter und bat, einer der beiden möge doch als Advocatus diaboli die marxistische Seite vertreten. Sie taten es. Zweimal wurden sie noch eingeladen, wahrscheinlich zweimal häufiger als zuvor geplant.

Wie jeder Schüler in der damaligen Zeit hatten auch die Schüler und Schülerinnen im Förderkurs zum Abitur einen Lebenslauf zu verfassen. Die Frage war: Was hat dich geprägt? *K*s soziales Kapital passte noch nicht auf den Westen. Man kann, nein man muss sagen, Thema verfehlt. Auch wenn seine Lehrer am Albert-Schweitzer-Gymnasium in Marl darüber den Kopf geschüttelt haben mögen, so haben sie es doch dann milde übersehen. Das war eben das Menschliche an ihnen. *K* erhielt das Abitur.

HÄTTE ES AUCH ANDERS GEWESEN SEIN KÖNNEN? Nein, die Schüler aus der DDR hatten in Marl in einem sogenannten Förderkurs ihr Abitur abzulegen. Sie wurden alle von christlich-liebevollen Gastfamilien aufgenommen.

Die Anpassung an das Leben in einer neuen Gesellschaft erfolgte durch die Lehrer am Albert-Schweitzer-Gymnasium in Marl in einem geschützten Raum, mit größter Behutsamkeit und Geduld. Aber selbst die Wohlwollenden vermuteten, alle DDR-Flüchtlinge trügen noch eine ganze Menge kommunistischer Reste in ihrem Denken mit sich herum.

K lebte in der heilen Welt der Marler Siedlung. Sie stand pars pro toto für das erarbeitete Wirtschaftswunder: Strebsamkeit, Fleiß und auch für Sparsamkeit. Die Stadt wurde sozialdemokratisch regiert. Sie wurde gut regiert. Die Menschen liebten die USA, empfanden den kulturellen Einfluss nicht etwa durch die Sieger des Zweiten Weltkriegs oktroyiert. Sie waren Demokraten, wollten es gern sein, lehnten tief den Nationalsozialismus ab. Die Marler Stadtbibliothek „Insel“ war ein stark frequentierter Ort, auch von den Förderkurslern. Von den Bibliothekarinnen wurden sie auf viele Schriftsteller hingewiesen, die sie noch nicht kannten, so auf Böll, Frisch, Dürrenmatt. Das brauchten sie. Es soll auf keinen Fall überheblich klingen. Aber auch das Banale und das Seichte wirkten gegen das braune Menschenbild. Die damals beliebten Hörspiele führten nicht in Phantasiewelten, sondern in neue Länder, neue Folklore und Essgewohnheiten. Was ist nicht alles über die Konsistenz von Spaghetti geschrieben worden. Und die Postkarten und Fotos vom Colosseum entfalteten auch ihre Wirkung, nicht nur wenn sie an die Brüder und Schwestern in der DDR geschickt wurden.

Die Menschen in dieser Siedlung – ja natürlich, man darf nicht pauschalisieren – holten Minze für den Tee aus dem eigenen Garten. Das war kein Bio-Tic. Es waren Kostengründe. Er schmeckte auch besser als der aus der Tüte. Die Gärten waren ordentlich bestellt. Und das Bemerkenswerte bei seiner Gastfamilie war, dass *K* nicht bei der Gartenarbeit helfen musste. Er hätte es vielleicht von sich aus machen müssen. Zwar waren die Gasteltern sparsam, aber das ganze Gegenteil von schrappig. Sie erhielten, wie gesagt, ein geringes Geld von der Stadt als Zuschuss für Unterbringung und Versorgung der Schüler. Das war nicht kostendeckend. Trotzdem gaben sie *K* alles, wenn er in den Ferien einmal nach Hause fuhr. *K* war das zunächst peinlich, aber sie ließen nicht mit sich handeln.

Direkt nach dem Abitur hatten *K* und Ulrich auf dem Bau gearbeitet, um Geld für eine Italienreise zu verdienen, eben harte Arbeit, aber schließlich gewünscht. Auf die Reise hatten sie sich gut vorbereitet. Im Sommer brauchten sie nicht viel mitzunehmen. Wichtig waren Karten und zwei Reiseführer. Sechs Wochen lang trampten sie durch Italien, kamen bis Neapel. Fanden sie keine Jugendherberge oder war diese voll, mussten sie im Freien schlafen. Damit hatten sie schon in Marl gerechnet. Zum Schutz gegen den Morgentau hatte sich jeder ein Stück Gartenfolie zugeschnitten. Die war gut verstaubar. Sie liefen durch Rom mit weit offenen Augen, sonst wären sie auch gestolpert, und sahen und sahen. Weil die Jugendherbergen besetzt waren, schliefen sie am Rande eines Fußballplatzes, gruselten sich und waren dann froh, die Nacht heil überstanden zu haben. Ulrich hatte seine Flöte mitgenommen und spielte manchmal traurig, dachte an seine Familie, die immer noch in der DDR war. Es war vielleicht nicht ganz fair, aber *K* fand die Stimmung sehr schön, im Halbschatten auf dem Forum Romanum zu sitzen und trauriges Flötenspiel zu hören. Das sagte er natürlich nicht. Die zwei jungen deutschen Männer in kurzen Hosen, das war damals komisch, wurden schnell beim Trampen mitgenommen, mussten also nicht länger warten. Aber etwas hatten sie nicht bedacht. In diesem Aufzug durften sie keine Kirche betreten. Deshalb kaufte sich jeder einen dünnen Nylon- oder wie auch immer Mantel. Darin sahen sie geradezu verboten aus. So durften sie die Kirchen betreten. Sie beteten ein Vaterunser, bevor sie dann die Kirche betrachteten. Viele Menschen, denen *K* und Ulrich begegneten, waren von großer Freundlichkeit zu ihnen. Als sich beide in Rom auf dem Busbahnhof leise unterhielten, ob sie bis Neapel trampen sollten, trat ein Fernbusfahrer auf sie zu und nahm sie bis nach Neapel mit. Zwischendurch fragten sie sich leise, ob sie wirklich richtig verstanden hätten, nichts bezahlen zu müssen. Sie mussten es nicht.

KÖNNTE ES AUCH ANDERS GEWESEN SEIN? Nein, es war so erstaunlich, dass es tatsächlich eine heile Welt gab. Es gibt wirklich so viele Menschen von natürlicher Freundlichkeit.

In Marl lebte in der Nachbarschaft der Gastfamilie ein etwa fünf Jahre jüngerer Junge mit einer behandelten Gaumen-Lippenspalte. Kosmetisch war alles gut gelungen. Aber er hatte, als *K* ihn zum ersten Mal hörte, noch die typische Phonation. Durch unermüdliches Training und Sprachschulung erreichte er innerhalb eines Jahres einen unauffälligen Sprachklang. Das war überhaupt keine Selbstverständlichkeit, sogar eher die Ausnahme. Das war es selbst viele Jahre später, Ende der 1970er Jahre, noch nicht.

Um diese Zeit beschäftigten sich viele Ärzte in der HNO, Kieferchirurgie, Plastischen Chirurgie, Anatomie mit den Möglichkeiten einer Sprachverbesserung bei den davon betroffenen Menschen. Es boten sich neue Möglichkeiten an. Denn schon lange war es die ärztliche Erfahrung, dass die Ergebnisse bei später durchgeführten Operationen schlecht waren. Dann blieben die Sprachstörungen stets mehr oder weniger vernehmbar. Deshalb lag es nahe, die Operationen mit dem Verschluss der Kiefer-Gaumen-Spalten bereits in das ganz frühe Säuglingsalter zu legen, also bevor die Kinder sprechen konnten. Man befürchtete allerdings, dass durch eine so große Operation mit der um die Spaltenbreite bedingten Gewebeverschiebung in Kiefer und Gaumen zur Mittellinie hin das Wachstum im Mittelgesicht des Kindes behindert werden könnte. Die Konsequenz wäre es dann gewesen, dass die Kinder den Sprachgewinn mit schweren Entstellungen hätten bezahlen müssen.

So war die Ausgangslage, als sich um das Jahr 1975 der Oberarzt und spätere Privatdozent in der im Aufbau begriffenen Plastischen Chirurgie Dr. Werner Niermann (WN) an der Kölner Universitätsklinik intensiv mit dieser Frage zu beschäftigen begann. Der Name darf erwähnt werden, weil er Autor einschlägiger Publikationen und mit dieser Fragestellung im Internet an die Öffentlichkeit getreten ist. Er hatte Kinder in allen Altersstufen operiert und mit Phoniatern zusammen die Stimmänderungen verfolgt. Was dort geleistet wurde, war sehr arbeitsaufwendig und innovativ. Dadurch wurde der Beweis für die Vorteile der frühen Operation geliefert. Man war also von der begründeten Vermutung zum exakten Nachweis gelangt.

WN wollte wissen, ab wann er die Kinder mit einer angeborenen Kiefer-Gaumen-Spalte operieren könne. Er wollte helfen. Mit seinen Operationen hatte er sich doch recht weit vorgewagt. Aber an die operative Versorgung der Kinder in der frühen Säuglingszeit traute er sich aus den erwähnten Gründen nicht heran.

Es gab eine Möglichkeit, dieser Frage auf den Grund gehen zu können. Das war der Tierversuch. Allerdings mussten die Versuche wegen der Vergleichbarkeit an Primaten erfolgen, also an Affen. In der Kölner Rechtsmedizin wurden Affen für Versuchszwecke gehalten. Es war eine kleine Horde von Schimpansen und einem Pavian. Um Versuche an ihnen durchführen zu können, wurde über das Dekanat eine Tierschutzkommission eingeschaltet. Von ihr wurden die Versuche als „ethisch" vertretbar angesehen. *K* hält die damals durchgeführten Versuche auch heute noch für gerechtfertigt. Sie unterscheiden sich schon von den Ertränkungsversuchen mit Hunden und Kaninchen.

Die Affenversuche mussten schnell durchgeführt werden, weil drei Affenjungen vorhanden waren, eines etwa einen Monat alt. Es ging ja um den Zeitpunkt der Operation. Die Tiere waren gesund. Zuerst wurden die Spalten unter Narkose operativ gesetzt, dann erfolgte nach eingetretener Wundheilung die Spalten-Operation. *K* war an diesen Tierversuchen beteiligt. Es handelte sich nicht um eine Sensationsuntersuchung, sondern um exakte Biomechanik.

Bei der praktischen Umsetzung hatte WN in seiner bis in Detail ausgearbeiteten Versuchsplanung eine Frage hintangestellt, die eigentlich am Anfang aller Überlegungen hätte stehen müssen. Sie lautete: Wie fängt man einen Affen ein? Das erwies sich als sehr kompliziert.

Die Affen lebten in drei Käfigen, abgegrenzt durch halbhohe Mauern. Aufgesetzt war ein Stangengitter, das bis zur Decke reichte. Die Vorderfront mit den Türen war ähnlich gestaltet. Aber auf beiden Seiten des mittleren Käfigs waren in die Untermauerung etwa 1 x 1 m große Klappen eingelassen. Über Schieber konnten sie von außen geöffnet und geschlossen werden. In der Regel waren sie geöffnet, und die Tiere konnten ungehindert von einem Käfig in den anderen gelangen. Gebraucht wurden die Klappen zum Trennen der Tiere. Das war der Fall, wenn eines besonders aggressiv war, stets auch zum Füttern und beim Reinigen der Käfige. Morgens und abends wurde der Fußboden abgespritzt. Weil er durchgehend aus rauem Beton mit kleineren Löchern und Abplatzungen bestand, fand sich immer ein Flüssigkeitsfilm aus Exkrementen auf dem Boden. Affenexkremente sind etwas sehr Heftiges. Der mittlere Käfig war recht kahl. In ihm war lediglich auf etwa 1 m Höhe in der linken hinteren Ecke ein Sitzplatz für die Affen angebracht worden. Dagegen stand im äußeren Käfig mittig ein Kletterbaum und im inneren Käfig lag reichlich Material zur Beschäftigung. Der mittlere Käfig war der Arbeitskäfig. Über ihn wurden die Tiere in die Versuche genommen. Affen sind sehr schnelle Tiere und haben ein kräftiges Gebiss. Zum Einfangen diente ein kleiner Arbeitskäfig. Er konnte in die Tür des mittleren Käfigs eingehängt werden. Die Tiere wurden mit Futter hereingelockt.

HÄTTE ES AUCH ANDERS SEIN KÖNNEN? Nein. Zur Behandlung angeborener Spalten im Kiefer-Gaumen-Bereich kam Innovatives aus der Kölner Plastischen Chirurgie. Durch Tierversuche sollte die Frage nach dem frühestmöglichen operativen Verschluss der Spalten beantwortet werden. Das war entscheidend für die natürliche Sprachgewinnung.

Warum Affen als Versuchstiere überhaupt im Institut für Rechtsmedizin gehalten wurden, ließ sich nicht so recht beantworten. Es stellte aber eine Besonderheit dar und wurde zumal ausländischen Kollegen gern gezeigt. Nur an einen, die Affen nicht sonderlich belastenden Versuch kann sich *K* erinnern. Bei diesem ging es um den chemischen Nachweis von Abbauprodukten eines neuen Medikaments. Obwohl dieser Versuch mehrere Jahre zurücklag, konnte es so gewesen sein, dass sich die Tiere an diese Unannehmlichkeiten erinnerten. Jedenfalls waren sie dem Versuchskäfig gegenüber misstrauisch, als die Experimente zur Behandlung der Kiefer-Gaumen-Spalten anstanden. Dafür sollten zwei Alttiere und die Jungtiere gefangen werden. Zwei wurden noch gesäugt. Das erst einen Monat alte Junge war immer am Körper seiner Mutter. Kein Tier war bereit, in den Versuchskäfig zu gehen. Das war ein Problem. Wie fängt man Affen ein, zwei ganz schnelle junge Affen und eine Affenmutter mit Kind?

Der für Versuche zuständige Veterinärmediziner schlug vor, Betäubungsmunition mit einem Blasrohr einzusetzen. Als Munition wurden eine Art fliegende Spritzen eingesetzt, hinten mit einem Stabilisierungsquast. Zur Vorbereitung wurde das erste Tier im mittleren Käfig separiert. Das ging unter den üblichen Mühen. Jetzt sollte es mit dem Blasrohr betäubt werden. Darauf wartete es natürlich nicht. Bevor überhaupt richtig gezielt werden konnte, raste der kleine Affe schon durch den Käfig. Mit dem Mund am Ansatzstück des Blasrohrs musste der Schütze die Bewegungen des Tiers verfolgen. Deshalb regneten ihm die fast flüssigen Affenexkremente ins Gesicht, ja vorn von Kopf bis Fuß. Das war extrem. Der Kontrast zum sterilen OP, in den später der Affe kam, konnte kaum größer sein. Das betäubte Tier wurde in der Rechtsmedizin in vorher festgelegten Ebenen fotografiert, vermessen und geröntgt. Um exakt den Gaumen darzustellen, wurde eine kleine Kapsel mit einem Röntgenfilm vom Mund aus dem Gaumen angedrückt.

Unter Anästhesie erfolgte dann die Operation. WN war ein perfekter Operateur. Die OP wurde dokumentiert, post operationem wieder in den definierten Ebenen fotografiert, vermessen, geröntgt. Der entnommene Gewebestreifen wurde gleichfalls dieser Dokumentation unterzogen, anschließend für die mikroskopische Untersuchung aufbereitet und untersucht. Der kleine Affe kam nach einigen Tagen zurück und entwickelte sich gut. In gleicher Weise wurde mit dem nächsten der noch jungen Affen verfahren.

Dann kam das Problem mit der Affenmutter und ihrem Säugling. Sie konnten im mittleren Käfig isoliert werden. An eine Trennung von Mutter und Kind war nicht zu denken. Deshalb musste sie selber betäubt werden. Im Vergleich zum Menschen musste das Betäubungsmittel wesentlich höher dosiert werden. Bei den beiden jungen Affen war das berücksichtigt worden. Für das Alttier wurde die Dosierung nach oben angepasst. Die Affenmutter wurde getroffen, reagierte auf diese Dosis nicht, zeigte keinerlei Wirkung. Deshalb wurde nach fünf Minuten ein zweiter Schuss abgegeben. Jetzt torkelte sie, drückte sich in eine Ecke des Käfigs, blieb da aber nicht sitzen, sondern floh mit dem Kleinen auf die Sitzbank in 1 m Höhe. Da saß sie wackelig, drohte herunterzufallen. Alle Beteiligten waren ratlos. Sie nahmen, was ihnen gerade in die Hände fiel, gingen in den Käfig und versuchten sie festzuhalten. Das war wenig effektiv, denn alle hatten auch Angst, von ihr gebissen zu werden. Das große Tier rutsche ihnen aus den Händen, fiel auf den Fußboden und schlief dann ein. Obwohl das kleine Äffchen wie ein Brummkreisel durch den Käfig raste, konnte es ganz schnell vom Sektionsgehilfen mit einem Sack eingefangen werden. Die Affenmutter blieb unverletzt. Auch die 3. Operation gelang. Nach der Erinnerung wurden wohl noch zwei Vergleichsoperationen bei adulten Affen durchgeführt.

In der nächsten Phase der Versuche, als dann Spalt-Operationen durchgeführt worden sind, waren die Abläufe Routine. Alle Affen erholten sich gut. Ca. fünf Monate später wurden sie getötet. Bei jedem Tier erfolgten intensive morphometrische und radiologische Dokumentationen sowie histologische Untersuchungen. Durch diese

Versuche wurde verlässlich gezeigt, dass ein sehr früher operativer Verschluss von Kiefer-Gaumen-Spalten im Säuglingsalter weder Deformierungen noch Wachstumsbehinderungen im Mittelgesicht nach sich zieht. Basierend auf diesen Versuchen an Affen wurde in der ganzen Welt die Frühoperation eingeführt. Es versteht sich von selbst, dass diese wissenschaftliche Leistung von der Medizinischen Fakultät der Universität zu Köln gebührend anerkannt wurde. PD Dr. Niermann ist über viele Jahre nach Indien gefahren und hat sehr vielen Kindern helfen können.

Heute würde man dazu sagen, „ich durfte dabei sein". Damals war die Frage, „wie bekomme ich die vielen Affenexkremente aus Haar und Gesicht". Es gelang.

HÄTTE ES AUCH ANDERS GEWESEN SEIN KÖNNEN? Die Versuche an Affen zur Behandlung der Kiefer-Gaumen-Spalten erbrachten einen großen Fortschritt für diese „Spaltkinder" weltweit. Weil es Versuche an Primaten waren, würden sie vielleicht heute nicht mehr genehmigt werden.

Kapitel 9

Unter den Talaren

Zum Wintersemester 1959/1960 inskribiert sich *K* für das Medizinstudium an der Universität zu Köln. Er brachte Abiturzeugnis, Geburtsurkunde und die erwünschte Zahl an Passbildern mit, zahlte die Immatrikulationsgebühr von 30 DM und die Sozialgebühr von 28,50 DM und erhielt dann eine Studienbescheinigung, ein Studienbuch und einen Studentenausweis. Nach Hause zurückgekehrt, schenkten die Eltern ihrem Sohn mit großer Freude ein Lehrbuch der Anatomie des Menschen und ein abgegriffenes Exemplar der Doktorarbeit des Vaters. Diese Geschenke ließen ihn innerlich erstrahlen.

Mit der Immatrikulation hatte sich in ihm etwas verändert, wesentlich verändert. Die Leistungsdepression, die bei der Umstellung DDR – Bundesrepublik in Marl recht nachhaltig gewesen war, hatte er überwunden, die DDR-Last abgeworfen. Er war wie alle anderen ein Erstsemester.

Während des gesamten Studiums hatte *K* Studiengebühren zu zahlen, außer den Sozialabgaben waren das die eigentlichen Studiengebühren von 80 DM, ein Ersatzgeld und Unterrichtsgelder. Im ersten Semester waren es doch insgesamt 202,50 DM. Wäre er als politischer Flüchtling anerkannt gewesen, wäre ihm das erlassen worden. Es wurmte ihn ganz schön, so benachteiligt zu werden. Sein Antrag auf Erlass der Studiengebühren wurde abgelehnt und mit der wirtschaftlichen Situation seiner Eltern begründet. Es läge keine Bedürftigkeit vor. Befreiung könne er dennoch durch das Ablegen von Fleißprüfungen in zwei vorklinischen Fächern erlangen.

Die wirtschaftliche Situation war so, dass beide Eltern arbeiteten, der Vater als Assistenzarzt und die Mutter als Sekretärin, und damit war das Familieneinkommen bei vier Kindern in der Ausbildung über dem Limit, so jedenfalls der Bescheid des Studentenwerks. Steuerbegünstigungen erhielten politische Flüchtlinge. Darunter fiel die Familie ja nicht.

Für die Studiengebühren musste *K* gut 100 Stunden arbeiten. Die Stundenlöhne für studentische Hilfskräfte lagen zwischen 1,80 und 1,90 DM. Jede angebotene Arbeit musste angenommen werden.

Noch als alter Professor hatte er sich aus diesem Erleben mit den Studierenden solidarisch gefühlt und sich empört, als die niedersächsische Landesregierung Studiengebühren einführte. Mit Entschiedenheit hatte er sich in der Vorlesung gegen diesen Schritt der Landesregierung gewandt. Die Studierenden waren begeistert. Was auch sonst?

Unabhängig von seinem Vater hatte Jakob, also Mariannas und *K*s Sohn, als Student der Philologie in Göttingen im Wintersemester 2005/2006 eine Protestveranstaltung organisiert. So etwas konnte er gut. Gekommen waren etwa zehn Studierende. Warum, so musste sich *K* danach fragen, hatte ihn denn die Wiedereinführung der Studiengebühren so empört, wenn es die Studierenden noch nicht einmal interessierte. Er war sich sicher, dass es nicht nur an seiner Biographie lag, aber offensichtlich ging es zunächst an der Realität vorbei.

Im Jahr 1960 waren Studiengebühren für *K* ein finanzieller Klotz. Selbstverständlich nutzte er die Möglichkeit, für eine Befreiung davon Fleißprüfungen abzulegen. Er bestand die erforderlichen Fleißprüfungen in Physik und Chemie jeweils mit einer 1. Dann reichte er seinen Antrag um Erlass der Studiengebühren mit den beiden Bescheinigungen ein. Sehr schnell erhielt er einen Bescheid. Innerlich froh öffnete er den Umschlag. Man teilte ihm mit, es läge keine wirtschaftliche Bedürftigkeit vor. Das verlangsamte für einen Moment sein Denken. Aber, es konnte doch nur ein Irrtum sein. So ging er zur zuständigen Verwaltungsangestellten und wünschte von ihr eine Erklärung. Arglos dachte er, der Irrtum ließe sich leicht aufklären. Umso mehr wunderte er sich, gelinde gesagt, als ihm diese Sachbearbeiterin erklärte, dass es sich bei der Ablehnung keineswegs um einen Irrtum handele. Er sei eben nicht der Fall, bei dem eine wirtschaftliche Bedürftigkeit vorläge. Aber es ginge jetzt nicht um seine wirtschaftlichen Ressourcen, sagte er, sondern um seine erfolgreich abgelegten Fleißprüfungen. Nun, da hätte er sich geirrt. Er hätte nicht Chemie und Physik nehmen dürfen, sondern Anatomie und Zoologie. Die Frage, warum sie denn in ihrem ersten Ablehnungsschreiben ganz im Gegenteil mitgeteilt hätten, man könne in jedem vorklinischen Fach die Fleißprüfung ablegen, beantwortete sie mit Ausflüchten. So ist es also, dachte er, in Bezug auf solche Personen unterschied sich die Bundesrepublik dann doch nicht sonderlich von der DDR. Er ließ sich mit einer solchen Unglaublichkeit abweisen. Er war eben doch noch Ossi, ließ sich abspeisen, anstatt einen Anwalt zu nehmen.

War jemand politischer Flüchtling, erhielt er oder sie in der Mensa einen Freitisch für das Standardessen. Dafür wurden ein Ausweis ohne Lichtbild ausgestellt und Essensmarken vergeben. Ob diese abgeknipst oder abgegeben wurden, ist nicht mehr erinnerlich. Sie unterschieden sich jedenfalls von den üblichen gekauften Karten.

Ulrich hatte sich ebenfalls in Köln inskribiert, aber für Jura. Er hatte das, was man Fernweh nennt. Ab den 2. Semesterferien heuerte er auf Frachtschiffen an, um Menschen und Länder kennenzulernen. Später als Jurist übernahm er Projekte bei der GTZ, lebte viele Jahre mit seiner Familie in verschiedenen Ländern Afrikas. Bis zu seinem frühen Tod war er dann als Regierungsdirektor im Entwicklungshilfeministerium tätig.

1960–1962 fuhr er immer wieder zur See. Damals war es noch möglich, sich nur für eine Route anheuern zu lassen, um mit einem anderen Schiff schneller wieder nach Deutschland zurückzukommen. Trotzdem konnte er nicht immer die Semesterferien einhalten. Für das Studium hieß es, dass er einen Weg für seine Rückmeldung finden musste. Dazu war aber seine Anwesenheit erforderlich, um sich ggf. auch persönlich ausweisen zu können. Nach der Erinnerung mussten Studienbuch und Studentenausweis vorgelegt werden. Von welchem Semester an und ob überhaupt Scheine vorzulegen waren, ist nicht mehr erinnerlich. Auf jeden Fall war eine Unterschrift zu leisten. Es gab daran kein Vorbei, die Rückmeldefristen hatte Ulrich einzuhalten. Aber so leicht konnte man sich die Schiffe auch nicht aussuchen. Aus Ulrichs Sicht mussten Studium und Seefahrt auch unkonventionell verbunden werden können. Wie immer machte er sich kundig. Nie ließ er sich abweisen. Deshalb erreichte er bei Behörden erstaunlich viel, eben in Marl auch die Ausnahme für *K*, als es um die Teilnahme im bereits überfüllten Förderkurs ging. Schon gar nicht hätte sich eine Verwaltung gegen ihn mit einem undurchsichtigen Bescheid durchsetzen können, wie es *K* widerfahren war. Das wurde im Hinblick auf die Studiengebühren immer unglaublicher.

Ulrich bat seinen Freund, ihn stellvertretend zurückzumelden. Es ginge nur um das Einhalten der Rückmeldefrist zum Semesterbeginn. Warum sollte *K* das nicht machen? Er war dazu bereit. Ulrich fragte beim Juristischen Dekanat nach, ob es möglich sei, eine Person mit einer Vollmacht für die Rückmeldung auszustatten. Konkret benannte er auch *K* als seinen potentiellen Stellvertreter. Er begründete, Rückmeldetermin und Semesterbeginn fielen auseinander. Ein Student müsse schließlich erst bei den Vorlesungen anwesend sein. Das war eigentlich überzeugend. Trotzdem gelang es ihm dieses Mal nicht, Vernünftiges von Unvernünftigem zu trennen. Eine stellvertretende Rückmeldung wurde als unzulässig angesehen.

Damit war der alte DDR-Widerspruchsgeist geweckt. Jetzt erst recht; dann eben eine Rückmeldung ohne Vollmacht. Beiden Freunden war klar, dass das ein hohes Risiko war, in erster Linie für *K*. Aber Ulrich wäre natürlich auch als Student der Jurisprudenz relegiert worden. Nach erfolgter Rückmeldung musste noch eine weitere Hürde genommen werden, den Ausweis mit den Essenmarken für den Freitisch in der Mensa zu besorgen. Auch das musste quittiert werden. Eigentlich passte *K* so eine Aktion nicht. Es störte seinen Bürgersinn. Er war auch nicht kaltblütig. Aber Behördenwillkür – nein. Und er machte es nicht für sich selbst. Das hätte er nicht gekonnt. Er musste jetzt nicht nur, er wollte auch Ulrich rückmelden. Dazu würde er auch, sollte es drauf ankommen, Ulrichs Personalausweis benutzen. Der konnte darauf verzichten, weil er für seine Fahrten nur seinen Pass und die Arbeitseintragungen durch die Seefahrtbüros über seine bisherigen Fahrten benötigte. So dachte er jedenfalls. Denn wer einmal gefahren war, konnte woanders leicht anheuern. Das Problem war dabei, die erste Fahrt zu bekommen. Aber Irrtum, als er einmal in den USA neu anheuern wollte, saß er dort ohne seinen Personalausweis ziemlich fest, kam dann erst über die deutsche Botschaft wieder frei.

Ulrich und *K* sahen sich nicht ähnlich. Das war ungünstig für solch einen Betrug. Natürlich war es ein Betrug. Er blieb es auch dann, wenn sich *K* den altruistischen Betrug aus Widerstand gegen vermeintliche Willkür schönredete. Aber sie wollten auch Widerstand leisten. Das saß bei beiden Freunden ziemlich tief. Die Gefahr, entdeckt zu werden, war durch die Anfrage von Ulrich im Dekanat für *K* merklich erhöht worden. Es war voreilig gewesen, dessen Namen für die Erteilung der Vollmacht mitzuteilen.

Alle Furcht erwies sich als unbegründet. Bei der Rückmeldung im Juristischen Dekanat hatte sich eine größere Schlange gebildet. Das sah schon ganz gut aus. Es reichte, den Studentenausweis vorzulegen. Der wurde abgestempelt, Unterschrift und fertig. Ganz anders verlief *K*s eigene Rückmeldung im Medizinischen Dekanat. Hier musste er zusätzlich seinen Personalausweis vorweisen. Sorgfältig erfolgte ein Vergleich mit seinem Bild. So abwegig waren die vorherigen Befürchtungen dann doch nicht gewesen, bei Ulrichs Rückmeldung aufzufliegen. Es hätte also auch ganz anders ablaufen können. Witzig fand *K* es dann doch, und musste darüber lachen, wie großzügig die Juristen waren und wie amtlich die Mediziner. Jedenfalls hatte er noch den Ausweis (Essensmarken) für die Mensa erworben. Und damit stellte sich die Frage, ob er die Essensmarken bis zur Rückkehr von Ulrich für sich verbrauchen oder verfallen lassen sollte. Es wäre ein fortlaufender Betrug gewesen. Das wollte er nicht, es reichte. Man konnte auch alles übertreiben. So kaufte er sich lieber seine Essenmarken selber. Ulrich fand das nach seiner Rückkehr aberwitzig.

K musste damals wohl nicht so ganz bei Trost gewesen sein, denn er meldete Ulrich auch im nächsten Semester zurück. Auf den Freitisch in der Mensa musste Ulrich verzichten. Das Risiko musste nicht verdoppelt werden. Ulrich verlangte doch ein bisschen viel von ihm.

KÖNNTE ES AUCH ANDERS GEWESEN SEIN? Bei nüchterner Betrachtung und klarem Verstand wäre es schier abwegig gewesen, den Freund unter Vorlage seines Studentenausweises zu Semesterbeginn zurückzumelden. Das war schon ziemlich außerhalb der Legalität, freundlich ausgedrückt.

Der Vater hatte von Bardenberg an ein kleines konfessionelles Kölner Krankenhaus gewechselt. Gleichzeitig hatte er sich auch um eine Kassenzulassung als Praktischer Arzt beworben. Nichts war verständlicher als das. Assistenzarzt in einer Chirurgischen Abteilung konnte er auf Dauer nicht bleiben. Dem Chefarzt war es sehr hoch anzurechnen, einen Endvierziger als guten Operateur einzustellen, wenn auch nur in nachgeordneter Position. Der Chefarzt selber war alt und kein sicherer Operateur mehr. Allerdings hatte er es sich noch nicht eingestanden. Die Ordensschwestern sprachen über sein beträchtliches Alter. Alle Entscheidungen lagen in der Hand der Schwester Oberin, die mit Ehrwürdige Mutter anzusprechen war. Und das war sie auch.

In dieser Zeit leistete *K* dort sein Pflegepraktikum ab, acht Wochen in den Semesterferien. So wurde er in medizinische Strukturen eingeführt. Wollte der Chefarzt selber operieren, hoben die jüngeren Assistenten der nicht-chirurgischen Abteilungen gern den Blick und drehten die Augen nach oben. Waren chirurgische Assistenten dabei anwesend, taten diese so, als hätten sie das nicht bemerkt. *K* verstand diese Blicke nicht ganz. Hielt sie bei näherer Überlegung für provokant. Das war auch so gemeint, wie ihm die Internisten nur zu gern erklärten. Es sollte heißen, Gott schütze den Patienten. Und es hatte eine konkrete Bedeutung, nämlich, guck nach oben, ob Blut an der Decke ist. Tatsächlich hatte der chirurgische Chefarzt bei seinen Operationen mehrfach versehentlich eine der großen Schlagadern verletzt. Das Blut war bis an die OP-Lampe gespritzt.

Honorig wurde die Assistenzarzttätigkeit des Vaters an diesem Krankenhaus beendet. Er hatte sich, wie gesagt, auch um einen Kassenarztsitz beworben. Diese waren reglementiert. Entsprechend groß war die Warteliste. Der Vater wurde bevorzugt. Das war doch große Kollegialität.

Mit Freude ging er an die Eröffnung seiner Praxis. Natürlich gab es Probleme bei der Niederlassung. Wie sollte es auch anders sein. Die gab es bei jedem Arzt. Es fehlten die finanziellen Mittel für die Einrichtung der Praxis, für Praxispersonal und für Praxisräume. Die Praxisräume mussten in dem zugewiesenen Bezirk liegen. Das war der wenig attraktive Ortsteil Köln-Ossendorf, in dem die Familie wohnte.

Die Firma Storz traute ihm zu, seine Praxis erfolgreich führen zu können. Er sah tatkräftig aus, hatte immer noch ein sicheres Auftreten und konnte Menschen für sich einnehmen. Deshalb lieferte sie ihm die Praxiseinrichtung ohne Risikoaufschlag. Im ersten Jahr brauchte nicht getilgt zu werden. Dann erhöhten sich die Raten. Das waren die üblichen Konditionen. Er hatte aber keineswegs die Kraft, die er sich zutraute. Auch kannte er die Strukturen nicht gut.

Für die Praxisräume wurde eine Notlösung gefunden. Sie wurde zur Dauerlösung, weil er schnell an einer Herzinsuffizienz nach nicht erkannter Herzmuskelentzündung erkrankte, einer Myokarditis. Sie beschreibt am besten die Ärmlichkeit der damaligen Verhältnisse. Zu diesem Zeitpunkt wohnten alle vier Kinder wieder zu Hause, also eine sechsköpfige Familie. Dafür reichte die 3-Zimmerwohnung durchaus. Ziemlich eng wurde es, als sie zusätzlich noch zur Praxis wurde. Im Wartezimmer schiefen die beiden 19 und 15 Jahre alten Töchter in einem Hoch-Klappbett. Im Sprechzimmer war das auch für *K* und HD so vorgesehen. Das wollten die Jungen aber nicht. Nur *K* schlief dort, HD auf der jeden Abend zusätzlich desinfizierten Untersuchungsliege. Die Eltern hatten von Anfang an auf Eck-Couches im Wohnzimmer geschlafen. Dem gegenüber stand dann ein Leihfernsehapparat, den die Mutter unbedingt anschaffen wollte. Der Leihvertrag für den Fernsehapparat konnte in einen Kaufvertrag übergeleitet werden. Zunächst erfolgte eine Anzahlung, die weitere Bezahlung durch Münzeinwurf in ein Zählwerk. Nach dem Parkuhrprinzip konnte solange ferngesehen werden, wie Geld eingeworfen worden war. Das war gleichzeitig die Tilgung. Weil die Eltern mit dem Fernsehen sparten, wurde auch zu wenig abgetragen und das Gerät wieder abgeholt.

Trotz Optimismus und vorhandener Tatkraft lief die Praxis nur schleppend an. Die Einnahmen deckten gerade die laufenden Unkosten, wie sie eine Praxis nun einmal hat. Für die Krankenbesuche benötigte der Vater ein Auto. Er bekam einen Bankkredit und kaufte einen gebrauchten DKW Junior. Die Raten waren abzutragen. Die Familie lebte vom Gehalt der Mutter, wobei eine Sekretärin auch damals selbst in der Industrie nicht gut bezahlt wurde. Der Wohnungsvermieter hatte Verständnis für die schwierige finanzielle Lage und erhöhte die Miete wegen der Umwandlung der Wohnung in eine Praxis zuerst nicht, im Laufe der Jahre nur sehr moderat. *K* war tagsüber nicht zu Hause. Er schlief nur da. An den Wochenenden aß er bei seinen Eltern mit.

Erneut stellte er einen Antrag auf Erlass der Studiengebühren. Dem wurde nicht stattgegeben, weil noch keine Einkommenssteuererklärung vorgelegt werden konnte. Schlicht eine Ungeheuerlichkeit. Als dann die Steuererklärung mit der Dokumentation der Minimaleinnahmen vorgelegt werden konnte, erfolgte eine Ablehnung wegen fehlender Bedürftigkeit.

Als *K* das alles nach vielen Jahren der Vorsitzenden des Kölner Studentenwerks erzählte, konnte sie diese Entscheidungen nicht nachvollziehen, *K* und die Familie konnten es gleich nicht.

KÖNNTE ES AUCH ANDERS GEWESEN SEIN? Das Einleben vieler DDR-Flüchtlinge war von einer ziemlich langen Armutsphase bestimmt. Kamen erschwerende Bedingungen dazu, dann scheiterten viele Flüchtlinge in der neuen bunten BRD-Welt. Der ganz überwiegende Teil der Fehlentscheidungen erfolgte aus einer Mischung von falschem Wagemut und unnötiger Verzagtheit. Das Los von Einwandererfamilien ist eben sehr unterschiedlich.

Das Studium war für *K* die ersehnte Freiheit. Das bedarf keiner Begründung. Keineswegs wehte im Wintersemester 1959/60 an den Universitäten nur der Geist des 1000-jährigen Reiches – unter den Talaren, der Muff von 1000 Jahren – wie manche Übertreibungen es jetzt weismachen wollen. Er wehte teilweise aber ganz fürchterlich. Was in dieser Hinsicht verdächtig war, wurde genau registriert und diskutiert. Das galt auch für die von den Studierenden der Geisteswissenschaften als so unpolitisch angesehenen Studierenden der Medizin.

Die Hörsäle waren voll, überfüllt. Waren die Sitzplätze bereits besetzt, saß man eben auf der Treppe. Davon brach die Welt nicht zusammen, die Treppe auch nicht. Es war möglich, wenngleich nicht als unabdingbar empfunden, auch Vorlesungen in anderen Fächern zu hören.

1960 lernten sich Marianna und *K* kennen. Und später, als sie Latein und Geschichte studierte, gingen beide jeweils in die Vorlesungen des anderen mit.

Erster Abschnitt ihres Studiums der Philologie war seinerzeit das Studium Generale. Marianna nahm *K* am Anfang in einige Einführungsvorlesungen für Philosophie mit. Das war legal. *K* durfte die Vorlesungen regulär belegen, erhielt dann auch die entsprechenden Testate. Zwar musste er dafür keine Prüfungen ablegen, es reichte aber, um zeitlebens die verbreitete Einschränkung des Wissenschaftsbegriffs auf die Naturwissenschaften abzulehnen.

Medizinische Vorlesungen waren dagegen durchgehend als „privatissime" ausgewiesen, d. h. nur für Medizin-Studenten/innen. Aber medizinische Vorlesungen, in denen nicht Patienten vorgestellt wurden, unterschieden sich auch nicht von denen in anderen Fächern. Und nur in solche begleitete Marianna ihn dann manchmal.

Für das Vorphysikum war Zoologie ein Pflichtfach im Medizinstudium. Im Jahr 1960, als *K* soweit war, Zoologie zu hören, munkelten die Studenten, und es stimmte, dass der Direktor des Instituts für Zoologie in der Nazizeit der Rektor der Universität zu Köln gewesen war. Das führte bei etlichen Studierenden zu einer unterschwelligen Ablehnung. Als ehernes Gesetz war aus dieser Vorlesung mitzunehmen, ein Verhalten wird nicht vererbt und Erbanlagen unterliegen keinerlei äußeren Einflüssen. Der Begriff Rasse wurde in diesem Zusammenhang nicht genannt. Aber meinte er das? So fragten sich die Studentinnen und Studenten untereinander. Am Ende eines jeden Semesters teilte er mit, wie man als Student bei ihm zur Vorstellung für das Vorphysikum zu erscheinen habe, nämlich im braunen oder grauen Anzug, und zur Prüfung selber nur im schwarzen Anzug. Wie die Kleidervorschrift für die Studentinnen war, ist nicht mehr erinnerlich.

Einfach liebenswürdig und skurril war die Vorlesung „Physik für Mediziner". Was zeichnete diese Vorlesungen aus? Vormittags hielt der schon ältere Professor sie als Einführung für Physikstudenten, nachmittags noch einmal für die Mediziner. Dann standen die Formeln schon an den Tafeln. Die Experimente waren neu aufgebaut. Obwohl er anwesend war, hielt er die Vorlesung nicht. Er schonte seine Stimme. Alles hatte er am Vormittag auf Band aufgenommen, saß vorn etwas seitlich vom Experimentiertisch und hörte sich zusammen mit den Studenten vergnügt an, was er am Morgen gesagt hatte. Exakt zur rechten Zeit führten die Assistenten die Experimente durch. Man sah jetzt und hörte zugleich den Ablauf vom Vormittag. Seine Prüfungen im Vorphysikum waren auch wieder ein bisschen Feuerzangenbowlen-listig. So fragte er *K* im Vorphysikum, warum das Licht einer Neonröhre weiß sei. *K* dachte etwas verwirrt, was meint er, doch nicht etwa etwas Metaphysisches, dass Gott es so geschaffen habe. Er musste passen. Die Erklärung war aber so ähnlich: „Weil es so ist". Er wollte lediglich wissen, dass die Wellenlänge zufällig im weißen Bereich läge, aber Sonnenlicht in Spektralfarben zerlegt werde. Natürlich wusste das jeder. Aber bitteschön, warum. Zusammen mit den anderen Prüfungsfragen benotete er das wie-auch-immer-Wissen mit einer 2. Dafür konnte man schon einen kleinen Schreck ertragen.

Man stelle sich das heute vor. Die Studierenden sitzen, von Feuerwehrleuten bewacht, damit sie nicht mogeln, weit voneinander getrennt an Einzelplätzen und haben im Affentempo Fragen zu beantworten. Keine Assoziation zu den Affenversuchen.

In der Anatomie reichte das Spektrum der akademischen Lehrer von dem alten jüdischen Gelehrten Prof. Dr. Veit, den die Nazis aus dem Amt als Ordinarius für Anatomie entfernt hatten, bis dem Anatomen Prof. X_1, der sich seiner Nazivergangenheit rühmte. Noch schlimmer Prof. X_2, der den Studenten zunächst dadurch sehr imponiert hatte, wie er gleichzeitig mit beiden Händen die anatomischen Darstellungen von Muskeln, Sehnen, Knochen usw. farbig an die Tafeln zeichnen konnte. Dieser Mann hatte ein Verfahren entwickelt, um aus dem Gewebe toter Menschen Seife zu machen. „Auf seine Initiative wurde aus KZ-Opfern Seife produziert" (`https://de.wikipedia.org/wiki/Rudolf_Spanner`). Das war im Wintersemester 1959/60 so unvorstellbar, dass es die Studierenden zunächst nicht glauben konnten. Es war einfach zu viel. Aber es nützte nichts. Es fanden sich dazu, wie es schien, verlässliche Angaben.

So wussten dann alle zu unterscheiden, wen sie da hörten. Das war von studentischer Seite her eine unfassbare Konstellation in Köln, als im Jahr 1962 die Anatomie des Menschen für das Physikum gelernt wurde. Irgendwie schienen sich die Probleme in Köln zu bündeln, jedenfalls hatte ein Teil der Studierenden diesen Eindruck. Das galt dann auch für das Gebiet der Entwicklungsgeschichte des Menschen, also der Embryologie.

Darüber hielt Prof. Veit eine schöne kleine Vorlesung, prüfte aber als Emeritus nicht mehr im Physikum. Von den Studierenden wurde er verehrt. Auch *K* hörte bei ihm seine Vorlesung über „Anatomie von Schädel und Kaumuskulatur auf vergleichend-anatomischer Grundlage" und fand sogar antiquarisch seine Monographie dazu [8]. Verbindlich war die Entwicklungsgeschichte als Teil der anatomischen Hauptvorlesung von Prof. Ortmann, dem Direktor des Anatomischen Instituts. Der war unbelastet. Man könnte fragen, na, und was ist jetzt das Problem?

Um es erklären zu können, muss etwas ausgeholt und auf dessen Nachruf auf Prof. Veit verwiesen werden [9]. Danach hatte Otto Veit im Jahr 1920 von dem Gynäkologen Prof. P. Esch einen 4 Wochen alten Embryo erhalten. Das besondere Arbeitsgebiet des Gynäkologen Esch (Marburg) war die Fehlgeburt, ganz genau gesagt, der blutende spontane vorzeitige Verlust des Fetus – Fehlgeburt – vom 1. bis zum 4. Monat bei der Placenta praevia. Das ist eine für die Mutter lebensgefährliche Lage der Plazenta direkt vor dem Muttermund. Und Esch hatte bei einer Patientin unter massiver Blutung als ultima ratio den ganzen Uterus entfernt, mit dem 4 Wochen alten Embryo. Den fixierte er anschließend intrauterin mit Formalin. Trotzdem klingt es ein wenig sonderbar, wenn Prof. Ortmann in seinem Nachruf schrieb: „Ein vom Gynäkologen Esch gewonnenes und zur damaligen Zeit kostbares Material, eine *in situ* gewonnene menschliche Keimblase aus der vierten Woche, wird von Veit nach allen Richtungen, für viele Forschergenerationen vorbildlich, mit plastischer Rekonstruktion untersucht". Veit hatte das zusammen mit Esch deklariert und publiziert [10].

In den beiden damals aktuellen Lehrbüchern der Entwicklungsgeschichte des Menschen gab es aber beängstigend viele derartiger „Kostbarkeiten". Woher kamen sie? Das geläufige Lehrbuch stammte von dem Prager Anatomen O. Grosser. Er war tief in den Nationalsozialismus involviert, arbeitete in seinem Spezialfach für eine Fachzeitschrift, die vom SS-Ahnenerbe herausgegeben wurde. Ausgezeichnet wurde er mit allen möglichen Ehrungen. Aber obwohl solche Leute wie er ihre Ehre verloren hatten, erhielt er Ehrungen von überall her, in Fülle, natürlich auch noch nach dem Krieg. In Wien wurde sogar ein Weg nach ihm benannt.

Das Fatale für die Studierenden der Medizin Anfang der 1960er Jahre in Köln war, dass ihr Professor der Anatomie seit 1958 Mitautor dieses „Grundrisses der Entwicklungsgeschichte des Menschen" geworden war. Nun ließe sich sagen, dass zwar Herr Grosser mit seiner Vergangenheit anstößig war, dass das aber auf sein Buch nicht zutreffen müsse. Es traf jedoch gerade darauf zu [11].

Das Buch war 1943 in 1. Auflage erschienen. *K* besitzt die 2. Auflage aus dem Jahr 1945. Das Besondere, Anstößige, Beängstigende an diesem Lehrbuch war die Darstellung von gleich 15 Embryonen oder noch nicht einmal Embryonen $\leq$10 mm Länge (1 sehr junges Ei, junges Ei, Ei, 0,8 mm, 2 mm, 3,2 mm, 3,4 mm, 3,6 mm, 10 mm), bis zu 20 mm Länge waren es weitere 10 Embryonen und zwischen 20 mm und 24mm noch weitere 4. Die wichtigen ersten beiden Monate der Embryonalentwicklung waren somit lückenlos besetzt. Das „Material" wurde nicht deklariert. Ohne es beweisen zu können, gingen viele Studierende von Zwangsschwangerschaften zur NS-Forschung aus. Was sollte es auch sonst sein? *K*, der später in seinem Berufsleben bis ins Jahr 2013 viele tausend Obduktionen selber durchgeführt hat, hält Todesfälle, bei denen befruchtete Eier und winzige Embryonen als Zufallsbefunde autoptisch entdeckt worden wären, für ausgeschlossen. Dann müsste es sich um lauter Todesfälle von jüngeren Frauen handeln, die innerhalb kürzester Zeit nach Beginn ihrer Schwangerschaft gestorben wären, wobei die ganz frühen Stadien mit bloßem Auge nicht erfassbar gewesen wären. Es ging nicht um zentimeter-, sondern um millimetergroße Embryonen.

Viele Studierende der Medizin erfüllte in Köln vor dem Physikum Anfang der 1960er Jahre die in den späteren Auflagen nachgeschobene Erklärung mit größter Skepsis, alle 24 Embryonen < 2 cm seien von Gynäkologen nach erfolgter Fehlgeburt der

Anatomie zugesandt worden. Was überzeugte denn nicht? Richtig ist, dass Gynäkologen im Anschluss an jede Abrasio (Ausschabung der Gebärmutter) nach erlittener Fehlgeburt im Abradat sorgfältig nach embryonalem Gewebe suchen. Dieses muss keineswegs mehr vorhanden sein. Auch kann es der Diagnostik entgehen. Selbst wenn es gefunden wird, liegen häufig nur spärliche Residuen ganzer Embryonen vor, in der Regel mit einer beginnenden oder oft auch fortgeschrittenen Selbstauflösung – Autolyse – der Strukturen. Zudem erfolgt eine Fehlgeburt überwiegend aus der Lebensunfähigkeit des Embryos. Dann findet sich eben kein reguläres Bild der Embryogenese. Die Eier bzw. Embryonen waren aber in sehr gutem Erhaltungszustand. In der im Lehrbuch wiedergegebenen Abbildung in stärksten Vergrößerungen waren die feinsten Strukturen noch mikroskopisch genau erkennbar.

Aus der Sicht vieler Medizinstudentinnen und -studenten Anfang der 1960er Jahre sprachen diese embryologischen Untersuchungen in der Gegenüberstellung – Einzelfall versus komplette Serie – für ein Verbrechen. Dem wäre bis heute nichts hinzuzufügen.

Technisch wäre es kein größeres Problem, im Nachhinein die wahre Herkunft solcher Embryonen zu verschleiern. Grosser hatte aber nach 1945 keinen Zugang mehr zum Anatomischen Institut der Deutschen Karls-Universität Prag. Diese Universität wurde nicht wieder eröffnet.

Heute wäre es möglich, solche Reihen ganz früher Embryonen legal nach künstlicher Insemination und frühen Schwangerschaftsabbrüchen zu untersuchen, in den 1940er Jahren aber nicht. Heute finden sich intrauterine Filmaufnahmen von Embryonen der frühesten Stadien. Das irritiert sehr, ist aber rechtlich einwandfrei (Embryonenschutzgesetz; ESchG).

Es gab noch ein weiteres Lehrbuch der Entwicklungsgeschichte des Menschen, mit noch instruktiveren Bildern, nämlich von dem Göttinger Anatom Blechschmidt [12]. *K* konnte und wollte dieses sehr teure Buch nicht kaufen, denn seine Kölner Kommilitonen sagten, es sei noch viel schlimmer als der „Grosser", noch mehr Embryonen. Das früheste Stadium war dort allerdings nicht ein „Ei bei der Einnistung", sondern ein Embryo von 2,5 mm Größe (Eyo Ei 2,5 mm). Ganz überwiegend handelt es sich jedenfalls in späteren Auflagen um graphische Darstellungen, bei den frühen Stadien durchgehend [13]. Dass es diese Untersuchungen gab, hat *K* immer beschäftigt, diese fürchterliche Forschung. Und er hat es später nach seiner Habilitation im Jahr 1977 in einer 2-stündigen Vorlesung über „Medizin im Nationalsozialismus" mit Studierenden der Medizin und der Jurisprudenz in jedem Semester diskutiert. Sein Ziel war es, dass jede Studentin, jeder Student den Blick vom Helfen auch auf das Leiden von Menschen durch die Verbrechen von Ärzten im Nationalsozialismus richten sollte.

Die Göttinger Studierenden der Medizin kannten selbstverständlich die Blechschmidt-Sammlung im Institut für Anatomie, wenn sie im 4. klinischen Semester in *K*s Vorlesung kamen. Die Sammlung war und ist ein Aushängeschild der Göttinger Anatomie. Aus ethischen und rechtlichen Gründen sind die Anatomen der Herkunft der Embryonen gewissenhaft nachgegangen. Die letzten Bemühungen zur Aufklärung stellten je ein Symposium im Herbst 2018 und ein weiteres am 22. März 2019 dar. Danach ist eine Fülle an Embryonen nach dem Krieg der Anatomie zugesandt worden, und dennoch ist die Herkunft von keinem Embryo nachvollziehbar. Dokumentiert ist das Datum der histologischen Aufarbeitung der Embryonen, jedoch nicht der Eingang, nicht die Umstände der Gewinnung. Zwar habe sich Blechschmidt nie zur Herkunft geäußert, sprach aber davon, dass eine Sofortfixation des Embryos nach dessen Absterben erfolgen müsse, weil bei geringster Autolyse seine Untersuchungen sonst vergeblich gewesen wären. Nachgewiesen wurde, dass er sehr gut vernetzt gewesen ist. Aus zahlreichen Frauenkliniken wurden ihm Embryonen zugesandt. Nur, welche? Und bei den frühen Stadien stellte sich immer das „Problem" der Autolyse. Damit konnten sie für die Sammlung nicht mehr infrage kommen. Hier beginnen dann alle Überlegungen.

Die Position zahlreicher Studierender der Medizin in Köln Anfang der 1960er Jahre ist für den alten Professor *K* bis heute plausibel. Aus dieser Sicht sind die Embryonen kriminell von lebenden Frauen unter Zwang – es gibt gar kein anderes Wort dafür – entnommen worden. Beantwortet ist für die Blechschmidt-Sammlung die Frage, ob bei den größeren intakten Embryonen nicht jeweils der ganze Uterus entnommen wurde. Es spricht für den großen Ernst der Nachforschungen in der Göttinger Anatomie, dass sie am 22. März 2019 auf ihrem Symposium die Herkunft für einen kleinen Teil der Embryonen aus der Blechschmidt-Sammlung belegen konnten. Danach wurden offiziell nach dem Krieg mehrere Embryonen aus Helsinki nach Göttingen gesandt. Sie stammten von jungen dementen Psychiatriepatientinnen, bei denen eine Schwangerschaft festgestellt wurde, der gesamte Uterus mit dem Embryo operativ entfernt worden war. Eine derartige weitreichende Form der Sterilisation durch eine Uterusextirpation hatte auch damals keine ausreichende medizinische Indikation.

Die Göttinger Universität hatte es sich nicht leicht gemacht, den Verstrickungen ihrer Mitglieder in der Nazi-Zeit nachzugehen. Ausführlich wird dabei auch auf das Wirken von Blechschmidt eingegangen [14]. Die Autoren halten ein kriminelles Vorgehen für nicht bewiesen, eher für spekulativ. Aber es erstaunt schon außerordentlich, dass ausgerechnet das Institut für Anatomie noch in den letzten Kriegsjahren als „kriegswichtig bzw. sonst zu schützen" eingestuft wurde. Außer der Anatomie gab es nur noch drei weitere theoretische Institute mit diesem Schutz vor Personalentzug in Göttingen. Sonst wurden von überall her Ärzte an die Front zur Behandlung Verwundeter geschickt. Die Untersuchungen von Blechschmidt hatten somit eine große Bedeutung für die NS-Oberen, so für Göring, der die Übertragung auf Wachsplatten zur Erstellung von großen Kunststoffmodellen förderte. Das ist der Grundgedanke der heutigen Sammlung aus 64 derartigen Modellen von etwa 1 m Größe. Diese Vergrößerung konnte nur bei einem außerordentlich guten Erhaltungszustand der Embryonen gelingen.

Abschließend soll der Hinweis auf ein Interview mit Blechschmidt für das Magazin „PUR" vom 26. Januar 1991 erfolgen. Danach stammten die Embryonen nur von Operationen aus medizinischer Indikation, so nach Eileiterschwangerschaften, oder z.B. Tuberkulose oder Geschwülsten. Und er erläutert, dass man einen nur wenige Millimeter großen, durchsichtig zarten Embryo nicht leicht fände.

Das soll erst einmal reichen. Es ist bereits mehr als genug an Forschungselend.

KÖNNTE ES AUCH ANDERS GEWESEN SEIN? Bereits Ende der 1950er Jahre setzten sich die Kölner Studierenden der Medizin mit der Nazi-Vergangenheit „ihrer" Professoren auseinander. Die Zeiten für fürchterliche wissenschaftliche Versuche wie in der Nazi-Zeit sind vorbei.

Jede Fehlgeburt ist sehr traurig für die Familie, besonders für die werdende Mutter. Je älter das Kind im Mutterleib geworden ist, desto schwieriger ist der Abschied. Früher gab es nach dem Personenstandsgesetz selbst für schon recht große totgeborene Kindern eine Grenze für die Beurkundungspflicht. Das Kriterium war zunächst die Körpergröße; Atmung oder Herztätigkeit. Es wurde abgelöst vom Körpergewicht. Zunächst erfolgte erst ab einem Körpergewicht von $\geq$1000 g eine Beurkundung. Beurkundung heißt, dass es sich jetzt um einen toten Menschen handelt. Toter Mensch heißt, dass eine Bestattungspflicht besteht. War es noch kein toter Mensch, so die Regelungen in den Bestattungsgesetzen der meisten Bundesländer, war eine Bestattung auch nicht möglich. Die Grenze wurde am 01. April 1994 auf ein Körpergewicht von $\geq$500 g herabgesetzt, womit nicht nur Bestattungsmöglichkeit, sondern auch Bestattungspflicht gegeben war. Diese Regelungen sind heute kaum noch vorstellbar. Jeder kleine Embryo kann regulär bestattet werden. Es gibt auf den Friedhöfen dafür sehr liebevoll gestaltete Bereiche.

Was bedeutete damals, ein totgeborenes Kind könne nicht bestattet werden? Es wurde mit allgemeinem Klinikabfall verbrannt. Das war nach den Bestattungsgesetzen „schicklich entsorgt". So sollte es sein.

In die Rechtsmedizin wurden Totgeborene nach Abtreibungen oder nach der Geburt getötete Kinder eingeliefert. Dabei ging es dann um die Frage, hat es gelebt oder nicht gelebt. Wenn es gelebt hatte, dann war es immer ein gestorbener Mensch, der zu bestatten war. Aber nicht selten wurden auch unreife, tot geborene Kinder eingeliefert, die nicht bestattet werden konnten. In Köln wurden sie damals nicht selten aus dem Rhein geborgen, im Mülleimer gefunden oder irgendwo abgelegt, das ganze Elend. Nach erfolgter Obduktion im Auftrag des Gerichts stellte sich die Frage, wohin mit dem Kind? War es definitionsgemäß noch kein Mensch, dann war das Sozialamt nämlich noch nicht zuständig und verpflichtet, eine Bestattung zu übernehmen. Ein Weg, der damals von der Regierung in NRW heftig kritisiert und verboten wurde, war das Beilegen. Dabei handelte es sich um einen alten Brauch. Um die Jahrhundertwende war es im 19./20. Jahrhundert noch bei vielen sehr armen Familien die Regel, dass ihr gestorbenes neugeborenes Kind mit einem gestorbenen Erwachsenen zusammen beerdigt wurde. D. h. die Angehörigen des gestorbenen Erwachsenen willigten ein, dass das totgeborene oder kurz nach der Geburt gestorbene Kind neben ihren gestorbenen Angehörigen in den Sarg gelegt werden durfte. Damit erhielt auch das Kind eine würdige Bestattung, aber anonym. Anonym hieß dann auch, dass der Name des beigelegten Kindes nicht auf dem Grabstein erscheinen durfte. Den Angehörigen des Kindes wurde kein Recht zur Grabgestaltung eingeräumt. In den Instituten für Pathologie und Rechtsmedizin wurde gar nicht selten ähnlich mit den nicht bestattungsfähigen Kindern verfahren. Sie wurden allerdings unauffällig, d. h. ohne eine Erlaubnis einzuholen, beigelegt. Man kann das zu Recht als einen Eingriff in das Totensorgerecht der Bestattungspflichtigen ansehen. Dabei galt das Prinzip, dass ein Kind nicht dem Sarg einer Frau beigefügt werden durfte. Denn im Falle einer Exhumierung hätte das zu den größten Missverständnissen führen können. Natürlich änderte der ministerielle Erlass, durch den das Beilegen untersagt worden war, nichts an den Problemen. Die damals bis fast 1000 g schweren totgeborenen Kinder hätten schicklich entsorgt werden sollen.

K beteiligte sich an den Überlegungen, dem entgegenzuwirken. Ob das Ergebnis eine gelungene Idee war, mag dahingestellt sein. Zusammen mit den Sektionsgehilfen beschlossen die jüngeren Assistenzärzte in der Kölner Rechtsmedizin, die toten Kinder nicht mehr neben die Männer in den Sarg zu legen, das hätten die Bestatter anzeigen können, sondern sie einzunähen. Technisch ging das ohne weiteres. Bei der regulären Obduktion wird nämlich der dafür benötigte Raum im toten Menschen selber geschaffen. Es soll jetzt nicht der Gang einer Obduktion beschrieben werden. Nachdem Gewebeproben, Blut, Urin, Magen-Darminhalt für mikroskopische, chemisch-toxikologische und DNA-Untersuchungen entnommen worden sind, werden die präparierten Organe zurückgegeben, auch das Gehirn und die Halsweichteile. Der ehemalige Raum von Gehirn und Halsweichteilen wird mit feuchtem Zellstoff gefüllt und modelliert. Nur so kann ein toter Mensch für die Abschiednahme wieder hergerichtet werden. Und obwohl mehr Organe als zuvor in den Brust-Bauch-Becken-Raum zurückgegeben wurden als vorher enthalten waren, war immer noch ausreichend Raum, ein nicht bestattungsfähiges Kind, einen Embryo oder Feten, hinzuzufügen.

Aber *K* und die anderen Mitwirkenden empfanden doch sehr großes Unbehagen dabei, das Kind zu den Organen zu legen. Nach einiger Zeit gaben sie dann das Beilegen auf.

Für arme Familien war die Bestattung eines totgeborenen Kindes auch Mitte der 1990er Jahre noch ein Problem. Zu der Trauer um das verlorene Kind kam diese finanzielle Belastung hinzu.

1994 machte *K* zusammen mit einem Göttinger Rechtsanwalt den Vorschlag, die Form des Beilegens für Kinder bis <2500 g Körpergewicht zu legalisieren. Sie entwarfen dafür Musterverträge und publizierten ihren Vorschlag 1996 in der Zeitschrift „Ethik in der Medizin". Warum erfolgt an dieser Stelle diese genaue Angabe?

Weil einige Jahre später in einer anderen Zeitschrift für Ethik ein Theologe zu derselben Frage Stellung nahm. *K* las und wunderte sich, dass dieser Theologe genau dieselben Ansichten äußerte wie sie sie zuvor publiziert hatten. Erstaunt war er, dass dieser den eigenen Artikel nicht zu kennen schien. Da wollte er doch wissen, genau wissen, was sie selber damals 1996 geschrieben hatten. Und – er wunderte sich noch mehr. Der Theologe kannte diesen Artikel nur zu gut. Er hatte ihn nämlich komplett ohne jede Änderung als den seinen ausgegeben, lediglich die Namen der Verfasser durch den seinen ersetzt und mit der größten Unverfrorenheit auch noch in einer weiteren Zeitschrift für Medizinethik eingereicht. Die Frage nach den Gutachtern soll hier nicht gestellt werden. Es war jedenfalls das dreistete Plagiat, das *K* je erlebt hatte. Dem Betrüger hatte er daraufhin einen Sonderdruck seiner Arbeit geschickt. Das sollte heißen, ich habe ihren Betrug gemerkt. Eine Antwort erhielt *K* nicht. Rückblickend war das viel zu wenig. Er hätte die universitären Gremien einschalten müssen.

Über alle Maßen erstaunlich verhielt sich auch eine Gruppe von Wissenschaftlern, ein Kinderarzt und drei Rechtsmediziner bei Untersuchungen zum Plötzlichen Kindstod. Sechs Jahre nachdem *K* den Nachweis geführt hatte, dass die Bauchlage einen Belastungsfaktor für das Auftreten des Plötzlichen Kindstodes darstellt, konnten seine Untersuchungen durch eine Forschergruppe, ebenfalls aus NRW, bestätigt werden. Diese Nachuntersuchung war wertvoll, denn sie bekräftigte *K*s Forderung, die Bauchschlaflage zum Schutz des Säuglings gegen den Plötzlichen Kindstod zu meiden. Aber Schritt für Schritt löste sich diese Forschergruppe mit ihren Mitarbeitern von der „Guten wissenschaftlichen Praxis". Dieser Verlust an Seriosität war umso weniger verständlich, als sie selber eine hohe wissenschaftliche Reputation aufwiesen und durch große Kampagnen gegen die Bauchlage durchaus beachtliche Verdienste erworben hatten. Fortan stellten sie sich nämlich in einer Flut von Artikeln und Vorträgen als diejenigen dar, die den wissenschaftlichen Beweis des Zusammenhangs zwischen der Bauchlage und dem Plötzlichen Kindstod erkannt und nachgewiesen hätten. *K*s Untersuchungen kannten sie sehr gut. Der traf sie regelmäßig auf wissenschaftlichen Kongressen und sprach sie selbstverständlich auf ihren fortgesetzten Betrug an. Obwohl sich sehr viele seiner rechtsmedizinischen Kollegen und Kolleginnen gegen solche unlauteren Methoden verwahrten, hatte das nur begrenzten Erfolg. Die Mehrzahl der Angehörigen dieser Forschergruppe machte einfach weiter. Dass Plagiate leicht möglich sind, stellt ein strukturelles Problem in der modernen Forschungslandschaft dar. Ist ein Wissenschaftler sehr gut vernetzt und möglicherweise noch Herausgeber von wissenschaftlichen Zeitschriften, so hat er jede Möglichkeit des Plagiats und der Publikationsverhinderung konkurrierender Forschergruppen. Die beiden geschilderten Episoden aus der Theologie und aus der Rechtsmedizin/Kinderheilkunde stellen also leider keine Besonderheiten dar. Nur werden die konkreten Verstöße gegen die „Gute wissenschaftliche Praxis" dadurch nicht besser.

Die Frage der Bestattung kleinster fehlgeborener Kinder ließ *K* nicht so leicht los. So ging die Aktion „Sternentaler" auf eine Initiative von Schwestern, Seelsorgern und Ärzten im Göttinger Evangelischen Krankenhaus Weende zurück. Es sollte eine Abschiednahme der Mutter von ihrem ungeborenen Kind unterstützt werden. Das war ein Angebot. Dazu wurden Fotografien und Fußabdrücke vom toten Kind gefertigt. Auch gab es ein Gemeinschaftsgrab für vorzeitig gestorbene Kinder auf einem der Göttinger Friedhöfe. Eine Bestattung ist inzwischen kein organisatorisches Problem mehr. Aber Mütter waren sich nicht immer sicher, ob sie so eine Abschiednahme oder eine Beerdigung überhaupt wollten. Wollten sie es nicht, dann übernahm *K* diese Feten in sein Institut und konservierte sie für einige Jahre. In keinem Fall wurde später noch einmal von den Angehörigen der Wunsch an ihn herangetragen, doch noch die Frühgestorbenen beerdigen zu wollen. Die Mütter hatten sich gegen eine Bestattung entschieden. Rechtlich ließe sich fragen, ob die Eltern nach dem weiteren Vorgehen zu befragen gewesen wären. Aber *K* entschied paternalistisch, sie nicht mit dieser Frage erneut zu konfrontieren. Die Embryonen wurden in die Pathologie gegeben, wo sie mit den anderen Föten und menschlichem Gewebe, das zur Diagnostik eingesandt worden war, verbrannt wurden. Die Zeit, dass Feten mit Krankenhausabfällen verbrannt werden, war glücklicherweise vorbei.

KÖNNTE ES AUCH ANDERS GEWESEN SEIN? Es war eine lange Zeit sehr schwierig, eine Beerdigung von früh in der Schwangerschaft gestorbenen Kindern zu erreichen. In den letzten Jahrzehnten sind dafür alle Möglichkeiten geschaffen worden.

Nicht verändert haben sich die Zeiten im Hinblick auf den Wissenschaftsbetrug. Er feiert auch heute fröhliche Urstände. Werden dann die Wissenschaftsbetrüger auf Kongressen zur Rede gestellt, stören die Betrogenen damit die Wissenschaftsharmonie.

Weit, weit, weit zurück nach Köln. Der Vater hatte seine Praxis mit vielen Instrumenten für kleine chirurgische Eingriffe ausgestattet. Sie kamen aber nicht vor. Noch heute ist es anrührend, diese Instrumente anzusehen. *K* hat sie gut aufbewahrt. Damals sahen die alteingesessenen Praxisinhaber den neu eingerichteten Kassenarztsitz des Vaters als überflüssige Konkurrenz an. Und wie das so ist, dabei unterscheiden sich Ärzte nicht von Kaufleuten. Er sollte nicht Fuß fassen. Zu pingelig war er mit dem Krankschreiben. Im Gegensatz zu seinen Kollegen hatte er nicht begriffen, dass man auch damit die Praxis füllt. Er versuchte es über Krankenbesuche und Bereitschaftsdienste. Die übernahm er, so viel er konnte, notgedrungen. Gut bezahlt wurden sie nicht. Das lag daran, dass es pro Patient eine Pauschale auf jeden Krankenschein im Quartal gab. Das beinhaltete weitgehend die Krankenbesuche. Sie lohnten sich finanziell nicht. Zwar war der Hausbesuch bei Patienten, deren Arzt ihn nicht wahrnehmen konnte, unter Akutbedingungen grundsätzlich anderen Ärzten erlaubt. Auch das wurde nur sehr gering abgegolten. Aber kam ein anderer Arzt ins eigene Revier, bestand die Angst, der Patient könne im nächsten Quartal wechseln. Das führte dann zu harschen Reaktionen. War der Vater unter diesen Bedingungen den dringenden Bitten der Patienten um einen Krankenbesuch nachgekommen, dann klingelte am nächsten Tag in der Praxis das Telefon mit Beschwerden, es sei keine Akutsymptomatik gewesen. Es waren immer dieselben Ärzte, die vorher nicht zu ihren Patienten gekommen waren. Sie drohten mit Beschwerden bei der Ärztekammer.

Eine Hoffnung erfüllte sich nicht für die Praxis. Die Eltern hatten gehofft, einen Teil der Bewohner des großen Hochhauses der Praxis direkt gegenüber als Patienten gewinnen zu können. Dort wohnten aber ausschließlich mit der belgischen

Armee verbundene Familien. Belgien hatte zwar nach dem Krieg keine eigene Besatzungszone erhalten, jedoch ein Gebiet, eben Köln. Die Mutter, so sagten sich die Eltern, würde mit ihren sehr guten Französischkenntnissen dolmetschen können. Aber die belgischen Familien hatten ihre eigenen Ärzte. Das war also das Gegenteil von günstiger Lage für eine Praxis. Damit blieb es dann bei dem ärmlichen kleinen DKW-Junior, den der Doktor fuhr. Früher hätte man gesagt, es sei eine Armenpraxis. Jetzt war es eine arme Praxis. Für seine Patienten hatte der Vater eine natürliche Empathie. Er hörte zu und er sah hin. Deshalb erkannte er schon relativ früh Veränderungen an seinen Patienten, also Verschlechterungen des Krankheitszustands.

Auch die Mutter war den Patienten zugewandt, fand aber nicht den unmittelbaren Zugang wie der Vater. Er konnte Menschen nehmen. Die Mutter war ernst. Sie hatte Sorgen, war sehr betrübt über den eindeutigen sozialen Abstieg im Vergleich mit dem Leben früher in der DDR. Das war dieselbe Frau, die auf der Flucht und danach in Lockstedt alles hatte organisieren können, der damals auch das schier Unmögliche gelang. Ihr Optimismus war vergangen. Wie sollte es auch anders sein. Persönliche Kontakte hatten die Eltern zu den benachbarten ärztlichen Kollegen nicht. Sie waren nicht ausgeschlossen, wurden aber auch nicht mit einbezogen. Nimmt man einmal die heftigen Telefonate über das „Wegnehmen" der Patienten aus, dann begegnete man sich freundlich, unpersönlich. Der Vater trug immer denselben braunen Anzug, der etwas um ihn schlotterte. Er wird wohl von C&A gewesen sein. Wenn es hochkommt, besaß er drei Krawatten. Noch wirkte er dynamisch, ein Mann um die 50, kein bisschen bräsig oder selbstgefällig, sondern von natürlicher Liebenswürdigkeit.

Die Mutter hatte ihre Stelle als Sekretärin bei Klöckner-Humboldt-Deutz aufgeben müssen, weil kein Personal für die Praxis eingestellt werden konnte. Die nichtärztliche Tätigkeit musste geleistet werden. Das war damals geläufig eine Arbeit der Arztfrauen. Zunächst war sie froh, nicht mehr als Sekretärin arbeiten zu müssen. Jetzt war sie für den Empfang da, allerdings gab es keinen Tresen. Sie nahm die Telefonate für die Sprechstunde und für die Hausbesuche an, assistierte bei der Behandlung, stattete den Behandlungsraum aus, übernahm die Aufräumarbeiten, war für die Bestellungen für die Praxis und die Abrechnungen zuständig. Die Abrechnung war aufwändig, das Ergebnis bescheiden.

Es war Sommer im 1962, als der Vater mit der Straßenbahn in die Innenstadt fuhr. Das machte er selten. Als er wiederkam, war er aufgelöst. Ein Mann sei an ihn herangetreten, hätte ihm gesagt, er sei nicht vergessen worden. Wie die Strafe für einen Überläufer zum Klassenfeind aussehe, sei ihm hoffentlich nicht entfallen.

Man werde sie eines Tages auch an ihm vollstrecken. Sie wüssten schon, dass er im Aufnahmelager in Berlin-Marienfelde bei seinen Befragungen den Vernehmungsoffizieren der Amerikaner, Engländer und Franzosen praktisch nichts verraten habe. Aber darauf käme es nicht an. Er stände unter ihrer Beobachtung. Die Familie fand diese Schilderung sonderbar. Hatte er vielleicht bei einer tiefen angstbesetzten Grundstimmung ein Gespräch, das ihn gar nicht betraf, umgedeutet?

Keiner hatte es gemerkt, wie sehr er sich wohl immer wieder damit beschäftigte, dass an ihm die Todesstrafe verhängt und vollzogen worden wäre, wäre er bei der Flucht aus der DDR gefasst worden. Diese übermächtige Spannung dürfte ihn wohl nie losgelassen haben. An diesen Klotz in seiner Seele, an diese große Angst, konnte er wohl nicht herankommen, genau so wenig wie den Peitschenschlag, den er als Kind in Ratibor von dem polnischen Offizier ins Gesicht bekommen hatte, an Orel nicht, an Bautzen nicht. Für ihn hatte das Gespräch in der Straßenbahn stattgefunden. War es ein reales Erlebnis? Er hatte Angst. Die Wirkung dieser Begegnung war verheerend. Hatte nicht auch der nette Mitschüler aus Eisenach im Flüchtlingslager zu *K* gesagt: „Wir“, und damit meinte er die Stasi, „erreichen Alle“! Und die so erreicht werden sollten, waren keine politischen Flüchtlinge.

KÖNNTE ES AUCH ANDERS GEWESEN SEIN? Die Praxis entwickelte sich nicht. Der Vater war ganz offensichtlich in steter Furcht, von der Stasi umgebracht zu werden. Er war äußerlich unauffällig, etwas arm gekleidet für einen Arzt. Er war krank, hatte Bautzen nicht hinter sich lassen können, auch nicht die Todesangst, die er bei der Flucht gehabt haben musste.

K zog von zu Hause aus, in ein Kellerzimmer der Burschenschaft Wartburg Köln – Germania Leipzig. Er hätte sich zuvor nicht vorstellen können, einmal Mitglied einer schlagenden studentischen Verbindung zu werden. Bereits finanzielle Gründe sprachen dagegen. Warum sollte er es denn überhaupt werden? Der Großvater mütterlicherseits war in einem Münchener Corps aktiv gewesen. Das war eine gesellschaftliche Entscheidung gewesen. *K*s Eintritt in eine Burschenschaft war keine gesellschaftliche, sondern eine politische Entscheidung. Diese Burschenschaft war auch arm. Sie besaß kein Verbindungshaus, sondern war eingemietet im Parterre einer Wohnung auf dem Salierring. Mitgemietet waren zwei Räume im Keller. Einer war der Fechtraum, der andere das Zimmer, in dem *K* zusammen mit einem Bundesbruder wohnte. Der Grund, weshalb *K* dort aktiv geworden war, ging auf eine seiner Nebenbemerkungen zu seinem Kommilitonen Dieter X zurück. Er suche, so hatte *K* damals zu ihm gesagt, nach einer Gruppierung an der Universität, für die die deutsche Wiedervereinigung das zentrale Anliegen sei. Die gäbe es, so Dieter. Er selber sei nämlich in einer solchen Gruppierung, bei der es seit ihrer Gründung im Jahr 1818 in Leipzig um die Reichseinigung gegangen wäre. Es sei eine Burschenschaft, historisch revolutionär gegen Feudalismus und für Demokratie eintretend; nach dem Wiener Kongress mit den Karlsbader Beschlüssen zwangsaufgelöst; dann Verfolgung der Burschenschafter, bekannt als Demagogenverfolgung; immer wieder Neugründungen, Verbote und Zwangsauflösungen, Neugründungen. Zu den bedeutendsten früheren Mitgliedern zählten Robert Schumann und der Revolutionär Robert Blum, der 1848 standrechtlich erschossen wurde. *K* wusste natürlich, dass viele Burschenschaftler Abgeordnete in der Paulskirche gewesen waren. Das war schon eine gute Tradition. In der Nazi-Zeit sei die Burschenschaft Germania Leipzig verboten gewesen, wie alle anderen auch. Es sei nachvollziehbar, so *K*s Kommilitone, dass für eine Exilburschenschaft aus Leipzig die Wiedervereinigung im Vordergrund stehe. Die dort aktiven Studenten kamen aus allen Fakultäten. Das Studium selber durfte nicht leiden. Um auf Dauer Mitglied bleiben zu können, mussten die Examina bestanden werden. Das überzeugte *K*. Dennoch trat er Ende der 1960er Jahre wieder aus. Man kann sogar sagen, dass das etwas undankbar war. Aber der Eintritt in eine Burschenschaft war für *K* eine politische Entscheidung. Sein Austritt war es auch. Aus seiner Sicht änderten die deutschen und österreichischen Burschenschaften seit Mitte der 1960er Jahre allmählich ihren Charakter, wurden rechtsextrem. Da war es dann für *K* höchste Zeit auszutreten.

Bei seinem Eintritt Anfang der 1960er Jahre war die Burschenschaft Wartburg Köln – Germania Leipzig fest in ihrer demokratischen Tradition verhaftet, liberal, Sozialdemokraten gehörten zu ihren Mitgliedern – und man höre und staune – Alkohol zu trinken war kein Zwang. Etliche Bundesbrüder tranken aus ihren Tonkrügen Bluna oder Fanta, *K* auch. Die anderen tranken eben Bier. Der Gesang klang so oder so schaurig schön. *K* hatte immer gern gesungen, hier auch. Der Jahresbeitrag für die Burschenschaft war gering. Arbeiten musste er ohnehin, für die Studiengebühren, eben 100 Stunden. Was sollte es. Sonst brauchte er neben der Miete nur 10 DM in der Woche zum Leben. Und er fand das Leben schön. Es gab Marianna in seinem Leben.

Dem Verbindungshaus gleich schräg gegenüber in einer Seitenstraße war ein kleiner Lebensmittelladen mit einem großzügigen Inhaber. *K* war bestimmt nicht einer der besseren Kunden. Dort kaufte er seine Lebensmittel, nämlich Haferflocken und Buttermilch. Hin und wieder bekam er von ihm oder von dessen Frau Altbrot, Käse- und Wurstabschnitte geschenkt. Natürlich wurde er damit nicht überhäuft. Schließlich hätte der Kaufmann diese Lebensmittel auch noch verkaufen können.

Könnte es auch anders gewesen sein? Es war schon ein sonderbarer Weg, den *K* mit Blick auf die Wiedervereinigung einschlug, als er einer Burschenschaft beitrat.

K hatte mit weiteren Kommilitonen und Kommilitoninnen einen großen Freundeskreis von Studenten aus Afrika, Indien, China, Norwegen, Indonesien, Korea, Persien, arabischen Ländern. Den Begriff Ausländer gab es nicht. Es waren Nigerianer, Ägypter, Perser usw. Wobei es generell Unterschiede gab. Manche, wie die Afghanen, blieben mehr unter sich. Sie waren meistens reich, und die Studentinnen trugen bildschöne Seidentücher. Zur damaligen Zeit duzten sich die Studierenden nicht von vornherein untereinander. Eine Ausnahme bildete von Anfang an die kleine Gruppe, die im Präparierkurs in der Anatomie gemeinsam einer Leiche zugeteilt worden waren. Kamen Studentinnen aus moslemischen Ländern, wollten sie das „Du" meist nicht. Das wurde von ihnen als störend empfunden. Diese Studentinnen hielten sich auch ganz überwiegend aus den sich später entwickelnden Freundschaften der Studierenden untereinander heraus. Freundliche Gespräche mit ihren deutschen Kommilitonen führten sie nur solange, wie sie nicht von männlichen moslemischen Kommilitonen beobachtet wurden. Sie durften nicht selbstbewusst auftreten. Allerdings trug keine ein Kopftuch. Sie mussten es also nicht.

In dem Freundeskreis, dem *K* zugehörte, wurde häufig gemeinsam gekocht und gegessen und dann zusammen gelernt. Meistens traf man sich in einem der Studentenheime, sehr selten privat, aber auch gern in der Küche der Burschenschaft Wartburg Köln – Germania Leipzig. Die größte Freude bereitete es, nach dem Essen in den Fechtkeller zu gehen. Hier hingen die großen Helme mit dem Gittervisier, die Unterjacken mit Halsschutz, Armpolster, Polsterschürzen und die Übungsschläger. Mit diesen mussten die in die Burschenschaft jung Eingetretenen, die Füchse, und die Aktiven das Fechten trainieren. Bei der eigentlichen Mensur wurde und wird auch heute noch eine scharfe Waffe, ein Schläger, benutzt. Das ist eine Hiebwaffe, mit einem Korb für den Schutz der Hand und einer etwa 80 cm bis 1 m langen Klinge. Der Schwerpunkt liegt im Korb. Die Klinge ist einseitig fast über ihre gesamte Länge scharf, auf der Rückseite ist es nur die Spitze, die selber abgerundet ist. Es ist also keine Stichwaffe. Eine Mensur ist kein Duell. Es werden gleichwertige Gegner einander gegenübergestellt. Diese beiden Fechter, Paukanten, standen im Abstand der Schlägerlänge einander gegenüber. Das ist sehr nahe. Sie hatten fest zu stehen. Das wird sich nicht geändert haben. Es handelt sich also nicht um bewegliches Fechten. Von seinem „Fechten" in der Kindheit hatte *K* somit keinen Vorteil bei einer Mensur. Selbstverständlich hatte jeder vor seiner ersten Mensur auch Angst, denn der Gegner sah jeweils ziemlich grimmig aus. Augen und Nase waren durch eine Metallbrille geschützt, weiterhin waren Hals und Rumpf gepolstert, seitlich die Halsschlagadern durch bis zu den Ohren gezogenen Lederpolster abgedeckt, auch der Hinterkopf mit einem kräftigen Lederhandschuh. Bei der Mensur sollte möglichst ein Wechselrhythmus entstehen. Der Anhieb mit der Waffe und das Abdrehen mit Waffe und Arm sollten aufeinander abgestimmt sein. Nach jeweils 4 Hieben, den Gängen, wurde unterbrochen. Dann erfolgte der Wechsel von Anhieb und Abdrehen auf die andere Seite. Für das Bestehen einer Partie war es nicht erforderlich, den Gegner zu verletzen. Es stand aber außer Frage, dass ein Paukant sogar erheblich verletzt werden konnte. Das hieß dann, seinen Gegner abzustechen. Das wurde im Fechtunterricht geübt. Auch wenn einer von beiden abgestochen worden war, war die Partie für beide Paukanten in gleicher Weise ehrenvoll beendet. Nicht erlaubt war es, mit dem Kopf zur Seite zu gehen oder sich abzuducken, also auszuweichen. Auch das führte zur Beendigung der Mensur, aber als nicht bestanden. Sie musste wiederholt werden. Gelang auch das beim zweiten Mal nicht, bedeutete es dann den Ausschluss.

Die Mensur war und ist bis heute ein Initiationsritus für die Aufnahme. Ziel war es, Selbstbeherrschung auch bei erlittener Verletzung zu behalten, um sich weiter kontrolliert wehren oder auch angreifen zu können. Besonders gern fochten *K*s nigerianische, chinesische und indische Kommilitonen miteinander, natürlich mit den abgerundeten Übungsschlägern. Es konnte ja nichts passieren. Sie waren gut geschützt.

Das Wort Rassismus und Burschenschaft hätte damals überhaupt nicht zusammengepasst. Es war aber schon sonderbar. Während die Verbindungsstudenten auf ihre Narben im Gesicht durchaus stolz waren, hatte *K* einen ghanaischen Kommilitonen, genannt der kleine Olu, der besonders gern im Keller focht, sich aber seiner Stammesnarben auf beiden Wangen schämte.

Der kleine Olu war ein sehr begabter Medizinstudent, hatte schnell sein Medizinisches Staatsexamen und die Facharztweiterbildung durchlaufen. Er ist in seine Heimat zurückgegangen. Ja, es ist beschämend, dass seine früheren Kommilitonen, *K* eingeschlossen, nicht zu einem Netz von Unterstützern für seine Arbeit geworden sind. Dabei kann es nicht als Entschuldigung gelten, dass dieser Freundeskreis selber sehr schnell nach Beendigung des Studiums auseinander gefallen ist.

Als *K* seine erste Mensur gefochten hat, erhielt er einen Treffer auf der linken Wange, der nicht genäht werden musste. Die sogenannten Paukärzte nähten die frischen Wunden immer ohne Betäubung. Das war man sich schon schuldig. *K* kam am nächsten Tag mit dem Schmiss nach Hause. Der Vater war begeistert. Er müsse einen noch tieferen Schmiss, also eine ordentliche Narbe, haben, das sei zu wenig.

Unbedingt wollte er *K*s Wunde etwas vertiefen. Nach langem Reden ließ sich *K* darauf ein. Der Vater durchtrennte die etwas tieferen Wundschichten exakt. Aber weil er ein sehr guter Chirurg war, hatte er genau das Richtige getan. Wie gesagt, ist die Klinge eines Schlägers scharf, aber eine reine Schnittwunde ist es meistens nicht, nur bei dem sogenannten Zieher. Sonst ist es eine Schnitt-Platz-Wunde. Damit sind die Wundränder nicht ganz glatt, sondern gering fetzig. Normalerweise wäre deshalb die Wunde wohl leicht wulstig verheilt. Jetzt war sie durch den Vater perfekt chirurgisch revidiert worden und heilte praktisch unsichtbar ab. Das fand *K* ziemlich gut, zumal dann, nachdem er aus der Burschenschaft wieder ausgetreten war.

Könnte es auch anders gewesen sein? Nein. Unvorstellbar für heute ist, dass es eine liberale Burschenschaft gab, in deren Küche *K* mit Studierenden aus wirklich aller Welt kochte. So etwas wie Rassismus war undenkbar, auch nicht verborgen, nicht latent, eben undenkbar. Deshalb wäre es auch Anfang der 1960er Jahre unvorstellbar gewesen, dass es heute, 60 Jahre später, wieder in Deutschland verbreitet Rassismus und Antisemitismus geben würde.

Die Familie hatte einen sehr guten Autofahrer, an den man nicht gleich dachte. Das Problem war, dass dieser noch keinen Führerschein hatte. Er war noch zu jung dafür. Das war HD. Immer schon hatte er sich durch seinen Mut ausgezeichnet. Hinter dem Haus waren drei Reihen von Garagen, jeweils fischgrätartig angeordnet. Stundenlang bastelten er und seine Freunde an ihren Mopeds, motzten sie auf. Mit diesen schnelleren Mopeds fuhren sie im Kickstart auf eine der Garagentüren zu, um so spät wie möglich abzubiegen („chicken run"). HD hatte die besten Nerven; meist ganz knapp fuhr er am Türrahmen vorbei. Es ist keine Übertreibung im Nachhinein, von Zentimetern zu sprechen. Die Mutter konnte das von der Wohnung/Praxis aus sehen. Jedes Mal durchzuckte es sie. Der Vater gab es nicht direkt zu, aber er war stolz auf seinen jüngeren Sohn. Für die Mutter war es nicht die Frage, ob HD, sondern nur wann er einen Unfall mit einem Schädel-Hirn-Trauma erleiden würde. Sie litt. Dabei gab es doch schon genug Probleme in der Familie mit der sehr bescheidenen Praxis und der Herzkrankheit des Vaters. Die Familie hatte wenige Ressourcen.

HD fuhr nachts Auto. *K* wusste das. Die beiden Brüder hielten immer zusammen. Nachts nahm er also den Autoschlüssel an sich, fuhr das Auto vom Stellplatz aus dem Hof der Wäscherei. Und dann ging es los. Mit seinen Freunden fuhr er, wie er Moped fuhr. Es grenzte schon an Tollkühnheit oder Idiotie, dass sie manchmal fast am Polizeipräsidium vorbeifuhren. Geschnappt wurden sie nicht. HD hatte aber ein ziemliches Problem. Er musste das Auto genauso wieder dort abzustellen, wie es der Vater in der Reihe am Abend eingeparkt hatte. Anderenfalls wären die Fahrten aufgefallen.

Der Vater wunderte sich dennoch über den hohen „Spritverbrauch", kontrollierte den Kilometerstand. Da müsse jemand nachts das Auto benutzt haben, mutmaßte er. Er war nicht nur irritiert, er war beunruhigt. Was HD und letztlich auch *K* nicht bedacht hatten. Der Vater dachte an die Stasi und bekam Angst. Er dachte an den Mann, der ihm in der Straßenbahn gedroht hatte. War es das? Wollte die Stasi einen Unfall vorbereiten? *K* und HD hatten ein schlechtes Gewissen. Der Vater sah sich den Motorraum an, fand aber nichts Verdächtiges. Die Geschichte, Fremde könnten sich am Auto zu schaffen gemacht haben, nahm dem Vater keiner ab. Aber es stimmte ja. Einer machte es, der andere schwieg.

Auf dem Hof der Wäscherei parkten auch noch zwei andere Autos. Die Parkplätze waren eng. Kein Problem für den Vater, er fuhr ja ein kleines Auto, das kleinste auf dem Hof. Zu einem größeren reichte es Zeit seines Lebens nicht mehr. Er wusste es. Umso mehr erzählte er immer wieder von seinem BMW, den er in Neustettin gehabt hatte. Es war traurig, wie er an diese Zeit zurückdachte. Wie viel Kraft hatte er seitdem eingebüßt, „befehlsgewohnt" war er seit Orel nicht mehr. Was wird nicht alles in einen Menschen hineingesehen.

Als er eines Tages mittags Krankenbesuche machen wollte, stand sein Auto zwar so da, wie er es abgestellt hatte, aber auf beiden Seiten war es durch die anderen Autos zugestellt. Das fand er unerhört. Denn wer stellt schon unmittelbar sein Auto an ein anderes, wenn sonst genug Platz vorhanden ist. Er begriff es nicht, konnte keine der beide Türen mehr als eine Handbreit öffnen. Kein Mensch hätte dadurch in das Auto gelangen können, so seine Sicht. HD hatte es aber doch gekonnt. Er musste es, denn nach der Rückkehr von der nächtlichen Fahrt war das die schmale Lücke, in die HD hatte fahren müssen. Zwischenzeitlich war sie durch die anderen beiden Autos so eng geworden, dass man eigentlich dazwischen nicht mehr hätte parken können. Deshalb hatten sich auch beide Männer an diesem Tag nicht getraut, ihre Autos zu benutzen. Sie hatten befürchtet, beim Rausfahren aus der engen Lücke wahrscheinlich ihr Fahrzeug zu beschädigen. Es reichte, sie wollten den Vater dort nicht mehr parken lassen.

Die Eltern sprachen beim Abendessen von diesem Konflikt. Als der Vater einmal kurz in der Küche war, nahm sich die Mutter HD vor. Wütend sagte sie, der Vater könne wegen seiner nächtlichen Fahrten vor lauter Angst nicht mehr schlafen. Inzwischen sei er sich ganz sicher, die Stasi würde ihn umbringen wollen. Beide Brüder waren beschämt, sehr sogar. Sie hatten das nicht hören wollen, was der Vater über seine Verunsicherung gesagt hatte.

Könnte es auch anders gewesen sein? Es gab keine gefühlte Sicherheit vor der Stasi in der Bundesrepublik. Dem Vater war klar, dass er, der noch nicht einmal als politischer Flüchtling anerkannt worden war, nicht den geringsten Schutz durch die Behörden zu erwarten hätte.

Kapitel 10

Steinstaub und Knochenstaub

In den Jahren zwischen 1960–1963 bemitleidete *K* sich selbst, zumindest hin und wieder. Das nützte nichts. Für Leben und Studium, also Studiengebühren und Lehrbücher, musste er eben arbeiten. Nichts änderte sich für ihn bei der Arbeitssuche, warum auch. Alles lief über den Studentischen Schnelldienst der Arbeitsvermittlung. Ab 6 Uhr morgens konnten die Studentenausweise auf die Schwelle vor der Außentür des Studentenwerks gelegt werden. Als *K* einmal wieder der Erste war, nahm er ein Angebot als Nachtwächter an. Das war bei Opekta, einem Geliermittelwerk in Köln-Nippes. Der Firmenname sollte sich wohl auf Pektin beziehen. Sein Platz war das Pförtnerhäuschen. Von dort aus hatte er die Schranke zu bedienen und stündliche Rundgänge auf dem Betriebsgelände zu machen. Zur Überwachung seiner Rundgänge erhielt er eine Wächterkontrolluhr. Also, er sollte damit kontrolliert werden. Mit der Uhr sollte er vorsichtig umgehen, sie stets umgehängt lassen. Die Uhr sei alt. Dass sie alt war, stimmte schon. Sie gefiel *K* durchaus, ihre Handhabung weniger. Es war eine robuste Deckeluhr, zylindrisch, aus Messing gefertigt, etwa halb so hoch wie breit. Ihr Durchmesser mag 10 cm betragen haben. Der Deckel reichte etwa bis zur halben Höhe, war aufklappbar. Martialisch verriegelte eine Metallspange den Zugang zu Uhrwerk mit Registrierwerk. Das Zifferblatt hatte eine Stunden- und Minuteneinteilung. Mit dieser Uhr war der Rundgang zu machen. Das Betriebsgelände war spärlich beleuchtet. Ein Rundgang durch die Hallen und das Betriebsgelände dauerte etwa 20 Minuten. *K* war durchaus sportlich trainiert, Judoka.

In Absprache mit seinen Arbeitgebern hätte es für ihn bei erkennbarer Gefahr nur eines gegeben, die schnellstmögliche Flucht. Jeder Bereich der Produktionshallen und des Betriebsgeländes waren zu kontrollieren. Das war dadurch sichergestellt, dass er seine Wächterkontrolluhr immer in den dunkelsten Winkeln des Betriebsgeländes umschließen musste. Denn dort waren die Schlüssel an eine Wand oder an einen Pfosten gekettet. Die Schlüssel hatten unterschiedliche Bärte. Somit waren Uhrzeit und Route dokumentiert. Zwischen den Rundgängen lernte *K* fürs Physikum. Dabei merkte er, wie belastend Verschiebungen des Schlaf-Wach-Rhythmus waren. Theoretisch wusste das jeder. Er hatte sich das auch etwas anders vorgestellt, merkte aber als Nachtwächter schnell, dass er weder nachts in seinem Pförtnerhäuschen noch tagsüber konzentriert lernen konnte. Das war eine wichtige allgemeine Erfahrung über die Last von Menschen, die im Dauerdienst arbeiten. Er merkte es später als Medizinalassistent selber. Krankenschwestern und Pfleger hatten diese Belastung ihr Berufsleben lang. Wurde er später als Rechtsmediziner nachts zum Tatort gerufen, fühlte er sich dadurch am nächsten Tag nicht belastet. Das war zumal in Berlin nicht selten, aber eben keine Dauerbelastung. Ein Training dafür war die Nachtwächtertätigkeit bei Opekta nicht.

Es gab verschiedene Arbeiten über den Studentischen Schnelldienst, keine war gut. Einmal sollte er auf der Messe Farbstifte in Neonfarben für das Anschreiben von Sonderangeboten auf Schaufensterscheiben verkaufen. Das erfolgte auf Provisionsbasis. Er pries an und pries an, aber verkaufte keinen einzigen Stift. Seine Chefin erbarmte sich seiner, verkaufte im Handumdrehen gleich fünf Sets, gab ihm das Geld dafür und ließ ihn nach Hause gehen. Wenn *K* heute ärmlich gekleidete, oft bereits ältere Menschen in Supermärkten mit ihren Ständen sieht, die eine Probe anbieten, Marmelade, Wurst oder Nudeln, um dann aber auch nur vielleicht eine Packung davon verkaufen zu können, dann weiß er um das Elend von deren Existenz. Wer kauft schon bei einem armen Menschen. Und so war das auch damals in Köln. Wer suchte schon Studenten über den Schnelldienst für eine leichte, saubere Arbeit. Nur wenige waren es.

Die meisten Leute suchten Studenten für die Schmutzarbeit, am häufigsten, um verstaubte und verdreckte Dachböden zu reinigen oder um eingestaubtes, verschmutztes Zeug wegzuschleppen. Dicker Staub war schwer zu beseitigen. Die Studenten bekamen auch nicht für die Reinigung größerer Lagerräume in Kaufhäusern u. a. einen Industriestaubsauger in die Hand, sondern einen Besen. Fegten sie den Staub trocken weg, waren sie davon eingehüllt und bedeckt. Aber auch durch wiederholtes Kehren ließ sich der Boden nicht richtig reinigen. Machten sie den Boden vorher nass, verschmierten sie den Staub, hatten den Dreck auf dem Boden und am Besen und mussten später doch noch trocken auffegen.. Der Arbeitslohn war mit 2,30 DM pro Stunde auch nicht gerade zauberhaft.

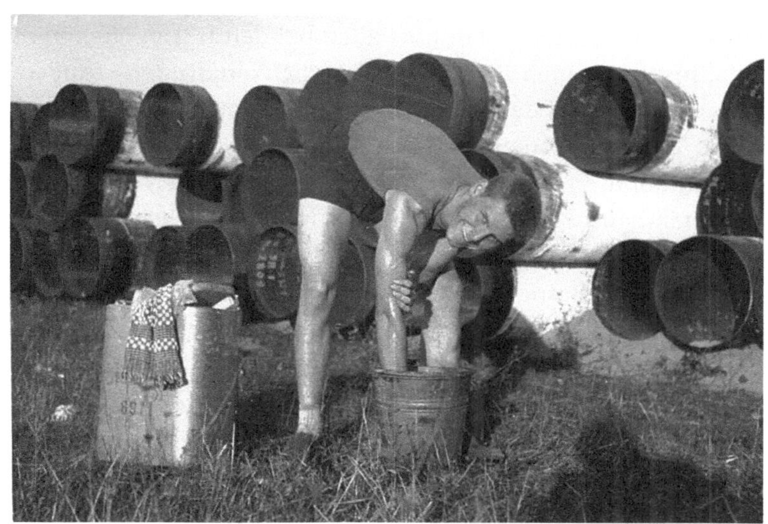

Abbildung 11: Studium I

Als eine schöne Arbeit hatte sich *K* die bei der Schokoladen- und Pralinen-Fabrik Stollwerck vorgestellt, auch wenn er dort nur LKWs mit den Schokoladenartikeln beladen sollte. Es war nämlich zugesichert worden, dass jeder dort so viel Süßigkeiten essen könne, wie er wolle oder vertrüge. Schnell kam es bei den meisten zu einer Übersättigung. Die Stammarbeiter hatten ihn davor gewarnt. An diesen Rat hatte er sich gehalten. Selbst für Aushilfskräfte wie *K* gab es für den Eigenkonsum reichlich, auch die schönsten Pralinen. Alles war für den sofortigen Verzehr, nicht fürs Mitnehmen gedacht. Um das zu unterbinden, wurde am Werksausgang bei Schichtende streng kontrolliert. Unerlaubte Mitnahme von Süßigkeiten wurde mit sofortigem Rausschmiss geahndet.

K machte auch eine sehr interessante Erfahrung beim Beladen der LKWs. Er war dazu einem türkischen Lagerarbeiter zugeteilt. Dieser schimpfte auf die Deutschen. Das war damals nicht üblich. Konkret wusste aber *K* nichts dagegen zu sagen. Der schimpfte nämlich, weil die Deutschen aus seiner Sicht zu träge bei der Arbeit waren, sich zu sehr schonten. Er selber klotzte ran.

Obwohl viele Studenten oft schlechte, teilweise geradezu Mistarbeit verrichten mussten, waren sie privilegiert. Es war für sie eine Übergangszeit. Andere mussten das ihr ganzes Leben lang machen. Wurden, um ein Beispiel zu nennen, beim Abbauen einer Radrennbahn die Bretter und Balken auf LKWs geladen, wirkte *K* wie alle Studenten – verglichen mit den Bauarbeitern, Handwerksgesellen und auch mit den Lehrlingen – geradezu verwöhnt. Der da, sagten sie in ärgerlicher

Herablassung und laut genug, damit es auch bei den Besprochenen ankommen sollte, der da, mit dem einen Balken, ist natürlich ein Student. Angeordnet war, zwei Balken auf einmal auf der Schulter zu tragen. Vor sich selber empfanden die Studenten das Tragen schon eines Balkens auf der Schulter als eine ordentliche Leistung. Damit konnten sie aber noch nicht einmal vor den Zimmererlehrlingen bestehen. Die nahmen zwei Balken auf ihre Schultern, als wäre es nichts. *K* hatte schon viel geschleppt, selbst große Sauerstoff-, Wasserstoff- und Acetylenflaschen für die verschiedensten Betriebe. Da fand er sich dann überlegen, wenn vor Ort so eine Gasflasche, die er zuvor allein getragen hatte, von zwei Arbeitern abgenommen und unter Ächzen weitergetragen wurde. Aber zwei Balken auf die Schulter zu nehmen, schaffte er nicht. Müssen diese Lehrlinge gelitten haben, bevor die das konnten!

Nicht so ganz nachvollziehbar war, dass über den Studentenschnelldienst Studenten in einen bestreikten Betrieb vermittelt wurden. Offiziell wurden sie zum Schweinetreiben für den Kölner Schlachthof gesucht. Auch *K* meldete sich dafür. Es ginge nur um die Versorgung der eingelieferten Tiere, nicht um den eigentlichen Schlachtbereich. Die Arbeit war schwer. Die meisten Arbeiter waren ja nicht anwesend. Zunächst musste das Eintreffen der Schweine vorbereitet werden. Dazu wurden große verzinkte Blechtröge in einzelne Ferche gestellt und mit entsprechenden Mengen Futter teilgefüllt, in andere Wasser gegossen. Die Tränken waren kleiner, also nicht schwer. Die Güterwagen mit den Schweinen hielten an einer Rampe. Die Türen wurden geöffnet und die Schweine liefen zunächst ins Freie, auf die Rampe. Sie sollten sich nicht verletzen. Das hätte ihren Wert erheblich gemindert. Die Aufgabe bestand darin, sie in geordnetem schnellem Strom in die vorbereiteten Ferche zu leiten. Deshalb wurden sie mit „Hussa-Rufen“ getrieben. Bei Stillstand wurden von den Arbeitern kleine Elektroschockgeräte eingesetzt, allerdings sehr vorsichtig. Die Tiere hatten Angst. Die Arbeiter sagten, sie röchen das Blut des Schlachthofs. Und tatsächlich hatte der Schlachthof einen eigenen Geruch, der im Übrigen überhaupt keine Ähnlichkeit mit Gerüchen in den Sektionssälen aufwies, die *K* später noch zur Genüge kennenlernte. Am nächsten Morgen wurden die Schweine gewogen und gekennzeichnet. Danach kamen sie in den eigentlichen Schlachtbereich, zu dem *K* keinen Zugang hatte. Als er einmal über den Hofbereich gehen musste, traf er auf einen Arbeiter, der ein Kalb an einem Strick führte. Es blieb vor Angst immer wieder stehen. Nach Rückkehr in seine Halle fragte er, was es mit dem Kalb auf sich hätte. Die Antwort war, es sei eine Einzelschlachtung; auf Nachfrage, es handele sich um Schächten. Da dachte er doch an den Bullen in Lockstedt.

Später ging *K* als Rechtsmediziner auf den Schlachthof, um von Kälbern und Rindern den Schlund, also Kehlkopf und Zungenbein, für seine wissenschaftlichen Untersuchungen zu erhalten. Wiederkäuer haben nämlich eine Besonderheit. Anders als beim Menschen ist bei ihnen das Ligamentum stylohyoideum, ein Band zwischen dem kleinen Zungenbeinhorn und einem langen, schmalen Fortsatz an der Schädelbasis, stets verknöchert und mit Gelenken ausgestattet. Diese Verknöcherung gibt es vereinzelt auch beim Menschen. Und *K* wollte sie untersuchen.

Es waren ganz überwiegend Kurzarbeiten, die vom Studentischen Schnelldienst vermittelt wurden. Heutzutage schwer vorstellbar war das Legen von elektrischen Leitungen unter Putz in einem Neubau. Bei Betonwänden wurden Leerrohre gelegt. Bei Mauerwerk wurde zwar auch vorgeplant, aber endgültig festgelegt, wohin die Leitungen und Dosen sollten, dann doch oft erst, wenn eine Mauer stand. Da brauchten dann Bauherren noch eine Lampe, eine Dose und noch eine. Nur selten wurden dazu flache Litzen auf der Mauer mit kleinen Dübeln befestigt und dann Putz drüber. Erforderlich wurden Schlitze, die mit Hammer und Meißel in die Wand geschlagen wurden. Natürlich sollten die Leitungen bevorzugt oben an der Wand verlaufen, etwa handbreit unterhalb der Decke. Das bedeutete Über-Kopf-Arbeit auf einer Trittleiter. Besonders hart war es, in Wände aus Ziegelsteinen Schlitze zu klopfen. Mit der Zeit wurde die Schlagfläche des Meißels unter den Hammerschlägen rund. Deshalb rutschte der Hammer leicht ab und traf der Schlag immer wieder einmal den Daumen. So ein Schlag auf den Daumen weckte auf. Das Fluchen verkniff er sich. Jungs heulen nicht und Männer zucken nicht mit der Wimper, wenn sie sich auf den Daumen hauen.

Allmählich kam es auf, die Schlitze zu fräsen. Dann wurden Studenten natürlich nicht mehr gebraucht.

Anfang der 1960er Jahre arbeiteten *K* und Ulrich auf einer Baustelle in Rodenkirchen, einem südlichen Vorort von Köln direkt am Rhein im Steinstaub. Es war ein Neubau. Sie klopften für den Elektriker Schlitze in Über-Kopf-Arbeit. Wie üblich hatte man ihnen keine Masken gegeben, keinen Helm. Sie hatten überhaupt keine Arbeits- oder Schutzkleidung. Der Steinstaub fiel von vorn/oben ins Gesicht, in die Haare, auf Schultern, Arme – wohin er wollte. Deshalb dachten sie, es sei doch ganz praktisch, in der Mittagspause im Rhein schwimmen zu gehen. Nicht nur etwas schwimmen wollten sie, sondern ziemlich unüberlegt auf die andere Rheinseite schwimmen. Badehosen hatten sie nicht mit. Sie legten ihre Kleidung am Ufer ab und gingen in ihren Unterhosen ins Wasser. *K* dachte an Güstrow. Tatsächlich kamen sie auf der anderen Rheinseite an, waren aber durch die Strömung ziemlich weit stromabwärts gelandet. Nun konnten sie sich ausrechnen, beim Schwimmen zurück über den Rhein noch weiter ab von ihrer Arbeitsstelle und ihren Sachen anzukommen, etwa in Domnähe. In Unterhosen hätten sie nicht am Rheinufer entlanglaufen können. Was tun?

Zur damaligen Zeit zogen viele Rheinschiffe, um Platz an Deck zu schaffen, ihre kleinen Rettungsboote an einer Leine oder an einer Kette hinter sich her. Das musste also gehen. Zusammen schwammen sie ein Frachtschiff mit Rettungskahn an, hatten etwas Bedenken wegen der Schiffsschraube. Es gelang ihnen aber, sich an dem kleinen Boot festzuhalten. Die Strömung hatte zusammen mit dem Strudel der Schiffsschraube einen solchen Druck, dass ihnen sofort beim Anfassen des Boots die Unterhosen wegerissen wurden. Aber beide hatten gut reagiert und die Knie gekrümmt. Das waren dann zwei junge Männer, an den Beibooten hängend, jeweils die Unterhose in den Kniekehlen und mit dem Hintern ziemlich weit aus dem Wasser. Es dürfte schon ein recht ungewöhnlicher Anblick gewesen sein. Weil das Schiff fast in Strommitte fuhr, ließen sie sich ein Stück weiter stromaufwärts ziehen und schwammen zurück zu ihren Sachen. Der Steinstaub war jetzt ab. Dafür waren die vormals weißen Unterhosen leicht ölfarben. Die Mittagszeit war deutlich überschritten. Das reichte für den sofortigen Rausschmiss. Es hieß auch, gleich käme jemand, der eine Fräse vorführen wolle.

KÖNNTE ES AUCH ANDERS GEWESEN SEIN? Die Studentische Arbeitsvermittlung als Teilbereich des Arbeitsamtes vermittelte ungeprüft Arbeiten, die nach dem Arbeitsschutzgesetz nicht hätten vermittelt werden dürfen. Das Wort Entstaubungsanlagen schien wohl ein Fremdwort zu sein. Selbst Arbeiten auf dem bestreikten Kölner Schlachthof wurden vermittelt.

Beim Durchtrennen von Steinen und Gehplatten wurden und werden beträchtliche Mengen an Steinstaub frei gesetzt. Einfache Masken waren und sind als Atemschutz praktisch unbrauchbar. Das weiß in Zeiten der Corona-Pandemie inzwischen jedes Kind, auch dass gute Masken sehr eng abschließen, deshalb nur ungern benutzt werden. Bekannt ist von Plattenlegern, dass sie in aller Öffentlichkeit die Steine ohne jeden Atemschutz mit einer Flex zuschneiden, sehr oft ohne Wasserspülen. Dann stehen sie in der selbst erzeugten Steinstaubwolke. Der Betrachter, der befürchtet, die Schwaden könnten auf ihn zukommen, prüft die Windrichtung und hält den Atem an. Wer fragt dann nicht, ob die Berufsgenossenschaft eigentlich Kontrollen durchführt? Anderenfalls, so die Überlegungen, wäre diese krasse Unvernunft doch schnell zu beenden. *K* hat in den Jahren, in denen er Studium und Lebensunterhalt verdienen musste, auf keiner Baustelle eine Atemmaske gegen Staub erhalten.

Nicht zuletzt von solchen Baustellen hat er eine Aversion gegen Staub und starke Gerüche. So störte ihn später erheblich der Geruch, der bei jeder Obduktion beim Aufsägen des Schädels dann auftrat, wenn dazu eine Undulationssäge verwendet wurde. Das betraf die Mehrzahl der Institute für Pathologie und Rechtsmedizin. Was dabei als Geruchswolke bei den Obduzenten, Sektionsgehilfen, anwesenden Polizeibeamten und Staatsanwälten ankam, blieb unausgesprochen. Die Vorstellung, bei einer Fäulnisleiche und bei der Obduktion eines HIV-positiven Toten feine Teile von dessen Knochen einatmen zu müssen, musste verdrängt werden. *K* mochte also Obduktionsgerüche nicht; er mochte keinen Staub. Ein Mundschutz wäre dabei nicht wirksam.

Nachdem er Direktor des Göttinger Instituts für Rechtsmedizin geworden war, wollte er klären, was und wie viel Knochenstaub regelmäßig bei den Obduktionen eingeatmet werden müsse. Wer wird das bei der gegenwärtigen Feinstaubdiskussion nicht verstehen können? Er bat seinen damaligen Mitarbeiter Gerhard Kernbach-Wighton, er sollte später Direktor des Instituts für Rechtsmedizin der Universität in Edinburgh werden, solche Untersuchungen durchzuführen. Der setzte dazu einen modernen Teilchenzähler ein, mit dem in einem Untersuchungsgang die Staubdichte und Partikelgröße bestimmt werden konnten. Die Ergebnisse waren verblüffend. Nach dem Aufsägen des Schädels mit einer Undulationssäge stand noch 2 Stunden lang eine dichte Knochenstaubwolke über dem Sektionstisch, zu 80 % aus lungengängigen Partikeln bestehend. Da half kein Mundschutz.

Jedem Menschen ist geläufig, dass ein Duftstoff beim Anfluten wahrgenommen wird, der Duft aber nach kurzer Zeit abklingt, Adaption. So war es mit dem Knochenstaub auch, schnell roch es nicht mehr danach. Das hieß aber nicht, dass er nicht etwa noch vorhanden gewesen wäre. Nein, wie gesagt, in der vollen Zeit von 2 Stunden stand diese Wolke aus Knochenstaub noch über dem Sektionstisch. So lange wurde er von allen Anwesenden bis tief in die Lunge eingeatmet. Nach einer technischen Lösung wurde schon gesucht. Ein Pathologe, der etwas später dazu kam, stattete die Undulationssäge mit einem kleinen Wasserrohr aus, Wasserstrahl in Richtung auf die Sägefläche. Dadurch ließ sich die Zahl der Teilchen vermindern, eine Freisetzung jedoch nicht vollständig verhindern. Später haben das Prinzip einige Firmen übernommen. Nachdem diese Göttinger Untersuchungen publiziert worden waren, stiegen viele Präparatoren und Sektionsgehilfen in den Instituten für Rechtsmedizin und Pathologie wieder auf die etwas mühsame alte Technik der Eröffnung des knöchernen Schädels mit der Bügelsäge um, aber eben nicht alle.

Die Präparatoren und Sektionsgehilfen, mit denen *K* in den Jahren 1984–1989 am Institut für Rechtsmedizin der FU Berlin zusammenarbeitete, hatten immer mit der Bügelsäge gearbeitet und für sich das Aufsägen des Schädels zur Perfektion entwickelt. Sie sägten den Schädelknochen über die gesamte Zirkumferenz, also den Schädelumfang, bis auf die daran haftende harte Hirnhaut auf, ohne diese zu verletzen. So etwas kann nur einen Handwerker, Rechtsmediziner, Pathologen oder Neurochirurgen begeistern. Was so grob klingt, konnte also eine ganz feine Arbeit sein.

Aber es kann auch nicht bestritten werden, dass das Lösen der Schädelschwarte und das Aufsägen des knöchernen Schädels für Außenstehende, wie Referendare oder Polizeianwärter, zumal mit der Bügelsäge innerlich durch und durch geht.

Sehr genau wurde deshalb beim Ablauf der Obduktion darauf geachtet, ob etwa jemand blass wurde, zu kollabieren drohte. Bei dem geringsten Anzeichen von auftretender Schwäche wurden die „Gäste" gebeten, sich zu setzen oder gleich an die frische Luft begleitet. Trotz aller Vorsicht und Aufmerksamkeit kam es doch immer wieder einmal vor, dass „Gäste" kollabierten und hinschlugen. Dann fühlte *K* durchaus daran eine Mitschuld. Es war nicht grundlos, Sorge um die Hingestürzten zu haben. Denn ein ungebremster Sturz aus dem Stand auf den gekachelten Boden, gar mit Kopfaufschlag, konnte zu einem schweren Schädelhirntrauma führen.

KÖNNTE ES AUCH ANDERS GEWESEN SEIN? Nein, beim Plattenleger ist es Steinstaub, der in großen Wolken beim Zuschneiden freigesetzt und von den Handwerkern eingeatmet wurde und wird. Beim Rechtsmediziner und Pathologen war es der Knochenstaub, der über 2 Stunden, praktisch während der ganzen Obduktion, eingeatmet wurde, was noch nicht ganz der Vergangenheit angehört.

Groteske Vorstellungen kreisten unter den Medizinstudenten über Verdienstmöglichkeiten durch Totenwaschen bei Bestattern. Studenten anderer Fakultäten beneideten sie darum. Allerdings kannte *K* niemanden, der das je gemacht hätte. Er traute es sich zu. Das lag an mangelnder Phantasie. Was wusste er schon. Die Studierenden betraten den Präpariersaal nur im weißen Kittel. Er wurde nach dem Präparieren abgelegt, durfte in anderen Praktika nicht wieder getragen werden. Das war auch richtig so. Ein Toter im Präpariersaal blutete nicht, wenn in seine Haut geschnitten wurde. Es läuft nichts von diesem toten Menschen ab.

Die Toten, die er mit einem Bestatter hätte abtransportieren müssen, hätten ganz anders aussehen können. So hätten es auch blutüberströmte Unfalltote, selbst blutig abgerissene Körperteile sein können. Aber auch ohne Blut wäre der Transport eines toten Menschen mit einem Körpergewicht von 200 kg im Sarg vielleicht auch noch durch ein enges Treppenhaus selbst mit Gurten eine grenzwertige Schwerstarbeit gewesen. Natürlich hätte er auch dem Bestatter helfen müssen, einen maximal durch Fäulnis aufgetriebenen toten Menschen aus einer gefüllten Badewanne heraus zu heben. Warum dieses Beispiel? Weil er es dann als Professor am Tatort auch tatsächlich mitgemacht hat. Und nicht nur er.

Der Student *K* hatte als studentische Hilfskraft viel Schmutzarbeit leisten müssen, zimperlich war er nicht. Aber wie verwahrlost Wohnungen sein können, lag außerhalb seiner Vorstellungskraft. Erst sehr viel später kannte er solche typischen Tatortwohnungen aus Köln, Berlin, Niedersachsen und Nordhessen. Dann kam er in Schutzkleidung mit dem Erkennungsdienst der Kripo in Wohnungen voller Unrat, mit Blutlachen, Exkrementen auf Fußböden, Teppichen, auf Sesseln und in den Betten, mit schimmelbedeckten Lebensmitteln in Küche und Wohnzimmern, mit umgekippten Flaschen, Alkoholresten, Zigarettenkippen. Und schon beim Betreten einer solchen Wohnung schlug ihm der nur zu bekannte Fäulnisgeruch entgegen, verbunden mit dem scharfen Geruch von Maden; überall Fliegen verschiedener Populationen.

Was hatte er als Medizinstudent für ein Glück, dass seine Anrufe bei Kölner Bestattern vergeblich gewesen waren. Er wurde abgewiesen. Nur eine Dauerstelle wurde ihm angeboten. Was sich Medizinstudenten überhaupt so dachten, Totenwaschen. Die Welt, die die Studenten kannten, war eine Kunstwelt, die des Präpariersaals mit den Alkohol-fixierten Toten. Lebendspender hießen sie, weil sie altruistisch zu Lebzeiten verfügt hatten, nach ihrem Tod der Anatomie für Lehre und Forschung zu dienen.

Aber wie war das Verhältnis der Studierenden zu den toten Menschen? Er war sachlich. Die Vermittlung vom Aufbau des Menschen in den Vorlesungen, Lehrbüchern und den Präparierkursen fand auf einer abstrakten Ebene statt. Im Präparierkurs, also bei der Präparation, bestand der Selbstschutz der Studierenden in der Konzentration auf das Detail. Zu einer vollständigen Versachlichung hatte es dennoch nicht geführt. Ging es bei der Anatomie des menschlichen Schädels darum zu lernen, wo genau die Nerven und Blutgefäße ein- und austreten, dann spielte es keine Rolle, einen echten Schädel oder einen aus Plastik in der Hand haben. Er wurde gedreht und untersucht. Es gab keinen Unterschied beim Händewaschen nach Beendigung der Kursstunde. Aber dennoch gab es den Unterschied. Ein Plastikschädel konnte sogar teurer sein als ein „echter". Fiel er aus Versehen aus der Hand, dann war das ärgerlich. Er konnte beschädigt worden sein, wie jeder andere Gegenstand auch. Fiel der echte Schädel herunter, dann klang es schon ganz anders, kompakter, dumpfer. Und danach stellte sich die Frage wie beim Lebenden, ob es zu einer Fraktur gekommen wäre. Eine Schädelfraktur hätte man einem Toten nicht gern zugemutet.

Heutzutage wird verlangt, dass sich Studierende, sobald sie einen Schädel in der Hand haben, fragen müssten, was das wohl früher für ein Mensch gewesen sei. *K* hat solche Fragen nie gehört, sie sich auch nicht gestellt. So etwas hätte an die Szene 2 „Studierstube" in Faust I erinnert, also ein bisschen überzogen. Es ging darum, Aufbau und Funktion des Menschen von der makroskopischen bis zur elektronenmikroskopischen Ebene kennenzulernen. Die Studierenden sollten auch nicht bei der Ästhetik der Anatomie des Menschen stehen bleiben, sondern Struktur für Struktur, Funktion für Funktion kennenlernen, lernen, behalten und als Wissen anwenden. Das war kein Überfüttern oder Überfrachten mit Stoff, vor allem kein trockener Stoff. Den zu lernen, wurde eingesehen, weil er für den späteren Beruf gebraucht wurde. Es war somit lexikalisches Lernen, Faktenwissen. Die Präparation der Toten durch die Studierenden im anatomischen Präpariersaal war der Weg, die erforderlichen Kenntnisse zu erlangen.

Die Obduktion stellte für *K* später die Technik für die Beurteilung „natürlicher Tod ↔ unnatürlicher Tod" dar. Dabei bestand für ihn kein Gegensatz zwischen dem sachlich explorativen Umgang mit den Toten, also der Obduktion, im Rahmen der polizeilichen Ermittlungen und dem vorsichtigen Eingehen auf die Gefühle der Angehörigen. Als Rechtsmediziner wollte er, dass der tote Mensch nach abgeschlossener Obduktion wieder so hergerichtet wurde, dass die Angehörigen Abschied nehmen konnten. Aber seine Fragen galten nie dem Wesen des von ihm obduzierten toten Menschen. In die Rolle der Angehörigen schlüpfte er nicht.

Deshalb stellte er nicht Fragen nach dem Individuellen eines toten Menschen. Bereits kurz nach Beendigung einer Obduktion hätte er kaum etwas über dessen Aussehen sagen können. Dagegen behielt er lange seine Untersuchungsergebnisse in Erinnerung, welche Verletzungen vorhanden waren und wie die inneren Organe ausgesehen hatten.

Diese ganz erheblichen äußeren Veränderungen nach dem Tod eines Menschen, dieser Gesamteindruck, waren für die Arbeit der Bestatter bestimmend. Deren professionelle Frage war, wie die so stark veränderten Toten noch so weit hergerichtet werden konnten, dass den Angehörigen die Abschiednahme ermöglicht wurde. Sie mussten sich direkt mit diesen Eindrücken auseinandersetzen. Das ist alles andere als eine Kleinigkeit und gelingt ebenfalls nur durch professionelle Versachlichung. *K* wäre als Student noch nicht auf dem fachlichen Level gewesen, Leichenwäscher sein zu können, eine Tätigkeit, die es in dieser Form auch gar nicht gab.

Es fehlt in der Öffentlichkeit die Vorstellung davon, was alles durch die Bestattungsgesetze der Bundesländer von den niedergelassen Ärzten/innen verlangt wird. So ist es unabdingbar, dass sie auch unter solchen Bedingungen den Tod eines Menschen feststellen und ihn anschließend im Rahmen der Leichenschau aufwendig untersuchen müssen. Auch das bedeutet professionelle Versachlichung. *K* erlebte später im rechtsmedizinischen Unterricht in jedem Semester, dass einzelne Studierende eine Aversion gegen die Leiche entwickelten, entschieden jeden Kontakt, wie er später für sie beruflich erforderlich werden würde, mieden.

Natürlich ließe sich fragen, warum denn *K* Mitte der 1960er Jahre als Medizinstudent unbedingt Leichenwäscher sein sollte. Es hätte doch auch in der Pflege genug Arbeitsangebote geben müssen. Das ist einerseits richtig, andererseits war für Arbeiten in der Krankenpflege in der Regel das bestandene Physikum die Vorbedingung. *K* hatte nach bestandenem Physikum in den Semesterferien sofort eine solche Stelle gesucht. Er fand sie auf der sogenannten Siechenstation in den Städtischen Riehler Heimstätten in Köln. Sie wurde gut bezahlt. Das war Pflege von überwiegend dementen Patienten mit zum Teil erheblichen körperlichen Behinderungen. Etliche von ihnen waren inkontinent, mussten dann für den Tag und für den Abend fertig gemacht werden. Er musste sie nicht waschen oder baden. Das hätte er auch nicht gekonnt. Der Personalschlüssel war sehr eng. Trotzdem verrichtete er seine Arbeit dort gern.

Als er an einem Wochenende wieder einmal allein für ein ganzes Haus mit 3 Stationen zuständig war, kamen Angehörige, um sich bei ihm zu bedanken. Sie waren sehr nett. Er freute sich über diese Anerkennung. Zum Abschluss zogen sie ein Kuvert aus der Tasche mit einem ordentlichen Trinkgeld. Nun, *K* hatte nie Trinkgeld angenommen. So lehnte er auch hier die Annahme ab. Er wand sich wie ein Aal, so sei er nur vorübergehende Hilfskraft, eine Annahme stände ihm nicht zu. Es endete schon mit einem nur mühsam kaschierten Missklang.

Als *K* dann am nächsten Tag zum Spätdienst erschien, hatten die Angehörigen die Station angerufen und sich über sein hochmütiges Verhalten empört. Sehr harsch wurde er von den Pflegekräften zur Rede gestellt. So könne er sich hier nicht aufführen. Sie wollten diese Zuwendungen von den Angehörigen gern entgegennehmen, ließen sich das von einem wie ihn, der nur ein paar Wochen bliebe, nicht kaputt machen. Sofort solle er die Angehörigen anrufen und sich bei ihnen entschuldigen. Als er dazu nicht bereit war, drangen sie darauf, dass er sofort ginge. Anderenfalls würde er auf den Stationen kein Bein mehr auf den Boden bekommen. Er ging.

Viele Jahre später versuchte *K* seinen Fehler zu korrigieren. Nie hatte er so etwas wie einen Dünkel. Als er bereits Oberarzt im Institut für Rechtsmedizin in Köln geworden war, sah er einmal, wie ein auswärtiger Bestatter mit dem Einschieben des Sargs in den Leichenwagen nicht fertig wurde. Ohne etwas zu sagen, packte er an, nahm mit dem Bestatter den Sarg zunächst zurück, und gemeinsam schoben sie ihn dann in den Wagen. Der Bestatter duzte *K* und wollte ihm 10 DM als Trinkgeld geben. Das war ordentlich. Er hatte dazugelernt, selbstverständlich nahm er es an und gab es weiter an die Sektionsgehilfen. Dabei wusste er ganz genau, dass den Gehilfen von der Klinikverwaltung die Annahme von Trinkgeld verboten worden war. Er wusste auch, dass sie sich nicht daran hielten.

Aber wie wäre er sich vorgekommen, ihnen das Geschäft zu verderben.

Kann es auch anders gewesen sein? Der Studentische Schnelldienst der Arbeitsvermittlung ging in Köln von der Arbeitswilligkeit der Studierenden aus. Das war berechtigt. Sie waren billige und willige Aushilfskräfte, von ihren Arbeitgebern teils nett und großzügig, teils fies und kniestig, wie es in Köln hieß, behandelt – wie das so ist, bis heute. Ach, die Sache mit dem Trinkgeld. „Leichenwäscher" bei einem Bestatter konnte man nicht werden. *K*s Versuch scheiterte.

Warum heißt der Titel dieser miteinander verwobenen Geschichten „Rechtsmediziner wollte ich nie werden"? Weil es stimmt.

K war dieses medizinische Fach für seine endgültige Berufswahl überhaupt nicht in den Sinn gekommen. Vielmehr gehörte es zu den wenigen medizinischen Fächern, die er von vornherein ausschloss: die etwas obskure Rechtsmedizin und die Dermatologie.

Auch war „Gerichtsmedizin" eine der unangenehmen Vorlesungen während des Medizinstudiums in Köln. Sie fand in einem Barackengebäude im hinteren Areal der Chemischen Institute statt. Regelmäßig im Anschluss an die Vorlesung wurde die Leichenschau im Sektionssaal geübt. Dagegen war nichts zu sagen. Allerdings hatte man dort die Vorliebe, stark verletzte Unfallopfer und Fäulnisleichen zu zeigen, an denen aber nicht die Leichenschau geübt wurde. Ein Teil der Kommilitonen hatte an diesen Gruselveranstaltungen große Freude, *K* überhaupt nicht. Er ging nur einmal hin, weil es für das Testat erforderlich war. Als höchst ambivalent hatte er die Präsentation eines Strichjungen in der Hauptvorlesung des Institutsdirektors in Erinnerung. Angekündigt wurde, den Jungen auf einen Tisch zu stellen, um die Dehnbarkeit seines Analrings zu demonstrieren. Dass das methodisch keine größere Aussage habe, wurde eingeflochten. Der Junge sei für diese Demonstration bezahlt worden und einverstanden. Bevor er geholt wurde, kam ein Assistent und besprach leise etwas mit dem Ordinarius. Daraufhin teilte dieser dem Auditorium mit, die Demonstration fiele aus. Allerdings sei der Strichjunge bereit, mit ihm vor den Studierenden ein Gespräch über seine Sexualität zu führen. Als daraufhin von studentischer Seite keine Reaktion kam, sagte er, doch sehr erstaunt zu sein, dass keiner, aber auch keiner im Auditorium einer solchen Demonstration oder einem solchen Gespräch widersprochen hätte. Es sei kein Strichjunge da. Was er ihnen, den Studenten, hier vorgeschlagen hätte, widerspräche jedem Ansatz von ärztlicher Ethik. Seine Vorlesung beträfe nämlich nicht nur die Gerichtsmedizin, sondern auch die Ärztliche Rechts- und Standeskunde, also Ethik. Das stimmte auch. Was Grenzen ärztlichen Handelns seien, sollten sie für ihr Leben mitnehmen. Alle Studenten und Studentinnen gingen nach der Vorlesung etwas verstört aus dem Hörsaal, nur noch wenige zur Demonstration in den Sektionssaal, *K* ohnehin nicht.

KÖNNTE ES AUCH ANDERS GEWESEN SEIN? Nein. Manche Vorlesungen waren zu drastisch, auch wenn das Anliegen der Dozenten unbedingt nachvollziehbar war.

Es gab Professoren, die nicht nur ihr Fachwissen mit auf den Weg gaben, wie der damals schon alte Internist Hugo Wilhelm Knipping. Der erfreute sich großer Beliebtheit bei den Studierenden. So hielt er eine sehr gute, nur auf den ersten Blick etwas unsystematisch wirkende Vorlesung. In Wirklichkeit war sie bis ins kleinste Detail durchgearbeitet. Knipping war von kleiner Statur, drahtig. Er wirkte uneitel, menschlich, heiter. Was er lehrte, war Innere Medizin auf dem aktuellen Forschungsstand. Er hob es nicht hervor. Das war selbstverständlich. Sein Chirurgischer Kollege trat dagegen hoch dynamisch auf, sprach immer wieder von Weltbestergebnissen. Damit meinte er sich selbst. Man könnte dazu sagen, Chirurgie, Chirurgie und sonst nichts auf der Welt.

Es war eine indirekte Frage, die Knipping in jedem Semester stellte, nämlich, warum sie, die Studierenden, denn bei diesem schönen Wetter nichts Besseres wüssten, als ihre Zeit in einer Vorlesung über Innere Medizin zu verbringen? „Warum", so seine Frage, „liegen Sie nicht jetzt unter einem Apfelbaum?" Es könne keine Ausrede sein, dass der Apfel der Erkenntnis bereits Newton auf den Kopf gefallen sei. Bei schönem Wetter bliebe das dennoch ein guter Ort zum Nachdenken. So in etwa war seine Bemerkung. Er wollte nichts anderes sagen als: denkt nicht zu eng; vergesst nicht, dass ihr studiert, und zwar nicht nur Medizin.

Knipping hatte sich dem Klinikum gegenüber ein energieneutrales Haus gebaut. Es wurde wie ein Weltwunder angestaunt. Vielleicht war es auch eines.

Sein Nachfolger hielt eine Vorlesung des klaren Durchdeklinierens. Die Mehrzahl der Studierenden war begeistert, endlich wurde jetzt alles konkret zusammengefasst. *K* dachte dagegen, uninspirierter Technokrat. Erst auf einem Symposion erlebte er dann, dass der es nicht nur oder vielleicht sogar gar nicht war, sondern ein lebhafter Wissenschaftler mit tiefem Wissen über hämatologische Vorgänge. Aber auf die

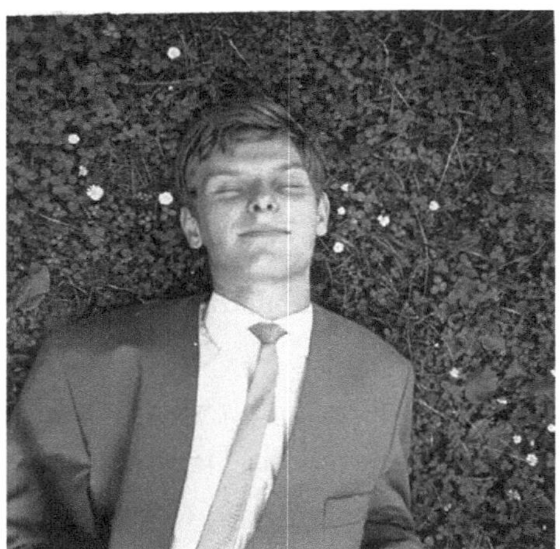

Abbildung 12: Studium unter dem Apfelbaum

Idee, seine Vorlesung nicht auch für das Größte im Studium zu halten, wäre er wohl nicht gekommen, so empfand es der Student *K*.

In den ersten klinischen Semestern nach dem Physikum wurde Pathologie gehört. Da kam Marianna einmal mit. *K* sah zunächst kein Problem darin, sie zu bitten, sich die sehr gute, mehr theoretische Vorlesung über die Entstehung und Organmanifestation von Tumoren und Entzündungen durch exogene und endogene Faktoren anzuhören. Sie kam ja auch mit.

Allerdings hatte dieser Prof. X, um eine Besonderheit zu demonstrieren, schon einmal einen Toten auf einer Bahre in den Hörsaal hereinfahren lassen. Didaktisch war das aus *K*s Sicht misslungen. Die Befunde hatten sich im Hörsaal nur schlecht demonstrieren lassen. Man könnte auch sagen, es war wenig informatives „Anatomisches Theater". *K* glaubte nicht an eine Wiederholung. Was sollte man auch schon von außen bei einer Tumorerkrankung erkennen können.

Dennoch wurde am infrage kommenden Tag wieder ein Toter auf der Bahre in den Hörsaal geschoben. Prof. X nahm das Tuch von der Leiche. Und ehe man überhaupt begriffen hatte, was da geschah, hatte er mit 2 Bewegungen die großen Obduktionszugänge gelegt, also Schulter → Schulter und Drosselgrube → Symphyse. Das Messer hatte er vorher verborgen gehalten. Die durchtrennte Haut klaffte. *K* durchfuhr ein Schreck. Vorsichtig sah er zu Marianna, die cool wirkte. Freigelegt wurde der Oberbauch. Es sollte eine Leberzirrhose mit der typischen Flüssigkeit im Bauchraum, also mit Ascites gezeigt werden. Die Studierenden wurden aufgefordert, sich nach der Vorlesung das Oberbauchpaket, bestehend aus Leber,

Magen mit 12-Finger-Darm, Bauchspeicheldrüse und Milz, im Sektionssaal noch genauer anzusehen. Marianna ging. *K* blieb und folgte dieser Aufforderung. Im Sektionssaal war das Oberbauchpaket auf einem großen Edelstahltablett ausgebreitet. Das Tablett stand auf einem der Obduktionstische. Alles war ästhetisch und regulär. Umgeben von den Studierenden trennte Prof. X die Leber ab und legte mit einem großen Organmesser zahlreiche parallele Horizontalschnitte durch das Organ. *K* war von dem makroskopischen Bild einer gleichmäßig das gesamte Organ durchsetzenden feinknotigen Vernarbung fasziniert. Es folgten Erklärungen zur feinknotigen Leberzirrhose als charakteristischer Alkoholfolgeschädigung. Es war das, was er gelesen hatte und wovon er in den Lehrbüchern Abbildungen gesehen hatte. Nur schwer löste er sich von dem Anblick. Er blieb sein Leben lang begeistert von der Makroskopie.

KÖNNTE ES AUCH ANDERS GEWESEN SEIN? Ja. Wer hätte sonst einen so klugen Rat geben können, denkt nicht zu eng, denkt nicht nur medizinisch, wenn nicht der alte Professor Knipping. Seht hin, seht nochmal hin.

Das Leben hatte sich für *K* geändert. Er war froh und glücklich. Auch seine wirtschaftlichen Probleme hatten sich gelöst. Jetzt musste er seine Zeit nicht mehr mit Staubfegen in den Kellern und Lagern von Supermärkten oder mit Schlitzeklopfen für die Elektriker vertun. Später hörte er häufig den Spruch, er, *K*, hätte doch durch diese Arbeiten das Leben kennengelernt. Da dachte er dann, hättest Du es gemusst, würdest Du diesen Unsinn nicht sagen.

Jedenfalls, und das war entscheidend, konnte er nach bestandenem Physikum ohne Prüfung der Bedürftigkeit ein Darlehen im Rahmen des Honnefer Modells beantragen, 150 DM pro Monat. Damit war er für seine Verhältnisse gut ausgestattet. Das Darlehen war zinsfrei, konnte nach dem Examen über 10 Jahre abbezahlt werden. Allerdings hatte die Sache doch einen kleinen Haken. Das Geld wurde erst am Ende des Semesters ausgezahlt. Bis dahin musste er also immer überbrücken. Dazu hatte er ja auch in den Riehler Heimstätten arbeiten wollen. Er bekam das Geld zusammen und wurde sogar Aktionär. Im SPIEGEL, den er in seiner DDR-Zeit für das Zentralorgan der KPD gehalten hatte, hatte er gelesen, dass ein Großaktionär zur Finanzierung der Erbschaftssteuer Aktien vom Harpener Bergbau auf den Markt werfen müsse. Diese Aktien seien deshalb unterbewertet. *K* kaufte eine Aktie für 50 DM. Tatsächlich stieg sie in der Folge ordentlich an. Jahrelang behielt er sie. Sie blieb seine einzige. Naja, er musste sie verkaufen, als der Kurs gerade wieder auf den Ausgangswert gefallen war.

Die 150 DM pro Monat reichten, um sich ein eigenes Zimmer zu suchen. Sein sehr günstiges Zimmer in der Burschenschaft Wartburg Köln – Germania Leipzig konnte er aufgeben. Lange genug hatte er es in Anspruch genommen. Er fand eines in der Kölner Südstadt, in der Elsaßstraße. Marianna wohnte ein paar Straßen weiter bei einer alten Dame. *K* hatte jetzt die Zeit, sich in den Semesterferien auf das nächste Semester vorzubereiten.

Am 3. März 1964, erst 52 Jahre alt, starb der Vater an seiner dekompensierten Herzinsuffizienz. *K* hatte ihn in dieser letzten Phase seines Lebens im Krankenhaus täglich besucht. Da sah er dann einen abgemagerten sterbenden Menschen mit eingefallenen Zügen, dünnen Armen und Beinen und starker Atemnot.

Die Mutter hatte erwartet, dass viele der früheren Patienten, die den Vater auch bei jeder Kleinigkeit um einen Hausbesuch gebeten hatten, zu seiner Beerdigung kommen würden. Das war ein Irrtum. Es waren zwei Patientinnen. Warum sollten es denn auch viele Patienten sein? Die Beerdigung war doch keine Sensation. Für den katholischen Priester waren Messe und Beerdigung schnell und routiniert erledigt. Den Vater kannte er nicht. Was sollte er schon sagen. Jemand war aus der DDR gekommen, hatte nur schwer Fuß fassen können, war jetzt an einer Herzkrankheit gestorben.

Es war eine traurige Veranstaltung, dieses Begräbnis.

K blickte bei der Beerdigung auf seinen toten Vater, der aus seinen vielen Möglichkeiten und Begabungen zunächst viel, sogar sehr viel gemacht hatte, dann aber, wie viele in seiner Generation, die großen Belastungen und Todesängste nicht hatte bewältigen können. Im Kessel von Orel hatte er den Befehl zum Ausbruch gegeben, zum Ausbruch der Sanitätseinheit. Es ist wohl klar, nicht alle Verwundeten hatten sich beteiligen oder mitgenommen werden können. Er wollte danach keine militärischen Befehle mehr geben und musste es doch. Ihm fehlte das Vorwissen, um sich in die Theorie des Marxismus-Leninismus einarbeiten zu können. Ihm fehlte die Kraft für einen Wiederaufbau nach der dritten Flucht in seinem Leben. Viele Jahre später wurde *K* von einem damaligen Sanitäter mit der Frage angerufen, ob der Vater sein Oberarzt gewesen sei, der ihm mit diesem Befehl das Leben gerettet hätte. So erfuhr er von dem für den Vater unaussprechlichen Orel.

Die Erinnerungen hatten ihn nicht losgelassen, an Ratibor, an Bautzen, Orel, an den Tod zweier Brüder im Krieg. Aber Ratibor war nicht nur der Schlag mit der Peitsche ins Gesicht des Jungen beim Kleben der Plakate für die Volksabstimmung nach dem Ersten Weltkrieg in Oberschlesien. Es war die Vertreibung aus Oberschlesien und die Vertreibung aus finanzieller Geborgenheit. Der Volkskampf hatte ihn nachhaltig geprägt. Der Verlust der Eisschrankfabrik seines Vaters und der damit verbundene gesellschaftliche Absturz hatte zwar nichts mit Volkskampf zu tun, aber alles war zu einem unauflösbaren Konglomerat verschmolzen, zur Kränkung des Selbstwertgefühls seiner ganzen Familie. Die Absicht, nach Ende des Zweiten Weltkriegs seinen hungernden Eltern in Dresden Lebensmittel bringen zu wollen, hat er nie bereut. Die schreckliche Internierung in Bautzen mit permanenter Todesnähe und mit den Bergen der gestorbenen Mithäftlinge war für ihn seelisch kaum zu verarbeiten. Zweimal wurde er danach von der Partei daran erinnert, wohin er kommen könne, falls er vergessen sollte, was ein Parteiauftrag sei, eben wieder nach Bautzen. Und dann begab er sich mit der letzten Flucht – seiner Familie, seinem Sohn zuliebe – wieder in Todesgefahr. Diese Zeit schleppte er mit sich herum. Es folgte die Missachtung der Fluchtgründe aus der DDR durch die bundesdeutschen Behörden. Woher sollte er denn auch noch nach dieser Kränkung durch die lieben Brüder und Schwestern im Westen Kraft für einen Neuanfang haben? Und dann schwebte immer die Furcht vor einem Racheakt der Stasi über ihm. Bei manchen war es ein Hirngespinst, andere wurden ermordet. In Berlin hieß es, die Aufklärung endet an der Mauer.

Der Vater wurde auf dem Kölner Westfriedhof begraben. Als Grabstein wählte die Mutter einen Findling aus Granit. Granit war er nicht. Und das muss man auch nicht sein. Die Mutter löste die Praxis auf. Sie wurde eine sehr liebevolle Großmutter.

Kann es auch anders gewesen sein? Ach!

Großen Einfluss übten auf Marianna und *K* die theologischen Vorstellungen von Dorothee Sölle aus. Ihre Sicht auf den leidenden Jesus Christus fand auch über den Studentenpfarrer Bachmann in der Studentengemeinde erheblichen Anklang. Es war weniger ihr Hadern mit Gott in seiner Allmacht als vielmehr ihr positiv besetzter Diesseitsbezug des Evangeliums, durchaus die Politisierung der christlichen Botschaft, was so viel Menschen anzog, so auch Marianna und *K*. Es war auch die Zeit, in der sich eine breite Öffentlichkeit stark politisch engagierte, aufgewühlt von den drohenden Notstandsgesetzen. Marianna blieb stets reflektierender als *K*. Über die politischen Grenzen hinweg lebten Marianna und *K* in einem großen Freundeskreis.

Ein Jahr vor dem Medizinischen Staatsexamen fand sich eine Arbeitsgruppe zusammen.... Das Examen selber zog sich mit 16 Einzelprüfungen über ein halbes Jahr hin. Am 20. Juni 1966 bestanden alle aus der Gruppe das Medizinische Staatsexamen.

Am 30.Juli 1966 wurden Marianna und Klaus in der Kartäuserkirche in der Kölner Südstadt getraut. In ihrer Freude auf ihre Hochzeit hatten sie nicht bemerkt, dass an diesem Tag auch das Endspiel der Fußballweltmeisterschaft ausgetragen werden sollte, Deutschland gegen England. Sie merkten es kaum, dass einige Hochzeitsgäste hin und wieder kurz während des Essens verschwanden. Wie schade um das schöne Essen; Deutschland verlor bekanntlich.

Marianna und *K* bezogen eine kleine, aber schöne Wohnung in Köln-Lindenthal, nahe an der Uni und am Universitätsklinikum, also der Lindenburg.

KÖNNTE ES AUCH ANDERS GEWESEN SEIN? Nein. Bloß nicht.

Kapitel 11

Obduktion – aber wie?

*K*s Doktorvater war gestorben. Mit seiner Mäusearbeit ging er zu dessen Nachfolger. Es hieß immer, der reagiere unwirsch, wenn er auf seinen Vorgänger angesprochen werde. Er zeigte es nicht, übernahm aber auch nicht die Weiterbetreuung der Arbeit. Stattdessen gab er *K* ein neues Thema, das dieser annahm. Man kann nicht sagen, dass er sonderlich traurig war, von den Mäusen zu gutartigen Tumoren in der Nebennierenrinde wechseln zu müssen. Folge der Doktorarbeit war, dass er am 15. August 1966 seine erste Medizinalassistenten-Stelle in der Pathologie antrat, Monatsgehalt 497,00 DM.

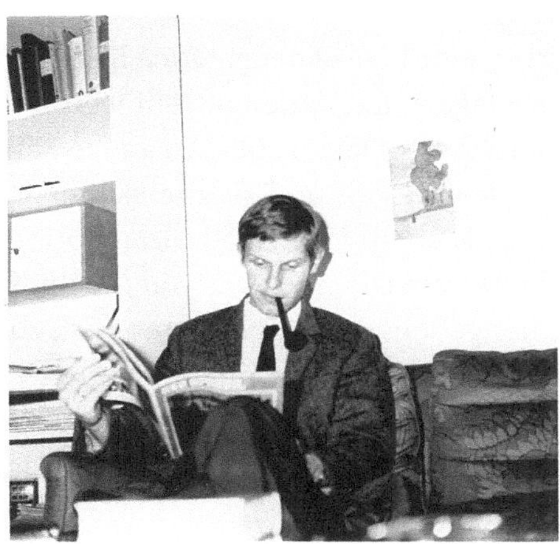

Abbildung 13: Köln 1966 Medizinalassistent in der Pathologie

Mit Spannung wartete er auf die Zuteilung für seine erste Obduktion. Es war ein älterer Mann. Die behandelnden Ärzte gingen davon aus, dass er an den Folgen einer schweren Entzündung des Dünndarms gestorben war. *K* war beim Legen der großen Zugänge etwas aufgeregt. Er war nicht ganz sicher beim Aufsetzen des Messers. Aber dann war doch alles in Ordnung. Der Sektionsgehilfe sah ihn nicht tadelnd an. Der sogenannte Hauptbefund war also der Darm. Dünndarm und Dickdarm wurden und werden noch immer mit der großen Darmschere eröffnet, aber mit etwas unterschiedlicher Technik. Damit sich die Schere beim Vorschieben nicht an der Darmwandung oder an einem Darmtumor verfängt, hat sie vorn einen runden Knopf. Von *K* wurde die sogenannte Abgeig-Technik verwandt. Wie mit einem Geigenbogen wird mit dem Messer der Dünndarm von seinem Gekröse abgetrennt. Dünndarm und Dickdarm wurden dabei nicht verletzt. Sie blieben in ihrem Organzusammenhang. Danach wurden sie mit Spezialschnitten eröffnet. Abschließend wurde der Darminhalt vorsichtig abgespült. Für das sogenannte Darmwaschen war der Sektionssaal mit einem speziellen Darmwaschbecken ausgestattet. Damit der Darminhalt den Abfluss nicht verstopfte, war der etwas größer als in einem Standardbecken, etwa mit einem Durchmesser von 10 cm. *K* ging alles natürlich noch langsam von der Hand. Schließlich handelte es sich bei Dünn-, Dick- und Enddarm um ein ziemlich großes Konvolut, das nicht so leicht zu handhaben war. Es gelang ihm gut, auch die klinisch diagnostizierte schwere Dünndarmentzündung darzustellen. Die entzündlichen Auflagerungen auf der Dünndarmschleimhaut hatte er beim „Waschen" des Darms erhalten können, nicht mit abgespült. Mit seiner Arbeit war er – etwas vorsichtig – zufrieden.

Für die Chefdemonstration, eine höchst bedeutende Inszenierung, musste der Darm, auf einer großen Schale ausgebreitet, bereitgestellt werden, selbstverständlich auf einer peinlichst sauberen Schale. Davon standen ganze Sätze in unterschiedlicher Größe auf einer Ablage. *K* ging hin und suchte sich eine passende aus. Er war gerade auf dem Rückweg, als er ein Flutschgeräusch hörte und der gesamte Darm vor seinen Augen im Abfluss verschwand. Das war für ihn fast der Weltuntergang. Er musste zu seinem Chef gehen, um sein Missgeschick zu berichten. Der verzog keine Miene. Die Demonstration gelang ihm vollendet. Die klinische Diagnose Dünndarmentzündung der behandelnden Internisten setzte er geschickt als bestätigt voraus und demonstrierte deren Folgen an den anderen Organen, Herz, Leber, Nieren, Nebennieren. Dann wies er darauf hin, dass das Gehirn noch speziell neuropathologisch untersucht werden müsse. *K* war erleichtert, zu Unrecht. Sein Chef und Doktorvater verzieh ihm diesen Fehler nie.

Später passierte dieses Unglück tatsächlich immer wieder einmal neuen Mitarbeitern von *K*. Es wäre noch schöner gewesen, hätte er sich nicht an seine erste Obduktion erinnert. Das sagte er dann auch, seine Assistenten tröstend.

Für *K* war die Zeit in der Pathologie prägend. Es gab in der Kölner Pathologie eine ganze Reihe gebildeter und fachlich sehr versierter Pathologen, Mitdreißiger, die ganz ausgezeichnete Wissenschaftler waren und die die Neulinge im Fach Pathologie unter ihre Fittiche nahmen.

Auf die 8 Monate in der Pathologie folgten für *K* 6 Monate in der Chirurgie, und zwar am Dreifaltigkeitskrankenhaus in Wesseling. Hier war der Lohn schon etwas besser, nämlich 650,00 DM brutto, 514,15 DM netto, und bezahlte Nachtdienste. Marianna erhielt weiterhin ihren Scheck von zu Hause. Damit ging es ihnen recht gut. Die Welt schien ihnen offen. Und sie war es auch. Natürlich fürchteten sie sich vor einem Atomkrieg. Die Angst bestand insofern, als bei einem Angriff der Verbündeten des Warschauer Paktes, also in Wirklichkeit der Roten Armee, auch französische Atombomben auf Deutschland fallen würden, wobei der Rhein als militärische Auffanglinie gedacht war. Also große und kleinere Atombomben von Ost wie West auf ganz Deutschland.

K hatte sich gegen die Bundeswehr und für den Katastrophenschutz bei der Johanniter-Unfallhilfe entschieden. Die dort gesammelten Erfahrungen waren nur positiv. Sie bestimmten sogar später seine Forschungsrichtung mit.

Für einen Medizinalassistenten, also für einen Anfänger, war im Dreifaltigkeitskrankenhaus in Wesseling die Verantwortung sehr groß, übergroß. Für heutige Verhältnisse wäre sie abenteuerlich, dritte Welt. Denn es gab außer dem Chefarzt keinen bereits approbierten Arzt, nur drei Medizinalassistenten. Jede der beiden Chirurgischen Stationen wurde von einem Medizinalassistenten geleitet, einer war in der Ambulanz. *K* hatte eine Unfallstation mit 50 Betten zu betreuen. Man kann es auch anders beschreiben. Jede der erfahrenen Ordensschwestern hatte die Verantwortung für ihre Station und für ihren Medizinalassistenten. Dieser hatte dann allerdings jeden zweiten bis dritten Tag Dienst. Zum chirurgischen Nachtdienst gehörte die Unfallambulanz. Auch die Ambulanzschwester und die Röntgenschwester waren sehr erfahrene Ordensfrauen. Gemeinsam sahen sie sich mit den Medizinalassistenten nachts die Röntgenbilder an, auch bei Verdacht auf ein Schädelhirntrauma. Schwere Traumata wurden sofort nach Köln in die Universitätsklinik verlegt. Das entschied dann schon der Chefarzt, der meistens über die Woche im Krankenhaus schlief. An den Wochenenden war er jedoch stets zu Hause in Siegburg.

*K*s erste Wundversorgung war für ihn mit heftiger Aufregung verbunden. So sollte er bei einem vierjährigen Jungen eine tiefe Zungenbissverletzung versorgen. Der kleine Junge weinte, war unruhig. *K* zitterte die Hand. Er wusste plötzlich nicht, wie er anfangen sollte. Schwester Hildegunde beruhigte zuerst den Jungen, dann *K* und erklärte ihm das Vorgehen. Es fasste sich. Als er aber versuchte, die Zunge zu nähen, traute er sich nicht, zog die Hand mit dem Nadelhalter wieder zurück. Ganz sanft nahm Schwester Hildegunde seine Hand und führte sie Stich um Stich, bis die Wunde regulär versorgt war. Bis heute hegt *K* eine große Verehrung für die in der Krankenpflege und Krankenversorgung tätigen Ordensschwestern.

Stets hat er anerkannt, dass er von Schwestern, Pflegern und später auch von Präparatoren viel gelernt hatte und durchaus auch noch als alter Professor von ihnen etwas dazulernen konnte. Wenn ihm jemand etwas zeigen konnte, was er noch nicht beherrschte oder wusste, freute er sich immer darüber und nahm es gern an. Aber noch war er nicht so alt. Die Welt stand Marianna und ihm eben offen. Und sie erwies sich als schön.

Der Chefarzt hatte am Krankenhaus die Intubationsnarkose neu eingeführt, natürlich ohne Anästhesisten. Er war sehr stolz darauf: „Wir machen keine Äthernarkose mehr, sondern eine Intubationsnarkose“. Einer der Medizinalassistenten hatte die Narkose zu machen, der andere assistierte bei der Operation, der dritte war in der Ambulanz. Zu assistieren hieß, mit speziellen Haken das Gewebe zart auseinander zu ziehen, um dem Operateur bestmögliche Sicht auf das Operationsgebiet zu ermöglichen. Für den Assistenten war das ungeliebte statische Arbeit. Das hieß nämlich, lange in einer Position unter ziemlich verdrehter Körperhaltung zu verharren und eben die Haken halten zu müssen. Ein damals gängiger und auch so gemeinter Spruch war: „Haken und Mund halten“. Das große Wort führte der Operateur.

Hatte einer der Medizinalassistenten dienstfrei, änderte sich an der Assistenz natürlich nichts, das wäre auch nicht gegangen. Eine der Schwestern machte die Narkose. Diese bevorzugten noch zum Unwillen des Chefarztes die Äthernarkose. *K* sollte auch schnell merken, dass so eine Narkose ganz unerwartete Folgen haben konnte. Als er bei einer Äthernarkose zum Assistieren seinen Kopf weit zum Patienten neigen musste, Haken und Mund hielt, störte ihn der aufsteigende Äthergeruch ziemlich. Und nicht nur das, denn kurze Zeit später verspürte er an sich die Ätherwirkung. Er fiel nicht um. Aber, war er bis dahin hoch konzentriert, so wurde er plötzlich albern, lachte und musste sich die größte Mühe geben, die Haken exakt zu halten. Der Chefarzt wurde ungehalten, merkte aber dann, dass sich *K* in einem leichten

Rauschzustand befand. Jetzt war auch *K* ziemlich froh, dass die Äthernarkose abgeschafft wurde.

KÖNNTE ES AUCH ANDERS GEWESEN SEIN? Nein, die erste Obduktion und die erste Wundversorgung waren mit großer Aufregung verbunden. Äther macht high.

Eine Station mit 50 Betten, also 50 Patienten, war auch für damalige Verhältnisse schon sehr groß. Zwar lagen die Patienten auch mit Frakturen sehr viel länger als heute im Bett und langweilten sich, aber nicht nur junge, sondern auch ältere und alte Patienten hatten sich Arm, Bein, Rippen oder das Schlüsselbein gebrochen und lagen auf *K*s Station. Das heißt. dass er sie dann zusätzlich zu ihrer Verletzung oder im Anschluss an eine Operation auch internistisch behandeln musste.

Er kam jedoch aus der Pathologie, hatte noch keine klinische Erfahrung. Dafür wusste einer der Mit-Medizinalassistenten, der seine Zeit schon in der Inneren Medizin verbracht hatte, immer alles. Das war nervig. Als *K* einmal einen Patienten mit einem Bluthochdruckleiden behandelte, fand dieser Kollege die gewählte Dosierung etwas zu niedrig. *K* nahm den Rat an, erhöhte die Dosierung. Einige Stunden später kam er noch einmal an das Bett des Patienten, um dessen Blutdruck zu messen. Der Patient setzte sich erfreut an den Bettrand und stand aus dem Bett auf. Aber ehe er richtig stehen konnte, kollabierte er bereits. Er verstand schon, dass *K* einen Fehler gemacht hatte, blieb aber weiterhin sehr nett zu ihm.

Einmal in der Woche wurde bei der Chefvisite die zukünftige Medikation besprochen. Zwei Tage nach einer solchen großen Visite war ein älterer Patient auf *K*s Station plötzlich gestorben. Das war der erste Patient, der unter *K*s Betreuung gestorben war. Seinen Tod hatte er nicht erwartet. So war er etwas verwirrt, suchte Rat und Verständnis bei seinem Besserwisser-Kollegen. Der sah ihn jedoch von oben herab an, obwohl er ziemlich klein war, und erklärte ihm, falls er etwa die unübersehbare Herzinsuffizienz des Patienten nicht behandelt hätte, träfe ihn die Schuld am Tode des Patienten. *K* hatte die Herzinsuffizienz nicht erkannt und entsprechend nicht behandelt. In ihm bohrte es. Sein Kollege setzt noch eins drauf. Auf jeden Fall hätte *K* auf der Todesbescheinigung die Todesursache als Herztod bei verzögertem Verlauf einer Herzinsuffizienz angeben müssen. Wo denn überhaupt die Todesbescheinigung sei? Die wolle er doch einmal sehen. *K* entgegnete ihm, er wisse doch wohl, dass sie nicht von Medizinalassistenten, sondern von einem Arzt ausgefüllt werden müsse. Ärzte seien sie beide ja schließlich noch nicht. Das saß. Und jetzt wollte sich *K* von dem Vorwurf einer Fehlbehandlung schützen. Im Übrigen, so sagte er, hätte der Patient nur eine leichte Herzinsuffizienz gehabt. Deshalb sei auch auf der Visite die Medikation nicht umgestellt worden. Der Patient sei entweder eines akuten Herztodes oder an einer massiven Lungenembolie gestorben. Das, so sagte *K* leichthin, könne man schließlich klären. Auf Nachfrage, na, durch eine Obduktion! Da konnte der Kollege nur lachen; ausgerechnet bei uns im schließlich katholischen Krankenhaus eine Obduktion! Ja, sagte *K*, wenn er sie selber durchführte. Da meinte der Kollege, die ehrwürdige Schwester Oberin würde das sicher nicht dulden. Das sei nicht nur eine Kostenfrage.

K schlug ihm vor, dann eben heimlich zu obduzieren. Da verstanden sich die beiden jungen Kollegen auf einmal sehr gut.

Unauffällig stellten sie aus dem OP die benötigten Instrumente für die Nacht zusammen, OP-Handschuhe, 1 Skalpell, 1 Schöpflöffel für das Blut und 1 Nadelhalter mit Nahtmaterial. Von der Station nahmen sie eine größere Schüssel an sich.

Es war gegen 22 Uhr, als sie zu dem Toten in den Keller gingen. Der war bereits eingesargt, mit weißem Totenhemd bekleidet, der Kopf lag auf einem weißen Kissen, zugedeckt war er mit einer weißen Decke. Die Obduktion im Sarg, ohne einen Bluttropfen zu hinterlassen, war nicht möglich. Im Keller war die Beleuchtung ziemlich schlecht. Das musste ausreichen. Ein weiteres Problem war es, dass es außer einem alten gynäkologischen Untersuchungsstuhl keine Möglichkeit gab, den Toten für die Obduktion zu lagern.

Sie gaben nicht auf. Weil die Totenstarre ausgeprägt war, ließ sich der Tote gut aus dem Sarg herausheben. Aber schwierig war es schon, ihn so auf den gynäkologischen Stuhl zu legen, dass obduziert werden konnte. Der Mit-Medizinalassistent sollte den Toten eben dabei halten. So sollte es sein.

Und es ging. *K* legte nur einen kleinen Hautschnitt, vom Unterrand der Drosselgrube bis zur Spitze des Brustbeins. Es trat wenig Blut aus, weil die Totenflecken unverändert in Rückenlage geblieben waren. Von dem kleinen Zugang aus durchtrennte er jeweils seitlich die Ansätze der vorderen Brustmuskeln bis in die Höhe der Knorpel-Knochen-Grenze zwischen dem Rippenknorpel und dem knöchernen Teil der Rippen. Auch das blutete kaum. Danach durchtrennte er von der 2. Rippe ab jeweils den Rippenknorpel bis durch den Rippenbogen, hob den Rippenbogen leicht an und durchtrennte Schritt für Schritt das zarte Bindegewebe unter dem Brustbein. Anschließend knickte er es nach vorn/oben ab. Dadurch zerriss das Brustbein auf seiner Innenseite zwischen 2. und 3. Rippe. So sollte es sein. Die Brusthöhlen waren eröffnet und damit fielen die Lungenflügel, ihrer Elastizität folgend, in sich zusammen. Der Blick auf den Herzbeutel war frei. Mit einer Pinzette wurde er gefasst, leicht gespannt und über seine gesamte vordere Länge aufgetrennt. Das

Lumen des Herzbeutels war mit der typischen bernsteinfarbenen Flüssigkeit gefüllt, kein Blut. Das war schon einmal eine Diagnose für die beiden Obduzenten.

Sodann folgte die Durchtrennung der großen Schlagadern und Venen an ihren Aus- bzw. Eintrittspforten auf der Innenseite des Herzbeutels. Bereits beim ersten Einschnitt lief massenhaft Blut in den Herzbeutel. Das Herz musste herausgenommen und das Blut ausgeschöpft werden. Weil das Herz leicht rutschig war, musste es zunächst auch in die Schüssel gelegt werden, die ja eigentlich nur für die Aufnahme des Bluts gedacht war. So wurde sie sehr schnell voll. Im Keller gab es einen Ausguss, in den das z.T. auch geronnene Blut abgegossen werden konnte. Nachdem das Blut aus dem Herzbeutel ausgeschöpft war, konnten die großen Lungenschlagadern eingesehen werden. *K* fand, was er gesucht hatte, nämlich aufgeknäuelte, eingeschwemmte Blutgerinnsel.

Sein Patient war also an einer fulminanten Lungenembolie gestorben. Beide Kollegen verständigten sich nach diesem Obduktionsergebnis darauf, das Herz dann nicht mehr zu untersuchen. Es wurde wieder in den Herzbeutel zurückgelegt, das Brustbein in seine ursprüngliche Position gedrückt. Abwechselnd nähten sie regulär chirurgisch den Zugang wieder zu und reinigten den Ausguss von Blut. Beides gelang. Sorgfältig reinigten sie die Brustvorderfläche des Toten und trugen ihn zurück in seinen Sarg. Dort bekleideten sie ihn wieder mit seinem Totenhemd und bedeckten ihn mit seiner Decke. Es war so, als wäre nichts geschehen. Kein Bluttropfen war auf dem Weiß zu sehen. Gemeinsam verschraubten sie den Sagdeckel. Von nun an vertrugen sie sich sehr gut. Niemand hatte etwas von dieser nächtlichen Sektion im Keller bemerkt. Am nächsten Tag erfuhren sie, dass der Chefarzt bei der Attestierung der Todesursache auf der Todesbescheinigung von einem Herztod nach Herzinfarkt ausgegangen war.

KÖNNTE ES AUCH ANDERS GEWESEN SEIN? Nein. Es war die abenteuerliche nächtliche Obduktion, heimlich durchgeführt von zwei Medizinalassistenten im Keller eines von Ordensschwestern geleiteten kleinen Krankenhauses. *K* war immer für eine Obduktion.

Nach der Approbation ging *K* für 1 Jahr in das Institut für Rechtsmedizin der Universität zu Köln, was bereits erwähnt wurde. Das war eine Übergangsstation. Die erste Obduktion sollte ein Härtetest sein. Sofort musste er eine Fäulnisleiche obduzieren. Natürlich fand er das abstoßend. Obwohl derartige Obduktionen gut bezahlt wurden, hat er sich Zeit seines Berufslebens möglichst davon ferngehalten.

Im Institut herrschte noch die alte Ordinarienherrlichkeit. Das hieß, was der Chef anordnete, war zu erledigen, widerspruchslos. *K* war immer bereit, alle Pflichten zu erfüllen, und dennoch widerspenstig. War eine Obduktion durchgeführt, wurde der Chef zur Abnahme der Obduktionsergebnisse gerufen. Er war sehr belesen und fühlte seinen Leuten listig auf den Zahn. Das machte den Anfänger unsicher, sollte es auch. Es spornte zum Nachlesen an.

An einer Handhabung störte *K* sich sehr. Denn mit größter Selbstverständlichkeit nahm der Institutsdirektor die sorgfältig auf Tabletts zur Demonstration für ihn ausgebreiteten Organe in die Hand, um sie genau zu betrachten, und zwar ohne sich dafür Handschuhe anzuziehen. Keiner der Obduzenten hätte gewagt, selber dabei noch die Handschuhe zu tragen, sie anzubehalten oder sich etwa bei seinem Erscheinen schnell welche anzuziehen. Obwohl die üblichen dünnen Operationshandschuhe benutzt wurden, hieß es, nur mit bloßen Händen könne man die Konsistenz eines Organs ganz genau beurteilen. Häufig sei es nämlich so, dass der Tastbefund diagnostisch ergiebiger sei als die Betrachtung selbst der großen Organschnittflächen. Auf jeden Fall bedürfe es beider Untersuchungen. Als Beispiel wurden Lungenentzündung und die Herzmuskelentzündung, also eine Myokarditis, angeführt. Und tatsächlich stimmte das mit dem Tastbefund. Aber wurden feine OP-Handschuhe getragen, beeinträchtigte das keineswegs das Tastgefühl.

Als *K* seinem Chef zum ersten Mal seine Obduktionsbefunde demonstrieren wollte, wurde er zur Vorbereitung von den Oberärzten auf diese Gepflogenheit hingewiesen. Trotzdem behielt er seine Handschuhe an. Sein Chef sah ihn zwar tadelnd an, sagte aber nichts. Die Oberärzte ermahnten ihn. Er könne doch wohl keine Handschuhe tragen, wenn der Chef darauf verzichte. Sie würden es sich ja auch nicht herausnehmen. Er, *K*, hätte nun schließlich noch keine eigene Erfahrung und wohl noch nicht verstanden, dass es kein Gebiet gäbe, auf dem er nicht von der großen Erfahrung seines Chefs profitieren könne. Er hatte aber verstanden. Trotzdem ließ er seinen Chef, als dieser beim nächsten Mal mit einer halben Stunde Verspätung zur Abnahme der Obduktion kam, sogar warten, um sich erst Handschuhe anzuziehen. Das war schon die Höhe. Der Chef war schlau, wollte sich wohl noch überlegen, ob er *K* rausschmeißen müsse oder behalten solle. Deshalb sagte er nur zu ihm, er solle sich von der Chefsekretärin einen Termin zu einem Gespräch mit ihm geben lassen. Das tat er sofort. Allerdings erhielt er ihn erst für in zehn Tagen. Zu Hause fragte er Marianna, was er machen solle. Sie bestärkte ihn darin, lieber auf die Stelle zu verzichten, als sich dieser Anweisung zu fügen. Beide fanden, Gerichtsmedizin sei doch ein sehr bizarres und unerquickliches Fach. Gerichtsmediziner wollte *K* nun auch wirklich nicht werden. Aber das eine Jahr wollte er schon bleiben.

Es beunruhigte ihn etwas, dass der Gesprächstermin bei seinem Chef erst in zehn Tagen stattfinden sollte, und das, obwohl er ihm täglich begegnete. Obduktionsbefunde durfte er nicht mehr demonstrieren. Das übernahm dann einer der Oberärzte. *K* stand daneben, döste zum Glück nicht so vor sich hin, denn plötzlich wurde er von seinem Chef aufgefordert, einen Befund zu interpretieren. Diese Blitzeinschläge waren sein Prinzip. *K* war einsatz- und lernbereit.

Als er zum Termin erschien, ging beim Betreten des Chefzimmers sofort dessen recht giftiger Dackel auf ihn los. Der Hund hatte wohl die Stimmung seines Herrn gut erfasst. Gebissen wurde er nicht, der Hund war noch rechtzeitig zurückgerufen worden. Er knurrte, mochte *K* nicht, wurde in einen anderen Raum gesteckt. Das war kein guter Empfang. Der Chef gab sich leutselig, fragte *K*, ob er denn das vorgesehene Jahr im Institut bleiben wolle oder ob ihm die damit verbundene Belastung vielleicht zu groß sei. *K* fragte sich, ob das schon der Rausschmiss sei, sagte aber, gern bleiben und möglichst viel im Hinblick auf die Unfallmedizin sehen zu wollen. Da hätte er Glück. In wenigen Tagen käme Prof. Voigt hierher nach Köln. Der sei der Direktor des Instituts für Gerichtsmedizin am Universitätsklinikum in Lund. Mit ihm und einem Stab an Ingenieuren zusammen würden sie an einem von Mercedes Benz finanzierten großen Projekt zur Inneren Sicherheit von PKWs Leichenversuche auf einer Beschleunigungsanlage im Max-Planck-Institut in Dortmund durchführen. Vielleicht könne er dabei Prof. Voigt unterstützen. Das war eine Verlockung sondergleichen. Aber, so der Chef, er müsse sich einfügen. Dazu gehöre nun einmal, alle Sinne bei der Diagnostik einzusetzen, so auch das feine Tastgefühl. Dafür sei es nun mal besser, dass man sich überwinde und die Organe unmittelbar mit der Hand untersuche. Er hätte ja wohl auch gesehen, dass der exzellente ungarische Arzt, der für einige Zeit am Institut sei, stets ohne Handschuhe seziere. Und er, *K*, so mit wohlwollender Stimme gesagt, sei ja, wie er merke, bereit zu lernen. Jetzt müsse er erst in die Anfangsgründe der Obduktion eingeführt werden. Die Konsistenzdiagnostik habe überall einen sehr hohen Stellenwert, weshalb auch überall die Schulung des Tastgefühls durch unmittelbaren Organkontakt erfolge und nicht durch Handschuhe eingeschränkt werde. Dabei hatte der Chef die Kleinigkeit übersehen, dass *K* acht Monate in der Pathologie gewesen war, selber bereits 60 Obduktionen durchgeführt hatte. Natürlich gab es leichte Modifikationen der Obduktionstechnik in der Rechtsmedizin im Vergleich mit der Pathologie. Ihn biss fast der Affe, als sagte, dass in seiner Pathologiezeit die Organkonsistenz auch diagnostisch gewertet worden sei, er aber nie gesehen habe, dass die Handschuhe ausgezogen worden seien. Der Chef entließ *K* ungnädig. Er hätte sich jetzt nun schon zu viel Zeit für ihn genommen, er könne gehen. *K* wusste nicht so genau, was für ein Abgang das sein sollte. Er rief Marianna an, die ihm riet, erst einmal zu bleiben. So machte er es dann auch. Er war nicht rausgeflogen, flog auch nicht raus, als er in Handschuhen seinem Chef wieder seine Obduktionsbefunde demonstrieren durfte. *K* staunte nicht schlecht, als sich sein Chef eines Tages Handschuhe bei der Demonstration überzog. Damit war der Damm gebrochen. Nur der ungarische Kollege obduzierte weiter, ohne sich die Handschuhe anzuziehen.

KÖNNTE ES AUCH ANDERS GEWESEN SEIN? Was für Außenstehende heute geradezu abenteuerlich klingt, war es damals auch.

Kapitel 12

Der unerwartete Weg in die Rechtsmedizin

Nachdem *K* das Jahr Gerichtsmedizin zu Ende gebracht hatte, trat er in eine der besten Kliniken in Deutschland ein, in die Unfallchirurgie im Krankenhaus Bergmannsheil in Bochum. In der Klinik grüßte man sich und unterschrieb mit „Glückauf". Das mag verwundern, aber Bergmannsheil war ein Knappschaftskrankenhaus, und Bochum wurde noch durch den Bergbau geprägt. Und dennoch handelte es sich nicht um eine trübe, mit Kohlestaub bedeckte mittelgroße Stadt im Ruhrgebiet. Es gab ein reichhaltiges kulturelles Leben. Insbesondere das Schauspielhaus wurde gefördert und hatte unter Claus Peymann eine große Ausstrahlung im gesamten deutschsprachigen Raum. Marianna und Klaus waren etwas theaterversessen, immer schon, und blieben es dort erst recht. Aber sie blieben dort nicht lange.

Beruflich wurde *K* sofort ins kalte Wasser geworfen. Das kam seinen Wünschen entgegen. So fuhr er bereits ab der ersten Woche Notfalleinsätze auf einem Notarztwagen (NAW). Dafür gab es erst wenige Standorte in Deutschland. *K* brachte einige Erfahrung in der Notfallhilfe aus Köln mit, nämlich aus seiner Tätigkeit im Katastrophenschutz bei der Johanniter Unfallhilfe. An einem NAW-Einsatz hatte er auch schon in Köln teilgenommen, allerdings nur einmal als passiver Mithelfer. Ein NAW war und ist eine hochtechnisierte medizinische Einheit, in die man detailliert eingeführt werden musste. Nicht die ärztlichen Kollegen, sondern die Rettungssanitäter waren es, die ihn einwiesen. Und nicht nur das, auch im Rettungseinsatz waren sie mit ihrer Routine *K* weit überlegen. Damit war die Struktur vorgegeben. Die Rettungssanitäter hatten auch einzelne Maßnahmen übernommen, die im Notfalleinsatz allein Ärzten vorbehalten sein sollten. Weil sie ihre Aufgaben mühelos erledigten, gab es überhaupt keinen Grund, deshalb Konflikte zu suchen. Schließlich lernte *K* von ihnen und nicht umgekehrt. Er fügte sich in die Abläufe ein und wurde immer selbständiger. Den Tod eines Patienten musste allerdings er feststellen. Das war leider nicht selten.

Um handwerklich in der Unfallchirurgie fit zu werden, war er zuerst in der Unfallambulanz eingesetzt. Wenn es dort hieß „ein Swatten kommt", war das kein Afrikaner, sondern ein Bergmann aus der Grube, eben schwarz von der Kohle. Durch eine Vermischung von Blut und Kohle waren die Verletzungen schwer zu versorgen, sogar schwer zu erkennen. Jetzt mussten die erfahrenen Unfallchirurgen die Behandlung übernehmen. Dabei lernte *K* viel.

Marianna und *K* hatten in Bochum in der „Uevelgönne" eine helle, freundliche Wohnung gefunden. Das Haus grenzte an ein großes Kornfeld, dahinter eine kleine baumbestandene Kuppe und dahinter, natürlich vorher nicht gesehen, eine Teerfabrik, bei der der Filter im Schornstein wohl noch nicht optimiert war. Beim Umzug hatte Marianna noch Semesterferien, überlegte, wo sie weiterstudieren sollte. Obwohl *K* am Anfang seiner chirurgischen Weiterbildung stand, in der Unfallklinik „Bergmannsheil" eine sehr gute Ausbildung erhielt, täglich dazulernen musste und auch lernte, empfand er doch dort ein theoretisches Defizit. Der Oberarzt X, der für seine Habilitation freigestellt worden war, führte aus *K*s Sicht sehr schlichte bakteriologische Untersuchungen durch. Solche Forschung wollte er später nicht betreiben. Immer wieder stieß er auch bei älteren Assistenten und Oberärzten, die voller Elan und noch mehr Ehrgeiz waren, mit seinen Fragen zur Biomechanik, also der Reaktion des Knochens auf Beanspruchung, Belastung, Entzündung und Verletzung, auf Unverständnis bis Abwehr. Er wurde förmlich abgewimmelt. Das war also nicht in irgendeiner Unfallklinik, sondern in einer der allerbesten in Deutschland. Auch wenn das bio-mechanische Vokabular dort geläufig war, so schien es *K* doch inhaltsleer, schien ein Interesse an biomechanischen Fragen nicht vorrangig zu sein. Das war anders, als er sich das vorgestellt hatte. Für selbstverständlich hatte er den Transfer biomechanischer Grundlagenforschung in die Klinik angesehen und sich dabei eine Teilhabe an dieser Forschung erhofft.

Nun fragte er sich, ob ihm mit seinen Forschungsinteressen die Gerichtsmedizin nicht ein Mehr an Möglichkeiten bieten könne als die Unfallchirurgie oder Orthopädie. Das waren fast unzulässige Erwägungen, denn es erwartete ihn in der Orthopädie in Essen eine wissenschaftliche Karriere, so war es jedenfalls besprochen. Schließlich waren er und Marianna deshalb von Köln nach Bochum umgezogen. Zwar hatte ihn sein früherer Chef in der Rechtsmedizin bei der Verabschiedung gefragt, ob er vielleicht bleiben wolle und sich eine wissenschaftliche Laufbahn vorstellen könne, doch er hatte eben andere Pläne.

Andererseits hatte er so etwas wie die Forschung zur inneren Sicherheit von PKWs durch Prof. Voigt in der Rechtsmedizin nicht erwartet, eher in „Bergmannsheil". Dort gab es sie jedoch nicht. In dem einen Jahr in Köln hatte er die Rechtsmedizin als Fach der Problemlösung mit einer sehr breiten Palette an Methoden kennengelernt. Sie reichten von der Obduktion, Histologie und Morphometrie, der radiologischen Diagnostik, der physikalischen Verletzungsanalyse, der chemisch-toxikologischen Analyse, der serologischen Spurenkunde, der Ballistik bis zur forensischen Psychiatrie. Das bedeutete interdisziplinäres Arbeiten. Er ging von dort auch nicht mit leeren Händen. An vier Publikationen war er nach diesem Jahr wesentlich beteiligt. Kurz bevor er das Institut verließ, hatte er einen jüngeren Orthopäden kennengelernt, Peter Hinz, der nur für wenige Tage vom Institut für Wirbelsäulenforschung in Frankfurt nach Köln gekommen war, um dort ein Forschungsprojekt abzuschließen. Es waren Untersuchungen der Halswirbelsäule, die auf einer radiologischen Diagnostik und einer speziell von ihm entwickelten präparativen Sägeschnitttechnik basierten. Finanziert vom Hauptverband der Berufsgenossenschaften, hatte er Großschnittpräparate menschlicher Halswirbelsäulen von verschiedenen Verletzungstypen erstellt. Sie waren durch den Präparator Palm in Kunststoff eingebettet worden. *K* fand sie instruktiv. Er nahm als Morphologe die Verletzungen als Muster bildhaft in sein Denken auf. Etwas nebulös schwebte ihm damals vor, vielleicht in Bochum in eine Arbeitsgruppe zu kommen, die sich der klinischen Diagnostik solcher HWS-Verletzungen widmen würde. Das erwies sich als unrealistisch.

Nicht sofort, sondern erst etliche Jahre später wurden die Traumatologie und Biomechanik von HWS und Kehlskelett, Halsweichteilen, einschließlich der großen Blutgefäße des Halses zu seinen Forschungsgebieten. Letztlich fanden sich mit den Flussmessungen an den großen Halsschlagadern sogar Verbindungen zu seiner Forschung über den Plötzlichen Kindstod.

Zunächst entschieden *K* und Marianna, er solle, bevor überhaupt an einen Wechsel gedacht werden könne, seine Forschungsmöglichkeiten in der Unfallchirurgie und in Rechtsmedizin sondieren. Er suchte, fand aber dafür in der Unfallchirurgie keinen Ansprechpartner. Es mag sein, dass er zu früh aufgegeben hatte.

Das Gespräch mit seinem früheren Chef in der Kölner Gerichtsmedizin war angenehm. Seinen Hund hatte er woandershin verfrachtet. Er bot *K* die sogenannte Ochsentour an, also die Hochschullaufbahn mit Habilitation. Als Einstieg könne er ihm eine Assistenzarztstelle in der Pathologie in Hamburg Eppendorf (UKE) oder in einem der großen Allgemeinkrankenhäuser (AK) und anschließend eine weitere in einem Blutgruppenlabor vermitteln. Er müsse aber verbindlich zusagen, anschließend zurück in die Kölner Rechtsmedizin zu kommen, also nach etwa 3 Jahren. Das war ein faires Angebot.

Und ehe *K* und Marianna noch zu einem Schluss gekommen waren, erhielt er auch schon einen Anruf aus Köln, er könne in einem halben Jahr, ab 1. Januar 1970, in der Pathologie im AK Barmbek anfangen. Dort wäre eine Assistentenstelle für 1½ Jahre frei. *K* akzeptierte.

Selbstverständlich blieb er in „Bergmannsheil“, bis eine Nachfolge gefunden wurde. Das war bei dieser Klinik nun wirklich nicht schwer. Marianna immatrikulierte sich sofort in Hamburg. Bis *K* nachkam, hatte sie im Seminar für Altphilologie ziemlich gut pokern gelernt. Gepokert wurde damals in Hamburg auf allen Ebenen, auf der politischen Ebene in der Universität häufig mit gezinkten Karten. Über heute soll nichts gesagt werden.

Die folgenden 3 Jahre im Hamburg waren für Marianna und *K* eine abwechslungsreiche Zeit. Ihr Aufbruch fiel mit dem gesellschaftlichen Aufbruch zusammen. Daneben war es recht beschaulich. Sie hatten nahe dem Campus der Universität eine 3-Zimmerwohnung in einem kleinen Senatorenhaus bei ungeheuer netten Vermietern gefunden. Schnell entstand ein sehr großer Freundeskreis, mit Hamburgern, Nicht-Hamburgern, Freunden aus Ungarn, Jugoslawien, Indien, Korea und wo auch immer her. Ihr Lieblingstheater war das Thalia mit Boy Gobert und Ingrid Andree. Beide kannten sie schon von den Kölner Kammerspielen. Dort hatten sie vorwiegend Stücke von Sternheim, auch Ibsen und Tschechow gespielt. *K*s zukünftiger Chef, der selber aus Hamburg nach Köln berufen worden war, hatte nur zu genau um das Risiko gewusst, das darin bestand, jemanden, den man wiederhaben wollte, ausgerechnet nach Hamburg zu schicken. Natürlich wurde versucht, *K* abzuwerben. Schweren Herzens gingen Marianna und *K* wieder von Hamburg nach Köln zurück. Das war aber später. Jetzt lebten sie in Hamburg.

KÖNNTE ES AUCH ANDERS GEWESEN SEIN? Nein. *K*, der in einer exzellenten Unfallklinik das Rüstzeug für seinen weiteren beruflichen Werdegang erhalten konnte, empfand jedoch dort das Theoriedefizit so groß, dass er sich wieder dem methodisch breiten Fach der Rechtsmedizin zuwandte. Oft sollte er später noch an der Richtigkeit dieses Entschlusses zweifeln.

Noch in Köln hatte *K* zusammen mit einem weiteren Kollegen vom Institut für Wirbelsäulenforschung in Frankfurt eine Röntgenkontrastmethode benutzt, um den Durchmesser des Rückenmark-Kanals, Spinalkanal, unter starker Beugung und Überstreckung der HWS mit entsprechenden Bewegungen in den Kopfgelenken exakt zu vermessen. Mit diesen morphometrischen Untersuchungen hatten sie zeigen können, dass der Spinalkanal bei der rückwärtigen Überstreckung häufig eingeengt wird. In einzelnen Fällen sogar erheblich. So rein theoretisch, wie diese Untersuchungen klingen, waren sie aber nicht. Vielmehr halfen sie selbst später bei der Beantwortung schwieriger rechtsmedizinischer Fragen weiter, wie nach den Ursachen für den stillen Untergang beim Schwimmen.

Weil sein neuer Chef in der Pathologie diese Untersuchungen kannte, hatte er ihn gebeten, sich mit einem ungewöhnlichen Todesfall zu beschäftigen, der schon einige Zeit zurücklag. Es handelte sich um einen Mann, der sich auf eine Parkbank gesetzt hatte und in der Sonne eingeschlafen war. Nach einigen Stunden wurde er in derselben Position, mit dem Rücken angelehnt und deshalb mit leicht rückwärtig überstrecktem Hals, tot aufgefunden. Durch die Obduktion ließ sich die Todesursache nicht klären. Was auffiel, war eine schlaffe Herzmuskulatur, wie bei einer Herzmuskelentzündung. Aber durch eine Schnellschnittuntersuchung der Herzmuskulatur konnte eine Myokarditis ausgeschlossen werden. Die Herzmuskulatur war regulär. Schließlich wurde die Halswirbelsäule untersucht. Sie war unverletzt, aber das obere Spinalmark war eigeblutet. Das war die Todesursache. Wie konnte eine solche Blutung entstehen? Die Antwort ist, aus Platzmangel. Das Rückenmark hatte angeboren wenig Platz, besonders wenig das obere Halsmark. Dazu kam noch ein kleiner hinterer Bandscheibenvorfall. Das alles hatte der Mann natürlich auch schon, bevor er auf der Bank eingeschlafen war. Was war passiert? Durch die rückwärtige Überstreckung der Halswirbelsäule hatte sich der Spinalkanal noch weiter eingeengt. Damit war ein sogenannter Kneifzangenmechanismus aufgetreten. Die Folge waren Durchblutungsstörungen des Rückenmarks bis zur Einblutung. Diese hatten sich ziemlich weit in Richtung Gehirn ausgebreitet und führten zum Versagen von Atmung und Herz-Kreislauffunktion. Das erklärte den Todeseintritt.

Das ganze Geschehen lag, wie gesagt, schon etliche Jahre zurück, die Obduktion somit auch. *K* hatte von seinem Chef das Halswirbelsäulenpräparat in konservierender Flüssigkeit erhalten. Die Vorgeschichte entnahm er den Akten.

Über diese Kasuistik und deren mechanischer Deutung sollte er unter Bezug auf seine Kölner Untersuchungen einen wissenschaftlichen Vortag halten. So ein Fall sei, so sagte ihm sein Chef, überhaupt noch nie beschrieben worden. *K* hielt den Vortrag am 8. Januar 1971 vor der ihm Ehrfurcht einflößenden Vereinigung Pathologischer Anatomen in Hamburg. Da passierte ihm Schreckliches. In der anschließenden Diskussion sagte ihm freundlich ein etwas älterer Arzt, nämlich Dr. Kirsch, er selber hätte diesen Fall bereits vor etlichen Jahren publiziert [15]. *K* blieb fast das Herz stehen. Danach wurden keine Fragen mehr zu seinem Vortrag gestellt. Wie ein begossener Pudel setzte er sich.

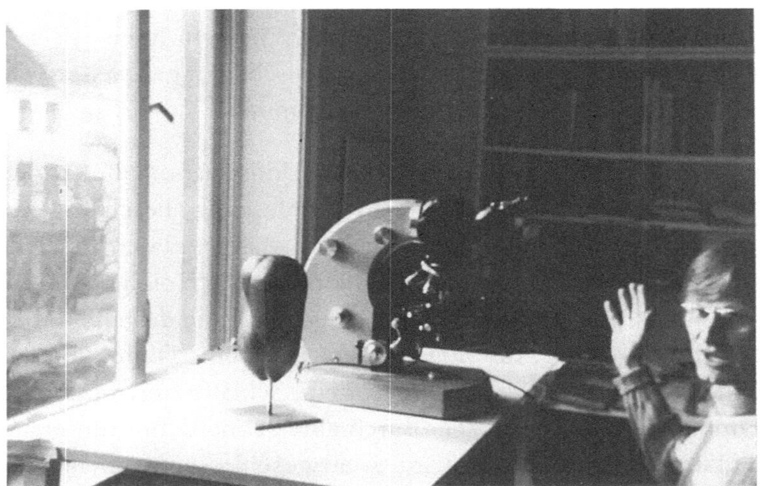

Abbildung 14: Hamburg 1971 – wissenschaftliche Arbeit im Homeoffice

Er hatte seinem Chef vertraut. Der aber ging leicht darüber hinweg. Die Publikation von Kirsch sei doch nur eine Fallbeschreibung, eine Kasuistik, gewesen. Er, *K*, hätte diesen ungewöhnlichen Todesfall doch erst durch seine eigenen morphometrischen Untersuchungen wissenschaftlich eingeordnet. Obwohl es stimmte, waren es für *K* nur Worthülsen. Der Schock saß tief. Noch lange hatte er vor jedem Vortrag große Angst, sich noch einmal so zu blamieren. Das tat er aber nie wieder.

Jeden Tag demonstrierte der Chef den klinischen Chefärzten der Kliniken, in denen der Patient gestorben war, die Obduktionsergebnisse. Dazu hielt er ein langes schmales Messer in der rechten Hand. Es war kein Messer, es war ein Dirigierstab. Es war phantastisch, wie er über das Messer unter Einbeziehung der Krankenvorgeschichte die Obduktionsbefunde erklärte, wie letztlich das Messer in seiner Hand wie bei einem Puppenspieler oder Zauberer aus den Befunden die Todesursache ableitete. *K* erinnerte sich zwar an eine singende Säge in seiner Kindheit in Güstrow, aber ein sprechendes Messer war ihm bis dahin nicht bekannt. Welch eine Kunst und was für ein Kontrast zum zuvor erlebten Anfassen der Organe mit der bloßen Hand.

K lernte dort in den 1½ Jahren viel.

Wie es üblich ist, erfolgte im AKB eine Abschlussuntersuchung mit einer Röntgen-Thoraxaufnahme.

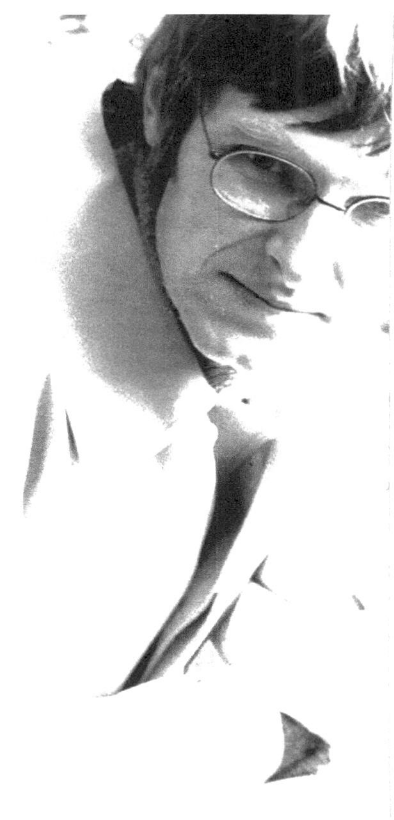

Abbildung 15: Hamburg 1972 (Humangenetik)

Am nächsten Tag bei der Einstellung als Stipendiat der Volkswagenstiftung in die Humangenetik im UKE (Universitätsklinikum) wurden dort sämtliche Untersuchungen wiederholt. Er machte das alles mit, nur die Fertigung einer neuen Röntgenaufnahme lehnte er ab. Stattdessen bot er an, seine Aufnahme vom Vortag aus dem AKB vorzulegen. Das ginge nicht, wurde ihm gesagt. Da lernte er wieder Bürokratie kennen. Inzwischen hatte er dazugelernt. Jetzt war es nicht mehr eine Auseinandersetzung wie mit dem Kölner Studentenwerk. Jetzt fragte er, ob die Radiologen im UKE etwa die Röntgenaufnahmen aus dem AKB nicht beurteilen könnten. Das könnten sie zwar, aber das ginge eben nicht. Nun, dann sollte es aus *K*s Sicht auch so nicht gehen. Er ließ sich nicht röntgen. Diese Unbotmäßigkeit stiftete etwas Verwirrung. Deshalb wurde er nur vorläufig eingestellt. Er erhielt die Auflage, die Röntgenuntersuchung nachzuholen, kam dem aber nicht nach. Um die Untersuchung anzumahnen, rief ihn seine Sachbearbeiterin in der Personalabteilung nach etwa einer Woche an. Sie könne seine Einstellung nicht abschließen, obwohl er ja schon im UKE arbeite. Unverzüglich müsse er die Röntgenuntersuchung nachholen. Es sei alles viel einfacher, erklärte er ihr. Er könne nämlich sofort die Röntgenbilder vom Vortag vor seiner Einstellung vorlegen. Sie war verunsichert, wolle sich erkundigen, ob denn so etwas ginge. Es ging nicht. Also erhielt er einige Tage später eine erneute, jetzt schriftliche Aufforderung, unverzüglich die Röntgenuntersuchung nachzuholen. Er könne nicht eingestellt werden. Der Haken war aber, dass er eingestellt war und bereits arbeitete. Also reagierte er nicht. Daraufhin erhielt er eine Abmahnung mit der Aufforderung, sich in der Personalabteilung einzufinden. Er ging hin, erklärte noch einmal, die gewünschten Thoraxaufnahmen sofort vorlegen zu können. Eine zusätzliche Strahlenbelastung lehnte er als medizinisch nicht vertretbar ab, also eine weitere Röntgenuntersuchung des Thorax. Darauf fragte ihn hohnlachend die Sachbearbeiterin, ob er denn schwanger sei. *K* erklärte, auch nicht schwanger werden zu wollen. Da schritt sie zum Äußersten und drohte ihm, sollte er die Untersuchung weiterhin ablehnen, bekäme er kein Gehalt. Da kippte *K* die Drohkulisse. Sie glaube doch wohl nicht, so sagte er ihr, dass er von seinem Gehalt leben müsse. Sofort wurde ihm gestattet, die Aufnahmen aus dem AKB zu holen.

Die Arbeit in der Humangenetik reichte von populationsgenetischen Untersuchungen bis zu molekulargenetischen Untersuchungen an Zellkulturen und der Implementierung der HLA-Untersuchungen. Daneben gab es sogenannte klassische Chromosomenanalysen und eine umfangreiche klinisch-genetische Beratungsstelle. Von weither kamen Blutproben für die populationsgenetischen Untersuchungen, so von Maries aus Sibirien, aber auch ganz aus der Nähe. Dafür besaß das Institut einen Labor-VW-Bus, mit dem im weiten Umkreis Blutproben von ganzen Großfamilien entnommen wurden, also von der Großmutter bis zum Säugling. Oft kam dann das Team erst nachts zurück. Ohnehin wurden bei lauter Musik oft die Nächte durchgearbeitet. Das war für *K* nicht etwa ermüdend, sondern aufregend. Als diese schöne Zeit im Hamburg zu Ende war, war *K* aber auch noch nicht einmal im Ansatz Rechtsmediziner geworden.

KÖNNTE ES AUCH ANDERS GEWESEN SEIN? Unter der Konkurrenz der großen Allgemeinkrankenhäuser in Hamburg mit dem Universitätsklinikum (UKE) wurde auch schon mal ein Assistenzarzt unfair ins Rennen geschickt. Davon brach die Welt nicht zusammen, der junge Arzt aber fast.

K war schließlich nicht allein in Hamburg. So konnte es nicht nur um Pathologie und Humangenetik gehen. Schließlich studierte Marianna in Hamburg in dieser Zeit an der sehr lebendigen Universität Latein und Geschichte. In der Philosophie und den philologischen Fächern fand, ausgehend von der Frankfurter Schule, eine intensive Auseinandersetzung mit dem Phänomen des Faschismus, Nationalsozialismus und Totalitarismus statt. Es war ein lebendiger Streit zwischen den Schulen, vehement in der Auseinandersetzung. Das betraf insbesondere Mariannas Studienfach Geschichte. Aber auch am altphilologischen Seminar ging es keineswegs vorbei. Marianna erlebte Institutsbesetzungen, die übrigens das Studium nicht beeinträchtigten, aber unangemessen waren. Sie wurde studentische Vertreterin in einer Berufungskommission. Das war ganz neu, seine zukünftigen Professoren mitberufen zu können. Sie erlebte, wie ein alter Professor vor den Besetzern fortlief, direkt in die Arme einer robusten Studentin. Keiner konnte ihm dort etwas anhaben. Er fühlte sich dort sichtlich wohl.

Marianna besuchte ein Hauptseminar bei Fritz Fischer. Seine Forschung beeindruckte sie. Damals war seine Monographie „Griff nach der Weltmacht“ in aller Munde, also seine Sicht, dass die Schuld am Ersten Weltkrieg zuvörderst dem deutschen Kaiserreich zuzuweisen sei. Mit „in aller Munde“ ist gemeint, weit über den Kreis der Historiker hinaus.

Man stelle sich das einmal aus heutiger Sicht vor, dass ein Vortrag über die Bedeutung von Latein im gesellschaftlichen Diskurs ein universitäres Großereignis sein könnte. Und tatsächlich nahm Marianna zu einem solchen auch *K* mit. Es war ein Vortrag des Altphilologen, Rhetorikprofessors und Intellektuellen Walter Jens im größten Hörsaal der Universität. Der war bis auf den letzten Platz besetzt, und der Applaus wollte nach dem Vortrag kaum enden. Ja, ohne Latein bleibe Vieles an Kulturselbstverständlichem nicht fassbar. Das, was Walter Jens vor dem Auditorium so beredt entwickelte, überzeugte. Aber natürlich wäre keiner hingegangen, wenn damals seine NSDAP-Mitgliedschaft schon bekannt gewesen wäre. Dann wäre es eben der Vortrag eines uninteressanten reaktionären alten Nazis gewesen, eben eines ganz anderen Menschen. Die spätere große Enttäuschung über seine Nazivergangenheit ist erst vor dem Hintergrund der großen Begeisterung, ja Faszination, die es vorher für ihn gab, zu verstehen. Er hat seine Rolle gut gespielt.

Anfang der 1970er Jahre herrschte gesellschaftlich eine Aufbruchsstimmung. Für Marianna und *K* war die Diskussion über die Notstandsgesetze schon eine Zäsur. Selbstverständlich gingen sie in Hamburg gegen die NPD auf die Straße.

Als Marianna von einer Rom-Exkursion mit ihrem Seminar zurückkam, wurde sie damit empfangen, dass *K* gerade in der Bildzeitung eine Stellungnahme für das „Klassenlose Krankenhaus“ abgegeben hatte. Die Gegenposition vertrat sein Chef in der Pathologie. In der Humangenetik verfasste er dann ein Paper, in dem er den Umweltschutz als Mittel der forcierten Kapitalakkumulation und Sicherung der Dominanz der kapitalistischen Industriestaaten über die Entwicklungsländer benannte, die Sowjetunion aber als den größten Umweltverschmutzer bezeichnete. Das sollte er noch sehr bereuen. Die K-Gruppen übernahmen das Pamphlet, vergaßen aber, welch ein Zufall, den Hinweis auf die Sowjetunion.

Als *K* dann in die Rechtsmedizin nach Köln zurückkam, wurde ihm von interessierter Seite das Etikett links bis linksextrem angehängt. Das merkte er erst sehr viel später, als es um die Besetzung von Lehrstühlen ging. Am 10. November 1972 war er der SPD beigetreten und rechnete sich dort nicht dem linken Flügel zu.

Marianna und *K* kamen ganz nett in Köln-Lindenthal unter. Es war die obere Etage eines zweistöckigen Hauses mit großen Terrassen auf 2 Seiten und kleinen Balkons auf den anderen Seiten, also fast ein Penthouse. Die Wohnung lag 10 Minuten zu Fuß vom Hauptgebäude der Universität entfernt und 10 Minuten mit dem Auto vom Institut.

In Köln war Heyme Intendant des Schauspielhauses, dann seit 1979 Jürgen Flimm, der Schauspiel und Happening mit Veranstaltungen in der ganzen Stadt verband, zwischendurch Inszenierungen des jungen Roberto Ciulli. Auf die Musik- und Ballettszene kann gar nicht eingegangen werden, so viel war es. Marianna und *K* flogen von Köln-Wahn nach Berlin, sahen die meisten Inszenierungen von Peter Stein, immer wieder Stücke von Botho Strauß und griechische Tragödien mit Schauspielern – jeder kennt sie, ja noch heute zumindest ihre Namen. Wie sollten sie sich von solchem Theater je lösen. Natürlich sahen sie dann auch 2007 den Wallenstein mit Klaus Maria Brandauer, wie er ihn darstellte, als hätte es so sein müssen mit einem gebrochenen Arm. Es gab den Kunstmarkt und die Documenta in Kassel und die vielen großen Demonstrationen in Bonn und anderswo. Es gab und gab, und sie hatten das Gefühl, immer dabei zu sein. Dabei... Massengefühle mochten sie eigentlich nicht, Marianna gar nicht. *K* hatte die 1. Mai-Demonstrationen aus seiner Kindheit noch in unerfreulicher Erinnerung. Deshalb blieben sie immer auch etwas distanziert. Sie waren immer dabei, aber auch immer ein wenig genau daneben.

KÖNNTE ES AUCH ANDERS GEWESEN SEIN? Es war ein intellektuelles und emotionales Ringen um politische, zumal um linke „emanzipatorische" Positionen. Manche ließen sich nur zu gern einspannen.

K war in der Kölner Gerichtsmedizin in die Stelle eines wissenschaftlichen Assistenten eingewiesen worden. Das bedeutete damals, dass er täglich kündbar war. Er fühlte sich dadurch nicht abhängig. Hätte er sich mit seinem Chef nicht verstanden, wäre er ohnehin gegangen. Seine Einstellung, viel und gern zu arbeiten, leitete ihn.

Schnell lernte er aber, dass die Ochsentour hieß, noch sehr viel mehr als viel zu arbeiten. Das Institut hatte sich aus seinem Barackendasein gelöst. In der Zwischenzeit war dafür ein großer, sehr gut ausgestatteter und architektonisch ansprechender Neubau am Melatengürtel errichtet worden. Mit seiner Rückfront grenzte er fast an die Friedhofsmauer des Melatenfriedhofs. Ein etwa 10 m breiter mit Feuerdorn bepflanzter Streifen lag dazwischen. Das Institut war mit einer großen Bibliothek ausgestattet. Labors für jede Art von Untersuchungen waren vorhanden, so auch ein modernes Fotolabor. Später kam ein Rasterelektronenmikroskop hinzu. An den Sektionssaal, dem eine Doppelreihe von Kühlzellen vorgeschaltet war, grenzte ein Röntgenbereich. Gut ausgestattet war ein Abschiedsraum für die Angehörigen. Er lag allerdings im Untergeschoss, die Angehörigen mussten nach unten gehen. Aber der Zugang erfolgte von der Eingangshalle aus und war hell gehalten. Das war schon sehr gut durchdacht. In dem neuen Institut gab es eine besondere Möglichkeit für die Rekonstruktion von Straßenverkehrsunfällen. Wie eine Kfz-Werkstatt war es mit einer gut ausgeleuchteten Grube ausgestattet. Sie diente speziell der Spurenuntersuchung an den sonst nur schwer zugänglichen Unterflächen von PKWs. Am häufigsten wurden Textilreste, Blutspritzer, Gewebeantragungen oder Haare gefunden. Zudem gab es den besagten eigenen Tierstall mit den Affen.

Opfer erlittener Gewalteinwirkung und auch Täter wurden vor neutralem Hintergrund fotografiert und körperlich untersucht. Gynäkologische Untersuchungen wurden in dieser Zeit in der Kölner Rechtsmedizin nicht durchgeführt. Die Ermittlungen führte bei Verdacht auf häusliche Gewalt die WKP, also weibliche Kriminalpolizei. Die Beamtinnen hätten gynäkologische Untersuchungen in der Rechtsmedizin geradezu abwegig gefunden. Und das waren sie auch und sind es aus *K*s Sicht bis heute [16].

Das bedarf der Erwähnung, weil es inzwischen keine Selbstverständlichkeit mehr ist. Der Vorstand der Deutschen Gesellschaft für Rechtsmedizin (DGRM) bejaht nämlich bei Verdacht auf das Vorliegen sexualisierter Gewalt alternativ zur fachgynäkologischen Untersuchung auch eine durch Rechtsmediziner/innen. *K* verlangte dagegen immer die bestmögliche schonende Untersuchung der Opfer. Und die wird aus seiner Sicht nur durch Fachärzte/innen für Frauenheilkunde gewährleistet. Die bestmögliche Untersuchung der sonstigen Befunde für eine Verletzungsanalyse liegt ohne Zweifel bei der Rechtsmedizin. Wo denn sonst? Ganz wenige Rechtsmedizinerinnen haben Spezialkenntnisse bei der gynäkologischen Untersuchung von Kindern. Sonst fehlen in der Rechtsmedizin durchgehend sowohl die Fertigkeiten der schonenden gynäkologischen Untersuchung als auch die Kenntnis des Normalbefundes in Abgrenzungen gegen krankhafte Veränderungen, wie z. B. der Krebsvorstufen. Nun, das war ein weiter Vorgriff auf fast 40 Jahre später.

KÖNNTE ES AUCH ANDERS GEWESEN SEIN? Nein, die Kölner Rechtsmedizin war ein großzügig ausgestatteter Neubau mit modernen Arbeits- und Forschungsmöglichkeiten. Gynäkologische Untersuchungen von Opfern erlittener sexualisierter Gewalt wurden dort gar nicht erst in Betracht gezogen. Dieses ist heute keine Selbstverständlichkeit mehr.

Nach der Rückkehr nach Köln im Jahre 1973 konnte *K* in der Rechtsmedizin seine Wirbelsäulenforschung sofort wieder aufnehmen. Das waren rechtsmedizinische und klinisch medizinische Fragen nach den Folgen erlittener Gewalt gegen den Hals – also Würgen, Drosseln, das suizidale Hängen, das Schleudertrauma, HWS-Verletzungen durch Sturz, Schlag und Hieb auf den Kopf. Ein gar nicht so seltenes Ereignis war der Kopfsprung in zu flaches Wasser mit Kopfaufschlag.

Mit seiner rechtsmedizinischen Forschung fand er schnell Anschluss an die klinische Forschung, jetzt also tatsächlich an die Unfallheilkunde, Orthopädie, aber auch die Neurologie, HNO-Heilkunde und die Manualmedizin.

Obwohl seit mehr als 100 Jahren zum Tod durch Erhängen geforscht worden war, fehlten dazu bis in die 1970er Jahre systematische Untersuchungen der HWS-Verletzung.

Es leuchtet ein, dass dieses Wissen zur Rekonstruktion von Tatabläufen unverzichtbar ist. So jedenfalls war es *K*s Sicht. Zur Beantwortung der Frage nach dem Verletzungsumfang beim suizidalen Erhängen untersuchte er radiologisch und präparativ 107 Halswirbelsäulen im Auftrag der StA. Dabei fand er in keinem Fall knöcherne Verletzungen, in 60 % jedoch leichte von Bändern, Gelenkkapseln und Bandscheiben. Wählt ein Mensch den Weg, sein Leben durch Erhängen zu beenden, was für ihn nicht immer der Sturz in das Nichts sein muss, dann hat er dennoch Angst vor Schmerz. Wohl auch deshalb ist der tiefe Sturz in die Schlinge bei einem Suizid durch Erhängen sehr selten. Vielmehr ist es das vorsichtige Tasten unter der Frage, kann ich das aushalten. Es ist das vorsichtige Gleiten oder Hineinhängen in die Schlinge, die manchmal deshalb auch unterpolstert wird.

Selbstverständlich sind die Verletzungen beim suizidalen Erhängen anders als bei einer abrupten Belastung des Strangwerkzeugs. Der Tod durch Erhängen aber tritt schnell ein, noch schneller vorher die Bewusstlosigkeit. In dieser Phase des fortschreitenden Sterbens kann es zu massiven Konvulsionen mit ausgedehnten Bewegungen von Armen oder Beinen kommen, die Gliedmaßen können dadurch verletzt werden. Auch damit hatte sich *K* beschäftigt.

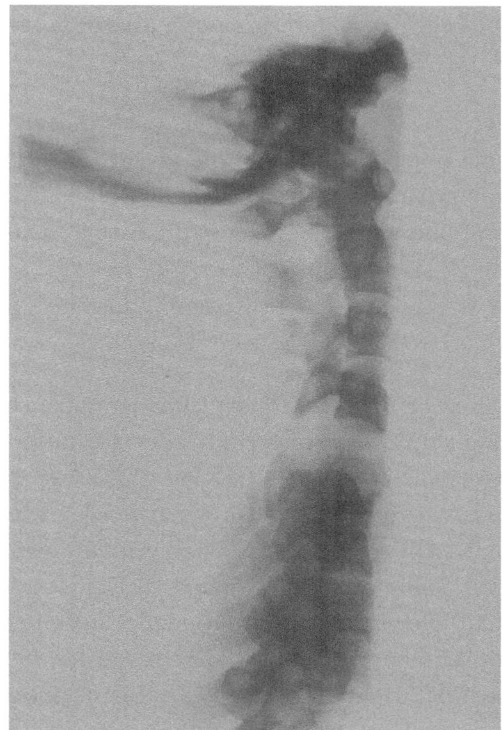

Abbildung 16: Röntgenbild einer Luxationsfraktur (C4/5) der HWS nach Sturz von einer Brücke mit umgelegter Schlinge

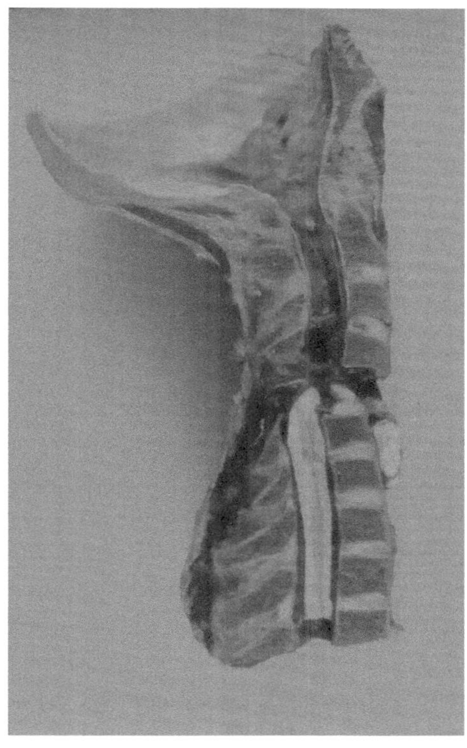

Abbildung 17: Dieselbe HWS – präpariert, Luxationsfraktur mit Ausriss des Rückenmarks bis in Höhe C4/5

Denn Angehörige stellten sich die Fragen: Was sind das für Verletzungen, wo kommen sie her? Damit waren auch Vorstellungen nicht fern, ihr naher Verstorbener könne einem Verbrechen zum Opfer gefallen sein. Diese Vorstellungen von einer Tötung, so schrecklich und belastend sie sind, hatten in gewisser Weise auch etwas Entlastendes; Entlastung von den vielfachen Selbstvorwürfen, ausgesprochenen und nicht ausgesprochenen Schuldvorwürfen nach einem Suizid. Jede Familie benötigt danach dringend professionelle Hilfe, so die Sicht von *K*.

Während sich kleine Mädchen so gut wie nie erhängen, werden immer wieder kleine Jungen erhängt aufgefunden. Eine große Zusatzbelastung ergibt sich dabei häufig für Angehörige aus einer ungewöhnlichen Auffindungssituation. Genau diese ungewöhnliche Auffindung gibt es auch bei Erwachsenen, die, anders als Kinder, häufig ein professionell gefertigtes Strangulationswerkzeug mit weiterem Zubehör benutzen, um einen Sauerstoffmangel des Gehirns dosiert herbeiführen zu können. Hier wird rechtsmedizinisch in der Regel die Diagnose eines autoerotischen Unfalls gestellt.

Auch Kinder können erotische Sensationen bei einer Hypoxie erleben. Als Beispiel soll ein kleiner Junge angeführt werden, der einen breiteren Gürtel als Strangulationswerkzeug nahm, der also nicht wie ein schmales Band in den Hals „einschneiden" konnte. Mit dem Heben in den Zehenstand und wieder Senken hatte er sich mehr oder weniger lange in einen hypoxischen Zustand gebracht. Jetzt war er gestorben. Er war bewusstlos geworden, ehe er sich wieder in den Zehenstand erheben konnte.

K hat immer wieder erlebt, dass Eltern diesen Erklärungsversuch vehement ablehnten. Sobald er von diffusen erotischen Sensationen bei noch unreifer Sexualität sprach, sahen die Eltern darin etwas fast Verwerfliches. Für ihr Kind wiesen sie so etwas entschieden zurück. Auch wenn nie zuvor von Suizid gesprochen worden war, versuchten sie dennoch zu erklären, weshalb es kein Suizid sein könne, sondern eine Tötung sein müsse. Es führte im Einzelfall, völlig ungerechtfertigt, zu Dienstaufsichtsbeschwerden gegen die ermittelnden Polizeibeamten. Am Beispiel aus einer Pressemitteilung soll die Hilflosigkeit der Beteiligten veranschaulicht werden. So fand sich im Göttinger Tageblatt vom 13. Juni 2019 in der Rubrik „In Kürze" unter der Überschrift „Junge durch Strick schwer verletzt" eine ganz offensichtlich von einer Presseagentur oder Ticker gegebenen Mitteilung. Danach sei ein zwölfjähriger Junge beim Spielen auf dem Schulhof schwer verletzt worden und läge im Koma. Er sei von einem Mädchen hängend aufgefunden worden, gemeint ist ganz offensichtlich erhängt. Der Junge habe sich nach der dort zitierten Polizeiangabe mit einem Strick an einem Blitzableiter festgebunden. Der Strick sei aus noch unbekannter Ursache verrutscht. Von einem Unfall zu sprechen, so *K*s Sicht, ist sicher richtig, aber konterkariert wird alles durch den Zusatz vom Verrutschen des Stricks aus „unbekannter Ursache." Die Eltern werden ununterbrochen ihre „Wenn-dann-Überlegungen" anstellen, an jede Möglichkeit denken. Es hängt von einfühlsamen Therapeuten/innen und von deren Kenntnissen ab, ob es für die Eltern in der Akutsituation oder auch erst später eine Hilfe oder eine zusätzliche Belastung sein wird, wenn auch auf Effekte durch Erzeugen einer milden passageren Hypoxie bei ganz altersgemäßer, eben noch unreifer Sexualität eingegangen wird. Konfrontiert werden sie mit der Frage in der Mediengesellschaft ohnehin.

Ganz anders war es, als *K* viel früher schon in Göttingen in seiner Hauptvorlesung den autoerotischen Unfall thematisierte. Nach der Vorlesung kam eine Studentin zu ihm und sprach ihn an. Das war nichts Ungewöhnliches. Immer wartete er nach Beendigung der Vorlesung noch etwas ab, ob jemand Fragen habe oder etwas ergänzen wolle. Die Studentin sagte zu *K*, sie könne jetzt nach dieser Vorlesung sehr erleichtert nach Hause gehen. *K* war etwas unsicher, wusste nicht, was sie meinte, sagte aber nichts. Da teilte sie ihm mit, ihr Bruder hätte einen Suizid durch Erhängen begangen. Dadurch sei ihre Familie an den Rand der Selbstzerstörung geraten. Soeben in der Vorlesung hätte sie die Auffindungssituation bei ihrem Bruder einzuordnen gelernt. Jedem stände seine Sexualität zu, und es sei für sie sehr traurig, dass ihr Bruder gestorben sei, aber eben an einem Unfall. Sie würde sofort, noch heute nach Hause fahren, um den quälenden Selbstvorwürfen und gegenseitigen Vorwürfen im Hinblick auf einen Suizid ein Ende zu setzen.

KÖNNTE ES AUCH ANDERS GEWESEN SEIN? Mitteilungen über einen autoerotischen Unfall, also tatsächlich über einen Unfall, können bei den betroffenen Angehörigen auf heftigste emotionale Abwehr stoßen. In anderen Fällen beseitigt diese Mitteilung die quälenden Selbstvorwürfe, nämlich die Not eines nahen Menschen nicht erkannt zu haben.

Die berufliche Laufbahn von *K* hört sich viel glatter an, als sie es war. Ehe er sich habilitiert hatte, hatte er vier Ausreißversuche aus dem Fach Rechtsmedizin unternommen. Manchmal ging es bei ihm nicht weiter mit den Obduktionen von „Fäulnisleichen". Das andere Mal wollte er bei der morgendlichen Leichenschau den vielen hintereinander aufgebahrten Toten nicht mehr ausgesetzt sein. Mitunter dachte er an seine nur kurze klinische Zeit und bedauerte es, nicht patientenorientiert seinen Beruf ausüben zu können.

Einer dieser Ausbrüche führte ihn in die sehr gute Angiologische Aggertalklinik in Engelskirchen, etwa 40 km von Köln entfernt. Das machte aus seiner Sicht deshalb Sinn, weil er sich auch länger mit Aufbau und Verletzungen von Blutgefäßen beschäftigt hatte, also von Arterien und Venen.

Bei sehr schönem Wetter kamen er und Marianna nach Engelskirchen, um den Arbeitsvertrag zu unterschreiben. Bei schlechtem Wetter wäre das vielleicht ganz anders verlaufen. So jedenfalls saßen fast alle Patienten im Freien, unterhielten sich und rauchten. Das war für die Patienten einfach schön, für *K* ein Schock. Dort zu arbeiten, so sagte er sich, sei vergebene Liebesmüh. Vielleicht sollte in diesem Zusammenhang der sehr drastische Begriff „Raucherbein" in Erinnerung gerufen werden.

K ging zum Chefarzt, sagte ab. Dann fuhren er und Marianna erleichtert zurück. Die anderen klinischen Stellen trat er nicht an, weil er sich im letzten Moment dann doch nicht von seinen laufenden Forschungsprojekten trennen konnte. Er blieb und merkte nicht oder doch, dass er längst unumstößlich Rechtsmediziner geworden war. Aber etwas blieb. Das war das Verständnis für junge Kollegen, wenn sie nach einem halben Jahr in der Rechtsmedizin sagten, es ginge nicht mehr.

Von seiner Absage an die Angiologische Klinik unbeeinflusst, blieb *K*s Interesse an den menschlichen Arterien und Venen erhalten.

Besonders über die Wirbelbogenschlagader, die A. vertebralis, wollte er mehr wissen. Sie ist eine der großen Schlagadern, die das Gehirn mit Blut versorgen, und hat dabei noch einen ganz besonderen Verlauf. Über weite Strecken läuft sie beidseitig recht gerade wie in einem Kanal durch die Querfortsätze der Halswirbelkörper. Dann bildet sie jeweils einen Bogen über den ersten Halswirbel und von dort tritt sie durch die Schädelbasis in die Schädelhöhle. Hier ist sie Teil der Hirngrundschlagadern und versorgt große Bereiche von Hirnstamm und Kleinhirn. Dass sich *K* mit dieser Schlagader so intensiv beschäftigte, sollte ungeahnte Folgen haben.

KÖNNTE ES AUCH ANDERSGEWESEN SEIN? Eigentlich konnte es auch nicht anders sein. Die Rechtsmedizin war ein schwieriges Fach; ein Weg mit Mäandern. Deshalb hätte es ganz anders werden können. Nicht selten sind es Zufälle, die über den weiteren Lebensweg entscheiden. *K*s Fluchtversuch aus der Rechtsmedizin scheiterte am schönen Wetter.

Kapitel **13**

Plötzlicher Kindstod (SIDS) und Bauchlage

Bei einer forensischen Verletzungsanalyse müssen erlittene Verletzungen von Reanimationsfolgen abgegrenzt werden. Verletzungen sind bei der Wiederbelebung unter Notfallbedingungen häufig. Man spricht von einem Reanimationstrauma. Selbst bei perfekter professioneller Reanimation lassen sie sich oft nicht vermeiden. Rippenserienbrüche sind fast die Regel. Das gilt besonders für alte Männer, deren Rippenknorpel mit zunehmendem Lebensalter verknöchern. Sehr plastisch wird dann von einem starren Fassthorax gesprochen, Thorax ist der Brustkorb. Gelingt die Reanimation nicht und sind dabei keine Rippenfrakturen aufgetreten, dann ist es nicht etwa ein unpassender Spruch, dass der Kraftaufwand vielleicht zu gering gewesen sei. Es kann auch stimmen.

Versuchen Laien eine Wiederbelebung durch Mund-zu-Mund- oder Mund-Nasen-Beatmung, musste zuvor Erbrochenes, Blut oder Sekret abgewischt werden. Bereits dadurch können sowohl Spuren verwischt als auch oberflächig Hautschichten abgerieben werden. Die Folge wäre, dass in kürzester Zeit die nun freigelegten, etwas tieferen Hautschichten austrockneten und damit ganz verschieden geformte Spuren vorgetäuscht werden könnten.

Weil solche Reanimationsverletzungen gerade bei Kindern das größte Misstrauen erweckten, wollte *K* das Reanimationstrauma bei Säuglingen untersuchen, die am Plötzlichen Kindstod gestorben waren. Letztlich war es sein Ziel, mit nüchternen

Untersuchungsergebnissen die Eltern von ungerechtfertigten Vorwürfen und von Selbstvorwürfen entlasten zu können. Das war im Jahr 1980.

KÖNNTE ES AUCH ANDERS GEWESEN SEIN? Ja. Im Einzelfall konnte es schwierig werden, eine reanimationsbedingte Verletzung von einer Gewalteinwirkung durch dritte Hand zu unterscheiden. Jede äußerlich erkennbare Minimalverletzung von Kindern erregte von vornherein Misstrauen, Verdacht auf eine äußere Gewalteinwirkung.

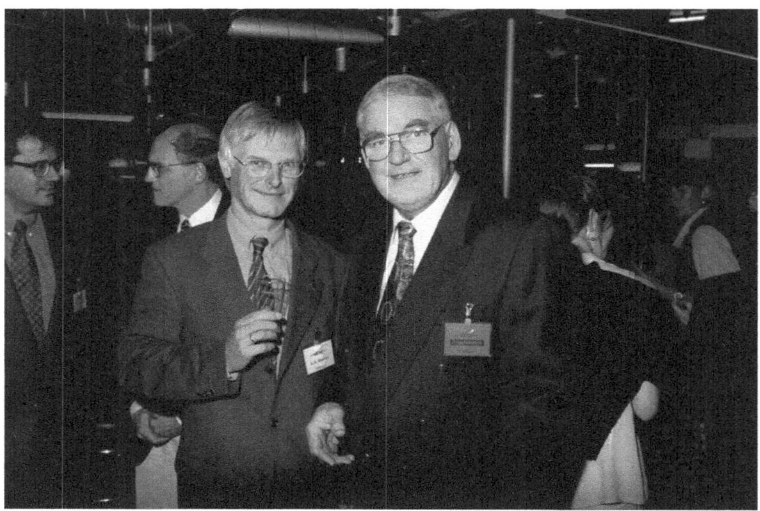

Abbildung 18: Mit Professor Althoff – Jahrestagung der Dtsch. Ges. f. Rechtsmedizin in Aachen

Viele Jahre war Prof. Althoff, ein weltweit anerkannter Forscher über den Plötzlichen Kindstod (SIDS), Oberarzt am Kölner Institut für Rechtsmedizin. Eine Zeit lang war er auch *K*s Oberarzt. Im Jahr 1980, als *K* seine Untersuchungen zum Reanimationstrauma durchführte, leitete Althoff bereits seit vielen Jahren das Institut für Rechtsmedizin der RWTH Aachen. Im Rahmen seiner Kölner Untersuchungen an 292 Kindern in den Jahren 1964–1970 war er neben vielen anderen Fragen auch der nachgegangen, ob die Schlaflage des Säuglings einen Einfluss auf das Auftreten von SIDS haben könnte. Dafür fand er keinen Zusammenhang, also keine Abhängigkeit des Plötzlichen Kindstodes von der Schlaflage. Diese Frage war somit kompetent wissenschaftlich beantwortet. Sie war zur führenden wissenschaftlichen Meinung geworden.

K ging es im Jahr 1980 bei seinen Untersuchungen zum Reanimationstrauma nicht um Fragen nach den Ursachen des SIDS, also auch nicht um die „Schlaflage". Er sah zunächst chronologisch die Obduktionsprotokolle derjenigen Kinder aus den letzten

Jahren durch, bei denen eindeutig eine professionelle Reanimation durchgeführt worden war. Es wäre nicht sinnvoll gewesen, die Reanimationsverletzungen bei Kindern nach einem Unfall zu untersuchen. Alle Kinder waren am Plötzlichen Kindstod gestorben. Nach Durchsicht von 47 solcher Protokolle wunderte er sich, denn fast alle Säuglinge waren in Bauchlage tot aufgefunden worden. Das ging aus den sehr detailreichen polizeilichen Ermittlungen und aus den sogfältigen Beschreibungen von Prof. Althoff und seiner Nachfolgerin Frau Dr. Cardauns hervor. Das widersprach nun allen bisherigen Vorstellungen. Die Zahl der Kinder war nicht klein, aber dennoch hätte es ein Zufallsbefund sein können. Das bedurfte einer Überprüfung. Gab es vielleicht doch einen Zusammenhang zwischen der Bauchlage und dem Plötzlichen Kindstod? Sollte es ihn geben, musste vor dieser Schlaflage gewarnt werden.

K begann mit seiner Arbeit.

Bevor jetzt alles Weitere gesagt wird, soll vorangestellt werden, dass der Plötzliche Kindstod kein Erstickungstod ist. Das muss bereits an dieser Stelle gesagt werden, weil die Eltern, deren Kind an SIDS gestorben ist, immer wieder der Verdächtigung ausgesetzt waren, ihr Kind sei durch Unachtsamkeit erstickt. Dabei hatten sie selbst die fürchterliche Vorstellung, ihr Kind könne möglicherweise im Schlaf erstickt sein. Die Rechtsmedizin hatte darauf zu achten, dass keine Vermischung zwischen Plötzlichem Kindstod und einem Erstickungstod erfolgte. Wurde andererseits der Blick auf die Schlaflage geworfen, hatten sich Wissenschaftler immer wieder gefragt und untersucht, ob möglicherweise eine der Schlaflagen die Erstickungsgefahr von Säuglingen begünstige. Auf diese Fragen, ob Säuglinge während des Schlafs an Erbrochenem oder durch ein Zurücksinken des Zungengrunds ersticken können, gab es unterschiedliche Antworten. Sowohl die Rückenlage als auch die Bauchlage wurden nämlich dahingehend als potentielle Gefährdung angesehen.

Im Hinblick auf die Bauchlage stand der Druck auf den Magen im Vordergrund der Überlegungen, so auch, dass es dadurch zum Erbrechen und Einatmung von Speisebrei kommen könne. Im Hinblick auf die Rückenlage bestand die Vorstellung, dass infolge der Erschlaffung der Muskulatur als typisches Schlafphänomen Speisebrei aus dem Magen in den Rachen und von dort über den Kehlkopf in das Bronchialsystem laufen könne. In zahlreichen Untersuchungen konnte später gezeigt werden, dass es diese Form des Erstickens unter regulären Schlafbedingungen nicht gibt.

Ob ein Kind in Rücken- oder Bauchlage gestorben war, ließ sich an der Verteilung der Totenflecken erkennen. Blut sinkt nämlich nach dem Tod infolge der Schwerkraft im Körper nach unten. Bei Rückenlage liegen die Totenflecken im Rückenbereich, bei Bauchlage entsprechend vorn. Bleibt ein toter Mensch bei Zimmertemperatur etwa 5 und 10 Stunden unverändert so liegen, wie er gestorben ist, und wird er dann umgedreht, finden sich die Totenflecken auf beiden Seiten, also sowohl vorn als auch hinten. Das nennt man inkomplett umlagerbare Totenflecken.

Liegt ein Verstorbener in Rückenlage, gibt es keinen Grund, ihn etwa auf den Bauch zu drehen. Wird dagegen ein toter Mensch in Bauchlage aufgefunden, dann wird er nicht so liegen gelassen, wie er gestorben ist, sondern auf den Rücken gedreht.

Bei einem gestorbenen Kind wäre es unvorstellbar, dass es in Bauchlage liegen bliebe. War es schon 5 Stunden tot, ehe es hochgenommen und dann auf den Rücken gelegt wurde, waren Totenflecken nicht mehr komplett umlagerbar. Ob sie vollständig oder inkomplett umlagerbar sind, hängt auch wesentlich von der Umgebungstemperatur ab. Bei einem warmen Bettchen sind die Totenflecken bei dem Kind schon nach wenigen Stunden nicht mehr vollständig umlagerbar, sondern nur noch inkomplett. Das wurde nicht ganz selten von Ärzten bei der Bestimmung des Todeszeitpunktes nicht ausreichend berücksichtigt.

HÄTTE ES AUCH ANDERS GEWESEN SEIN KÖNNEN? Das war die Frage. Als *K* bei der Untersuchung des Reanimationstraumas bei Säuglingen, die am Plötzlichen Kindstod gestorben waren, auffiel, dass sie sehr häufig in Bauchlage gestorben waren, sprach zunächst Einiges dafür, dass es reiner Zufall war.

K war also vorsichtig mit seinen Feststellungen. Aber dass die 47 am Plötzlichen Kindstod gestorbenen Kinder sehr häufig in der Bauchlage aufgefunden worden waren, warf eine Fülle an Fragen auf, wie eben jede unerwartete Feststellung. Aus seiner Sicht wäre es zu früh gewesen, daraus verbindliche Schlüsse zu ziehen. Alles konnte Zufall sein. Die herrschende wissenschaftliche Meinung basierte schließlich auf sehr umfangreichen Untersuchungen. Althoff [17] hatte 292 Kinder untersucht. Dennoch wollte, und man kann ruhig sagen, musste *K* erneut der Frage nach der Schlaflage nachgehen. Der Plötzliche Kindstod war 1980, als er seine Feststellungen machte, noch sehr häufig.

Bei den nächsten 28 Kindern, die im Kölner Institut für Rechtsmedizin nach einem Plötzlichen Kindstod untersucht werden mussten, überwog wieder die Bauchlage. Von den jetzt insgesamt 75 am Plötzlichen Kindstod gestorbenen Kindern waren 81 % in Bauchlage aufgefunden worden.

Das musste aber immer noch nicht bedeuten, dass *K*s Untersuchungsergebnisse im Gegensatz zu denen von Althoff gestanden hätten. Inzwischen hatte sich nämlich in Deutschland im Hinblick auf die Handhabung der Schlaflage so gut wie alles geändert. Durch große Kampagnen von Orthopäden wurde zur Prophylaxe der Hüftgelenksdysplasie, zur Stärkung der Rücken- und Nackenmuskulatur und überhaupt zu jedweder Förderung der kindlichen Entwicklung die Bauchlage propagiert. Die Kinderwagen wurden vorn mit einem Fenster ausgestattet, damit der Säugling möglichst viel von seiner Umwelt in Bauchlage erfasste.

Säuglinge wurden also viel häufiger als früher zum Schlafen auf den Bauch gelegt. So lag es nahe, dass dann auch mehr Kinder als früher in Bauchlage gestorben waren. Einige Autoren hatten schon anhand weniger Todesfälle von Säuglingen an eine Gefährdung durch die Bauchlage gedacht. In der DDR hatte es dazu geführt, dass eine Empfehlung gegen die Bauchlage als Schlaflage des Säuglings ausgesprochen worden war. Allerdings, systematische Untersuchungen waren zu dieser Frage bis dahin noch nicht durchgeführt worden. Es waren also nur Meinungen. Die allein reichten *K* nicht.

Ein möglicher Zusammenhang ließ sich nur mit statistischen Methoden prüfen. Dazu führte *K* die erforderlichen Untersuchungen durch. In einem ersten Schritt ging er der Frage nach, ob sich seit Einführung der Bauchlage die Häufigkeit des Plötzlichen Kindstodes geändert hatte. Das war eine ganz neutrale Frage. Seine Untersuchung stützte er auf die offiziellen statistischen Kölner Daten. Dazu bezog er die Anzahl der an SIDS verstorbenen Kinder im Kölner Wohngebiet für die Jahre 1961–1981 auf jeweils 1000 unter Einjährige desselben Jahrgangs in Köln.

Und tatsächlich ergab sich eine statistisch signifikante Zunahme des Plötzlichen Kindstodes seit Etablierung der Bauchlage. Das war neu! Gab es vielleicht wirklich eine Möglichkeit, die Anzahl der am Plötzlichen Kindstod gestorbenen Säuglinge zu mindern?

Sollte es einen Zusammenhang zwischen der Bauchlage und dem Plötzlichen Kindstod geben, betraf die nächste Frage die nach dem schädigenden Agens. Ob ein Kind auf dem Bauch, dem Rücken oder der Seite schläft, war aus *K*s Sicht zunächst eine rein mechanische Frage. Mochte es neben der Mechanik auch noch andere Effekte geben? Die Vorstellungen vom Druck auf den Magen bei der Bauchlage überzeugten ihn wenig. Von den Obduktionen her wusste er, dass der Magen sehr selten stärker gefüllt war. Vielmehr war er meist teilgefüllt oder auch leer. Die Magenfüllung konnte kein Kriterium sein. Häufig waren dagegen die Kinder in eine Ecke ihres Bettchens gerobbt und lagen dann dort mit ziemlich gedrehtem und nach hinten überstrecktem Kopf wie verfangen an den Gitterstäben. Also die Drehung des Kopfs in den großen Kopfgelenken und die Drehung der Halswirbelsäule waren zu betrachten.

Das war nun *K*s wissenschaftliches Spezialgebiet. Grundsätzlich war seit Mitte des 19. Jahrhunderts durch Leichenversuche für erwachsene Menschen bekannt, dass eine stärkere Drehung des Kopfs mit einer Minderung des Blutflusses in den beidseitig zum Gehirn führenden Wirbelbogenschlagadern (A. vertebralis) verbunden ist. Bekannt war auch, dass der Blutfluss dabei nicht in beiden Schlagadern gleichmäßig gemindert wird, sondern die A. vertebralis auf der Gegenseite der Kopfdrehung betrifft. Ob das auch auf den Säugling zutraf, war bis dahin noch nicht untersucht worden. Es musste nämlich nicht so sein. Dass das Kaliber der Schlagader, die die gegenseitige Blutflussminderung kompensieren musste, darauf einen Einfluss hätte, war zu erwarten. Untersucht war es nicht.

K prüfte das Flussvolumen pro Zeiteinheit mit physiologischer Kochsalzlösung an wenigen Erwachsenen und verstorbenen Kindern. Diese ersten orientierenden Untersuchungen zeigten beim Säugling denselben Effekt wie beim Erwachsenen.

In der seriösen Wissenschaft soll ein gefundenes Untersuchungsergebnis möglichst mit einer unabhängigen zweiten Methode überprüft werden. Das ist nicht immer möglich. Bei der Frage, ob die Schlaflage des Säuglings als Belastungsfaktor im Hinblick auf SIDS angesehen werden müsse, war das möglich. Dazu konzipierte *K* zusammen mit dem in Köln niedergelassenen Kinderarzt Dr. med. Böttcher eine aufwendige Untersuchung, eine Fallkontrollstudie.

Zunächst wollte er im Jahr 1982 jedoch seine neuen Ergebnisse mit seinen rechtsmedizinischen Fachkollegen auf der 61. Jahrestagung der Deutschen Gesellschaft für Rechtsmedizin in Würzburg wissenschaftlich diskutieren. Letztlich ging es ihm darum, die deutschen Rechtsmediziner zu einer öffentlichen Warnung vor der Bauchlage zu bewegen. Nach seinem Vortrag ergriff nur der Direktor des Berliner Instituts für Rechtsmedizin der Freien Universität, Prof. Krauland, das Wort und empfahl fast schon begeistert, diesen wissenschaftlichen Ansatz weiter zu verfolgen. Es war kein Zufall, dass gerade er dazu etwas zu sagen hatte. Denn sein Forschungsschwerpunkt waren die großen Hirnschlagadern, die A. carotis interna und die A. vertebralis, und das seit Jahrzehnten. Sonst fehlte jede Resonanz.

K erlebte zum ersten Mal in seinem Leben etwas Seltsames auf einem wissenschaftlichen Kongress. Er merkte, dass gegen eine emotionale Bewertung, wie „das kann nicht sein", mit Daten und Messergebnissen nicht anzukommen war, noch nicht einmal mit kompetenter Unterstützung. Die offene wissenschaftliche Diskussion wurde auf die Pausengespräche der Art verlegt, dass das ja wohl nicht sein könne, man durch die Untersuchungen von Althoff wisse, dass die Bauchlage keine Rolle spiele. Dass jedoch seit Abschluss der Althoffschen Untersuchungen im Jahr 1970 genau 10 Jahre vergangen waren und der Siegeszug der Bauchlage erst danach eingesetzt hatte, wurde ausgeblendet. Wenn das so wäre mit der Bauchlage, meinten manche, hätten sie das auch gesehen. Sie hatten aber nicht genau genug hingesehen. Trotz der weitgehenden Ablehnung war jetzt die Frage „Schlaflage und SIDS“ erneut aufgeworfen und in Richtung Bauchlage konkretisiert.

Könnte es auch anders gewesen sein? Nein. Der Befund, wonach in Köln in 81 % der Fälle die Kinder beim Plötzlichen Kindstod in Bauchlage aufgefunden worden waren und sich statistisch ein gesicherter Zusammenhang im Hinblick die Zunahme des Plötzlichen Kindstods in Köln mit Einsetzen der Kampagnen für die Bauchlage ergeben hatte, stießen im Jahr 1982 in der deutschsprachigen Rechtsmedizin auf weitgehendes Schweigen.

Wieder in Köln nach diesem recht unerfreulichen Kongress, begann *K* mit dem Kinderarzt Dr. med. Böttcher die geplante Fallkontrollstudie. Die war sehr aufwendig. Deshalb brauchten sie 3 Jahre bis zur Fertigstellung. Dr. Böttcher suchte mit seinen Helferinnen für jeweils ein am Plötzlichen Kindstod gestorbenes Kind aus ihrer Datei 3 Kinder zum Vergleich aus. Das war also das Vergleichskollektiv. Diese Kinder mussten zum damaligen Zeitpunkt mit dem an SIDS gestorben Kind alters- und geschlechtsgleich sein und durften zum damaligen Zeitpunkt nicht nennenswert krank gewesen sein. Denn die an SIDS gestorbenen Kinder waren nicht ernsthaft krank. Dass sie es nicht sind, ist überhaupt erst die Definition für den Plötzlichen Kindstod. Diese Eltern, die mit ihrem Kind in die Praxis gekommen waren, wurden dann gefragt, welche Schlaflage sie zum damaligen Zeitpunkt für ihr Kind bevorzugt hatten. Den 75 an SIDS gestorbenen Kindern wurden durch Elternbefragung insgesamt 306 Kinder zugeordnet. Damit wurde fast eine 1-zu-3-Relation erreicht. Und dieser Vergleich erbrachte ein geradezu sensationelles Ergebnis. Nur 40 % der Eltern hatten in der Kontrollgruppe ihr Kind in Bauchlage schlafen lassen, aber 81 % der am Plötzlichen Kindstod waren in Bauchlage gestorben. Alle späteren nationalen wie internationalen Studien haben immer diese Relation bestätigt. Die Arbeit von fast 3 Jahren hatte sich im Kampf gegen den Plötzlichen Kindstod gelohnt. Ohne diese Untersuchung hätte es die Kampagnen gegen die Bauchlage nicht gegeben.

Seine neuen Ergebnisse wollte *K* nicht wieder auf einer Jahrestagung der Deutschen Gesellschaft für Rechtsmedizin vorstellen. Der erste Versuch war dazu nicht gerade angetan gewesen. Zu einer Diskussion war es nicht gekommen, nur zu dem ablehnenden Grummeln. Natürlich ist das 2020 vollkommen anders. Dass diese Untersuchungen von *K* aus dem eigenen Fach gekommen sind, gehört zu den Forschungsleistungen der sogenannten Klinischen Rechtsmedizin.

Jetzt, im Jahr 1984, wählte *K* einen großen Kinderärzte-Kongress dafür aus, seine neuen Ergebnisse zum Plötzlichen Kindstod vorzustellen. 1984 war er schon lange Oberarzt und außerplanmäßiger Professor, also kein Anfänger mehr. Er war sich sicher, die Kinderärzte würden sich in Kenntnis seiner Untersuchungen entschieden gegen die Bauchlage als Regelschlaflage des Säuglings einsetzen, sie würden die Eltern auf die damit verbundene Gefahr aufmerksam machen. Aber so konnte er sich täuschen. Es war nur minimal anders als zuvor bei den Rechtsmedizinern.

Der Direktor der Kölner Universitätskinderklinik stand hinter ihm. Das Gute war, dass es zu einer lebhaften Diskussion kam. Tonangebend schienen für *K* die Direktoren der Universitätskinderkliniken aus Hamburg und Münster, die seine Forschungsergebnisse recht emotional verwarfen. Allerdings konnten auch sie nicht sagen, was an den von *K* vorgestellten Daten oder den von ihm benutzten Methoden falsch oder unzureichend sein sollte.

Der Vorteil dieser Kontroverse war es, dass *K*s Untersuchungen auch international bekannt wurden. Von überall her bekam er Anfragen zu seinen Untersuchungsergebnissen. Es kam etwas in Bewegung. Er wurde Vorsitzender des Wissenschaftlichen Beirats der Gesellschaft zur Erforschung des Plötzlichen Kindstodes. Diese sehr aktive Gesellschaft war von betroffenen Eltern gegründet worden.

Zur Überprüfung seiner Bauchlagen-Theorie führte *K* nüchtern und genau mit Kollegen, auch mit denen, die seinen Forschungs-Ergebnissen sehr reserviert gegenüberstanden, zahlreiche weitere wissenschaftliche Untersuchungen durch. Zwei seiner Doktoranden erreichten mit ihren Untersuchungen zur A. vertebralis-Theorie in Köln die höchste Auszeichnung, nämlich summa cum laude.

Eine einmalig gute wissenschaftliche Zusammenarbeit hatte sich im Hinblick auf den Plötzlichen Kindstod mit dem früh verstorbenen Anatomen Jürgen Koebke ergeben. Er war das, was man in Köln wissenschaftlich pingelig nennt, also sehr genau. Es ging um Wachstumsparameter, konkret um den Winkel des Zapfenfortsatzes des 2. Halswirbels, den Dens axis, in der Sagittalebene. Das klingt so, als könne man dafür keinen Menschen interessieren. Aber er konnte es.

Diese Untersuchungen und wissenschaftlichen Projekte übten auf die Dynamik in der Handhabe der Bauchlage als Regelschlaflage des Säuglings in der Bevölkerung nicht den geringsten Einfluss aus. Man kann es vielleicht so sagen – das wissenschaftliche Raunen war in der Öffentlichkeit kaum zu vernehmen. Bezeichnend war dafür ein Eklat im November 1983, als Jakob, der Sohn von Marianna und *K*, geboren wurde. *K* kannte den Chefarzt der Geburtsklinik aus seiner Zeit in der Pathologie in Köln gut. Als er ihm seinen Wunsch vortrug, sein Kind nach der Geburt in der Klinik nicht auf dem Bauch schlafen zu lassen, fand der das Ansinnen schon sonderbar. Weil man sich aber mit dem Oberarzt in der Rechtsmedizin besser nicht anlegt, wurde ein Schild vorbereitet, „Kind Saternus nicht auf den Bauch legen". Die in der Klinik für die U1-Untersuchung zuständige Kinderärztin hörte davon, lief in das Zimmer von Marianna, die gerade in der Geburtsvorbereitung war, und teilte ihr empört und lautstark mit, es ginge überhaupt nicht, dass ihr Mann hier werdende Mütter verunsichere. Unverzüglich solle er aufhören, unsinnige Theorien zu verbreiten. Das solle sie ihm sofort sagen. Das Schild wurde an Jakobs Bettchen angebracht. Er wurde nicht auf den Bauch gelegt.

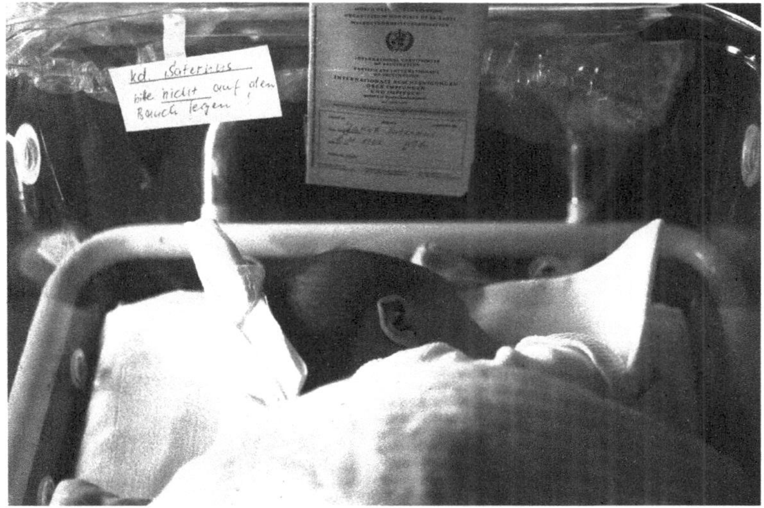

Abbildung 19: Keine Bauchlage beim eigenen Sohn!

KÖNNTE ES AUCH ANDERS GEWESEN SEIN? Das hätte es schon gekonnt. *K* hatte in zwei wissenschaftlichen Untersuchungen gezeigt, dass die Bauchlage ein vermeidbarer Belastungsfaktor im Hinblick auf den Plötzlichen Kindstod (SIDS) ist. Bis heute ist sie es. Bei der ersten großen Fallkontrollstudie, die weltweit zur Frage „Bauchlage/SIDS" durchgeführt worden war, hatte er mit dem niedergelassene Kinderarzt Dr. Böttcher aus Köln kooperiert. Das ist eigentlich eine geradezu wünschenswerte Kooperation, nämlich Rechtsmediziner aus einem Universitätsinstitut und niedergelassener Kinderarzt. Mit der A. vertebralis-Theorie hatte er eine wissenschaftliche Erklärung für den Bauchlagen-Effekt geliefert. Aber der Weg, bis die Hilfe bei den Kindern anlangte, sollte noch sehr weit sein, sollte noch viele Jahre dauern. Erst in einer, man muss sagen, der großen niederländischen Studie von DeJonge und Mitarbeitern aus dem Jahr 1989 wurden seine Forschungsergebnisse aufgegriffen und bestätigt [18]. Das war dann der Durchbruch.

Kapitel 14

Berlin – Plötzlicher Kindstod – Forschung und Betreuung

Die Zeit war für *K* nach 13 Jahren am Institut für Rechtsmedizin der Universität zu Köln um. Zum Jahresende wäre seine Stelle ausgelaufen. So musste er sich bewerben. Das hieß damit auch, dass Marianna, zu diesem Zeitpunkt schon länger Studienrätin an einem Kölner Gymnasium, ihre Stelle aufgeben musste. Am Institut für Rechtsmedizin der FU Berlin war eine Universitätsprofessur (C3) ausgeschrieben. Er erhielt sie und trat seinen Dienst am 1. Dezember 1984 an. Für Mariannas Fächer Latein und Geschichte sah es in Berlin zu dieser Zeit düster aus. Für *K* dagegen erwies sich beruflich der Wechsel nach Berlin als Gewinn. Dort traf er auf eine große, geradezu einmalige Forschergruppe, die sich dem Plötzlichen Kindstod widmete: mit dem Nestor der Perinatalmedizin und hoch angesehenen Kollegen und Kolleginnen in den Fächern Gynäkologie, Kinderpathologie, Mikrobiologie, Pädiatrie und Neuropathologie, vom BGA Epidemiologie und Psychologie sowie Soziologie vom Institut für Rechtsmedizin. Auch dessen Direktor stand diesem Kreis nahe. Weil er in Personalunion das kommunale Rechtsmedizinische Institut leitete, konnte er die Untersuchungen der am Plötzlichen Kindstod gestorbenen Kinder am Universitätsinstitut konzentrieren. Dort konnte *K* dann die Untersuchung sämtlicher in West-Berlin gestorbener Kinder übernehmen.

Diese Arbeitsgruppe wirkte wie ein Magnet auf andere Wissenschaftler und Wissenschaftlerinnen in der Bundesrepublik, Österreich und der Schweiz, die auf diesem Gebiet arbeiteten. *K* stand, wie gesagt, dem Wissenschaftlichen Beirat der Deutschen Gesellschaft zur Erforschung des Plötzlichen Kindstodes vor.

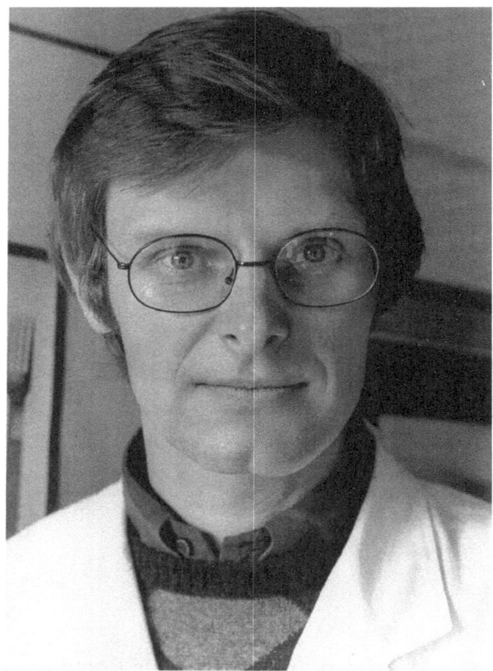

Abbildung 20: Berlin 1984

Und so tauschten die Mitglieder des Beirats untereinander ihre Forschungsergebnisse und Projekte aus. Sie kannten selbstverständlich alle die Untersuchungen von *K* zur Bauchlage aus dem Jahr 1982, die dann im Jahr 1985 wesentlich erweitert ausgiebig publiziert worden waren. Aber nicht alle Wissenschaftler/innen hatten die Untersuchungsergebnisse überzeugen können, einige Nicht-Berliner allerdings so sehr, dass es ihnen zu schwer fiel, diesen Zusammenhang nicht selbst gefunden und nachgewiesen zu haben. Dafür gab es zwei verschiedene Bewältigungsstrategien.

So brachte eine bedeutende Wissenschaftlerin auf dem SIDS-Gebiet im deutschsprachigen Raum, Mitglied im Beirat, die „Bauchlage" immer wieder als Scherz im Kreise Gleichgesinnter vor, selbst dann oder gerade dann, wenn *K* in der Nachbarschaft saß. Begegnete sie ihm auf der Straße, wechselte sie die Straßenseite. Sie begegneten sich also nicht. So gab es Erfreuliches und Unerfreuliches nebeneinander. Würde man an dieser Stelle fragen, hätte es auch anders gewesen sein können. Ist die Antwort ganz einfach: Warum eigentlich nicht? Die andere Bewältigungsstrategie bestand in dem Versuch, sich scheibchenweise, Schritt für Schritt, die Priorität anzueignen, mit einem Wort ausgedrückt, in der Wissenschaftspiraterie.

Das interessierte *K* alles nicht, weil die Zusammenarbeit der Berliner SIDS-Forscher so produktiv und erfreulich war. In Anlehnung an ein international sehr bedeutendes Projekt in Sheffield beschlossen die „Berliner", für jedes an SIDS gestorbene Kind eine Konferenz abzuhalten. Für diese „Einzelfallkonferenzen" wurden die ärztlichen Unterlagen über Schwangerschaftsverlauf, Geburt und Entwicklung des Kindes fachkompetent ausgewertet, wurden die polizeilichen Ermittlungen über die Geschehnisse um den Tod des Kindes und die Obduktionsergebnisse mit sämtlichen darauf aufbauenden Untersuchungen einbezogen. Dazu zählten stets eine mikrobielle Untersuchung und eine auf HIV. Darauf wird noch näher eingegangen. Die sehr aufwendige Vorbereitung für diese Einzelfallkonferenzen leisteten im Wechsel Peter Klostermann (Rechtsmedizin FU) und Dipl. Psych. N. (BGA, Bundesgesundheitsamt).

Zu den Abschlussbesprechungen im großen Kreis wurden auch die zuletzt behandelnden Kinderärzte/Kinderärztinnen hinzugebeten. Und das Erstaunliche daran war, dass sie sich die Zeit dafür nahmen. Sie kamen. Bei den großen Entfernungen in Berlin konnte man das gar nicht hoch genug einschätzen. Manchmal hatten diese kinderärztlichen Kollegen/Kolleginnen das verstorbene Kind zuvor auch nur einmal bei einer der Vorsorgeuntersuchungen gesehen. Sie kamen trotzdem. Ihr Beitrag erwies sich immer als sehr wichtig bei der Diagnosestellung SIDS.

KÖNNTE ES AUCH ANDERS GEWESEN SEIN? Es war schon sehr unterschiedlich. Auf der einen Seite die konzentrierte Arbeit der Mitglieder der großen interdisziplinären Berliner Forschungsgruppe zur Erforschung des Plötzlichen Kindstods. Es war ihr Bemühen, Prädiktoren im Hinblick auf den Plötzlichen Kindstod zu finden. Auf der anderen Seite das Ausnutzen der offenen Darlegung von Forschungsergebnissen im Sinne von Wissenschaftspiraterie.

Am Institut für Rechtsmedizin der FU hatte der Rechtsmediziner Prof. Bschor eine der ersten Drogenberatungsstellen in Deutschland aufgebaut, noch dazu mit einem chemisch-toxikologischen Labor im Hintergrund.

Hier setzte sich etwas durch, was Rechtsmedizin ausmachen konnte. Die Rechtsmedizin, das soziale Brennpunktfach. Für *K* war die Frage gelöst, ob er Rechtsmediziner werden wollte. Nun war er es und wurde es immer mehr.

Das hatte auch damit zu tun, dass in der Drogenberatungsstelle soziale Kompetenz in der Betreuung seelisch traumatisierter Menschen, Drogenabhängiger gebündelt war. Das war schon etwas Besonderes. *K* besaß diese Kompetenz nicht. Auch sonst gab es sie in der Rechtsmedizin nicht.

Als er nach Berlin kam, war Bschor gerade pensioniert worden, die Drogenberatungsstelle verwaist, in eine andere Trägerschaft überführt worden. Aber eine Dipl. Psychologin und der Dipl. Soz. Dr. Peter Klostermann (PK) hatten ihre Stellen am Institut behalten können. Sie sollten die Drogenabhängigen in die neue Beratungsstelle begleiten. Das war sinnvoll. Aber nüchtern betrachtet, füllte das beide nicht vollständig aus. So sah das jedenfalls PK. Er war ein ausgezeichneter Organisator und sehr guter Wissenschaftler. Eine neue Aufgabe fand er zunächst in der Organisation der Einzelfallkonferenzen im SIDS-Projekt.

Das war die Konstellation, als *K* eines Tages von einem Polizeibeamten gefragt wurde, warum er denn als Rechtsmediziner mit seinem Forschungsschwerpunkt SIDS nicht die betroffenen Eltern betreue. *K* wusste nicht so recht, was er antworten sollte. Eine solche Betreuung hatte er bis dahin für sich nicht in Betracht gezogen. Deshalb gab er ausweichend zur Antwort, sie seien am Institut immer bereit gewesen, sich von den Eltern ansprechen zu lassen. Diese Antwort war dem Polizeibeamten, in aller Freundlichkeit, zu wenig. Er wurde klarer. Bei einer Konferenz im Präsidium hätten sie darüber nachgedacht, den Rechtsmedizinern eine wirkliche Betreuung der Angehörigen nahezulegen. Ansätze dieser Art gäbe es bereits in München und Zürich. Aber die Voraussetzungen seien am Berliner Institut (FU) doch nun einmal mit dem früheren Wissen aus der Drogenberatungsstelle unvergleichbar besser. Das war konkret. *K* fühlte sich etwas beschämt. So ging er ziemlich unsicher zu PK, um ihn mit dem Wunsch der Westberliner Polizei zu konfrontieren.

Dass hier von Westberliner Polizei gesprochen wird, hat seine eigene Bewandtnis. Denn als *K* einige Jahre später den ihm etwa gleichaltrigen Direktor des Instituts für Rechtsmedizin an der Charité darauf ansprach, doch einmal für ganz Berlin, also West und Ost, eine topographische Kartierung der SIDS-Todesfälle zu erstellen, wurde der Vorschlag von diesem als absurd abgetan. *K* wusste und ahnte nichts von der besonderen Art der Statistiken des DDR-Gesundheitswesens mit dem Aspekt, der Weltöffentlichkeit eine niedrige Säuglingssterblichkeit zu präsentieren, zumal niedriger als die in der Bundesrepublik.

Die Anregung, sich dem großen Elend der Eltern der am Plötzlichen Kindstod gestorbenen Kinder zuwenden zu müssen, ging also von der Westberliner Polizei aus. Und *K* fand in PK einen Wissenschaftler, der keine Sekunde zögerte und den Vorschlag zur Elternbetreuung aufnahm, der zusagte, sich ganz auf diese Aufgabe konzentrieren zu wollen, und der es auch tat. Zwar war der Institutsdirektor etwas indigniert, auf indirektem Wege vom Wunsch der Polizei zu erfahren, stimmte dann aber gern zu.

Könnte es auch anders gewesen sein? Nein. Am Institut für Rechtsmedizin der Freien Universität wurde die Initiative der Westberliner Polizei aufgegriffen, zukünftig die Angehörigen zu betreuen, deren Kind am Plötzlichen Kindstod gestorben war.

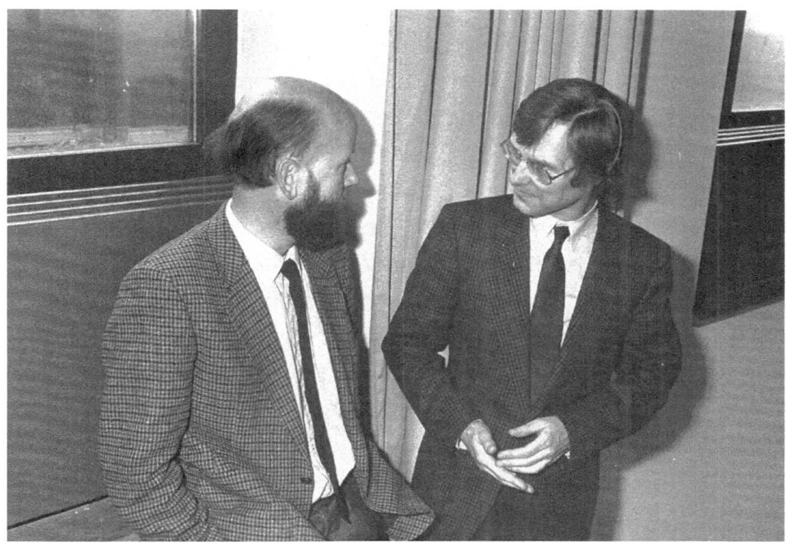

Abbildung 21: 1989 im Gespräch mit Prof. Dr. med. B. Friedel, Bundesanstalt für Straßenwesen

Für *K* begann ein neues Kapitel in seiner rechtsmedizinischen Ausrichtung. Er ging bei PK in die Schule. Er lernte, dass Zuhören heißt, das Leid anderer Menschen auszuhalten. Er lernte, dass Zuwendung nicht etwa im Mitweinen bestand, sondern darin, die Fragen der Eltern zum Plötzlichen Kindstod genau zu beantworten. Die Eltern kamen eben nicht, um mit zwei ihnen fremden Männern in der Rechtsmedizin zu weinen. Vielmehr nahmen sie die Einladung zu dem Gespräch an, weil sie konkrete Fragen hatten. Diese Fragen hießen: Warum ist mein Kind gestorben? Wie ist mein Kind gestorben? Hätte ich es verhindern können?

K und PK hatten großes Mitleid mit den Eltern. So warteten sie, hörten zu und kamen nicht sofort mit Ratschlägen. Sie waren nicht betulich, sondern höflich und von sich aus zugewandt. Diese Empathie nahmen die Eltern sofort wahr. PK und *K* wussten, dass die Eltern in ihrem jetzigen Zustand schutzlos waren und Mitgefühl übergriffig sein kann.

Es mag im Jahr 2020 jetzt fast unverständlich wirken, die Eltern etwa nicht tröstend zu umarmen. Und trotzdem wäre es auch heute noch falsch. Warum sollten die Eltern das denn wollen? Sie hatten Familien und Freunde. Dagegen hatten ihnen *K* und PK etwas anderes zu bieten. Sie hatten Zeit für ihre Fragen, Zeit für sie. Bei ihnen gab es keine Ungeduld.

Dass es für die Angehörigen nach dem Tod ihres Kindes eine beträchtliche Schwellenangst oder eine gewisse Scheu gab, ein Institut für Rechtsmedizin zu betreten, war nachvollziehbar. Deshalb wäre auch jedes Gespräch für die Eltern zu einer verkappten Vernehmung in der Rechtsmedizin geworden, hätte es nicht mit einer ärztlichen Schuldentlastung begonnen. Der Arzt von den beiden, also *K*, wollte und musste den betroffenen Eltern sagen, dass die Ursachen des Plötzlichen Kindstods bisher auch den Spezialisten nicht bekannt waren, dass der Plötzliche Kindstod auch in höchstspezialisierten Kinderkliniken aufgetreten war. Die Eltern mussten wissen, dass der Plötzliche Kindstod ohne Vorzeichen während des Schlafs eintritt, dass sie deshalb auch bei ihrem Kind nichts hätten unternehmen können, um es davor zu bewahren. Das war nicht so einfach zu vermitteln, weil es Kampagnen gab, in denen der Gebrauch von Überwachungsgeräten empfohlen wurde, wie den einer Apnoe-Matte. Damit, so die gängige Vorstellung, könne die Atmung kontrolliert werden, um auf diesem Wege die Kinder vor dem Plötzlichen Kindstod zu schützen. Viele wissenschaftliche Untersuchungen, so auch aus der Berliner Arbeitsgruppe, sprachen leider gegen die Wirksamkeit dieser Art der Überwachung der Atmung, um dem Plötzlichen Kindstod begegnen zu können. Und dennoch bohrte diese Frage in den Köpfen der Eltern. Sie fragten sich, ob ihr Kind nicht vielleicht doch besser auf so einer Apnoe-Matte geschlafen und dann eventuell überlebt hätte. *K* verlor in den Betreuungsgesprächen kein Wort über die Bauchlage. Dafür, dass dieses Problem noch nicht in der Öffentlichkeit angekommen war, mussten Eltern nicht gerade im Betreuungsgespräch herhalten. Seine rechtsmedizinischen und pädiatrischen Kollegen waren zu diesem Zeitpunkt eben keine Multiplikatoren.

Noch 1987, als Franziska, die Tochter von Marianna und *K* geboren wurde, wurde die Bauchlage als Belastungsfaktor breit negiert. Ein Kollege aus der Berliner Gruppe, der als Konsiliarius in der Geburtsklinik die U1-Untersuchung durchgeführt hatte – es gab mehrere Kinderkliniken zu dieser Zeit in Berlin –, sagte *K* sogar, er hätte Franziska kurz nach der Geburt mal genommen und eine Ultraschalluntersuchung gemacht, „einen Schallkopf mal drangehalten". In keiner Position sei es zu einer Flussminderung im A. vertebralis-Stromgebiet gekommen.

K war wütend. Dass jemand ungefragt gerade solche Untersuchungen an seiner Tochter durchgeführt hatte, erfüllte ihn mit heller Empörung. Dem Kollegen sagte er, dass ihm eine derartig schlampige Überprüfung einer Theorie noch nicht vorgekommen sei. Was zutraf. Jetzt verlange er von ihm genaue dopplersonographische Untersuchungen von Säuglingen während des Schlafs, und zwar in üblichen Schlaflagen und nach Aufklärung der Eltern.

Sie führten diese Untersuchungen später auch durch, und der Bauchlageeffekt war eindeutig. Es folgte aber eine Intrige, weshalb diese Untersuchungsergebnisse den Eltern noch lange nicht zu Gute kamen. Dagegen war die Wissenschaftspiraterie fast gar nichts.

Obwohl Eltern, deren Kind am Plötzlichen Kindstod gestorben war, wussten, dass sie schuldlos am Tod ihres Kindes waren, konnten sie sich von Selbstvorwürfen nicht freimachen.

K hat andererseits kein Betreuungsgespräch angeboten, wenn er autoptisch auch nur eine diskrete Verletzung des Kindes an irgendeiner Stelle gefunden hatte. Später in Göttingen kam für ihn dann auch keine primäre Krisenintervention in Betracht, wenn die Notfall-Leitstelle mitteilte, dass der von seinen Eltern tot aufgefundene Säugling eine Minimalverletzung aufwies. Die Zurückhaltung war dann auch immer begründet. Es war dann auch kein Plötzlicher Kindstod. Er war Rechtsmediziner.

Ein fast gleichaltriger Kollege aus M. spottete einmal, *K* hätte wohl aus dem Göttinger Institut für Rechtsmedizin eine Psychiatrische Klinik gemacht. Wie wenig verstand der davon, dass die Rechtsmedizin das soziale Brennpunktfach schlechthin war und was dann unter gewissenhafter rechtsmedizinischer Aufgabe zu verstehen war.

Die Eltern, die zu dem Gespräch gekommen waren, erlebten häufig, dass und wie es dann in ihrem engen wie weiteren sozialen Umfeld bei allem Mitgefühl allmählich zu versteckten Vorwürfen gegen sie kam. Die verbreitete Grundeinstellung in der Bevölkerung war es ohnehin: „Das wäre mir wohl nicht passiert. Ich bin doch eine gute Mutter".

Bevor ihr Kind gestorben war, hätten auch sie genauso gedacht, sagten viele Mütter in den Betreuungsgesprächen. Die Eltern litten darunter, wenn ihnen zugetragen wurde, dass und wie über sie geredet wurde. Die Mutter trüge nicht Schwarz; man sehe ihr ihre Trauer nicht an; in der Schwangerschaft hätte sie geraucht; ihr Kind hätte sie zu lange weinen gelassen; zu spät hätte sie nach ihm gesehen; sogar die Nacht, als es gestorben war, hätte sie durchgeschlafen. Dabei war es fast immer so, dass die Eltern zur gewohnten Zeit in der Wohnung ganz leise gewesen waren, um ihr Kind noch etwas länger schlafen zu lassen. Aber natürlich warfen sie sich später vor, nicht eher nach ihrem Kind gesehen zu haben, bei frühem Nachsehen vielleicht sogar den Tod ihres Kindes hätten verhindern können. Deshalb war eben die Frage der Todeszeitbestimmung so sehr wichtig. Auf die vielen Fehler, die Ärzte dabei machen, soll noch ausführlich eingegangen werden.

Aber schon kurz nach dem Tod des Kindes waberten Mutmaßungen im sozialen Umfeld, wilde Gerüchte, die später als Tatsachen weitergeben wurden. Immer wieder berichteten die Eltern, dass sich ein Teil ihrer Freunde zurückziehe, dass einige Bekannte und Nachbarn die Begegnung mit ihnen zu vermeiden suchten, wenn sie sie sähen, schnell wieder im Hausflur verschwänden. Bei den Gesprächen über diese für die Eltern so belastenden Konstellationen im sozialen Umfeld wechselte in Berlin die Gesprächsführung von *K* zu PK. Es gelang ihm meist zu vermitteln, dass die allermeisten Eltern derartige Kränkungen und Taktlosigkeiten erlebt hatten, sie nicht damit allein ständen; es sich bei dem Nicht-Begegnen-Wollen um eine typische Ausweichhaltung zumeist aus Unbeholfenheit handelte. Typisch war tatsächlich die Unsicherheit der Nachbarn oder Freunde darüber, wie die Eltern auf ihr Kind angesprochen werden durften. Konnte der Namen des Kindes gesagt werden? Durfte noch das Wort Baby fallen? Auch wenn die Eltern dieses Verhalten dann zwar einordnen konnten, blieb es ihnen unbegreiflich. Bei diesen Fragen kam die entscheidende Hilfe von betroffenen Eltern selber, von der Selbsthilfegruppe GEPS. Hier wurden sie aufgefangen und beraten. Damit verzahnten PK und *K* ihre Betreuungsarbeit, zumal PK große Erfahrung mit Selbsthilfegruppen durch seine vorherige Arbeit mit drogenabhängigen Menschen hatte und *K* in dieser Zeit den Vorsitz des wissenschaftlichen Beirats der GEPS innehatte.

KÖNNTE ES AUCH ANDERS GEWESEN SEIN? Viele Eltern, deren Kind am Plötzlichen Kindstod gestorben war, nahmen ein Gesprächsangebot aus der Rechtsmedizin an. Es sollte der Entlastung der betroffenen Eltern von ihren vielen zu Unrecht bestehenden Selbstvorwürfen dienen. Dass sie keine Mitschuld am Tod ihres Kindes haben konnten, mussten sie verlässlich, ärztlich wissen. Ärztliche Hilfe bedeutete genaue und sachliche Information. Dazu gehört auch eine enge Verzahnung mit der Selbsthilfeorganisation der betroffenen Eltern, GEPS.

Wenn Eltern nicht weinten, wenn sie die Fragen des Rettungsdienstes und der Polizei genau und sachlich beantworteten, man ihnen ihre tiefe Traurigkeit nicht ansah, wurde das häufig abwertend protokolliert. Dabei hatten sie den Tod ihres Kindes noch nicht erfasst. Sie empfanden alles um sich herum als unwirklich, gedämpft, wie durch Watte. Aber sie nahmen die Art des Auftretens von Rettungspersonal, Polizei und Bestattern sehr genau wahr. Jede Nebenbemerkung und Mimik prägte sich ihnen ein, spielte in den Betreuungsgesprächen eine Rolle.

K erlebte sehr viel später, was eine Beobachtung scheinbar fehlender Trauer für eine betroffene Mutter nach sich ziehen konnte. In einem großen Strafverfahren in Süddeutschland ging es um den Vorwurf der Tötung eines Säuglings durch die Mutter. Zur Anonymisierung soll offen bleiben, ob vielleicht auch der Vater und nicht die Mutter angeklagt worden war. Aus der Sicht der Staatsanwaltschaft untermauerte dabei die Angabe fehlender Betroffenheit und Traurigkeit der Mutter durch das Rettungspersonal den Vorwurf einer Tötung durch mechanisches Ersticken gegen sie. *K* wurde gebeten, ein Gutachten zur Todesursache des Kindes zu erstatten. Dazu nahmen auch weitere Gutachter Stellung. Er sollte zusätzlich auch dazu Stellung zu nehmen, mit welcher Verlässlichkeit die Angaben Dritter zu Trauer und Betroffenheit der Eltern in der Akutphase gemacht werden könnten. Im konkreten Fall ging es um Rettungskräfte mit großer praktischer Erfahrung. Deshalb galten diese Aussagen als verlässlich. Das war unzutreffend. Sie waren und sind es grundsätzlich nicht, so die Ergebnisse aus *K*s Betreuungsarbeit mit betroffenen Eltern aus Berlin und Göttingen.

Aber auch das Hauptkriterium selber, nämlich mechanisches Ersticken, war methodisch nicht ausreichend abgesichert. Die Obduzenten hatten sich dabei auf die Ergebnisse einer von ihnen gerade selber durchgeführten kleinen Vergleichsstudie bezogen. Betrachtet wurden bis dahin im rechtsmedizinischen Schrifttum als vieldeutig, also unspezifisch, angesehene feine Punktblutungen in der Schädelschwarte und Schläfenmuskulatur. Die vom Gericht und von der Verteidigung hinzugezogenen Gutachter kamen übereinstimmend bei Wertung aller Untersuchungsergebnisse zu dem Schluss, dass das Kind eines natürlichen Todes gestorben sei. Mit einem Freispruch wurde das Gerichtsverfahren beendet. Anschließend erfolgte eine gründliche wissenschaftliche Aufarbeitung. Man könnte sagen, das sei aber auch erforderlich gewesen. Ja, deshalb erfolgte sie ja auch. Die Rechtsmediziner, die einen Erstickungstod diagnostiziert hatten, publizierten ihre Untersuchungsergebnisse in einer rechtsmedizinischen Fachzeitschrift und stellten sie auf der nächsten Jahrestagung der deutschen Gesellschaft für Rechtsmedizin zur Diskussion. Danach hatte ihre Untersuchung keinen Bestand mehr.

Es soll aber doch gefragt werden, worauf *K* denn eigentlich sein Gutachten stützte? Er stützte sich auf seine umfangreichen Protokolle aus der Betreuungsarbeit Angehöriger über etwa 15 Jahre in Berlin und Göttingen. Mit der Übernahme der Leitung des Göttinger Instituts für Rechtsmedizin hatte er seine Betreuungsarbeit um eine primäre Krisenintervention erweitert. Das waren seine persönlichen Einsätze. Nur er wurde vom Notarzt über die Einsatzzentrale zu den Eltern gerufen. Und deshalb hatte er auch mit vielen Eltern gesprochen, kurz nachdem sie ihr Kind tot aufgefunden hatten. Vom Notarzt war er angekündigt worden, der *K* dann den Eltern mit seiner Funktion vorstellte. Das Leid der Eltern war bedrückend. *K* empfand großes Mitgefühl und sprach es aus. Dann bat er sie, sich zu ihnen setzen zu können, und wartete auf ihre Fragen. Sein Bemühen war es dann, diese Fragen so genau wie medizinisch möglich zu beantworten. *K* hielt auch weiter Kontakt zu den Eltern.

Möglichst noch am Tag der Obduktion wurden die Eltern angeschrieben. In diesem Brief stand die Diagnose Plötzlicher Kindstod, auch dass es keine Möglichkeit gäbe, das eigene Kind davor zu schützen. Damit hatten die Eltern schriftlich, dass ihr Kind nicht erstickt sei. Sie hatten auch etwas in der Hand, um die Fragen aus dem sozialen Umfeld beantworten zu können.

Aber die Eltern selber hatten noch Fragen über Fragen. Um diese zu beantworten, wurde ihnen ein konkreter Gesprächstermin angeboten, für etwa eine Woche später, möglichst nach der Beerdigung. Das war dann ein etwa 1½-stündiges Betreuungsgespräch, das *K* zusammen mit einer der familientherapeutisch orientierten Sozialwissenschaftlerinnen führte. Sie übernahmen dann langfristig die Begleitung der betroffenen Eltern. *K* verfolgte stets das weitere Geschehen. Oft traf er die Eltern, wurde häufig zu ihren Treffen eingeladen und sah sie wieder auf gemeinsamen Symposien, die häufig im Göttinger Institut stattfanden. Er konnte somit aus den vielen unmittelbaren Begegnungen mit den betroffenen Eltern über einen langen Zeitraum verlässlich darüber Auskunft geben, ob man Eltern die Trauer über den Tod ihres Kindes ansehen könne oder nicht. Sie waren sehr traurig, unabhängig davon, ob sie bei *K*s Eintreffen geweint hatten, starr auf einem Stuhl gesessen hatten, bei der Auffindung ihres Kindes kollabiert oder geordnet auf Fragen und Bitten reagiert hatten.

Aber es stimmte, dass Eltern immer wieder als gefühlslos angesehen wurden, sobald sie nicht dem Vorverständnis der Einsatzkräfte von Trauer entsprachen. *K* kannte die Eltern in ihrer Not und in ihrer Trauer und gleichzeitig aus vielen Aktennotizen von Polizei und Feuerwehr, man muss schon sagen, deren „Bewertung" der Trauer der Eltern.

Die Angehörigen wussten von diesen Vermerken natürlich nichts, wenn sie zu einem Betreuungsgespräch kamen. In Berlin und entsprechend in Göttingen wurde das Gespräch immer vorsichtig auf die Auffindungssituation hingeführt. Die Eltern schilderten sich selber, wie sie unfähig gewesen waren zu realisieren, dass ihr Kind gestorben war; wie unwirklich die Befragungen waren; wie sie auch Misstrauen spürten; wie sie in eine Ecke gesetzt wurden; wie lauter Menschen in ihrer Wohnung an ihnen vorbeiliefen, als gehörten sie, die Eltern, nicht dazu; wie von der Polizei Fotoaufnahmen im Kinderschlafzimmer gefertigt wurden; wie alles auf sie einstürmte, die Fragen zur Geburt, zu Vorerkrankungen und ob sie noch versucht hätten, ihr

Kind zu reanimieren; wie sie gebeten wurden, den Kinderpass beizubringen, und wie sie das alles schier sprachlos beantwortet und automatenhaft erledigt hatten; wie sie nur noch seelisch erschöpft waren. Und dennoch wurden sie häufig als nicht sonderlich beeindruckt vom Tod ihres Kindes beschrieben. Nichts ahnend von solchen Aktenvermerken, sprachen sie von sich darüber, wie dann einer der Polizeibeamten einfühlsam mit ihnen gesprochen hätte. Sie fanden unabhängig voneinander immer dieselben Worte, „der hat bestimmt Kinder gehabt".

KÖNNTE ES AUCH ANDERS GEWESEN SEIN? Nein, Eltern, deren Kind am Plötzlichen Kindstod gestorben war, waren immer von großer Traurigkeit erfüllt.

Bei den Zeugenaussagen in einem großen Strafverfahren – Tötungsdelikt – wurde vom Rettungsteam (NAW) den angeklagten Elternteil Gefühlslosigkeit beim Tod ihres Kindes unterstellt. Die Staatsanwaltschaft sah darin ein mittelbares Tatkriterium. Gestützt auf die Vielzahl seiner Betreuungsgespräche konnte *K* jedoch zeigen, dass nach dem „äußeren Eindruck" zu fragen, bereits ein Fehler war. Immer wieder wurden tieftraurige Eltern von den Einsatzkräften als wenig beeindruckt bezeichnet.

Kapitel 15

Kein Widerspruch – Die Pechfrau

Etwas ließ auch die Eltern an sich selbst zweifeln. Etwas machte sie unsicher. Etwas war für die Polizei und für den Rettungsdienst ein Befund, der verunsicherte und misstrauisch machte. Konnte es denn wirklich so sein, wie ihnen in dem Gespräch im Arbeitszimmer von *K* gesagt wurde, dass sie keine Schuld am Tod ihres Kindes hatten? War ihr Kind wirklich nicht erstickt? Sollten sie vielleicht nur geschützt werden. Das fragten sie ihn auch. Hatte denn der Professor nicht auch das Blut vor Mund und Nase und auf der Vorderseite des Strampelanzugs gesehen? Ja, er hatte es. Und er wusste nur zu genau um den großen Signalwert dieses Blutflecks. Und deshalb erklärte er ihnen, dass beim Plötzlichen Kindstod in der allerletzten Phase des Sterbevorgangs rote Blutkörperchen in die Lungenbläschen austreten. Das nenne man ein hämorrhagisches Lungenödem. Und dieses liefe dann rein passiv aus den Atemwegen durch Mund und Nase ab, wenn ein Kind in Bauchlage gestorben sei. Ihr Kind sei aber nicht erstickt, konnte er den Eltern sagen. Als Rechtsmediziner könne er sicher unterscheiden, ob ein Kind am Plötzlichen Kindstod gestorben oder erstickt sei. Das war eine der wichtigsten ärztlichen Aussagen im Betreuungsgespräch.

Dass beim Plötzlichen Kindstod immer ein hämorrhagisches Lungenödem auftritt, war vielen in Rettungsdienst und Polizei nicht bekannt, auch Notärzten nicht. Besonders eindrucksvoll war in dieser Hinsicht für *K* ein Einsatz in Göttingen. Die Leitstelle rief ihn an. Er kam sofort; Notarzt mit Rettungssanitäter und der Notfallseelsorger waren bereits in der Wohnung. Der Notarzt hatte schon den Tod des Kindes festgestellt. Es wurde gerade fortgenommen, als *K* kam. Er hatte es noch gesehen, aber nicht untersucht. Der Notarzt ging auf *K* zu und stellte ihn der Mutter vor. Sie saß am Fußende des Ehebetts und weinte völlig aufgelöst. Der Notarzt setzte sich wieder neben sie, legte seinen linken Arm um ihre Schulter, um sie zu trösten. Etwa in der Mitte des Betts, wo das Kind gelegen hatte, fand sich ein großer Blutfleck.

Sie mache in ihrem Leben alles falsch, sagte die Mutter immer und immer wieder. Nein, nein darauf der Notarzt, der es gar nicht wissen konnte. „Und dann habe ich auch wieder mit meinem Kind alles falsch gemacht", sagte sie und konnte nicht aufhören zu weinen. Der Notarzt klopfte sie umarmend weiter; nein, sie sind doch eine gute Mutter.

So ein Idiot, dachte *K* und verbot sich, so etwas zu denken, das stände ihm doch gar nicht zu. Aber warum sagt denn dieser Notarzt nichts zu dem Blutfleck, dachte er. Immer wieder sagte die Mutter unter Tränen, „ich bin daran schuld". Was hätte sie bei dem Blutfleck auch sonst denken können? Sie weinte unstillbar, war nicht zu beruhigen. In der Zwischenzeit hatte der Notfallseelsorger *K* darüber informiert, dass der Vater des Kindes in der JVA einsäße und gerade von der Polizei nach Hause geholt werde. Es dauerte etwa noch eine Viertelstunde, in der die Mutter nicht aufhören konnte zu weinen, dann sagte der Rettungssanitäter, Doktor, wir haben einen Einsatz. Sie verabschiedeten sich und gingen, ohne den Blutfleck zu erwähnen.

Der Notfallseelsorger, ein sehr engagierter und kompetenter Mann, der ja vor *K* eingetroffen war, wandte sich jetzt der Mutter zu, legte seinen Arm um ihre Schultern und führte die Mutter zu einem Sessel. *K* dachte, der auch noch. Neben dem Sessel lag ein großer Hund. Deshalb setzte sich der Notfallseelsorger auf der anderen Seite auf die Armlehne. Erneut legte er seinen Arm um die Mutter und versuchte sie zu beruhigen, zu trösten. Aber sie konnte nicht aufhören zu weinen und sagte immer wieder, „es ist meine Schuld, meine Schuld". Als es auf diese Weise nicht weiterging, sagte er mehr zu *K* im Sinne einer Übergabe als zur Mutter: „Ich gehe ein wenig mit dem Hund raus".

K fand das ganz schön mutig. Er hätte nicht so einfach einen so großen fremden Hund an die Leine genommen.

Jedenfalls setzte sich *K* nicht zur Mutter auf den Sessel, sondern in den anderen Sessel daneben und wartete. Nach kurzer Zeit hörte die Mutter auf zu weinen und sah ihn an. Er nickte ihr zu und sagte: „Das ist schrecklich, dass ihr Sohn gestorben ist". Das meinte und fand er auch. Das fand er immer. Dann erklärte er ihr, dass er davon ausgehe, dass ihr Sohn nicht erstickt sei, sondern am Plötzlichen Kindstod gestorben sei. Das könne er ihr schon ziemlich sicher sagen. Natürlich würde er es noch genau klären. Jetzt solle sie aber schon wissen, dass man den Plötzlichen Kindstod nicht voraussehen könne; genau deshalb gäbe es keine Schuld; die Ursache des Plötzlichen Kindstodes sei bis heute nicht geklärt. Man wisse nur, dass ein Kind während des Schlafs sterbe. In dieser Woche, so *K*, sei er schon zweimal zu gestorbenen Kindern gerufen worden. Das sei sehr traurig. Und jedes Mal sei es so wie jetzt bei ihr gewesen. Jedes Mal sei vor Mund und Nase ein so großer Blutfleck auf der Bettdecke gewesen. Aber das sei keine Blutung; ihr Sohn hätte nicht geblutet; nein, fast schon im Tod würden rote Blutkörperchen mit Flüssigkeit in die Lungenbläschen austreten; medizinisch spräche man von einem hämorrhagischen Lungenödem; es gehöre zum Plötzlichen Kindstod; ihr Sohn sei nicht erstickt.

Kaum hatte *K* das gesagt, ging die Tür auf, und die Polizei brachte den Vater. Da zeigte die Mutter mit dem Finger auf *K* und sagte: „Dieser Mann hat gesagt, dass ich keine Schuld habe." *K* nickte dem Vater bestätigend zu und sagte „Ja, ja so ist es. Ihr Sohn ist am Plötzlichen Kindstod gestorben; das kann man bis heute nicht verhindern und vorher erkennen; das ist sehr traurig, mein herzliches Beileid".

Der Vater ging schnell auf seine Frau zu und nahm sie in den Arm. Da hatte *K* dort nichts mehr zu suchen. Leise ging er.

KÖNNTE ES AUCH ANDERS GEWESEN SEIN? Nein. Das ablaufende hämorrhagische Lungenödem, im Sterbevorgang entstanden, wirkt als „Blutfleck" auf der Bettdecke, dem Jäckchen oder nur ganz schmal auf den Lippen des gestorbenen Kindes. Oft war das auch bei professionellen Helfern und der Polizei ein Schreckenssignal: „Hier stimmt etwas nicht!". Sie irrten sich.

In Berlin lebten und leben bekanntlich viele Kurden und Türken. Zwar war der Plötzliche Kindstod dort seltener. Sie legten ihre Kinder nicht auf den Bauch zum Schlafen, sondern auf den Rücken. Er kam aber doch immer wieder vor. Es sei daran erinnert, die Bauchschlaflage ist nicht die Ursache für den Plötzlichen Kindstod, aber ein wesentlicher Belastungsfaktor dafür. Zunächst hatten PK und *K* nach Dolmetschern für die Betreuungsgespräche gesucht. Oft sprachen die Mütter nicht Deutsch. Die Väter nahmen immer an den Gesprächen teil, was erwünscht war. Sie übersetzten aber nicht. *K* und PK wussten also nicht, ob die Mütter überhaupt etwas erfuhren. Kam ein Dolmetscher mit, unterhielten sich die Männer nur untereinander über den Kopf der Mutter hinweg, türkisch oder kurdisch. Das war dann alles andere als ein Betreuungsgespräch.

So hatte auch *K* stets ein Rezept zum Abstillen vorbereitet. Denn beim Plötzlichen Kindstod war es für die Mutter eine erhebliches Problem, wohin mit der Milch.

Wollte *K* das Rezept für die Mutter überreichen, so wiesen es Dolmetscher und Vater weit von sich. Die Mutter wurde nicht gefragt. Offensichtlich empfanden sie die Frage Stillen als fremde männliche Einmischung. Zum Glück fand sich dann für die Mütter eine sehr engagierte, warmherzige türkische Ärztin.

Als sie sich einmal mit einer Mutter unterhielt, suchte der Vater ein Nebengespräch mit *K*. Er meinte, seine Frau sei eine Pechfrau, so etwas gäbe es ja. Er hätte sie aus der Türkei geholt. Sie hätte aber bereits eine Fehlgeburt gehabt und nun sei ihr auch noch der Sohn gestorben. Die tauge nichts. „Die schicke ich zurück, zu ihrer Familie", sagte er, und fragend „Das ist doch richtig?". *K* erschrak. Nein, das sei kein Grund. Für den Plötzlichen Kindstod könne eine Mutter gar nichts, natürlich könne sie noch viele Kinder bekommen, die ganz normal heranwachsen würden. *K* merkte, der Vater glaubte ihm nicht.

Über das häufige Schicksal dieser Pechfrauen wusste *K* damals noch nichts. Sie sind eine Schande für die Familie. Unterhält man sich darüber mit Gynäkologen, so wissen sie über deren Leid zu berichten. Dann erfährt man Unvorstellbares, dass sie nämlich häufig zu Hause nicht mehr lange leben. Oft wird dann von einem Suizid gesprochen, der allerdings religiös-sozial geächtet ist. Alles ist geächtet bei diesen Pechfrauen.

Das Zurückschicken erlebte *K* später auch unter einer anderen Konstellation. Der Besitzer einer Imbissbude hatte sich eine Zweitfrau genommen, eine junge, selbstbewusst wirkende, kräftige Frau. Nachdem er sie mehrfach geschlagen hatte, hatte sie sich mit einem Messer, mit dem sie gerade arbeitete, gegen ihn gewehrt. Sie hätte zugestochen, so hieß es, als *K* von der Polizei gerufen wurde. Wenn er aus Göttingen relativ weit gerufen wurde, dann war es in der Regel keine Bagatelle. Der Mann hatte nur eine minimale Stichverletzung am Unterarm. *K*s Einsatz galt somit in erster Linie der körperlichen Untersuchung des Opfers. Mit Opfer ist hier die Frau gemeint. Deren Untersuchung erfolgte selbstverständlich im Beisein von Polizeibeamtinnen und einer Dolmetscherin, und zwar berührungsfrei. *K* hatte die berührungsfreie Untersuchung entwickelt. Berührungsfrei heißt berührungsfrei, nicht berührungsarm!

Der jungen Frau war von ihrem Mann bereits gesagt worden, dass er sie jetzt selbstverständlich zurückschicken werde. Sie wusste, welches Elend sie dann erwartete. Die Dolmetscherin und die Beamtinnen wussten es auch. Deshalb wollten sie auch *K* als ärztliche Autorität an ihrer Seite haben, boten ihr die Aufnahme in ein

Frauenhaus an, für danach auch Polizeischutz. Sie schwankte ein wenig, entschied sich dann im Sinne des sozialen Drucks für „nach Hause geschickt werden". Dolmetscherin und Polizeibeamtinnen waren verzweifelt, sagten zu *K*, dann lebt sie nicht mehr lange. Auch *K* hatte das Gefühl, versagt zu haben, fuhr bedrückt nach Göttingen zurück.

KÖNNTE ES AUCH ANDERS GEWESEN SEIN? Das so sehr große Leid der Angehörigen, deren Kind am Plötzlichen Kindstod gestorben war, wurde in Einzelfällen durch äußere Bedingungen noch weiter bis ins Extreme gesteigert. Das Leid einer solchen „Pechfrau" zu thematisieren, verstößt gegen ein kulturell geprägtes Tabu.

Es wäre aber unzutreffend, würde man sagen, alle Eltern, deren Kind am Plötzlichen Kindstod gestorben ist, wären gleich gewesen. Das konnte auch nicht sein. Auch wenn es Erschreckendes und Deviantes gab, so hatte auch das keinen Bezug zum Plötzlichen Kindstod. Natürlich hatten die Ermittlungsbehörden dabei zunächst an eine Tötung zu denken. So hatte *K* in Berlin ein Kind obduziert mit der Todesursache Plötzlicher Kindstod (SIDS). Der Brief an die Eltern war noch in Vorbereitung, da bat ihn die Polizei, den Untersuchungsbefund noch einmal zu überprüfen. Dem Vater waren nämlich beim Abholen in einem Fotogeschäft zahlreiche Abzüge von Fotografien aus der Hülle gefallen. Weitere Kunden im Geschäft sahen die Aufnahmen und verständigten daraufhin die Polizei. Die Polizei bat *K* um einen gezielten Vergleich mit seinen Obduktionsbefunden. Eine fragliche Tötung stand im Raum.

Abgebildet waren Vater und Mutter in Posen, die wirken sollten, als würden sie ihr Kind, an einem Bein gefasst, gegen die Wand schleudern, als wollten sie es erstechen oder, wie es in die Toilettenschüssel gesetzt, gerade eben noch über den Rand heraussah. *K* hatte bei der Obduktion keine Verletzung gesehen. Dennoch regte er eine Nachsektion an. Das wollten Polizei und StA ohnehin. Der Erstbefund bestätigte sich. Es lagen keine Verletzungen vor. Diese Eltern hatten ihr Kind also nicht getötet, aber betreuen konnten PK und *K* sie nicht. Das wäre ihnen unmöglich gewesen.

Es wurde schon gesagt, dass dem Institut für Rechtsmedizin der Freien Universität Berlin über viele Jahre eine Drogenberatungsstelle angegliedert worden war. HIV-Untersuchungen waren so etwas wie Standard bei den Obduktionen geworden. Die StA ordnete sie an. Drogentote und die Toten aus der JVA waren zu dieser Zeit fast immer HIV-positiv.

Es gab in Deutschland Anfang bis Mitte der 1980er Jahre Institute für Rechtsmedizin, in denen bei bekanntem HIV-Befund die Obduktion zum Selbstschutz der Obduzenten verweigert wurde. In West-Berlin war das nicht so. Aus Ostberlin lagen dazu keine Informationen vor. Menschen, die einem Tötungsdelikt zum Opfer gefallen waren, waren jedenfalls in West-Berlin häufig HIV-positiv. Und Tötungsdelikte gab es dort sehr viele. Bei etlichen dieser Tötungsdelikte endete die Aufklärung für die Polizei an der Mauer.

Aber nicht nur bei den Tötungsdelikten, sondern auch bei Kindern, die eines Plötzlichen Kindstodes gestorben waren, erfolgte ein Drogen-Screening und eine Untersuchung auf HIV. Die Kinder waren selten HIV-positiv. Waren sie es doch, dann war eine HIV-Erkrankung der Mutter so gut wie immer schon vor der Obduktion durch die polizeilichen Ermittlungen bekannt. Denn nur durch die Mutter konnte das HIV-Virus auf das werdende Kind übertragen werden. Es waren zumeist drogenabhängige Mütter. Ihnen waren Beratungsgespräche vertraut. In der Regel akzeptierten sie das Angebot aus der Rechtsmedizin. Bei diesen Betreuungsgesprächen hatte PK die Gesprächsführung praktisch allein. Er übernahm dann auch den eigentlich ärztlichen Part. Natürlich konnte er das. Wie alle anderen Mütter bedurften auch drogenabhängige Mütter einer Schuldentlastung beim Plötzlichen Kindstod.

Im Herbst 1987 lieferte das Labor bei einem kleinen Jungen, der am Plötzlichen Kindstod gestorben war, einen positiven HIV-Befund, ohne dass es vorher bei den polizeilichen Ermittlungen einen Hinweis auf die Erkrankung der Mutter gegeben hätte. Das soziale Umfeld der Mutter hatte auch keinen Anhalt dafür geboten. Mit diesem Untersuchungsergebnis war aber zwingend die Diagnose „HIV" für die Mutter gestellt. Das war fatal, denn die Mutter wusste nichts von ihrer Erkrankung, wie die Ermittlungen ergaben. Sie ahnte es weder von sich noch von ihrem Kind. Damit standen *K* und PK vor einem sehr großen Problem. Die Laboruntersuchungen auf HIV waren von der Staatsanwaltschaft angeordnet worden. Die Untersuchung selber war also zulässig gewesen.

Aber es stellte sich die Frage, durfte oder musste die Mutter über ihre HIV-Erkrankung aufgeklärt werden oder eben nicht. Die Rechtslage allein war schon kompliziert genug, aber die Übermittlung dieser damals als noch kaum therapierbar eingestuften Erkrankung schien *K* fast unmöglich. Sie wurde aber möglich, denn PK nahm Kontakt zu der HIV-Beratungsstelle des Senats auf. Von dort erhielt er sofort die Zusage, dass ein Psychologe bereit sei, mit der Mutter in der Rechtsmedizin über ihre HIV-Erkrankung zu sprechen. Die Mutter wurde zu einem Betreuungsgespräch in die Rechtsmedizin gebeten, mit dem weiteren Hinweis, es hätte sich auch noch ein diagnostisches Problem ergeben, über das man gern mit ihr sprechen wolle.

Zunächst wollte sie natürlich etwas über die Todesursache ihres Sohnes, über den Plötzlichen Kindstod wissen. Deshalb war sie ja gekommen. Die ganze Zeit, als

K mit ihr sprach, hatte er das Gefühl, ihr etwas vorzuenthalten. Gedanklich war er immer bei der HIV-Diagnose. Recht schnell klinkte sich der Psychologe aus der Beratungsstelle in das Gespräch ein. Sachlich teilte er den HIV-Befund mit, sagte, es gäbe inzwischen eine Therapie und vereinbarte einen Termin in seiner Beratungsstelle. Die Mutter wirkte gefasst. Aber *K* wusste nur zu gut, wie sehr dieser Eindruck täuschen konnte.

KÖNNTE ES AUCH ANDERS GEWESEN SEIN? Nein. Eltern, deren Kind am Plötzlichen Kindstod gestorben war, unterschieden sich nicht von anderen Eltern, die ihr Kind großziehen konnten. Es war das ganze Spektrum des Lebens. Bei drogenabhängigen Müttern, die häufig HIV-positiv waren, war es über die Placenta zur Übertragung der Krankheit auf die Kinder gekommen. Das schloss aber den Plötzlichen Kindstod nicht aus und eine Betreuung schon gar nicht.

Prof. Dr. X, damals Oberarzt in einer der Berliner Kinderkliniken, der bei der U1-Untersuchung an Franziska, der Tochter von Marianna und *K* die „Schnelluntersuchung zum Bauchlageneffekt" vorgenommen hatte, hatte Wort gehalten. Er hatte aus den verschiedenen Berliner Kinderkliniken drei Spezialisten für die Messung des Blutflusses (flow) in den großen Gehirn-Schlagadern zusammengebracht. Spezialisten also, die bereit waren, diese schonende Ultraschall-Untersuchung, Dopplersonographie, an schlafenden Säuglingen durchzuführen. Verglichen werden sollte der flow in Rückenlage, der immer noch üblichen Bauchlage sowie in Bauchlage mit leicht nach hinten geneigtem Kopf. Die Kinder sollten nicht mit einer Bettdecke zudeckt werden. Es durfte kein Druck ausgeübt werden. Zusätzlich zur Sonographie erfolgte eine Vielzahl von technischen Ableitungen zur Prüfung von Atmung und der Herz-Kreislauffunktion, Sauerstoffsättigung (Polygraphie). War die Einwilligung von den Eltern erteilt worden, wurden diese Schlafuntersuchungen als Ergänzung zur Abschlussuntersuchung durchgeführt.

Für die Kinder hatte das den Vorteil, dass ihre Eltern hinsichtlich der Schlaflage optimal beraten werden konnten.

Am 31. März 1988 fingen die Untersuchungen an. *K* traf fast regelmäßig, wenn er zu diesen Schlafuntersuchungen der Säuglinge ging, den Chefarzt der Abteilung. Er interessierte sich sehr für diese Untersuchungen, äußerte immer wieder, leider keine Zeit zu haben, um sich an den Untersuchungen beteiligen zu können. Das war glaubhaft. Die Untersuchungen waren sehr erfolgreich. Tatsächlich fand sich bei der dopplersonographischen Untersuchung in Verbindung mit der Polygraphie ein sicherer Bauchlageneffekt, womit der letzte Zweifel an der Schädlichkeit der Bauchlage im Hinblick auf den Plötzlichen Kindstod beseitigt werden konnte.

Nur verglichen mit der Rückenlage war der flow in den großen Gehirnschlagadern in der Bauchlage allerdings nicht verändert. Das sprach zunächst gegen *K*s Theorie. Wurde aber die Drehung des Köpfchens des Kindes während des Schlafs noch mit einer leichten Rückwärtsneigung kombiniert (Rotation + Reklination), kam es zu einer Minderung des flow. Dem folgte eine Herz-Kreislauf-Reaktion mit einer Erhöhung des systolischen Blutdrucks. Dadurch wurde der Blutfluss in den großen Gehirnschlagadern wieder regulär. Durch diese Untersuchungen war der Bauchlageneffekt noch genauer geklärt worden als durch die Messungen bei den an SIDS gestorbenen Kindern in Köln. Jetzt wusste man, dass die Belastung durch die Bauchschlaflage tatsächlich vom Körper aufgefangen wurde und über welchen Mechanismus das erfolgte.

K und die vier an den Untersuchungen beteiligten Kinderärzte wollten mit diesen Untersuchungsmöglichkeiten auch noch einer weiteren Frage nachgehen. Sie galt den häufigen Infekten der Atemwege, genauer dem Schnupfen als Belastungsfaktor im Hinblick auf SIDS. Keines der untersuchten Kinder hatte Schnupfen. Deshalb sollte zur Simulation die Nasenöffnung leicht eingeengt, aber nicht verschlossen werden. Es sollte also nicht die Verstopfung der Nase, sondern eine Behinderung der Nasenatmung untersucht werden – eben wie beim Schnupfen.

Diese Versuche ließen sich jedoch nicht durchführen, denn die Kinder wachten bei der ersten Berührung der Nasenflügel sofort auf. Trotzdem wurde der Rand der Nasenlöcher bei jedem Kind im Schlaf berührt. Und tatsächlich, ein Kind wachte dann doch nicht auf. Jetzt konnte die leichte „Schnupfen-Einengung" geprüft werden. Und auch das war ein unerwartetes Ergebnis, denn bereits durch diese zarte Einengung der Nasenlöcher kam es genauso zu einer Reduzierung des Flusses in den großen Gehirnschlagadern wie bei der Bauchlage mit Reklination. Und es folgte darauf dieselbe Herz-Kreislauf-Antwort mit einer leichten Erhöhung des systolischen Blutdrucks.

In diesem Zusammenhang war daran zu denken, dass es Kinder gab, die in Bauchlage auf dem Gesicht liegend, tot aufgefunden worden waren, und die dennoch nicht erstickt, sondern am Plötzlichen Kindstod gestorben waren.

Diese wissenschaftlich schon sensationell zu nennenden dopplersonographischen Untersuchungsergebnisse wurden im Juni, also 2½ Monate nach den Messungen von Dr. X, auf einem großen internationalen Kinderärztekongress über Dopplersonographie vorgetragen, von *K* dann im September auf der Jahrestagung der Deutschen Gesellschaft für Rechtsmedizin. Das Interesse an diesen Ergebnissen war jeweils groß.

Es verstand sich von selbst, dass diese Forschungsergebnisse in einer angesehenen internationalen Kinderärztlichen Zeitschrift publiziert werden sollten. Dazu kam es dann nicht, leider jedoch zu einer Kontroverse zwischen Dr. X und seinem Chef. Der wollte, wie *K* hörte, zu den Autoren dieser Untersuchung gehören. *K* hatte nichts dagegen, weil ein regelmäßiger Austausch stattgefunden hatte. Aber Dr. X konnte sich mit seinem Chefarzt nicht verständigen. In einer heftigen Kontroverse wurde zum ersten Mal der Vorwurf laut, es hätte sich um Hypoxieversuche gehandelt, so hätten das Dritte direkt gehört. Wenn man weiß, was Hypoxieversuch im historischen Zusammenhang bedeutet, dann kann man die Ungeheuerlichkeit des Vorwurfs kaum fassen. *K* wusste überhaupt nicht, was geschah. Natürlich wollte er durch eine Publikation dieser Forschungsergebnisse endlich eine Empfehlung gegen die Bauchlage als Regelschlaflage erreichen. Auch stand ihm die Publikation zu.

Doch dann erfolgte ein Anruf von dem für *K* zuständigen Dekan. Der teilte ihm mit, es sei ein anonymes Schreiben beim Senat eingegangen, in dem der/die Verfasser/in mitteilte, von Hypoxieversuchen gehört zu haben, die *K* zusammen mit vier Kinderärzten an Säuglingen in einer Berliner Kinderklinik durchgeführt habe. Seine, des Dekans, Rückfrage habe ergeben, dass dieses hinter dem Rücken des Chefarztes der Abteilung erfolgt sei. Der hatte sich also schnell versteckt. Eine Publikation über „Hypoxie-Versuche an Kindern“ könne nicht geduldet werden.

Das war ein k.o.-Schlag; es war perfide, vor allem den Kindern gegenüber. Die Warnung vor der Bauchlage als Regelschlaflage erfolgte erst Jahre später. Zu verantworten hatte es der/die anonyme Schreiber/in an den Berliner Senat. Wer es auch immer gewesen sein mag.

KÖNNTE ES AUCH ANDERS GEWESEN SEIN? Nein. Durch ein anonymes Schreiben wurden die schonenden sonographischen Untersuchungen der schlafenden Säuglinge als Hypoxie-Versuche verleumdet. Anonym bedeutete unangreifbar. Hätten die Untersuchungsergebnisse breit publiziert werden können, hätten viele Kinder überleben können.

Das Leben für Marianna und *K* mit ihren beiden Kindern in Berlin-Zehlendorf in einem alten Reihenhaus in einer ruhigen Straße, institutsnah, war eine Idylle. Sehr gern gingen sie in das Völkerkundemuseum in Dahlem, wobei das Männerhaus der Maori Jakobs Lieblingsort war. Er liebte schiefe Ebenen, so nannte er es, auf denen er rennen konnte. Das war hier möglich.

Aber es gab ein Problem. Franziska schlief auf dem Bauch. Sie machte es einfach. Man konnte sie hinlegen, wie man wollte, sie drehte sich auf den Bauch. Immer wieder versuchten Marianna und *K*, schon sehr beunruhigt, vorsichtig die Hände unter das schlafende Kind zu schieben, um sie in eine andere Schlaflage zu drehen. Meist wachte sie auf. Wenn die Eltern Glück hatten, drehte sie sich dann nur auf den Bauch und schlief weiter. Wachte sie beim Drehen aus der Bauchlage jedoch nicht auf, so drehte sie sich doch wieder innerhalb der nächsten halben Stunde in ihre Schlaflage zurück.

Das Institut für Rechtsmedizin der FU lag sehr schön in Dahlem. Das Hauptgebäude, repräsentativ, in der Hittorfstraße, und das Nebengebäude direkt gegenüber im Landoltweg. Es handelte sich um eine große Villa, Gründerzeit, mit einem geradezu verwunschenen großen Garten. *K* und die ihm zugeordnete Sekretärin hatten ihre Räume im Erdgeschoss. Es waren die ursprünglichen Gesellschaftsräume. Vom ersten Raum aus führte eine Flügeltür direkt in den Garten. Vor der etwas einsturzgefährdeten Freitreppe war eine Terrasse mit einem kleinen Springbrunnen. Dessen Ränder waren schilfbestanden, die Umrandung selber bestand aus leicht eingefallenen bemoosten Sandsteinquadern. *K* hatte in seinen Raum in einem Erker einen runden Biedermeiertisch gestellt, darum eine Jugendstilbank und drei Stühle. Biedermeier war halbrichtig. Ein späterer Restaurator nannte es Drittes Biedermeier. Das tat der Schönheit keinen Abbruch. Eine Bank hatte insofern einen Sinn, als sich die Eltern für das Gespräch nebeneinander setzen konnten. Diese Möblierung und Anordnung hatte *K* später in seinem Göttinger Arbeitszimmer beibehalten. Man könnte fast sagen, dass eine solche Villa vielleicht den Zutritt erschwerte, während die lichten und hellen Räume mit dem runden Tisch das Gespräch erleichterten.

Dass Eltern aus den Problembezirken Kreuzberg oder dem Norden von Neukölln nach Dahlem kommen würden, war nicht unbedingt von vornherein zu erwarten. Aus diesen Bezirken hätten aber die meisten Eltern kommen müssen. Das wusste man, denn seit vielen Jahren hatte der Rechtsmediziner und Amtsarzt Dr. Rossel sämtliche Plötzlichen Todesfälle (SIDS) auf dem Stadtplan von West-Berlin kartiert. *K* hatte das weitergeführt. Danach kam der Plötzliche Kindstod unterschiedlich häufig in den Berliner Bezirken vor: in Wedding, Kreuzberg, dem Norden von Neukölln und Tiergarten starben 5 ‰–6 ‰ der unter Einjährigen eines Jahrgangs am Plötzlichen Kindstod, im Süden von Neukölln, Spandau, Reinickendorf, Tempelhof, Schöneberg, Charlottenburg, Steglitz und Wilmersdorf zwischen 2 ‰–3 ‰ und in Zehlendorf 0,5 ‰. Der Senat hatte einen Sozialatlas herausgegeben mit einem definierten Sozialindex für jeden Bezirk. Die Kurven der Häufigkeit (Inzidenz) von SIDS und die vom Sozialindex verliefen gegensinnig zueinander. Sie schnitten sich in Spandau und Schöneberg. D. h., PK und *K* mussten etwas unternehmen, um der Ablehnung oder Schwellenangst der Eltern zu begegnen. Sie versuchten es mit zusätzlicher telefonischer Kontaktaufnahme. Reagierten die Eltern nicht auf den angebotenen Termin für das Gespräch, dann riefen sie zurück, um zu fragen, ob sie vielleicht das Klingeln überhört hätten, die Eltern dann vor verschlossener Tür gestanden hätten. Nur wenige Eltern sagten dann, sie wollten in Ruhe gelassen werden. Sie ließen sich nicht für die Forschung missbrauchen. Das bezog sich auf eine altruistische Formulierung im Elternbrief, wonach das angebotene Gespräch vielleicht hilfreich bei der Aufklärung des Plötzlichen Kindstodes oder bei einem weiteren Kind der Familie sein könnte.

Zumeist erfolgte aber eine telefonische Beratung. In anderen Fällen wünschten die Eltern zwar ein Gespräch, sagten aber, kein Geld für die Fahrt nach Dahlem zu haben. Dann boten *K* und PK an, ihnen die Fahrt zu bezahlen oder zu den Eltern nach Hause zu kommen. Hatten Eltern kein Telefon oder war die Tel.-Nr. unbekannt, dann fuhren sie in der ersten Zeit nach Neukölln oder wohin auch immer, klingelten und sagten ihr Sprüchlein mit dem „vielleicht die Klingel überhört". Das war jedes Mal ein Misserfolg. Später resignierten sie in solchen Fällen.

Eines gelang *K* und PK nicht, nämlich die Eltern oder die Mütter länger zu begleiten. Zuvor vereinbarte Folgegespräche wurden von ihnen nicht wahrgenommen. Sie mutmaßten, dass es damit zusammenhängen könne, dass sich die Eltern im Anschluss an das Betreuungsgespräch dann wohl gefragt haben könnten, was sie diesen beiden fremden Männern an Persönlichem mitgeteilt hätten. Eltern sind schutzlos nach dem Tod ihres Kindes. *K* und PK waren sich dieser Tatsache in ihren Gesprächen stets bewusst. Deshalb durfte das Betreuungsgespräch nicht für die Eltern einengend strukturiert sein. Es handelte sich schließlich um ein Hilfsangebot, nicht zu vergessen, angeregt von der Westberliner Polizei. Die spätere Betreuungsarbeit in Göttingen – Arzt und Sozialwissenschaftlerin – zeigte, dass sie mit der Einschätzung, zwei Männer kommen da nicht weiter, richtig lagen. In Berlin fragten sich damals aber *K* und PK immer wieder, ob das Betreuungsangebot durch sie beide nicht vielleicht sogar kontraproduktiv sein könnte. Aber, so waren sie sich sicher, die Schuldentlastung musste erfolgen, von wem denn sonst, wenn nicht vom Obduzenten.

KÖNNTE ES AUCH ANDERS GEWESEN SEIN? Der Plötzliche Kindstod erwies sich als unabhängig vom Sozialstatus der betroffenen Familie. Er war in Berlin jedoch abhängig vom Sozialindex des Stadtbezirks. Diese Unterteilung stützte sich auf den vom Senat jährlich herausgegeben Sozialatlas. Der war allgemein zugänglich.

Kapitel 16

Göttingen — einige Untiefen

Am 31.März 1989 verabschiedete *K* sich aus Berlin und folgte am 1. April einem Ruf an die Georg-August-Universität Göttingen, übernahm dort die Leitung des Instituts für Rechtsmedizin und der dem Institut angeschlossenen Staatlichen Blutalkoholuntersuchungsstelle.

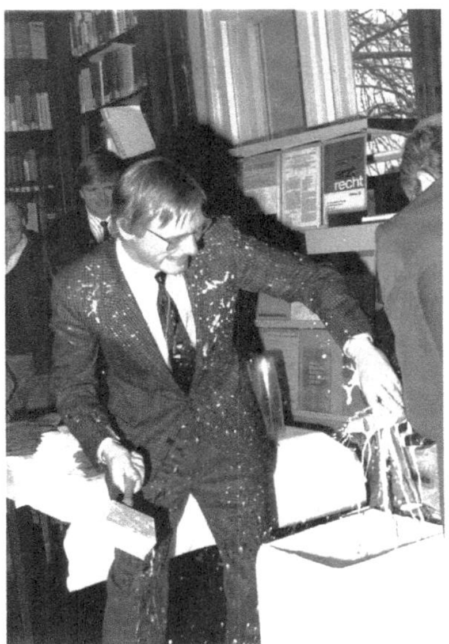

Abbildung 22: Abschiedsfest in Berlin mit Anzapfen des Fasses

Als die Familie nach Göttingen kam und er seinen Dienst antrat, war stabiles Hochdruckwetter. Es blühten die Kirschbäume in voller Pracht. Das war ein schöner

Empfang. Und Göttingen blieb für die gesamte Familie, was es am ersten Tag versprochen hatte, allerdings mit einigen Untiefen. Marianna hätte mit ihren Fächern Latein und Geschichte nur eine Stelle an einem Gymnasium im Harz bekommen können. Natürlich konnte sie die nicht annehmen. Der Familie kam das sehr zugute.

Die Rechtsmedizin war sehr großzügig in dem Gebäude des früheren Instituts für Organische Chemische untergebracht. Dieser Bau, errichtet 1963 im Stil der „Sachlichkeit", entsprach in seinen Dimensionen der damals weltweiten Bedeutung der Chemie in Göttingen. Nachdem sich dieser Standort im Göttinger Süden jedoch räumlich als nicht entwicklungsfähig für weitere Institutsneubauten erwies, wurde es nur bis 1975 seiner Bestimmung nach genutzt. Danach wurde es für andere Nutzer frei, also auch für die Rechtsmedizin. Sein kubisches Hauptgebäude war dreigeschossig, umgab einen großen mit Bäumen und Sträuchern bewachsenen Innenhof, der von zwei Seiten zugänglich war. Ein lichtes flaches Foyer verband rechterhand ein leicht zurückgesetztes Hörsaalgebäude mit einem Hörsaal für 500 Personen und linkerhand einen ebenerdigen Komplex mit einem Hörsaal für 200 Personen. Dem waren zahlreiche Kurs-, Arbeits- und Konferenzräume angegliedert. Unmittelbar vor dem Eingang zum kleineren Hörsaal führte eine breite Treppe ins Untergeschoss. Die Anbindung des Hörsaaltraktes erfolgte über zwei helle breite Gänge. Auch dadurch wurde ein Innenhof umschlossen. *K* fand die Architektur sehr gelungen. Die technische Ausstattung der großen und hellen Laboratorien und auch die des Sektionssaals war sehr gut, die Belüftung ausgezeichnet.

Auch wenn noch zwei weitere medizinische Institute, nämlich die Allgemeine Hygiene und die Arbeitsmedizin, sowie ein Physikalisches Institut im Hauptgebäude untergebracht waren, so galt bereits der Vorgänger von *K* als zuständig für den Gesamtkomplex, der im Stadtplan als „Institut für Rechtsmedizin" kartiert war. Vom Hausmeister wurde *K* von der ersten Stunde an als der eigentliche Hausherr angesehen. Damit war er es. Rechtlich war es natürlich der Präsident der Universität. Als der de facto-Hausherr entschied *K* dann auch unangefochten über die üblichen Nebensächlichkeiten. Deshalb kam der Hausmeister auch eines Tages in den Abendstunden mit einer Bitte zu ihm. Er war nicht allein, sondern brachte zwei Zirkusleute mit.

Ein kleiner Zirkus hatte dem Institut schräg gegenüber auf der sogenannten Eiswiese sein Zelt aufgeschlagen. Das war nicht ungewöhnlich, es war nett. Mit den Instituten hatte das nichts zu tun. An diesem Abend gab es ein Problem für den Zirkus. Die Fahrzeuge mit den Generatoren waren nicht angekommen. Irgendwo saßen sie fest. Deshalb fehlte das Licht für den weiteren Aufbau; konnten die Tiere nicht versorgt werden; die Menschen natürlich auch nicht. Nichts ging mehr. Der Zirkus brauchte Strom, Starkstrom. Der Hausmeister wusste, dass sämtliche Labors im Gebäudekomplex auch mit Starkstrom ausgestattet waren. Deshalb kam er ja zu *K*. Sehr vorsichtig wurde der gefragt, ob denn, ob denn vielleicht der Zirkus aus dem Institut Strom bekommen könne. Das sollte selbstverständlich nur für diese eine Nacht sein. Die Körperhaltung des Hausmeisters und die der beiden Artisten drückte aus, dass sie glaubten, mit ihrem Ansinnen *K* gegenüber schon fast zu weit zu gehen. Damit lagen sie gar nicht falsch. Auch wenn sie kaum mit dessen Zustimmung rechnen konnten, versuchten sie es. Was blieb ihnen schon anderes übrig. *K* stimmte zu.

Das Risiko, das er damit einging, war beträchtlich. Natürlich war ihm klar, dass er als Landesbeamter nicht den Universitätsstrom verschenken durfte, auch sonst nichts. Eine anonyme Mitteilung an die Verwaltung hätte ihm schon das Genick brechen können.

KÖNNTE ES AUCH ANDERS GEWESEN SEIN? Nein. Für *K* selber hochriskant, weil unzulässig, gab er einem armen kleinen Zirkus für eine Nacht Starkstrom aus dem Institut.

In was für eine Bredouille er durchaus geraten konnte, sollte er im ersten Jahr als Direktor des Instituts erleben. Das war dann tatsächlich gar nicht witzig.

Aber zurück zu den Institutsgebäuden. Sie waren vorn und seitlich breit von Grün umgeben. Das gesamte Gegenüber der Straße wurde von einer großen Kleingartenkolonie eingenommen, eben die blühenden Kirschbäume. Auf der Rückseite des Hauptgebäudes fand sich ein sehr großer Hof mit zahlreichen Parkplätzen, mit Nebengebäuden und einem großen Heizwerk, das nicht mehr fürs Heizen genutzt wurde. Der Hintereingang mit dem Zugang zum Untergeschoss war ebenerdig, wurde auch für Bestatter und Feuerwehr als Zu- und Abfahrt für den Leichentransport zu den Kühlräumen genutzt.

Ebenfalls im Untergeschoss untergebracht waren ein Schießstand und eine anatomische Sammlung. Die Treppe neben dem Eingang zum kleineren Hörsaal endete neben dem Eingang zur Sammlung. Der Schauraum für die Sammlung war thematisch gegliedert, sehr gut ausgeleuchtet und einheitlich mit gut gearbeiteten verglasten Wandvitrinen und Schaukästen ausgestattet. Untergebracht war einmal eine sehr große alte Sammlung von Föten und Neugeborenen mit lebensunfähigen Fehlbildungen, die Osiander-Sammlung. Wie sie dort perfekt aufbereitet und beschriftet in Fixationsflüssigkeit in ihren unterschiedlich großen meist kubischen

Glasbehältern aufgereiht in den Vitrinen standen, war es selbst für Ärzte ein bedrückender Eindruck.

Daneben fand sich eine weitere bedeutende alte Sammlung. Es handelte sich um nach dem Lebensalter, also nach der Größe angeordnete Kinderskelette – ein Teil der Blumenbach-Sammlung.

Den größten Raum nahm jedoch eine rechtsmedizinische Sammlung ein, mit den typischen Verletzungen nach Erhängen, Erschießen, Ertrinken, Erschlagen etc. Das waren dann mazerierte Schädel, an denen die Bruchstücke wieder zusammengesetzt worden waren. Diese Objekte stammten von Menschen, die mit einem Hammer, einem Ziegelstein, einer Hacke oder Eisenstange erschlagen worden waren oder von Menschen, die an ihren Stich- und Schussverletzungen gestorben waren. Zumeist war das Tatwerkzeug hinzugefügt worden. In schier unendlicher Zahl waren Hautstreifen mit Verletzungsspuren und innere Organe in Kunststoff eingebettet worden und standen in rechteckigen Asservatengläsern neben- und hintereinander in den Vitrinen. Dieser Teil der Sammlung enthielt dann auch zwei in der Frontalebene geschnittene Säuglinge, eine Hymenalsammlung, einen fäulnisveränderten Toten in einer Art Katafalk, dem die Maden wieder kunstvoll angesetzt worden waren, den Kopf des Massenmörders Hamann, einen vollständig mumifizierten Toten, der in früheren Zeiten schon auf Jahrmärkten ausgestellt worden war. Es hörte gar nicht auf. *K* hatte keinen positiven Bezug zur Sammlung.

War sie noch unter seinem Vorgänger eine der Attraktionen der Göttinger Rechtsmedizin gewesen, so schloss er sie sofort. Wissenschaftlich und für den studentischen Unterricht sah er sie nicht als wertvoll an.

Was er aber sofort wissen wollte war, ob Teile der Sammlung, und sei es ein einziges Präparat, etwa von Opfern des NS-Regimes stammten. Deshalb bat er einen sehr erfahrenen Mitarbeiter, die gesamte Sammlung dahingehend durchzusehen, und stellte ihn dafür von allen anderen Aufgaben frei. Als dieser Arzt dann keine derartigen Präparate fand, war *K* sehr erleichtert.

Etliche Jahre später, was nicht genau benannt werden soll, traf *K* seinen Minister oder seine Ministerin im Zug. Sie kamen ins Gespräch. Der/die Minister/in, das soll nicht despektierlich gesagt werden, war erfüllt vom Eindruck, den die Sammlung des Düsseldorfer Instituts für Rechtsmedizin mit Präparaten aller Art, mit Moulagen und Moorleichen auf ihn/sie gemacht hatte. Sie/er hätte in Erinnerung, dass die Göttinger Sammlung der Düsseldorfer mindestens ebenbürtig sei. *K* bejahte das. Dann wolle er/sie auch, dass das entsprechend öffentlich präsentiert werde. *K* wandte ein, dass er das wegen der Kinderpräparate und einer Vielzahl sehr problematischer Präparate in der Sammlung nicht könne. Es sei ihm nicht möglich, auf der einen Seite Angehörige nach dem Tod eines nahen Menschen zu betreuen und auf der anderen die Öffentlichkeit mit Kinderleichen zu schockieren. Mit dieser Erklärung erwarte er Verständnis bei der Ministerperson. Das Gegenteil war jedoch der Fall. Die Ministerperson wurde ärgerlich. Er, *K*, hätte wohl nicht verstanden, es sei der nicht etwa persönliche Wunsch, sondern eine Weisung, der er nachzukommen hätte. Höflich erklärte *K* jedoch, dieser Weisung nicht Folge leisten zu wollen. Die Betreuung der Angehörigen müsse ihr/ihm ja auch am Herzen liegen. Sie verabschiedeten sich. *K* hätte entlassen werden können. Das wurde er nicht. Es wird schon so gewesen sein, dass die Ministerperson *K* gut verstehen konnte und seine Betreuungsarbeit nicht gefährden wollte.

In *K*s Wartezimmer waren die Bilder sämtlicher Direktoren des Instituts ab dem Jahr 1904 als eine Art Galerie aufgehängt. Das ist in wissenschaftlichen Instituten und Kliniken weltweit geläufig, wenn auch aus *K*s Sicht nicht unbedingt erforderlich. So ging es ihm auch hier. Manche dieser Vorgänger waren zu ihrer Zeit eindrucksvolle Persönlichkeiten. Man konnte es so sagen, sie gefielen ihm. Manche gefielen ihm dagegen gar nicht, wie Berthold Mueller, um nur einen davon zu nennen [14,19]. Von ihm als Dekan der Medizinischen Fakultät und zweimaligem Präsidenten der Deutschen Gesellschaft für die gesamte gerichtliche Medizin in der Nazi-Zeit hatte *K* bereits als junger Assistent überschwängliche Ergebenheitsbekundungen an Hitler mit Widerwillen gelesen. Sie waren abgedruckt in entsprechenden Jahrgängen der Deutschen Zeitschrift für die gesamte gerichtliche Medizin. Wie auch immer es zu Muellers Ernennung zum Präsidenten der Gesellschaft gekommen sein mochte, so sagte sich *K*, musste der dafür schon etwas getan haben. Bei Betrachtung dieser Galerie von Vorgängern stellte sich natürlich die Frage nach der Art der in der Nazi-Zeit erstatteten Gutachten, Erbgerichtsgutachten etc. Dasselbe galt dann auch für Muellers Nachfolger Gottfried Jungmichel. Dieser hatte das Institut von 1938–1945 geleitet. *K* war sich darüber im Klaren, dass das ganze Fach Gerichtsmedizin staatsnah war, sowohl dem formalen Rechtsstaat als auch dem SS-Staat gedient hatte. Deshalb wollte er sich Kenntnis verschaffen, in welchem Umfang das Göttinger Institut für Rechtsmedizin daran beteiligt gewesen war. Das Ergebnis war für ihn deprimierend. Alle Unterlagen bis auf die aus den letzten zehn Jahren waren vernichtet worden. Als *K* pensioniert wurde, hinterließ er selbstverständlich sämtliche Protokolle und Gutachten von sich und seinen Mitarbeiter/innen aus seinem dann fast 20-jährigen Wirken am Institut. Sie sind jetzt Teil des Archivs der Universitätsklinik (UMG).

K ließ die Bilder hängen, wie sie waren. Er entsprach auch dem Wunsch seines Vorgängers, ließ einen passenden Rahmen fertigen und fügte dessen Bild hinzu. Aber es gab durchaus auch eine Kontinuität, auf die *K* gern verwies. Sie begann bereits damit, dass *K* 85 Jahre später ebenso wie der Gründungsdirektor des Göttinger Instituts Paul Stolper seinen Dienst am 1. April angetreten hatte. Eine, zugegebenermaßen wichtige, Gemeinsamkeit war Stolpers wissenschaftlicher Schwerpunkt, nämlich die Unfallmedizin und dabei selbst die Wirbelsäulentraumatologie. *K* hatte sich über die Verletzung von HWS und Halsweichteilen habilitiert. Bis in die jüngste Zeit beschäftigt er sich mit derartigen Fragen, so mit den Frakturen der Spitze des Dens axis.

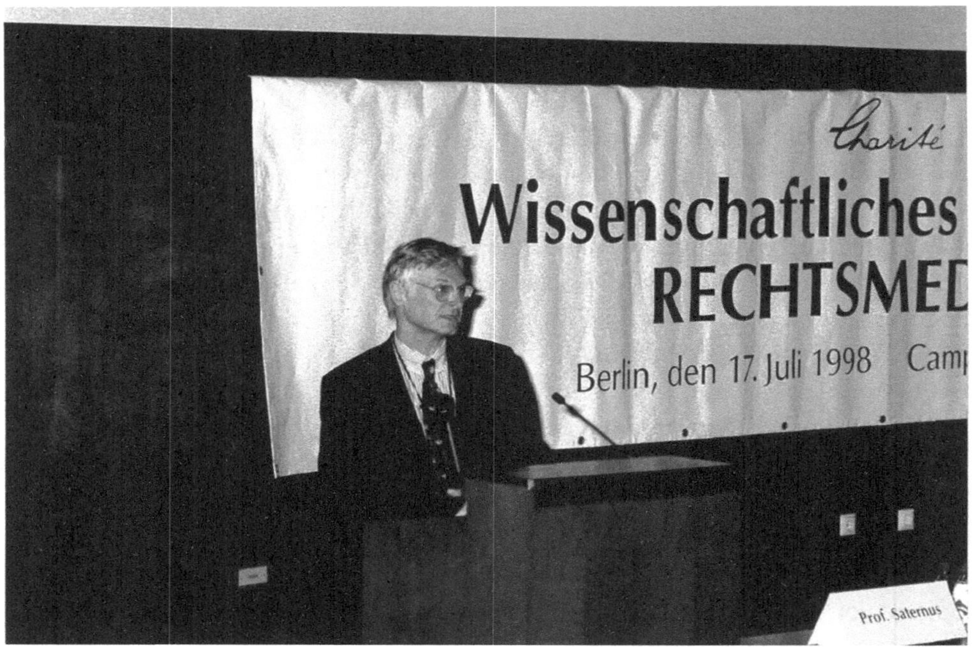

Abbildung 23: Vortrag zur akuten Bandscheibenverletzung Berlin 1998

KÖNNTE ES AUCH ANDERS GEWESEN SEIN? *K* sah wie wohl jeder aus seiner Generation mit gemischten Gefühlen auf das Wirken der stets staatsnahen Rechtsmedizin in der Nazi-Zeit. Einer Weisung, die wissenschaftlichen Sammlungen am Institut auszubauen und der Öffentlichkeit zu präsentieren, entsprach er nicht. Anderenfalls wäre dann seine Betreuungsarbeit unglaubwürdig geworden.

Bereits im ersten Monat seines Wirkens in Göttingen, genauer schon nach 14 Tagen, wurde durch einen glücklichen Umstand eine Assistenten-Stelle am Institut frei. Damit konnte *K* eine Elternbetreuung aufbauen. Es gelang ihm sogar, mit Frau Kastner-Voigt eine sozial hochkompetente, familientherapeutisch ausgewiesene Wissenschaftlerin für eine Langzeitbegleitung der Eltern zu gewinnen. Dieses

Anliegen hatten PK und *K*, wie gesagt, in Berlin nicht realisieren können. Ihr Name darf genannt, weil die Ergebnisse dieser gemeinsamen Arbeit ausgiebig publiziert worden sind.

Der Umstand, der dazu führte, dass eine Stelle frei wurde, war höchst dramatisch. Dazu sei gesagt, dass das Göttinger Institut in einem sehr großen Bezirk, überlappend mit dem Institut in Hannover (MHH), Gutachter für die Gerichte zumeist in Strafverfahren stellte. Das Gebiet erstreckte sich im Norden bis Stade und im Westen bis nach Osnabrück als eine Art Flickenteppich. Für die wissenschaftlichen Mitarbeiter stellte die Gutachtertätigkeit an den Gerichten eine von der Verwaltung der Kliniken genehmigte Nebeneinnahme dar, die gern wahrgenommen wurde. Selbstverständlich unter der Voraussetzung, dass diese Zeit nachgearbeitet wurde. *K* selber hatte als Universitätsprofessor und Institutsdirektor keine Arbeitszeit. Er hatte ein großes Arbeitspensum.

Bei einem der Mitarbeiter war von den Neuregelungen, die *K* eingeführt hatte, in den ersten 14 Tagen nur wenig angekommen. So gab er sich jedenfalls. *K* hatte ihn überhaupt noch nicht gesehen. Bereits bei seinem Dienstantritt hatte er gefehlt, einen auswärtigen Gerichtstermin wahrgenommen. Über ihn war *K* erzählt worden, er sei sehr reizbar, auch schon einmal auf seinen früheren Chef, also auf *K*s Vorgänger, und auch auf seine Mitassistenten drohend losgegangen. Er wurde etwas gefürchtet, sicher auch deshalb, weil er sehr groß und kräftig war, sich robust als Jäger gab. Als *K* hörte, dass er nun endlich einmal im Institut sei, ließ er ihn rufen.

Wie in Berlin führte er seine Gespräche nur an seinem runden Tisch. Er thronte also nicht hinter seinem höchst imposanten Schreibtisch. So war es auch dieses Mal. Er ließ den massigen Mitarbeiter sich auf die Jugendstilbank setzen. Selber setzte er sich ihm gegenüber auf einen Stuhl. Dann verlangte er eine Erklärung, weshalb er ihn bisher nicht gesehen hätte, ohne dass er Urlaub beantragt hätte oder krank gewesen sei. Die Antwort verblüffte *K*. So sei er in den letzten 14 Tagen stets erst so spät von seinen Gerichtsterminen nach Göttingen zurückgekehrt, dass es für ihn keinen Sinn gehabt hätte, dann auch noch ins Institut zu kommen. Das würde er auch beibehalten wollen. *K* erklärte ihm, dass er diese Möglichkeit dann hätte, wenn die Gerichtstermine bei ihm Dienstaufgabe werden würden, also die Gerichtsgebühren an eine Kostenstelle ins Klinikum gingen. Sollte er seine Einnahmen behalten wollen, hätte er jede Stunde nachzuarbeiten. Die Arbeit am Institut würde selbstverständlich nicht er, sondern *K* einteilen. Entsprechend müsse er sich darauf einrichten, dann erst wieder neue Gerichtstermine zu bekommen, wenn er seine Fehlzeit abgearbeitet hätte. Jeden Freitagnachmittag gebe es jetzt ein Fortbildungsseminar. Erst danach würde *K* selber die Termineinteilung für die folgende Woche vornehmen. Die Erläuterungen waren noch nicht ganz beendet, da sprang der Mitarbeiter wütend auf und ging angreifend-drohend mit geballten Fäusten auf *K* zu. Der stand auf, stellte sich leicht seitlich zu seinem Stuhl, wich also nicht erkennbar zurück. Diese Position hätte es ihm aber bei einem Angriff erlaubt, den Stuhl kurz zu heben, um den Gegner in die Stuhlbeine laufen zu lassen. *K* war alter Judo-Kämpfer, hatte sich in seiner Kindheit reichlich geprügelt. Damit konnte er umgehen. Dann sah er dem Assistenten drohend in die Augen und sagte ihm: „Das werden sie büßen. Das werden Sie, so lange Sie hier sind, jeden Tag büßen."

Ein Angriff erfolgte nicht. Vielmehr rannte der Assistent an *K* vorbei aus dem Zimmer. Damit war aber seine Stelle noch nicht frei. Vor *K* wegzulaufen, war eine ziemlich große Blamage. Draußen vor der Tür erklärte er dann auch, jetzt von zu Hause seine Waffe zu holen, um *K* zu erschießen. In der Art, wie er das sagte, wurde es von seiner Umgebung ernst genommen. Und als er dann zu seinem Auto gehen wollte, löste das Entsetzen aus. Die Oberärztin versuchte, ihn mit aller Kraft daran zu hindern. Es hieß später, sie hätte ihn geradezu angefleht, das nicht zu tun. Aber er beruhigte sich erst, als die Chefsekretärin geistesgegenwärtig sagte, die Polizei sei gerufen worden. Die Oberärztin gab den Vorgang telefonisch an die Verwaltung weiter. Es erfolgte die fristlose Entlassung.

Die freigewordene Stelle blieb am Institut. Gemeinsam mit Frau Kastner-Voigt, später mit Frau Dr. Helmerichs und danach mit Frau Walter-Humke konnte *K* jetzt eine interdisziplinäre Langzeitbegleitung von Angehörigen aufbauen. Das war eine wesentliche Erweiterung, die es bis dahin in der Rechtsmedizin noch nicht gegeben hatte.

Seit er sich mit dem Plötzlichen Kindstod beschäftigte, dachte *K* immer wieder an die Flucht, an das im Güterwaggon am Plötzlichen Kindstod gestorbene Kind, das in den Schnee gelegt werden musste, nicht begraben werden konnte. Er dachte an das Kind, von dem es in Lockstedt geheißen hatte, seine Mutter hätte es im Schlaf erdrückt. Damals konnte den fünfjährigen Jungen keiner davon überzeugen, „Nein", hatte er damals zu seiner Mutter gesagt, „nein, das hat die Mutter nicht getan".

Was er als Kind nicht glauben konnte, überzeugte ihn auch später nicht als Rechtsmediziner.

Die Polizei im Haus beim Plötzlichen Kindstod und die gerichtliche Obduktion führten zur Unsicherheit im sozialen Umfeld der betroffenen Eltern. Auch wenn der Plötzliche Kindstod inzwischen bekannt war, war es etwas ganz anderes, wenn ein Kind in der Nachbarschaft gestorben war. Dann galt der Plötzliche Kindstod plötzlich als suspekt. Mütter erzählten in den Betreuungsgesprächen immer wieder, dass sie mit Worten angesprochen worden waren, wie: „Ach, Sie sind das, der das Schreckliche passiert ist, die Frau, die ihr Kind im Schlaf erdrückt hat." Da war es wieder, das Elend der Mutter in Lockstedt. Auch Stellungnahmen einzelner Rechtsmediziner, sie hätten bei systematischen Untersuchungen von angeblich an SIDS gestorbenen Kindern gar nicht selten Tötungsdelikte aufgedeckt, stigmatisierte Eltern, deren Kind in Wirklichkeit am Plötzlichen Kindstod gestorben war. *K* zweifelte bei diesen Angaben an der Qualität der Voruntersuchungen, also der Leichenschau. Zwar hatte auch er bei Kindern mit einer Minimalverletzung, deren Todesursache zuvor von Notärzten und auch Polizeibeamten als SIDS eingestuft worden waren, in mehr als zehn Fällen autoptisch tödliche Verletzungen gefunden, aber das Kriterium Verletzung sprach eben von vornherein gegen die Diagnose „Plötzlicher Kindstod".

Man kann es vielleicht so sagen: Als *K* nach Göttingen kam, reichte bei ihm die Vorstellung, den Plötzlichen Kindstod „entkriminalisieren" zu müssen, biographisch und beruflich sehr weit zurück. Er hatte sich vorgestellt, dort die alten Obduktionsprotokolle auf mögliche Verwechslungen zwischen SIDS mit einem Erstickungstod von Säuglingen durchsehen zu können. Die Protokolle gab es nicht mehr. Er suchte Kooperationspartner, fand sie auch, aber letztlich erwiesen sich solche Untersuchungen methodisch als undurchführbar.

KÖNNTE ES AUCH ANDERS GEWESEN SEIN? Nein, die wohl ernst gemeinte Drohung eines der Assistenten, *K* erschießen zu wollen, führte zu dessen sofortiger Kündigung. Damit wurden die Ressourcen frei für eine Langzeitbegleitung von Angehörigen, deren Kind am Plötzlichen Kindstod gestorben war.

Anders, als es vielfach beschrieben wurde, war es sehr vielen Eltern nicht sofort möglich, von ihrem gerade gestorbenen Kind Abschied zu nehmen. Sie konnten es noch nicht. Berichte darüber, Helfer oder Notärzte hätten der Mutter ihr totes Kind in den Arm gelegt, waren entweder unzutreffend oder ein massiver Übergriff. Andererseits litten Eltern sehr lange darunter, nicht Abschied genommen zu haben. Das war ein Dilemma. Wenn die Eltern dann dazu die Kraft hatten, ermöglichte *K* ihnen auch am Wochenende die Abschiednahme im Institut. Er kam dann selber. Allerdings gab es dafür zunächst nur einen bedingt brauchbaren Raum, tief hinten im Untergeschoss. Das war keine sonderlich gute Lösung.

Ganz kritisch wurde es, als genau dieser Raum eines Tages von der Metallphysik für ein sehr großes Forschungsvorhaben beansprucht wurde. An der Verwirklichung des Projekts war bereits ein Technologiekonzern gescheitert. Jetzt wurden dafür erhebliche Mittel bereitgestellt, das alte Heizwerk umgebaut, eine Vielzahl von Großgeräten geliefert. Es ging um die Entwicklung spezieller Chips. Es muss gesagt werden, dass der Raum gut abgegeben war. Allen begleiteten Unkenrufen zum Trotz führten Prof. Freyhardt und seine Mitarbeiter das Projekt zum Erfolg.

Aber *K* benötigte eben Ersatz für den Abschiedsraum. Ihm schwebte als Lösung eine Abtrennung von dem für seine Funktion zu großen Blutalkoholuntersuchungslabor vor. Die Blutalkoholuntersuchungsstelle leitete er ja auch. Drei Gründe sprachen für diese Lösung. So war das Labor durch eine Tür mit dem Obduktionssaal verbunden. Die Toten hätten dort aufgebahrt und für die Abschiednahme hergerichtet werden können. Weiter hatte dieser hintere Teil des Labors zwischen zwei Fenstern sogar eine intakte Eingangstür von draußen. Damit wäre der Zugang für Angehörige ebenerdig, von dem großen hellen Innenhof her gewesen. Dieses Konzept überzeugte den damaligen Kanzler, das Universitäts-Hochbauamt und auch die Verwaltung.

Kurze Zeit später hätte sich *K* gewünscht, nie einen solchen Vorschlag den Gremien unterbreitet zu haben.

Zuerst einmal traf er sich, geradezu in Hochstimmung, mit einem Kreis von gut zehn Personen zur Begehung des von ihm für den Umbau vorgeschlagenen hinteren Bereichs des Blutalkoholuntersuchungslabors. Sonst war das Labor für Außenstehende unzugänglich. Die Alkoholproben waren aber an diesem Tag schon durchgelaufen. Anderenfalls hätten die Untersuchungsergebnisse vor Gericht beanstandet werden können. So etwas ließ sich schließlich vermeiden. Das Großlabor hatte der Lehre für Studierende der Chemie gedient. Es waren die langen gemauerten Labortische, an denen nebeneinander in Reihen die Arbeitsplätze eingerichtet worden waren. Sie bestanden aus großen rot glasierten Kacheln. Gearbeitet wurde von zwei Seiten an den Tischen. Entsprechend waren Abflüsse, Leitungen und Ablagen von beiden Seiten her zugänglich.

Die Blutalkoholuntersuchungsstelle konnte den Raum nicht vollständig nutzen. Die vorderen Labortische reichten für die Analysegeräte zur Blutalkoholbestimmung. Darunter waren mehrere der modernen Gaschromatographen mit einem Anschaffungswert von jeweils um die 50.000 DM. Die Labortische gingen in mehreren Reihen durch die ganze Breite des Raums, unterbrochen von einem Mittelgang und seitlichen Gängen beidseits an den Fensterreihen.

Wohl alle Teilnehmer der Begehung waren sich einig, dass ein Ersatz für den Abschiedsraum geschaffen werden solle. Jetzt sollte *K*s Vorschlag auf seine Realisierbarkeit geprüft werden. Der Kanzler warf die Kostenfrage auf. Das war nachvollziehbar.

Um die Machbarkeit und die Kostenfrage zu klären, war die Leiterin des Universitätshochbauamtes Frau Dipl. Ing. Kromschröder mit mehreren ihrer Mitarbeiter vor Ort. Sie schätzte den Rückbau auch nur eines der großen Labortische, Fenstergang – Mittelgang auf etwa 150.000 DM. Hinzu kämen die Umbaukosten. Der Rückbau eines Labortischs bis zum Mittelgang würde ausreichend Platz für einen Abschiedsraum geben. Schlau stellte es der Kanzler so dar, dass der Umbau aus dem Etat des Instituts für Rechtsmedizin bestritten werde. Von vornherein war es klar, dass eine Summe in dieser Größenordnung von dort nie hätte aufgebracht werden können. Sie hätte die Größe des Gesamtetats deutlich überschritten. Als das ausgesprochen war, wollte der Kanzler die Umbaumaßnahme stornieren. Vielleicht, so meinte er, könne die Universität sie bereits in zwei Jahren in die Planung aufnehmen. *K* sah darin das Ende aller Vorstellungen von einem Abschiedsraum.

Um das Vorhaben doch noch zu retten, schlug er vor, den Labortisch in Eigenregie zurückzubauen, für die Wände Rigips-Platten zu verwenden, so dass nur noch der Fußboden gefliest werden müsse. Und das könne der Institutsetat hergeben. Der Kanzler griff tatsächlich diesen Vorschlag auf. Dazu fragte er die Leiterin des Hochbauamtes, ob so etwas denn überhaupt technisch möglich sei, was sie bejahte. Dann gab er zu *K*s allergrößter Erleichterung dafür seine Einwilligung.

Bereits nach wenigen Tagen wurde der Tisch von einem Elektriker vom Netz genommen, wurden Gas und Wasser abgestellt. Jetzt konnte die Demontage des Tischs in Angriff genommen werden.

Bereits am Nachmittag war von dem großen Labortisch bis auf den gut handbreiten Betonsockel nichts mehr übrig. Der Sockel schloss bündig mit dem Estrich des Laborbodens ab. Am Boden der Grube verblieben die Gas-, Wasser- und Stromanschlüsse, wie sie für so einen Labortisch erforderlich waren. Handwerker hatten beim Bau des Tischs überflüssiges Zeug in der Grube „entsorgt", also Zigarettenschachteln, Kippen, Kabelreste und Ähnliches. Im rechten hinteren Bereich fand sich auch etwas grün-graues hanfartiges Material. Nun ja, das musste später noch alles rausgenommen werden. Jetzt bedurfte es nur noch der endgültigen Demontage der Rohre und Leitung. Das sollte ein Installateur am nächsten Morgen erledigen.

Als *K*, wie verabredet, 7:30 h an die Baustelle kam, war der Installateur schon wieder weg. Empört hatte er hinterlassen, dass sich in der Grube Blauasbest befände. Das waren die „Haftreste". Keiner hatte sie als Blauasbest erkannt.

K beendete sofort die Arbeit der MTAs im Labor, heftete einen Zettel mit der Aufschrift „Eintritt verboten – Asbest" an die Tür und rief den Sicherheitsingenieur an. Der war erreichbar; kam umgehend; bestätigte, dass es ich um Asbest handele;

verbot weiterhin den Zutritt zum Labor; klebte dazu ein eigenes Verbotsschild an die Tür. Mit *K* vereinbarte er, sich schnell um eine Lösung zu kümmern, damit die restlichen Blutproben untersucht werden könnten. Gedacht war die Abdeckung der Grube mit einer festen Folie, aufgeklebt auf den Boden.

Die Problemlösung entsprach dann nicht so ganz der Absprache. *K* erhielt nämlich einen Anruf mit einer Weisung von der Verwaltung. Ihm wurde mitgeteilt, dass das kontaminierte Labor nicht mehr betreten werden dürfe. Das wurde es ohnehin nicht. Man ginge seitens der Verwaltung davon aus, dass es wohl längerfristig nicht betreten werden könne; alle Gaschromatographen ersetzt werden müssten; über Wochen deshalb sämtliche Blutproben an die Rechtsmedizin in der MHH gehen müssten. Für den Ausfall dieser Einnahmen der Klinik, für die Entsorgung des Labors mit der Neuanschaffung der Gaschromatographen würde man ihn, *K*, in Regress nehmen, ein Dienstaufsichtsverfahren sei bereits gegen ihn eingeleitet worden. *K* verwies auf die erteilte Erlaubnis durch den Kanzler. Das wurde jedoch mit dem Hinweis abgetan, nicht der Kanzler, sondern *K* hätte bei einem Gebäude aus den frühen 1960er Jahren von einer Asbestbelastung wissen müssen. Warum *K* asbestkundiger als der Kanzler zu sein hatte, wurde auf Nachfrage nicht begründet.

Jedenfalls war das mehr als ein k.o.-Schlag für *K*. Sein „Dienstvergehen" wurde nach einem Gespräch beim Dekan, durch wen auch immer, an die Presse weitergegeben. Allerdings waren dem Hauptadressaten, dem Chefredakteur des Göttinger Tageblatts, die Informationen zu vage. Er brachte es nicht. Aber ein kleines Stadtteilblatt tat sich gegen *K* hervor. Danach hätte er aus persönlicher Gewinnsucht, um aus seiner „Trauerarbeit" Gewinn zu schlagen, die MTAs in Asbestschwaden arbeiten lassen. Mit der Spitzhacke hätte er deshalb, er sei ein „Trauerhacker", dafür Labortische abgerissen. So wurde also sogar seine Betreuung der Angehörigen diffamiert.

Jetzt wandte *K* sich hilfesuchend an den Kanzler. Das war überhaupt seine dümmste Idee. Der erklärte ihm, nie eine Einwilligung für den Abriss gegeben zu haben. Es hätte sich lediglich um einen noch nicht ausgereiften Vorschlag von ihm, *K*, gehandelt. Im Übrigen läge eine solche Bewilligung auch nicht in seiner Kompetenz. Er wisse ja als Kanzler nun wirklich, was er zu verantworten hätte und was nicht. *K* war fassungslos, fragte bei anderen Teilnehmern der damaligen Begehung des Labors nach. Aber keiner konnte sich, beim allerbesten Willen nicht, keiner konnte sich an eine vom Kanzler erteilte Genehmigung erinnern, alles Männer in ordentlichen Positionen. Dann rief er die Leiterin des Universitäts-Hochbauamtes an. Sie war nicht erreichbar. So kann man es auch machen, dachte er sich. Beim zweiten

Versuch war sie aber am Apparat und sagte lapidar, „...hat er doch gesagt, das hat er doch erlaubt". *K* war beschämt, aber noch sehr viel mehr erleichtert.

Für den nächsten Morgen nach diesem Telefonat mit Frau Kromschröder hatte sich ein Staatsanwalt angemeldet. So etwas war nicht ganz ungewöhnlich. Polizei und Staatsanwaltschaft hatten oft Nachfragen bei der Klärung von Tötungsdelikten, schließlich *K*s Hauptaufgabe. Kannte man sich, erfolgte der Austausch telefonisch. *K* rief auch gern dann zurück, um nicht Fragen von schlauen Journalisten aufzusitzen. Bei komplexen Fragen kamen Kriminalbeamte ins Institut, Staatsanwälte eher selten. Der Staatsanwalt hatte der Chefsekretärin nicht sagen wollen, weshalb er kommen wollte. Was sollte das, fand *K*. Er und der Staatsanwalt kannten sich ganz gut aus verschiedenen Strafverfahren; der schien etwas verlegen zu sein; sagte gleich nach der Begrüßung, es sei ihm nicht angenehm, aber *K* wisse ja, weshalb er käme. Das wusste der nicht. Dann eröffnete er ihm, dass eine Strafanzeige gegen ihn vorläge; er müsse sich nicht äußern; also die korrekte Belehrung eines Beschuldigten. Der Vorwurf gegen ihn laute, Landeseigentum entwendet zu haben, nämlich einen Labortisch, und Landeseigentum unbrauchbar gemacht zu haben, nämlich drei Gaschromatographen und weitere Geräte. Dem müsse er von Amts wegen nachgehen. *K* erklärte den Sachverhalt, auch dass aus seiner Sicht bei dem Abbau des Labortisches keine Astbestfreisetzung möglich gewesen wäre. Es ginge ja schließlich nicht um den Mörtel unter den Kacheln und in den Fugen, sondern um in der Grube geschützt liegendes Material, das unberührt geblieben sei. Der Staatsanwalt hielt sich bedeckt.

Hätte er doch nicht den Abschiedsraum für die Betreuung der Angehörigen haben wollen! Es reichte und reichte, und ob. Es reichte ihm! Anschließend fanden zahlreiche Begehungen durch Asbest-Spezialisten statt. Nicht nur das Institut, sondern das gesamte Gebäude wurde von ihnen von oben bis unten untersucht, und doch nicht ganz genau. Dass Asbest verbaut worden war, war nun wirklich keine Neuigkeit, so wie in fast jedem Gebäude aus der damaligen Zeit. Beanstandet wurde nichts.

Auf die Medizinische Fakultät, auf seine Kollegen, konnte sich *K* immer verlassen. So rief ihn wenige Tage nach dem Besuch des Staatsanwaltes sein Kollege Prof. Harder, der Direktor des Instituts für Medizinische Physik und Biophysik, an. Er war ein auf dem Gebiet der Strahlenforschung international angesehener Wissenschaftler. Liebenswürdig fragte er *K* nach der Höhe der Asbestbelastung in der Grube, am Rand der Grube, in der Raumluft und an den Gaschromatographen im Alkoholuntersuchungslabor. Er fragte, wie hoch denn die Messwerte seien, ob sie denn überhaupt die Grenzwerte überschritten hätten. *K* konnte nur sagen, man habe ihm trotz mehrfacher Nachfragen die Messwerte nicht mitteilen wollen.

Prof. Harder schlug ihm vor, darauf jetzt nicht mehr zu warten; eigene Messungen durchzuführen; nicht nur an den definierten Orten im Alkoholuntersuchungslabor zu messen, sondern zusätzlich Luftproben aus zehn weiteren Laborräumen des Instituts zu nehmen. Er führte diese Messungen durch.

Seine Untersuchungsergebnisse stellten alles Bisherige auf den Kopf. Denn unter sämtlichen Laborräumen war im Blutalkoholuntersuchungslabor die Asbest-Luftbelastung am geringsten. Lediglich am Rand der Grube war der Messwert im Vergleich dazu erhöht. Aber auch dort lag er noch unter der zulässigen Belastungsgrenze. Das war eine große Erleichterung für *K* und auch für seine Familie. Denn der bösartig verleumderische Artikel gegen ihn hatte sich in Göttingen herumgesprochen. Marianna war Fragen, Jakob und Franziska waren unfreundlichen Bemerkungen ausgesetzt. Jetzt brachte der Chefredakteur des Göttinger Tageblatts in einem großen Artikel eine Rehabilitierung für *K*. Auch er hatte die Verwaltung der Kliniken immer wieder bohrend nach den genauen Untersuchungsergebnissen gefragt, aber keine genaue Antwort erhalten.

Damit hatte dann doch Göttingen für die Familie das gehalten, was es am 1. April 1989, dem ersten Tag, versprochen hatte.

Schnell teilte die Staatsanwaltschaft die Einstellung der Ermittlungen gegen *K* mit, beeilte sich die Verwaltung, wer auch immer, den Abschiedsraum zu erstellen. Er wurde sogar noch etwas größer, erhielt ein Waschbecken mit Spiegel, damit sich davor die Angehörigen frisch machen konnten.

K hatte dann an den Wänden vier große Schwarz-Weiß-Graphiken aufgehängt. Es waren Abwandlungen eines Kreises mit wenigen Schraffuren. Auf ein Kreuz hatte er verzichtet, weil es nicht für jeden in gleicher Weise tröstlich gewesen wäre.

Vom Kanzler hörte er nie wieder etwas, warum auch.

Als *K* einige Tage später in eines der chemischen Labors ging, in dem Giftanalysen und Untersuchungen auf Schlaf- und Betäubungsmittel durchgeführt wurden, in dem er also schon oft gewesen war, sah er, ganz in Gedanken, auf einmal eine an der Wand montierte große knallrote Metallröhre mit der Aufschrift Löschdecke, geschätzt 30 cm im Durchmesser, oben und unten offen. Diese Löschdecke hing dort seit Jahrzehnten. Gebrannt hatte es ja bisher nicht. Wie sie so da hing, sah sie aus wie die alten Astbest-Untersetzer oder Topflappen, die *K* noch von früher in Erinnerung hatte. Tatsächlich, es war eine Asbest-Decke. Alle hatten sich an den

Anblick so sehr gewöhnt, dass sie nicht mehr wahrgenommen worden war. Die Asbestwerte in den Luftproben hatten auch in diesem Labor unterhalb des kritischen Grenzwerts gelegen. Und wie war das mit den Asbestspezialisten? Ihnen hätte schon eine so auffällig lackierte Löschdecke auffallen können, waren sie doch bei ihren Institutsbegehungen auf Suche nach Asbest mehrfach daran vorbeigegangen. Nach der Meldung an einen jetzt eigens bestellten Asbestbeauftragten wurde die Decke unaufgeregt abgeholt, die Blechhülle demontiert. Nachmessungen in der Raumluft ergaben keine Überschreitung des Toleranzbereichs.

Könnte es auch anders gewesen sein? Nein. Etwa zehn Männer, hoch bedeutend, hatten innerhalb weniger Tage eine vom Kanzler erteilte Genehmigung zum Abriss eines Labortisches gar nicht mehr in Erinnerung. Es bestand natürlich kein Zusammenhang damit, dass in der Grube unter dem Tisch Asbest gefunden worden war. Dagegen war das Erinnerungsvermögen der einzigen Frau, die an der Begehung teilgenommen hatte, kein bisschen gestört. Das nennt man einen Geschlechtsdimorphismus.

Kapitel 17

Abschiednahme – Begleitung – Verhängnis

Abschiednahme und Trauer sind individuell und kulturell sehr unterschiedlich. Niemandem steht eine Wertung zu. Aber manchmal hielt bei der Abschiednahme das ganze Institut den Atem an. Kam eine Gruppe von Angehörigen ins Institut, von denen anzunehmen war, dass sie vielleicht Pakistani oder Afghanen waren, dann dachten alle, hoffentlich dieses Mal nicht. Aber es kam dann doch so wie immer, wieder so wie befürchtet. Nach kurzer Zeit hörte man das verzweifelte Weinen von Frauen und dann die klatschenden Geräusche, wie sie sich auf die Kacheln des Abschiedsraums schmetterten. Das erfolgte aufs Neue. Die Zeit erschien zu lang; zu lange, als dass es jemand hätte aushalten können. Es war ein großes Elend, was sich da offenbarte. Ein Elend, das nur Frauen betraf. Und das Aufklatschen erfolgte mit einer solchen Vehemenz, dass es nur mit einem extremen sozial-religiösen Druck erklärbar schien. Im Institut wurde das natürlich besprochen, hin und her überlegt und auch gehofft, es könnten vielleicht sogenannte „Klageweiber" sein. Aber das schien ein wenig abwegig. Man hätte sie dann kennen müssen. Man kannte sie aber nicht. Überlegungen, solche Angehörige nicht mehr ins Institut zu lassen, wurden verworfen, weil davon ausgegangen wurde, dass die Fußböden auch in anderen Abschiedsräumen gekachelt waren. Diese Angehörigen nahmen nie das Angebot zu einer Nachbesprechung bei *K* wahr.

Es war stets ärztliche Aufgabe, die Angehörigen der Verstorbenen, die zuvor vom Präparator aufgebahrt worden waren, zum Abschiedsraum zu begleiten. Stets wurde ihnen für danach ein Gespräch angeboten. War *K* abkömmlich, dann brachte er selber die Angehörigen in den Abschiedsraum. An der Tür zog er sich dann zurück.

Bei der Ausstattung des Abschiedsraums sollte ein Katafalk eingebaut werden, in den die Toten auf ihrer Bahre geschoben werden sollten. Das kam für *K* nicht infrage. Der unmittelbare körperliche Abschied sollte möglich sein. Eingriffe in die Art der Abschiednahme durch eine technische Schneewittchensarg-Lösung, die sehr häufig ist und für die gern hygienische Argumente bemüht wurden, lehnte *K* als Übergriff ab.

Aber es gab auch Grenzen des Machbaren. So kam an einem späten Nachmittag die Ärztin, es gab nur eine am Institut, verzweifelt zu *K* und berichtete, Angehörige einer gefürchteten Großfamilie waren unangemeldet ins Institut gekommen, um von einem gestorbenen Familienmitglied Abschied nehmen zu können. Es ginge aber nicht, weil der Tote hochgradig fäulnisverändert war, mit dichtem Madenbesatz. Von der StA war er bereits zur Bestattung freigegeben worden, konnte also von einem Bestatter abgeholt werden. Sie hätte den Angehörigen gesagt, dass unter diesen Umständen leider ein Abschiednehmen im Institut nicht möglich sei. Aggressiv und frech wurde sie von Männern aus der Gruppe regelrecht weggeschickt. Mit ihr als Frau würden sie sich ohnehin nicht unterhalten und sich von ihr auch nichts sagen lassen. Sie wollten jetzt Abschied nehmen. Deshalb solle sie ihren Chef holen. Das war für *K* gerade das Richtige.

Geschlechtsspezifische Rollenzuweisungen gab es im Institut nicht. Er ging zu den Angehörigen und erklärte erst einmal, dass es hier um eine medizinische Entscheidung ginge, die unabhängig davon, ob von einer Ärztin oder einem Arzt gefällt, verbindlich sei. Das passte dem Senior dieser Gruppe überhaupt nicht. Jetzt sei er, *K*, da und hätte unverzüglich zu veranlassen, dass sie als Angehörige Abschied nehmen könnten. Sie hätten ein Recht darauf. Es sei nun nicht so, dass man sie irgendwie abspeisen könne. *K* ging auf diese Drohung nicht ein. Er erklärte, dass für ihn bei dem postmortalen Zustand des Toten ein Transport in den Abschiedsraum nicht infrage käme. Aggressiv wurde auf ihn eingeredet. Ihm stände es nicht zu, ihren nahen Toten vor ihnen zu verstecken. Sofort wollten sie ihn sehen. *K* riet ihnen, einen Bestatter zu bestellen, um in dessen Räumen Abschied zu nehmen. Das gefiel ihnen gar nicht. Als die Heftigkeit zunahm, erklärte ihnen *K*, dass sie in ihrem Bereich entscheiden könnten, er aber hier im Institut. Und er hätte entschieden. Sie hätten zu gehen.

KÖNNTE ES AUCH ANDERS GEWESEN SEIN? Kulturspezifisch mögen ja etliche feministische Theoretikerinnen volles Verständnis dafür aufbringen, dass sich Frauen bei der Abschiednahme von nahen Toten auf den Boden, auf die Kacheln schmettern müssen. Von ihnen wird es ja nicht verlangt. Das ist Versteinerung grausamer sozial-religiöser Strukturen.

Was heißt es denn, die Rechtsmedizin sei das soziale Brennpunktfach schlechthin? Mit einem Wort lässt sich diese Frage nicht beantworten. Es heißt auf jeden Fall auch, den Angehörigen darüber Auskunft zu geben, ob der Tod eines nahen Menschen gnädig oder unter Schmerzen eingetreten ist. Immer wieder wird in den Medien unterschwellig suggeriert, so etwas wie ein Todeskampf ließe sich am toten Menschen ablesen. Das ist unzutreffend. Denn nach dem Todeseintritt erschlafft die Muskulatur vollständig und wird dann totenstarr. Es war deshalb sehr schwierig, wenn die Angehörigen, nachdem sie von ihrem nahen Toten Abschied genommen hatten, zu *K* kamen und etwas beruhigt sagten, man sieht es ja, er ist friedlich eingeschlafen. *K* fühlte sich zur Genauigkeit verpflichtet. Deshalb konnte er auch nicht immer darauf eine Antwort geben. Unter dieser Frage wurde er eines Tages von einem Rechtsanwalt um ein Gutachten gebeten. Es ging um den Tod eines jungen Mannes, der, eingezwängt im Kofferraum eines abgestellten Fiat-500, tot aufgefunden worden war. Die Kollegen aus einem dortigen Institut hatten diagnostiziert, dass er in einer Sauna akut an einer massiven Betäubungsmittelüberdosis gestorben sein musste. Das hatte die Blutanalyse ergeben.

Bei der Obduktion waren aber massive, nicht unterblutete Zerreißungen in der tiefen Rückenmuskulatur festgestellt worden. *K*s Kollegen wollten sich nicht festlegen, wann diese entstanden waren. Nach den polizeilichen Ermittlungen soll der junge Mann auf einer Party gewesen und im Laufe der Nacht dort in eine Sauna gegangen sein. Nach spätestens einer halben Stunde hätten ihn Freunde dort tot aufgefunden, auf der Bank liegend. Die Türen der Sauna waren nicht von außen verriegelt worden. *K* hatte in Berlin einmal einen solchen Todesfall von Mutter und Kind untersuchen müssen.

Der Anwalt wünschte eine Zweitmeinung von *K* zu der Frage, ob der junge Mann nicht doch vor seinem Tod massiver Gewalteinwirkung ausgesetzt gewesen war, ob er nicht doch, vielleicht schon unter der Betäubungsmittelintoxikation, an den Folgen dieser autoptisch festgestellten Muskelzerreißungen gestorben sein könnte.

Der Polizei hatten die Veranstalter in ihren Vernehmungen gesagt, dass sie den Toten nur mit erheblicher Kraftaufwendung im Kofferraum hätten unterbringen können. Nicht aus Pietätlosigkeit, sondern in Panik hätten sie ihn in das Auto gezwängt, um ihn später an einem neutralen Ort ablegen zu können. Das war eine keineswegs abwegige Einlassung. So etwas kannte *K* aus Köln, Berlin und Göttingen.

K konnte die Ängste der Eltern beseitigen, ihr Sohn wäre noch lebend mit schweren Zerreißungen von Rückenmuskeln im Auto gestorben. So ein Ablauf war von den Obduzenten zwar nicht als wahrscheinlich angesehen, aber erwogen worden. Er teilte diese Erwägungen deshalb nicht, weil selbst kleinste Zerreißungen der Muskulatur bei noch vorhandener Herz-Kreislauf-Funktion unterblutet gewesen wären. Blutungen hatten die Obduzenten eben nicht beschrieben. Es galt, die Ursache dieser Muskel-Zerreißungen zu benennen. *K* kannte solche Verletzungen gut. Dazu eine Vorabbemerkung: Bei ausgebildeter Totenstarre sind die Muskeln fest wie ein Brett. Unter der Totenstarre verkürzen sich die Muskelfasern. Die Folge ist eine charakteristische Stellung der Gliedmaßen. Diese hängt von der Verteilung der Muskelmasse ab. So ist auf den Beugeseiten von Armen und Beinen die Muskelmasse jeweils größer als auf deren Streckseiten. Das führt zu einer leichten Beugung. Der Arm ist dann in der Ellenbeuge leicht gebeugt, im Schultereckgelenk leicht abgewinkelt.

Technisch ausgedrückt ist ein totenstarrer Mensch sehr sperrig. Bei jeder Leichenschau wird beurteilt und protokolliert, ob sich die Totenstarre noch nicht, noch nicht vollständig oder bereits vollständig ausgebildet hat oder ob sie sich schon wieder gelöst hat. Bei Zimmertemperatur setzt man ein Intervall von etwa 6 Stunden an, bis sich die Totenstarre der Muskulatur ausgebildet hat. Bis zu etwa 10–12 Stunden wird sie zunehmend fester. Auf die Temperaturabhängigkeit aller postmortalen Phänomene wie Totenflecken und Totenstarre wurde bereits hingewiesen. Der junge Mann war aber bereits nach einer halben Stunde tot in der Sauna aufgefunden worden, mag es etwas länger gewesen sein, jedenfalls nicht lange, nachdem er gestorben war.

K demonstrierte im studentischen Unterricht hin und wieder die Festigkeit der Totenstarre. Dazu setzte er die Ellenbogenspitze eines toten Menschen auf den Sektionstisch auf, fasste den primär gebeugten Unterarm in Höhe des Handgelenks und bog ihn auf den Obduktionstisch zu. Er streckte also den Arm. Und mit zunehmender Streckung konnten die Studierenden bereits von außen erkennen, wie sich der Musculus biceps dehnte und länger wurde, dann in der Mitte anriss und letztlich komplett zerriss. Durchtrennte *K* dort Haut und Unterhaut, dann war darunter ein zerrissener, aber nicht unterbluteter Muskel zu sehen.

Das war also der Typ der Muskelzerreißung, der dem jungen Mann zugefügt worden war. Das bewies, dass er bereits gestorben war, als er in den Kofferraum gezwängt wurde. Es mögen vielleicht die Überlegungen der auswärtigen Kollegen von *K* gewesen sein, dass das Vollbild der Totenstarre noch nicht nach einer halben Stunde ausgeprägt gewesen sein könnte. Selbstverständlich war ihnen geläufig, dass die Ausbildung der Totenstarre temperaturabhängig ist. Auch *K* sah, wenn die Einlassung der Veranstalter der Party stimmte, dass es sich um einen ungewöhnlich schnellen Verlauf eines sogenannten sicheren Todeszeichens gehandelt hatte, eben der Totenstarre.

Aber mechanisch war der Ablauf, der insbesondere zur Zerreißung der Rückenmuskulatur geführt hatte, plausibel. Denn beim Beugen des Rumpfs nach vorn musste die Rückenmuskulatur unter hohe Zugspannung geraten, wurde also gedehnt, überdehnt und zerriss. Bei allem Elend, dass den Eltern mit dem Tod ihres Kindes widerfahren war, konnten sie wenigstens davon ausgehen, dass ihr Sohn keine Schmerzen erlitten hatte.

KÖNNTE ES AUCH ANDERS GEWESEN SEIN? Ja. Manches ist geringfügig verfremdet. Die Zerreißung der Rückenmuskulatur des jungen Mannes erfolgte aber nach seinem Tod.

Neben der Betreuung der Angehörigen, deren Kind am Plötzlichen Kindstod gestorben war, also Primärer Krisenintervention, Erstgespräch und der Langzeitbegleitung hatte *K* mit seinem Oberarzt Prof. Kernbach-Wighton eine Therapievermittlung bei selbstverletzendem Verhalten aufgebaut. Sie basierte auf einer Kooperationen mit den benachbarten Psychiatrischen Kliniken.

Diese Aufgabe war auf *K* zugekommen, weil die Polizei häufig mit meist noch jungen Frauen oder Männern ins Institut gekommen war, die angaben, von dunklen Gestalten überfallen und dabei mit einem Messer verletzt worden zu sein. Dem lag dann eine Anzeige gegen Unbekannt wegen einer erlittenen gefährlichen Körperverletzung zugrunde.

In der Regel wollten die Betroffenen einerseits nicht über das Geschehen reden, hatten sich aber andererseits die Verletzungen häufig für jeden sichtbar im Gesicht beigebracht. Es waren konträre Signale, Schnitt- und Ritzverletzungen sollten sowohl verborgen sein als auch auffallen. Überwiegend handelte es sich dabei um gestaffelte Scharen von mehr oberflächigen Schnitt- und Ritzverletzungen. Bevorzugt davon waren schon die Arme, nicht das Gesicht. Sie fanden sich in allen Körperregionen, die mit den eigenen Händen erreichbar gewesen waren. War ein so geschilderter Überfall an die Öffentlichkeit gedrungen, rief das im sozialen Umfeld verständlicherweise helle Aufregung hervor. Mithin war den Betroffenen eine Richtigstellung des Geschehens kaum möglich. Die Widerstände gegen eine

Aufklärung lagen aber seelisch sehr viel tiefer. Deshalb kam die Polizei auch in der Regel mit einer Konfrontierung nicht weiter.

Größte Aufmerksamkeit erregte einmal in den Medien bei einem jüngeren Mann eine Ritzverletzung in Form eines Hakenkreuzes auf der Stirn. Welches Institut für Rechtsmedizin seinerzeit mit der Begutachtung beauftragt worden war, ist nicht mehr erinnerlich. Die Diskussion verlief aufgeregt über etliche Tage. Für *K* war es bei dieser Sachlage nicht so ganz nachvollziehbar, weshalb die Diagnose „Selbstverletzendes Verhalten" so lange auf sich hatte warten lassen.

Solche Verletzungen, Hautritzungen auch mit Hakenkreuzen, waren damals mehrfach publiziert worden. *K* hatte das Muster bis dahin noch nicht im Gesicht gesehen, Hakenkreuzeinritzungen und -tätowierungen an den Armen waren ihm aber geläufig. War zumeist die Diagnose „Selbstverletzendes Verhalten" rechtsmedizinisch leicht zu stellen, räumten es die Betreffenden häufig nicht oder erst nach sehr langer polizeilicher Vernehmung ein. Selbstverletzungen waren ein Hilferuf. Den hatten Rechtsmediziner zu hören. Sie kannten diese Verletzungen gut durch die Obduktionen Drogentoter. Sie kannten sie in jedem Abheilungsstadium, suchten stets bei der Leichenschau danach. Das waren dann neben den frischen Punktionsverletzungen oft dicht beieinander liegende Punktionen jeden Alters, sogenannte Narbenstraßen – in Scharen oder Mustern angeordnete feine Narben, ganz oft in Verbindung mit frischen gleichartigen Schnitt- und Ritzverletzungen; das waren neben Narben nach Suizidversuchen auch frische tiefergreifende Schnitte. Es handelte sich um einen Hilferuf, weil die Betroffenen etwas für sie Erdrückendes seelisch nicht verarbeiten konnten.

Ins Göttinger Institut wurden sie von der Polizei zur Beurteilung ihrer frischen Verletzungen gebracht. Dort erfolgte die körperliche Untersuchung. Durch die Art dieser Untersuchung, nämlich durch die von *K* entwickelte „berührungsfreie Untersuchung", spürten sie Achtung. So konnte fast so etwas wie Vertrauen entstehen. Dennoch lehnten die Verletzten zunächst jede auch nur angedeutete Hilfevermittlung ab. Das war nachvollziehbar. Welche Unterstützung wäre für sie auch aus der Rechtsmedizin zu erwarten gewesen? Das Vertrauen stabilisierte sich leicht, wenn geklärt wurde, dass es ihnen zustände, jederzeit das ärztliche Gespräch zu beenden. Nach der ärztlichen Untersuchung wollte allerdings die Polizei die Befragungen fortführen. Das war auch klar. Unterschiedlich deutlich teilten die Verletzten im Laufe des Gesprächs mit, seelisch stark belastet zu sein und deshalb vielleicht auch Hilfe zu benötigen. Sobald aber der geringste Zusammenhang mit den akuten Verletzungen, dem akuten Geschehen angedeutet wurde, war die Kommunikation beendet.

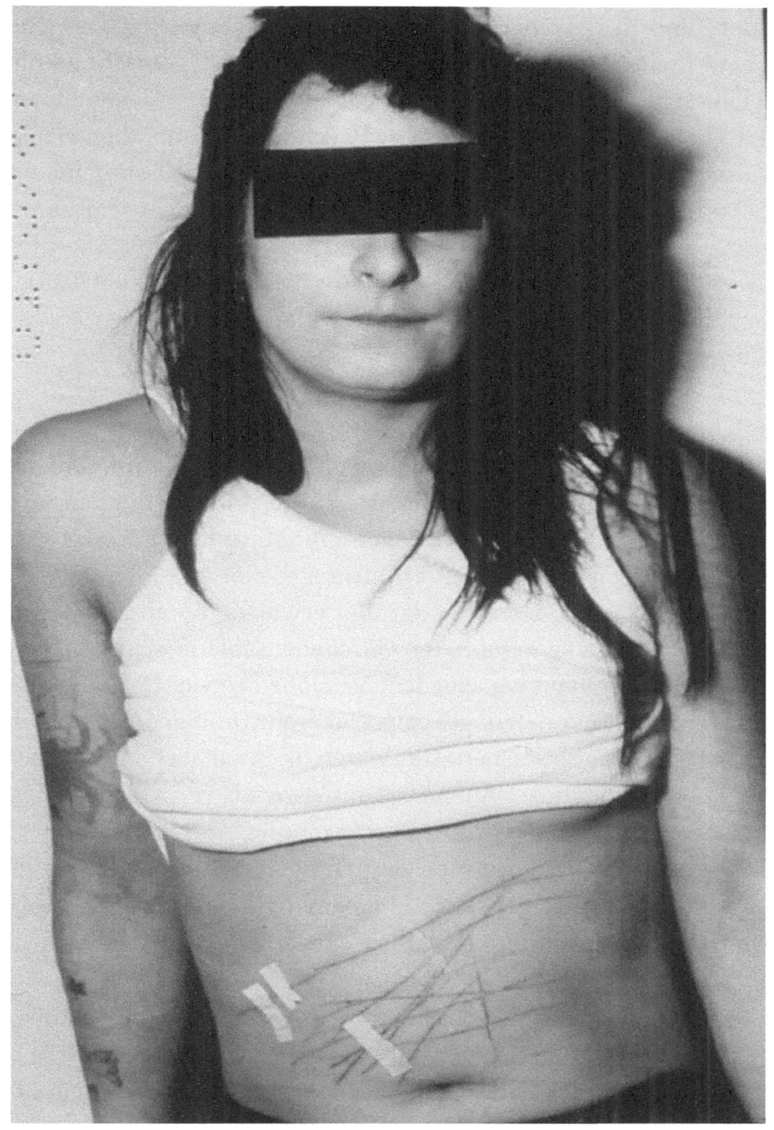

Abbildung 24: Selbstverletzendes Verhalten - alte Schnittverletzungen rechter Unterarm, in Scharen frische Ritzverletzungen über dem gesamten Oberbauch

Für ihr Vorgehen hatten *K* und K-W kein Schema. Sie orientierten sich ausschließlich an den Signalen, die von den Betroffenen gegeben wurden, ob sie mit Hilfsmöglichkeiten vertraut gemacht werden wollten oder nicht. „Oder nicht" war durchaus in Ordnung. Im anderen Fall bestand das Angebot darin, der oder dem Verletzten die

Anschrift der Klinik des psychiatrischen Kollegen zu überreichen. Das wurde keineswegs immer akzeptiert. Und ob dann ggf. davon Gebrauch gemacht wurde, erfuhr *K* nicht. Ein deutlicher Schritt weiter war eine telefonische Terminvereinbarung. Auch hier erfolgte keine Rückmeldung aus der Psychiatrie. Dann aber, wenn sofortige Hilfe gewünscht wurde, wurde sie auch sofort realisiert. Die Polizei machte mit. Sie stellte ihre Vernehmung zurück, akzeptierte das Vorliegen einer schweren seelischen Veränderung. Sofort fuhren *K* oder K-W die Verletzten im eigenen PKW in die Klinik. Diesen Einsatz fanden einige Psychiatrische Oberärzte zu riskant, zu riskant für die Rechtsmediziner. Da mochten sie Recht haben. Wäre aber erst ein Notarzt gerufen worden, wäre das Vertrauensverhältnis zerstört gewesen.

Rechtsmediziner sind keine Therapeuten. Ihre Aufgabe besteht nur darin, Verletzungen zu beurteilen: Alter, Form, Art der Zufügung. Die Betroffenen akzeptieren diese körperliche Untersuchung. So musste *K* nie Untersuchungen unter Zwang durchführen. Bereits aus formalen Gründen führen Rechtsmediziner keine Vernehmung durch. Das ist die Aufgabe der Ermittlungsbehörden. Allerdings werden von ihnen in ihren Gutachten Aussagen darüber erwartet, ob und inwieweit sich die gefundenen Verletzungen geschilderten Geschehensabläufen zuordnen lassen oder nicht. Es konnte da durchaus verschiedene Versionen geben. Dabei konnten Schilderung des Hergangs und Verletzungsanalyse übereinstimmen, in Teilbereichen oder auch völlig voneinander abweichen. Das waren dann sachliche Feststellungen, eine rechtsmedizinische Diagnose. Allerdings sah es *K* als verpflichtend an, in seiner Expertise auch auf die extreme psychische Spannung hinzuweisen, unter denen die Betroffenen bei der Zufügung dieser Verletzungen gestanden haben dürften. So eine Aussage musste begründet sein, auf einem ärztlichen Gespräch beruhen. Das konnte nun nicht pro forma geführt werden. Insofern bestand dabei ein Dilemma.

Denn als Rechtsmediziner schlüpfte er in eine therapievermittelnde Rolle, entfernte sich partiell von seiner Aufgabe. Obwohl das problematisch war, wurde es von den Ermittlungsbehörden nie beanstandet. Aber dieser Rollenwechsel wurde mehrfach Thema interdisziplinärer Symposien von Rechtsmedizinern, Psychiatern, Juristen, Polizeibeamten und auch Theologen, speziell am Göttinger Institut. Dabei wurde deutlich, dass zahlreiche medizinische Fächer, wie z. B. Dermatologie, Chirurgie, Plastische Chirurgie, Urologie, Gynäkologie, Innere Medizin und nicht nur Rechtsmedizin und Psychiatrie mit der Frage des selbstverletzenden Verhaltens konfrontiert waren.

KÖNNTE ES AUCH ANDERS GEWESEN SEIN? Rechtsmediziner kommen immer wieder in den Grenzbereich, in dem sie vom Gutachter in die Rolle des Therapievermittlers wechseln. Das ist rechtlich problematisch. Beim selbstverletzenden Verhalten wird es zu einer Gratwanderung.

Die Verletzungsanalyse und Befundsicherung bei Gewalt gegen Frauen und Kinder war und ist eine zentrale Aufgabe praktisch rechtsmedizinischen Begutachtder Rechtsmedizin. Hier lag auch ein Schwerpunkt seiner forensischen Arbeit, sei es wissenschaftlich, sei es in derung, sei es im rechtsmedizinischen Unterricht. Auf eine Vorlesung wurde bereits hingewiesen, nämlich auf eine Doppelstunde in jedem Semester, getragen von *K* zusammen mit der Frauenbeauftragten des Universitäts-Klinikums (UMG), dem Göttinger Frauennotruf, einer sehr engagierten Oberstaatsanwältin aus Göttingen und der Leiterin von K1 der Göttinger Kripo.

Als *K* eines Tages von S.I.G.N.A.L., einer Initiative gegen Gewalt gegen Frauen, Material über die dort geleistete Arbeit zugesandt wurde, glaubte er an einen Zusammenhang mit dieser Arbeit. Es wurden nämlich Ärzte/Ärztinnen an Kliniken und an den Instituten für Rechtsmedizin gesucht, die helfen sollten, an ihrem Klinikum einen Algorithmus zu etablieren, um unabhängig von der Einweisungsdiagnose und der Krankheitssymptomatik etwaige Folgen erlittener Gewalt gegen Frauen aufzudecken. So eine Initiative kam *K*s Bemühungen entgegen. Er fand es einen Versuch wert, sämtliche medizinischen Fächer in Diagnostik und Pflege einbeziehen zu wollen. Das hieß konkret, auch dort, wo man es zunächst gar nicht erwartete, bei der Erhebung der Krankheitsvorgeschichte und der Eingangsuntersuchung die Patientinnen ohne konkreten Anhalt nach persönlich erlittener Gewalt zu befragen.

Was so leicht klang, wäre schon schwierig gewesen. Stelle man sich beispielsweise vor, eine Frau bei der Aufnahme zur Operation einer Tränengangverengung auch nach etwaig erlittener Gewalt zu befragen. Über die Realisierbarkeit eines solchen Projekts gab er sich keinen Illusionen hin. Dennoch wollte er versuchen, seine Kolleginnen und Kollegen dafür zu gewinnen.

Seine Bereitschaft, sich engagieren zu wollen, teilte er S.I.G.N.A.L. mit. Aber er erhielt keine Antwort, auch keine Eingangsbestätigung seines Schreibens. Also schrieb er noch einmal an diese Initiative. Wieder erhielt er keine Antwort. Als dann auch noch sein dritter Brief unbeantwortet blieb, rief er an. Zunächst wollte ihn die Frau am Apparat abwimmeln. Sie hätte keine Zeit. Nach längerem Hin und Her fand sie sich aber dann bereit, seinen Namen und seine Institution zu notieren. Eigentlich hatte sie diese ja. Schließlich war er von dort angesprochen worden. Kommentarlos wurde ihm der Flyer zugeschickt, den er bereits hatte. Das war der letzte Kontakt, wenn man es überhaupt so nennen konnte.

Jahre später stellten die Vertreterinnen dieser Initiative auf einer der Tagungen der Deutschen Gesellschaft für Rechtsmedizin ihre Aktivitäten dar. Wie das manchmal so ist, waren sie in der Pause von mehreren rechtsmedizinischen Kolleginnen umgeben. Als *K* dazu kam, begann sich die Gruppe gerade aufzulösen. Freundlich ging er auf die Referentinnen zu. Sofort wandten sie sich ab. Sie kannten ihn nicht. Auch sein gleichbleibend freundlicher Versuch einer Kontaktaufnahme blieb frustran. Die Frauen packten ihre Taschen, murmelten, ohne aufzusehen, sie hätten keine Zeit, gingen.

Fast ein bisschen amüsiert, aber auch erstaunt blieb *K* zurück. Schade, dachte er, wie wollen die etwas gegen Gewalt gegen Frauen bewirken. Was wollen sie denn wirklich?

Sicher, es gibt auch die Konstellation, dass in einer Beziehung die Gewalt von der Frau ausgeht. Dabei kann es sich sogar um die primäre Konstellation handeln. Wer jeweils wen schlägt, muss nicht festgelegt sein. Auch kann sich das im Laufe einer Beziehung ändern. Häufige Einlassung der männlichen Angeklagten vor Gericht war es nach *K*s Erfahrung, es sei gegenseitige Gewalt oder ausschließliche Gewalt seitens der Frau gegen ihn, den Angeklagten, gewesen. *K* kannte die Verletzungen der Frau, des Opfers, wusste um die immer wiederkehrende Gewalt gegen sie. Weil er sie im Auftrag von Polizei oder StA untersucht hatte, war er vom Gericht als Sachverständiger geladen worden. Und er hatte auch zumeist zeitgleich und ebenfalls berührungsfrei wie das Opfer den Angeklagten untersucht und dabei nur sehr selten bei ihm auf häusliche Gewalt hinweisende Verletzungen gefunden. Professionalität und Disziplin waren auch dabei von einem Gutachter zu verlangen, für *K* auch unschwer zu erfüllen. Dabei stellte es keinen Widerspruch dar, dass er die Prozessbegleitung durch die Frauen vom Frauennotruf sehr schätzte. Zum Täter hatte *K* keinen Bezug. Der war ihm egal. Das war nicht abwertend, einfach egal. Manchmal hätten die Gerichte es ganz praktisch gefunden, hätte er sich bereitgefunden, z. B. mit einem Referendar eine bestimmte Konstellation nachzustellen, wie beispielsweise die Ausführung eines Hiebs oder eines Messerstichs. Aber sich in einen Täter zu versetzen, kam für *K* nicht infrage. Die Gerichte sahen das sofort ein. Und so war es auch keine Attitüde, dass ihn das Gerichtsurteil nicht interessierte. Mit dem Verlassen des Gerichtssaals war für ihn der konkrete Fall abgeschlossen.

Zuschlagen und geschlagen werden kann sich im Laufe der Jahre in einer Beziehung ändern. Ein solcher Wechsel in der Täterschaft soll am Beispiel eines Tötungsdelikts erläutert werden, zu dem *K* in seiner Kölner Zeit an den Tatort gerufen worden war. Bei seinem Eintreffen fand er die Tote in Rückenlage mit tief zertrümmertem Obergesicht und Stirnregion vor. Um ihren Kopf war fast kranzförmig eine Unzahl kleiner Glassplitter auf dem Fußboden verteilt. Es handelte sich um Splitter einer Sektflasche, von der nur der Hals mit einem Schrägabbruch erhalten geblieben war.

Aus der Hauptverhandlung gegen den Mann ergab sich, dass er seine Frau über Jahrzehnte hin geschlagen und auch auf andere Weise misshandelt hatte. Als sie älter wurden, drehten sich die Kräfteverhältnisse. Jetzt war sie es, die schlug. In der finalen Situation hatte sie ihm im Streit um Alkohol einen Faustschlag auf die Rippen gegeben, woraufhin er sie unter dem Schmerz wegschubste. Rücklings fiel sie neben dem Esstisch zu Boden. Hier stand die Flasche, mit der er dann zuschlug. Es war ungewöhnlich, dass sowohl der Schädel eingeschlagen als auch die Flasche zersplittert war. Hinweise auf mehrere Schläge mit der Flasche ergaben sich weder aus der Weichteilverletzung noch aus den knöchernen Verletzungen von Obergesicht und Hirnschädel. Es mag sein, dass er bei einem Nachschlag den Fußboden getroffen hatte. Nachgetreten hatte er nach dem Obduktionsbefund auf jeden Fall, was er bestritt. Plausibel wurden die anderen Schilderungen des Täters dadurch, dass er tatsächlich eine gebrochene Rippe hatte und sich korrespondierend dazu bei der Obduktion der Toten ein kräftiges frisches Hämatom auf der Streck/Außenseite des Grundglied-Mittelglied-Gelenks vom rechten Zeigefinger fand. Opfer und Täter waren alkoholisiert.

Könnte es auch anders gewesen sein? Manche Initiativen, die Strukturen zum Schutz von Frauen gegen Gewalt aufbauen wollten, wirkten auf *K* in ihrer Umsetzung nicht nahvollziehbar, geradezu bizarr. Er hatte sich nicht zuletzt mit der Etablierung der berührungsfreien Untersuchung und dem kompromisslosen Verneinen von gynäkologischen Untersuchungen durch Rechtsmediziner/innen in seinem medizinischen Fach klar positioniert.

Kapitel 18

Der stille Tod im Wasser

Anfang der 1970er Jahre gingen in Köln beim Schwimmen in kurzen Abständen junge Männer still unter und ertranken, zunächst unbemerkt. Diese Todesfälle waren im höchsten Maße beunruhigend. Es wurde entsprechend alles Denkbare unternommen, um solche Unfälle zu verhindern, aber dafür keine Erklärung und kein Weg gefunden. Bei den Ertrunkenen ergaben sich keine Hinweise auf kardiale Vorerkrankungen oder Krampfanfälle. Etwaige Hinweise auf Gleichgewichtsstörungen, wie z. B. akute Mittelohrentzündungen, Fieber, Benommenheit durch Entzündungen oder vorangegangene Verletzungen hatten nicht vorgelegen. Umfangreiche autoptische, histologische, chemisch-toxikologische und neuropathologische Untersuchungen lieferten keine Erklärung. Was messbar schien, wurde gemessen. Am Ort des Ertrinkens waren es die Strömung, die Wassertemperatur in verschiedenen Schichten, die Qualität des Wassers, einschließlich bakterieller und mikrobieller Untersuchungen. Auch im Hinblick auf eventuelle allergische Reaktionen wurden die noch möglichen Tests durchgeführt. Sämtliche Untersuchungen blieben ergebnislos. Immer wieder ertranken junge Türken in den Baggerseen, ohne dass ihre Freunde, mit denen sie ins Wasser gegangen waren, ihr Untergehen gleich bemerkt hätten.

Es konnte zum damaligen Zeitpunkt kein Zufall sein, dass es Türken waren. Aber spezifisch für die Herkunft konnte es auch nicht sein. Was aber war dann das Gemeinsame? Gemeinsam war ihnen, dass sie ehrgeizige junge Männer waren, die ihr schlechtes Schwimmen durch Kraft kaschieren wollten.

Stets schwammen sie in einer Gruppe Gleichaltriger. Auch wenn sie mit den anderen nicht richtig mithalten konnten, waren sie nicht unter Versagen der Kräfte oder an den Folgen eines Wadenkrampfs untergegangen. Ihre Freunde hätten ihre Hilferufe, den ganzen heftigen Ablauf beim Ertrinken gehört und gesehen. Das war nicht der Fall. Das stille Untergehen hätten sie nur dann bemerken können, wenn sie sich gerade in diesem Moment nach ihrem Freund umgedreht hätten. Jeder von ihnen aus der Gruppe wird sich das später vorgeworfen haben, jeder zu Unrecht.

Der Frage nach den Ursachen kommt man vielleicht näher, wenn man sich vor Augen hält, was technisch einen schlechten, ungeübten Schwimmer ausmacht. Er hebt beim Brustschwimmen mit zu großem Krafteinsatz den Oberkörper weit aus dem Wasser, und zwar mit nach hinten überstrecktem Hals und in den Nacken gelegtem Kopf. Ist Schwimmen sonst eine flüssige Bewegung, so finden sich beim schlechten Schwimmer mehr kurze ruckartige Bewegungen und eine quasi-statische Muskelfixierung der Kopfhaltung. Sicherlich werden sich die zurück zum Ufer schwimmenden jungen Männer wiederholt nach den Freunden umgesehen haben. Das ließe sich dann als „Reklination + Rotation" bei muskulärer Fixierung beschreiben. So eine Körperhaltung kann einerseits eine grenzwertig unphysiologische Beanspruchung sein, die im Normalfall unproblematisch ist. Andererseits kann sie zu einer Bewusstseinstrübung, zu einer Synkope führen. Dafür gibt es zahlreiche Beispiele im täglichen Leben.

Dass der Blutfluss in der A. vertebralis bei starker Kopfdrehung gemindert wird, war, wie gesagt, grundsätzlich für den erwachsenen Menschen seit Mitte des 19. Jahrhunderts durch Leichenversuche bekannt. Mit den Berliner dopplersonographischen Untersuchungen zum Plötzlichen Kindstod hatte *K* dann mit seinen pädiatrischen Kollegen zeigen können, dass ein messbarer Effekt auf die Blutzufuhr zum Gehirn erst dann auftrat, wenn zur nennenswerten Kopfdrehung noch die Überstreckung im Nacken hinzukam, Rotation + Reklination.

Beim stillen Untergehen von Schwimmern standen und stehen jedoch Herzrhythmusstörungen und epileptische Anfälle im Vordergrund. Dafür gibt es eine genetische Disposition. Solche Untersuchungen konnten damals noch nicht durchgeführt werden. Aber diese Häufung in einer ganz bestimmten Gruppe junger Männer war damit nicht zu erklären. Statistisch, muss man sagen, war es überzufällig. Aber ist so etwas überhaupt vorstellbar, dass Sensationen wie Flirren oder Flackern vor Augen, vielleicht auch das Gefühl einer einsetzenden Bewusstseinstrübung ignoriert werden? *K* kannte letzteres ganz gut von früher beim Judo, wenn der Gegner seinen Kimono als „Würgegriff" zuzog, er aber nicht aufgeben wollte und sich bis an den Rand des Bewusstseinsverlustes wehrte. Da konnte er auf der Matte abklopfen und sofort wurde der Würgegriff gelöst. Was sollte ein junger Mann machen, wenn er solche Sensationen beim Schwimmen spürte und deren Ursache nicht kannte? Naheliegend wäre es doch gewesen, noch schneller zum Ufer schwimmen zu wollen, also noch mehr Kraft einzusetzen.

Es wurde bereits gesagt, dass es diese flüchtigen Schwindelgefühle, das Flirren vor den Augen und das Flackern bei etwas längerer Rückwärtsneigung des Kopfs unter den normalen Abläufen des Alltags gab. Es war und ist kein ganz so seltener Effekt. So schilderten manche Menschen, nur ungern auf einer Bank mit in den Nacken gelegten Kopf in den Himmel zu sehen, auf Wolken, Vögel, Sonnenuntergänge, Sterne. Ihnen werde es dabei schon nach kurzer Zeit recht unangenehm, auch schummrig. *K* wollte das gern etwas quantifizieren und führte dazu eine kleine Erhebung unter etwa 150 Studierenden durch. Gut ein Viertel der Befragten empfand beim Kopf-in-den-Nacken-Legen sehr schnell solche unangenehmen Sensationen. Von sich aus nahmen sie diese Kopfhaltung nicht oder nur kurz ein. Andere Studierende hatte so etwas bei längerem Verweilen auch schon einmal erlebt. Nur etwa der Hälfte der Befragten machte es nichts aus, angelehnt auf einer Parkbank zu sitzen und länger in den Himmel zu schauen.

Erinnert sei an den Mann, der in Hamburg auf der Parkbank eingeschlafen war. Gestorben war er nicht an einem geminderten Blutzufluss zum Gehirn über die A. vertebralis, sondern infolge eines „Kneifzangenmechanismus", der im oberen Teil der HWS über Mikrozirkulationsstörungen zu einer Schädigung des Rückenmarks geführt hatte.

Bei manchen Menschen führt eine bestimmte Kopfhaltung nicht nur zu flüchtigen Symptomen, sie werden schlagartig ohnmächtig. So war es auch, als *K* einmal eine über 80 Jahre alt gewordene Frau im Auftrag des Gerichts obduzierte, die dann, wenn sie den Kopf stark nach vorn gebeugt hatte, bewusstlos wurde. Es war in ihrer Kindheit, so berichtete ihre Tochter der Polizei, dass sie mit der Mutter unterwegs war, um Pilze zu sammeln. Sie hätten schon viele Pilze im Korb gehabt, als sich die Mutter wieder zu Pilzen herunterbückte und plötzlich bewusstlos nach vorn umfiel. Nach kurzer Zeit sei sie wieder wach geworden, hätte lachend ihrem stark verängstigten Kind erklärt, es sei ganz harmlos. Das würde ihr immer dann passieren, wenn sie ihren Kopf stark nach vorn beuge. Am Leichenfundort, so stellte sich heraus, hatte sie wohl auf dem oberen Podest der Kellertreppe ihre Schuhe wechseln wollen. Einer war ausgezogen, der andere noch nicht. Bewusstlos war sie bäuchlings die ganze Kellertreppe heruntergerutscht. Dadurch hatte sich ihr Mantelkragen auf beiden Seiten fest am Hals zugezogen und es war zum tödlichen Erdrosseln, zum Unfall unter einer Synkope gekommen.

Synkopen und dadurch bedingte Stürze sind bei alten Menschen in Folge flüchtiger Minderung der Hirndurchblutung häufig. Der medizinische Terminus ist „Transiente ischämische Attacke".

Diese Todesfälle der jungen Türken blieben *K* immer gegenwärtig. Und es gab also auch ausreichend Gründe, dabei an Synkopen infolge längerer Rotation + Reklination beim Schwimmen zu denken.

So war es insbesondere, als er im Jahr 1996 in Göttingen um die Erstattung eines Gutachtens zum Ertrinkungstod einer jungen Frau in Süddeutschland gebeten wurde. Er kam zu dem Ergebnis, dass der Tod Folge einer flüchtigen Minderperfusion des Gehirns gewesen sein dürfte und begründete das über die A. vertebralis-Theorie (Rotation + Reklination).

Der Vorwurf, ihn fahrlässig verschuldet zu haben, traf den Bademeister sehr. Er mache sich, so sein Rechtsanwalt, sehr große Vorwürfe, wisse aber nicht, was er hätte anders machen können.

K hatte die Obduktion nicht durchgeführt. Das waren Kollegen in einem anderen rechtsmedizinischen Institut. Dort hatte man die Frage nach den möglichen Ursachen dieses stillen Ertrinkungstodes ausweichend beantwortet. Nach allem Gesagten war das nachvollziehbar.

Deshalb wurde dann *K* um die Erstattung eines Gutachtens zur Todesursache gebeten. Nach den polizeilichen Ermittlungen hatte die Mutter ihr Kind zum Schwimmunterricht begleitet. Unter Aufsicht des Schwimmlehrers oder des Bademeisters schwammen die Kinder in der Außenbahn, also am Beckenrand. Die Mutter begleitete die Kindergruppe 2 oder 3 Bahnen entfernt, entsprechend langsam schwimmend, immer mit Blick auf ihr Kind. So wurde es von Zeugen berichtet. Am Ende der Bahn machte sie jeweils die Wende mit. Ohne dass es jemand vorher bemerkt hätte, wurde sie tot auf dem Beckenboden aufgefunden.

Betrachtet man die Kopfhaltung beim Schwimmen, dann war es eine Art wechselnde Dauerhaltung. Weil die Mutter ihr Kind durchgehend im Blick haben wollte, tauchte sie ihr Gesicht bei den Schwimmzügen auch nicht ins Wasser ein. Sie schwamm mit erhobenem Kopf, eigentlich also ganz normal, leicht nach hinten überstreckt. Der begleitende Blick auf ihr Kind bedeutete unterschiedlich weites Drehen des Kopfes. Technisch gesehen waren das „Reklination + Rotation". Die rechtsmedizinischen Kollegen von *K* hatten im Obduktionsprotokoll keine Angaben zum Kaliber der Aa. vertebrales gemacht.

Der Richtungswechsel – also die Wende – der Kindergruppe an den Bahnenden bedeutete Wechsel der Blickrichtung der Mutter über die Dauer, die die Kinder für eine Bahnlänge benötigten. Je nach Drehrichtung des Kopfes war die Blutströmung dann in der einen und anschließend in der anderen der beiden Aa. vertebrales beeinträchtigt. Natürlich konnte kein Beweis für eine Minderversorgung des Gehirns geführt werden. Aber das stille Untergehen und Ertrinken der Mutter ließ sich damit plausibel machen. Wenn vom stillen Untergehen gesprochen wird, was die ganze Zeit geschehen ist, dann geschieht es in Abgrenzung zum „typischen" Ertrinken. Das ist ein rechtsmedizinischer Fachbegriff. Ganz unbefangen kann man ihn nicht benutzen. Er muss aber auch nicht näher erklärt werden.

Viele der hier gegebenen Schilderungen könnten zu dem Eindruck führen, dass die Tätigkeit des Rechtsmediziners so emotional sei, dass sie kaum geleistet werden könne. Aber wie in jedem Beruf mit großer Verantwortung gilt es auch hier, einen professionellen Abstand zu wahren.

So musste auch der Ertrinkungstod der Mutter zuallererst vom Leid der Familie her betrachtet werden. Aus den Akten war nicht zu entnehmen, dass und ggf. in welcher Form *K*s rechtsmedizinische Kollegen versucht hatten, die Familie durch genaue Information zu unterstützen. Sie dürften es schon gemacht haben. Sicher war nur, dass sie dabei nicht auf die A. vertebralis-Theorie eingegangen waren. Dabei hätte es den Angehörigen schon etwas geholfen, wenn sie gewusst hätten, dass für den stillen Untergang beim Schwimmen auch begründet eine Ohnmacht angenommen werden konnte. Auch der Bademeister war damit entlastet.

Als Gutachter hatte *K* die Fragen, wie es zum Tod der jungen Mutter beim Schwimmen hatte kommen können, nicht vollständig beantwortet. Er hatte darin anhand der ihm vorgelegten Daten und Beobachtungen Plausibilitätsüberlegungen angestellt und sich dabei auf medizinisch anerkannte Erkenntnisse gestützt.

Zwischen den auswärtigen Obduzenten und *K* erfolgte vor und nach seiner Gutachtenerstattung kein fachlicher Austausch. Das ist auch aus guten Gründen nicht üblich. Darauf wird im Folgenden noch näher eingegangen.

KÖNNTE ES AUCH ANDERS GEWESEN SEIN? Ja, denn eine der Erklärungen für das stille Untergehen im Wasser über die A. vertebralis-Theorie basierte auf Plausibilitätsüberlegungen; d. h. es ist naheliegend, aber nicht bewiesen.

Kapitel 19

Gutachterkonflikte

Es gehört zu den Ängsten eines/r jeden Rechtsmediziners/in, einem unschuldigen Menschen durch ein fehlerhaftes Gutachten einen Schaden zuzufügen, ihn mittelbar vielleicht sogar ins Gefängnis zu bringen. *K* hofft auf seine alten Tage, dass das keinem Menschen durch ihn je widerfahren ist.

Wissenschaftlich hatte er sich ausgiebig mit Fragen zum Schütteltrauma des Kindes beschäftigt, insbesondere zusammen mit seinem Kollegen Prof. Manfred Oehmichen, dem Direktor der Institute für Rechtsmedizin in Lübeck und Kiel, der sowohl Rechtsmediziner als auch Neuropathologe, also Gehirnspezialist war. Folge eines massiven Schüttelns kann es sein, dass der Schädelknochen schnell gegen das Gehirn verschoben wird und dadurch Blutgefäße zerreißen, die zwischen weicher und harter Hirnhaut verlaufen, nämlich die „Brückenvenen". Aus ihnen blutet es dann. Aber auch die Strukturen im Gehirn selber sind dabei Scherkräften ausgesetzt. D. h. sie können sich gegeneinander verschieben und Fortsätze von Gehirnnervenzellen abreißen. Deshalb kann ein schweres Schütteln tödlich verlaufen.

Sind bei einer Untersuchung bereits Unterblutungen in der Schädelschwarte eines Säuglings erkennbar, dann ist erst an Schlag oder Sturz zu denken, wenn eine Blutungsneigung ausgeschlossen ist. Angehörigen zu Unrecht eine Kindesmisshandlung vorzuwerfen, wäre eine Ungeheuerlichkeit. Das kommt aber vor.

Weist ein Säugling eine Platzwunde in der Schädelschwarte auf, dann steht es außer Frage, dass sie Folge einer Gewalteinwirkung ist. Das heißt aber noch nicht, dass Eltern ihr Kind misshandelt hätten. Betrachtet man die Maximalverletzung mit einer Fraktur der Schädelkalotte, dann kann ebenfalls nicht von vornherein von einer Kindesmisshandlung ausgegangen werden. Am Anfang steht methodisch die Absicherung, dass es sich wirklich um eine Fraktur handelt. Das ist unmittelbar nachvollziehbar, denn Frakturen können auch radiologisch vorgetäuscht werden. Deshalb wird auch anhand von CT oder MRT stets dazu Stellung genommen, ob sich in der direkten oder weiteren Umgebung der knöchernen Verletzung auch Blutungen oder Schwellungen finden oder eben nicht.

Diese Frage spielte in einem Gutachtensfall, zu dem *K* beauftragt worden war, die entscheidende Rolle.

Hier soll diese sehr traurige Geschichte erzählt werden. In Wirklichkeit war es keine Geschichte, sondern die Realität. Es war die Geschichte einer rechtsmedizinischen Fehldiagnose mit ganz erheblichen Folgen für einen unbescholtenen Mann. Rechtsmediziner wurden und werden häufig mit der autoptischen Klärung von Behandlungsfehlervorwürfen gegen klinisch tätige Ärzte mit Todesfolgen beauftragt. Nur zu einem geringeren Teil sind dabei die Vorwürfe gerechtfertigt. Zum Glück waren gravierende Fehlbeurteilungen in der Rechtsmedizin doch insgesamt selten und noch seltener so folgenschwer wie im vorliegenden Fall.

K hat seinerzeit durch sein Gutachten den Vater in einem Wiederaufnahmeverfahren rehabilitiert. Aber der Bitte des Rechtsanwalts ist er nicht nachgekommen, mit seinen Untersuchungsergebnissen in die Öffentlichkeit (sprich Fernsehsendung) zu treten. Im Nachhinein betrachtet, könnte das vielleicht einen Makel auf den Vater geworfen haben. Wäre es denn so gewesen, sollte der unbedingt beseitigt werden. Entsprechend ausführlich soll auf den Tod seines Kindes eingegangen werden. Der Familie wäre ohne Obduktion ihres gestorbenen Kindes großes Leid erspart geblieben. Beteiligt waren in diesem Fall Pathologen und Rechtsmediziner.

Als *K* eingeschaltet wurde, war der Vater zu Unrecht verurteilt worden, sein Kind getötet zu haben. Das Gericht war dem rechtsmedizinischen Gutachten gefolgt. Die Strafe war abgesessen. Einzelheiten dazu sind nicht bekannt. Aber die Familie hatte nie die Unschuld des Vaters bezweifelt.

Die traurige Vorgeschichte begann bereits mit der Geburt. Um den Zeitpunkt der Geburt erlitt das Kind einen schweren Sauerstoffmangelschaden mit massiver Schädigung des Gehirns. Es überlebte trotz erheblicher Gehirnblutungen. Aber die Folgen davon waren schwere Krampfanfälle mit erneuten Sauerstoffmangelepisoden und dadurch bedingten Nachblutungen ins Gehirn. Solange es lebte, bestand für das Kind die Gefahr einer unvorhersehbaren akuten tödlichen Hirnschwellung. Trotz einer medikamentösen Dauerbehandlung konnten Krampfanfälle ohne Vorwarnung auftreten und akut tödlich verlaufen. Die Versorgung des Kindes war nicht leicht, aber dem Vater geläufig.

Am Todestag wirkte das Kind stabil, bedurfte nicht etwa einer Sitzwache. Der Tagesablauf war normal, bis der Vater auf einmal seinen Sohn tot im Bettchen auffand. Er wurde wohl von einem alarmierten Notarzt in die dortige Universitäts-Klinik mitgenommen, möglicherweise unter Reanimation, denn ein NAW darf keinen Leichentransport durchführen. Bei der Leichenschau wurden keine frischen oder alten Verletzungen festgestellt. Den Ärzten waren die seit der Geburt bestehenden sehr schweren Sauerstoffmangelschädigungen des Gehirns bekannt. Deshalb gab es auch für die Durchführung einer gerichtlichen Obduktion keinen Grund.

Ahnungslos stimmten die Eltern einer klinischen Obduktion in der Pathologie zu. Hätte sie die Folgen dieser Einwilligung auch nur ahnen können, hätten sie ihre Zustimmung nicht erteilt. So aber nahm das Unheil seinen Lauf.

Die Pathologen fanden bei der Obduktion des Kindes zunächst weder alte noch frische Verletzungen. Die Schädelschwarte war unverletzt. Nach Eröffnen des Schädeldachs stellten sich dann die erheblichen alten und älteren Blutungen im Schädelbinnenraum und im Gehirn dar, aber keine frischen Blutungen. Das entsprach der Vorgeschichte. Nach welcher Technik genau das Schädeldach, die Kalotte, aufgesägt worden war, ergab sich für *K* nicht aus dem Obduktionsprotokoll. Die Brückenvenen waren vor Herausnahme des Gehirns aus der Schädelhöhle intakt. Nach Kappung des Gehirns mit einem großen Horizontalschnitt wurde die weiche Hirnhaut als klar und durchsichtig beschrieben, also weder alt noch frisch unterblutet. Die obere Hirnhälfte wurde regulär auf eine flache Schale gelegt. Aber, und da wurde es plötzlich dramatisch, in der Kalotte wurde eine „Fraktur" gefunden. Sofort wurde die Rechtsmedizin hinzugezogen. Das war der erste Fehler. Und der lag in der Pathologie. Den Befund hätten die Pathologen selber kennen müssen.

Pathologen und Rechtsmediziner stimmten dahingehend überein, dass weder über dieser Fraktur in der Schädelschwarte noch unter ihr auf der Innenseite der Kalotte eine Blutung vorhanden war. Im Gehirngewebe selber fanden sich ebenfalls keine frischen Blutungen. Das wurde später noch einmal bei der mikroskopischen Nachuntersuchung in der Rechtsmedizin bestätigt.

Außer der „Fraktur" in der Schädelkalotte sprach nichts, aber auch gar nichts für ein Schädel-Hirn-Trauma. Die Rechtsmediziner bestätigten die Untersuchung der Pathologen, dass das Kind auch sonst unverletzt sei. Deshalb hätte die Frage heißen müssen: ist das überhaupt eine Fraktur?

Es hatte wohl etwas länger gedauert, bis die gekappte obere Gehirnhälfte noch einmal in Augenschein genommen wurde. Dabei stellten dann die Rechtsmediziner beidseitig erhebliche frische diffuse Unterblutungen in der weichen Hirnhaut fest. Reichlich Blut war in die Schale, auf die diese obere Gehirnhälfte gelegt worden war, abgelaufen. *K* hat für sein Gutachten die Fotodokumentation gesehen.

Wie viel Blut nach der Entnahme des Gehirns aus den bei der Obduktion durchtrennten zarten Blutgefäßen dann abläuft, hängt davon ab, ob und in welchem Umfang das Blut vor der rechten Herzhälfte gestaut ist. Dass es im konkreten Fall reichlich war, hätte rechtsmedizinisch bedacht und berücksichtigt werden müssen.

Im Übrigen war es irrelevant, wie viel Blut abgelaufen war. Maßgeblich war allein der erste Befund. Und der hieß: keine Blutung, klare durchsichtige weiche Hirnhaut.

Die Pathologen hätten zögern müssen, von einer „Fraktur" zu sprechen. Denn beim Aufsägen des Schädels und erst recht beim sogenannten Korbhenkelschnitt sind knöcherne Einrisse die Regel. Weil derjenige, der den Schädel aufsägt oder aufschneidet, sieht, wie es zu diesen Einrissen im noch recht spröden kindlichen Knochen kommt, ist die Bezeichnung „Fraktur" falsch. Auch dass eine knöcherne Zerreißung zunächst trotz aller Aufmerksamkeit zunächst unbemerkt bleiben kann, hätte den Pathologen geläufig sein müssen, wenn nicht ihnen, dann auf jedem Fall den Rechtsmedizinern. Sie wurden ja wegen dieser Frage von den Pathologen hinzugebeten.

Als Fraktur hätten sie, wie gesagt, nur dann die knöcherne Bruchlinie werten dürfen, wenn sie dort auch eine korrespondierende Blutung gefunden hätten, selbst wenn sie noch so fein gewesen wäre. Was ja nicht der Fall war. Aus der Obduktion hatte sich also kein Anhalt für ein direktes frisches Schädel-Hirn-Trauma ergeben und bei intakten Brückenvenen auch kein Hinweis auf ein Schütteltrauma. Den Pathologen und Rechtsmedizinern hätte geläufig sein müssen, dass ein Kind mit einer schweren Vorschädigung des Gehirns, wie sie hier seit der Geburt vorlag, jederzeit akut versterben konnte.

Diese „Obduktionsbefunde" wurden dennoch im Gutachten vor Gericht als schwere Verletzungsfolgen zusammengefasst. D. h., die „Blutung" wurde auf die „Fraktur" bezogen. Aus zwei Artefakten wurde eine schwerwiegende Fehldiagnose.

Deshalb wurde der Vater verurteilt und musste für mehrere Jahre ins Gefängnis gehen. Kennt man die Strukturen im Knast ein wenig, dann weiß man, dass von den Mitinsassen jemand, der sein Kind getötet hat, verachtet wird.

Das Leid dieser Familie sollte man sich besser nicht vorstellen.

KÖNNTE ES AUCH ANDERS GEWESEN SEIN? Diese Frage macht beklommen. Hier führte eine falsche Vorgabe, nämlich die Diagnose „Fraktur“ durch Pathologen, zum Denken in falschen Kategorien – unnatürlicher Tod. Wäre anschließend nicht auch noch rechtsmedizinisch von basalen, also unverrückbaren Kriterien bei der Frakturanalyse abgewichen worden, dann hätte nicht ein Unschuldiger eine mehrjährige Freiheitsstrafe verbüßen müssen. Das mahnt doch sehr zur Bescheidenheit.

Kontroversen sind zwischen Rechtsmedizinern in der Hauptverhandlung vor Gericht nicht ganz selten. Das muss auch so sein. Die Gerichte haben ein Anrecht darauf, dass nicht etwa Fehler oder Irrtümer aus falsch verstandener Kollegialität unter den Rechtsmedizinern relativiert werden. So wird es nicht sonderlich verwundern, dass manche Rechtsmediziner nach einer solchen Kontroverse für immer verfeindet sind. Allerdings ist das nicht zwingend. Davon soll im Folgenden berichtet werden.

Seit Anfang der 1970er Jahre hatte sich *K* zusammen mit Jürgen Koebke in Köln der Traumatologie des Kehlskeletts beim Erdrosseln, Erwürgen und Erhängen zugewandt. Bis in die allerjüngste Zeit arbeitet *K* in Kooperation mit Professor Dettmeyer,Gießen/Marburg auf diesem Gebiet. In Köln wurden damals 504 Zungenbeine radiologisch und präparativ untersucht, 49 Fälle zusätzlich histologisch. Das ist bis heute die größte Untersuchung dieser Art. Sie lieferte Daten für experimentelle Untersuchungen an Kunststoffmodellen im Spannungsoptischen Versuch. Derselbe experimentelle Weg wurde für die Untersuchung der Schildknorpelfraktur gewählt. In Abhängigkeit von der Art der Krafteinleitung beim Erhängen, Erdrosseln und Erwürgen wurde jetzt für Schildknorpel und Zungenbein die Spannungsverteilung (Isochromaten) dargestellt. Von besonderem Interesse war dabei die Topographie der Spannungsmaxima. Diese wurden zur radiologisch quantifizierten Knochendichte (Äquidensiten) in Beziehung gesetzt. Damit war jeweils an Zungenbein und Schildknorpel der Ort der geringsten Belastbarkeit definiert. Das heißt, man hatte ein wissenschaftlich fundiertes "Werkzeugïn der Hand, um in den meisten Fällen anhand der Verletzungen des Kehlskeletts zwischen Erwürgen und Erdrosseln differenzieren zu können.

Eines Tages bekam *K* den Anruf einer auswärtigen Kollegin mit der Bitte, für sie in einem unklaren Tötungsdelikt den Kehlkopf und das Zungenbein zu untersuchen. Es ginge um die Frage: Erdrosseln oder Erwürgen? Es könnte aber auch etwas ganz anderes sein, nur was das dann wäre, wisse man nicht. *K* war selbstverständlich bereit, der Kollegin aus der Verlegenheit zu helfen. Seine Untersuchung des Kehlskeletts ergab, dass es sich um eine Schussverletzung gehandelt hatte. Weil er Vertraulichkeit zugesagt hatte, schickte er ihr das präparierte Kehlskelett mit

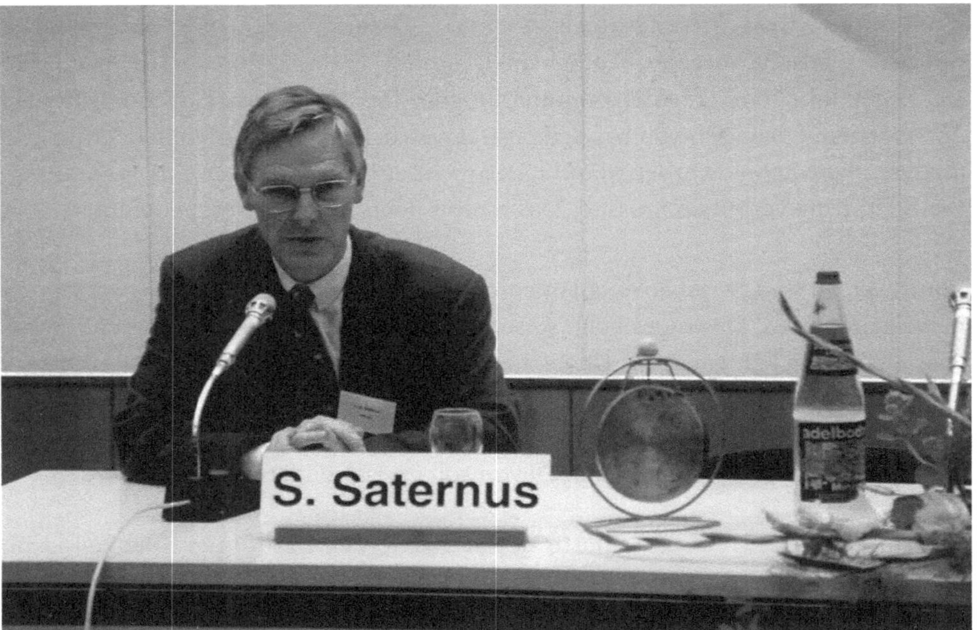

Abbildung 25: Traumatologische Tagung Bern 1995

dem abgelösten Weichteilmantel zurück und fügte seine komplette Fotodokumentation für ihr Gutachten bei. Er hielt nichts für sich zurück. Sie war ihm sehr dankbar, erwähnte aber diese Fremdberatung nicht. Als das Gericht dann über ein so unerwartetes Untersuchungsergebnis verwundert war, verwies sie auf *K*.

Nachvollziehbar wollte sich die Staatsanwaltschaft absichern und zog deshalb mit Prof. Sellier den „Papst" der Ballistik hinzu. Er war Autor des Standardlehrbuchs über forensische Ballistik, war ein fundierter Wissenschaftler in der Generation vor *K* und für diesen durchaus eine Respektsperson. Das Gericht oder die Staatsanwaltschaft hatten ihm das von *K* präparierte Kehlskelett zugesandt. Sein Untersuchungsergebnis lautete, keine Schussverletzung. Na, und ob das *K* verwunderte.

Zur Hauptverhandlung wurden beide geladen. Sie kannten sich schon sehr lange. Deshalb freuten sie sich, einander zu treffen. Es verstand sich geradezu von selbst, dass für das Gericht der Schussexperte von vornherein mehr Gewicht hatte als *K*, dessen Wissen nicht so leicht einzuordnen war. Entsprechend neigte es dem Untersuchungsergebnis „kein Schuss" zu. Sellier blieb auch in seinem mündlichen Gutachten der Aussage „kein Schuss" treu.

Da wurde der Vorsitzende *K* gegenüber schon etwas ungnädig, als dieser dennoch bei seinem Untersuchungsergebnis blieb. Das sei ja nun kompetent geklärt, bekam *K* zu hören, was er da auch immer gesehen haben möge. Es sah so aus, dass das Gericht die Befragung der Sachverständigen mit dem Ergebnis „kein Schuss" beenden wollte. *K* blieb somit nichts anderes übrig, als vorzuschlagen, den Schussdefekt am Kehlkopfpräparat demonstrieren zu wollen. Seine Fotodokumentation hatte er ja seiner Kollegin gegeben. Die war jedoch nicht mehr zu diesem Gerichtstermin geladen worden. Das war fatal. Wo Kehlkopf und Zungenbein geblieben waren, wusste er nicht. Er konnte es auch nicht wissen. *K*s Vorschlag wurde vom Gericht angewidert und mit Unwillen abgelehnt. Da teilte Prof. Sellier mit, das Präparat mitgebracht zu haben, gewässert, im Glas, „hier in meiner Aktentasche", wie er sagte. Das Gericht solle es sich doch ansehen. Ihm läge nun auch daran. Jetzt war der Vorsitzende die Liebenswürdigkeit selber. Mit Wohlwollen sagte er, Prof. Sellier solle bei seiner Demonstration nur etwas Abstand halten, am besten alles von seinem Platz aus demonstrieren.

K wurde es bei diesem ganzen Vorgang schon etwas mulmig zumute. Eigentlich musste Sellier mehr von der Schussmorphologie verstehen als er selber. Hatte er sich vielleicht doch getäuscht? Sellier wandte sich dem Gericht zu, nahm die von *K* präparierten Kehlkopfweichteile zur Demonstration mit der Pinzette aus dem Glas. Dann hob er das Präparat und erklärte, diesen Kehlkopf vollständig untersucht zu haben. Im Glas seien nur noch das Zungenbein und die umgebenden Weichteile verblieben. Das wolle er doch lieber dort belassen. Verständnisvoll nickte der Vorsitzende. Dann demonstrierte Sellier beide Hälften aus verschiedenen Blickrichtungen und zeigte so, dass sie tatsächlich unverletzt seien.

K lächelte innerlich ein wenig. Der Vorsitzende Richter wandte sich dann auch schon an ihn. Sagte etwas maliziös, nun sei ja wohl alles klar. Er, *K*, müsse sich da schon geirrt haben. Letztlich fiele damit der doch ganz erhebliche Aufwand auf seine Fehlbeurteilung zurück.

Als *K* jedoch erklärte, sich nicht geirrt zu haben, dürfte das Gericht wohl an eine Zwangseinweisung von *K* in die Psychiatrie gedacht haben. So fühlte er sich jedenfalls angesehen. Er sagte, Prof. Sellier hätte bisher noch nicht den ganzen Kehlkopf, sondern nur das Kehlkopfinnere demonstriert. Der Schildknorpel müsse noch im Glas sein. An ihm ließe sich der Schussdefekt in aller Deutlichkeit erkennen. Nach leichtem Hin und Her konnte *K* den Schildknorpel mit der Pinzette aus dem Glas nehmen und Sellier daran den Schussdefekt zeigen. Der wandte sich souverän zum Gericht, sagte nur: „Saternus hat recht". Der Vorsitzende blieb die Liebenswürdigkeit selber, verabschiedete Prof. Sellier mit Dank dafür, dass er dem

Gericht mit seinem Gutachten sehr geholfen habe. Zu *K* sagte er kein Wort. Der ließ sich seine Verwunderung nicht anmerken.

Beide Sachverständige wurden entlassen. Einträchtig verließen sie den Gerichtssaal und unterhielten sich noch lange auf dem Flur und vor dem Gericht.

Die bisherigen Schilderungen klingen vielleicht selbstgefällig. Wo sind denn *K*s eigene Fehler? Die muss es ja auch gegeben haben. Und das ist richtig. Die gab es auch. So waren ihm einmal bei einer brutalen Vergewaltigung sämtliche Ermittlungsergebnisse über die Vorgeschichte falsch übermittelt worden, insbesondere auch das Ergebnis der fachgynäkologischen Untersuchung. Er sprach zwar mit dem Opfer dieser Gewalttat, konnte aber das Gesamtgeschehen nicht richtig zuordnen. Das bedauerte er zutiefst und seine Entschuldigung in der Hauptverhandlung war kein Lippenbekenntnis.

Immer wieder musste er sich auch über sich selbst ärgern, weil ihm in den Obduktionsprotokollen eine Rechts-Links-Verwechselung unterlaufen war. Es soll dafür keine Entschuldigung sein, dass es immer zwei Obduzenten gibt. Natürlich merkte er seinen Fehler bei der Vorbereitung auf den Prozess, stellte dann das Untersuchungsergebnis in der Hauptverhandlung stillschweigend richtig. Nur einmal hatte er das Gefühl, er müsse die Verwechslung von sich aus deutlich machen. Da lachte dann auch der Vorsitzende. Das hätte das Gericht nämlich schon gemerkt.

HÄTTE ES AUCH ANDERS GEWESEN SEIN KÖNNEN? Nein. In die Begutachtung schleichen sich schon Fehler ein. Natürlich war auch *K* nicht frei davon.

Manche Begegnungen am Gericht waren schon recht bizarr. Hintergrund eines solchen Falls war eine tödliche Schussabgabe, bei der eine Verletzung auf der Streckseite des Unterarms des Schützen beurteilt werden sollte. Die Einlassung des Angeklagten war, das spätere Opfer hätte ihn mit einem Messer angegriffen. Aus Notwehr hätte er schießen müssen. Die Schnittverletzung an seinem Unterarm belege den Messerangriff.

Die Staatsanwaltschaft war anderer Ansicht, hatte sich dabei auch auf *K*s Beurteilung gestützt, wonach es sich nicht um eine Schnittverletzung, sondern um einen kräftigen Kratzer handele. Der Angeklagte sei im Rahmen einer tätlichen Auseinandersetzung geflohen, hätte sich an einer Dornenranke den Kratzer zugezogen und erst aus schon sicherem Abstand geschossen, so also die StA.

Die Verteidigung stellte diesen Ablauf infrage, ihr gutes Recht, und verlangte ein weiteres Gutachten. Es wurde von *K*Ks Kollegen aus einem der benachbarten Institute für Rechtsmedizin erstattet. Die dortigen Kollegen kamen zu einem gegenteiligen

Ergebnis, nämlich Schnittverletzung. Daraufhin beauftragte das Gericht einen nunmehr dritten Gutachter. Auch der kam zu dem Ergebnis Schnittverletzung.

Zur Hauptverhandlung wurden dann *K* und der dritte Gutachter geladen. Als *K* das Landgericht betrat, saß sein Kollege in der Eingangshalle auf einem Stuhl und brachte sich im linken Unterarm lauter kleine Schnittverletzungen bei. *K* fragte ihn amüsiert: „Was machst du denn da"? Worauf der ihm antwortete: „Wirst schon sehen". *K* ging mit der Bemerkung weiter, „Na, dann will ich dich auch nicht stören". Von den beiden Sachverständigen wurde zuerst *K* gebeten, sein Gutachten zu erstatten. Er erklärte das Prinzip der Entstehung eines Kratzers. Danach wurden beide Sachverständige nach vorn an den Richtertisch gebeten, um dort die vom Erkennungsdienst der Kriminalpolizei gefertigte Fotografie des Kratzers/Schnitts in Augenschein zu nehmen. *K*s Kollege übernahm schnell die Erklärung, zeigte seine Schnittverletzungen am Arm und sagte, dass er hier zahlreiche Schnitte zum Vergleich anbieten könne. Etliche wiesen nun eine vollständige Ähnlichkeit mit der infrage kommenden Verletzung auf. Dazu bat das Gericht dann wieder *K*, Stellung zu nehmen. Der bestätigte, dass es durchaus Ähnlichkeiten gebe. Entscheidend seien aber nicht die Ähnlichkeiten, sondern die Unterschiede. So seien die Schnittverletzungen am Arm des Kollegen in sich einheitlich, zwar mehr oder weniger tiefgreifend. Die Haut sei aber in einer Linie ohne jede Unterbrechung durchtrennt worden. Die auf dem Foto abgebildete Verletzung verliefe auch gradlinig, aber mit regelmäßigen Unterbrechungen, Morsezeichen-ähnlich. Der Dorn hätte nach dem Einstich ritzend die Haut aufgeschoben. Vom Einstich bis zur Faltenkuppe sei die Haut ritzend durchtrennt worden. Auf der Kuppe der Falte sei es jeweils zum Abriss gekommen. Unverletzt geblieben sei immer die Haut im abfallenden Schenkel der aufgeworfenen Falte. Deshalb fände sich ein wie hüpfender Wechsel von verletzt und unverletzt im Verlauf eines Kratzers.

Es gab kein Gerichtsverfahren, bei dem sich *K* je um das Urteil gekümmert hätte, in diesem Fall eben auch nicht. Aber er führte dazu am Institut mit PD Harald Kijewski vergleichende Experimente durch. Kijewski war weltweit einer der besten ballistischen Forscher. Sellier hatte *K* gegenüber ebenfalls geäußert, ihn sich als Nachfolger für sein Buch zu wünschen. Für solche Experimente stand damit alles Benötigte zur Verfügung, nämlich zwei Hochgeschwindigkeitskameras und eine Messeinheit zur Ermittlung der Beschleunigung. Verglichen wurden Dorn und feine Klinge unter definierter Geschwindigkeit. Eingesetzt wurden Dünnschichtplatten und Glacéleder-Läppchen.

Die Ergebnisse dieser Experimente bestätigten *K*s Ausführungen vor Gericht und wurden als Poster auf der nächsten Jahrestagung der Deutschen Gesellschaft für

Rechtsmedizin präsentiert. Während sich die Kollegen aus dem benachbarten Institut freuten, jetzt experimentell abgesicherte Kriterien zur Unterscheidung zwischen Schnitt und Kratzer anhand zu habe, mied der dritte Gutachter das Thema. *K* hat sich immer gefragt, ob von dessen Selbstversuchen vielleicht noch Narben zurückgeblieben waren.

KÖNNTE ES AUCH ANDERS GEWESEN SEIN? Nicht ganz selten erwachsen aus unterschiedlicher fachlicher Beurteilung ein und desselben Sachverhalts gegenseitige Sympathien, aber auch bleibende Misshelligkeiten zwischen den Gutachtern. Wie sollte es auch anders sein.

Kapitel 20

Helfen

Es ist für Eltern unsagbar schmerzlich, wenn sie ihr Kind tot in seinem Bettchen aufgefunden haben. Ärztliche Hilfe besteht in genauer Information der Eltern über die Todesursache ihres Kindes, soweit das schon möglich ist. Zu der tatsächlichen Hilfe lässt sich nicht oft genug sagen, dass nicht die Ärzte die Betroffenen sind. Sie haben auch nicht sprachlos zu sein. Dieser immer wiederholte unpassende Vorschlag, als Fremder die betroffenen Angehörigen stumm in den Arm zu nehmen, war aus *K*s Sicht übergriffig. Bereits zu Beginn ihrer Betreuung in Berlin hatten PK und *K* erkannt, dass Eltern in dieser Situation schutzlos sind. So war es für *K* bereits ein Übergriff, wenn zu den Eltern nicht neutral von „Ihrer Tochter" oder „Ihrem Sohn" gesprochen wurde, stattdessen ihnen gegenüber der Vorname ihres gerade verstorbenen Kindes benutzt wurde. Er sah darin unzulässige Vertrautheit. Leider hatte eine seiner Mitarbeiterinnen eine Publikation verfasst, dort diesen falschen Hinweis gegeben und ihn auch noch ohne sein Wissen als einen der Koautoren eingesetzt. Das war gut gemeint, aber leider unzulässig.

Eltern wissen beim Plötzlichen Kindstod sofort, wenn sie ihr Kind hochnehmen, dass es gestorben ist. Trotzdem versuchen sie verzweifelt und mit allen nur möglichen Mitteln, ihr Kind wiederzubeleben. Kommen sie aus den Heilberufen, führen sie häufig noch eine Mund-zu-Mund-Beatmung und eine Herzdruckmassage durch. Beides führt zu Selbstvorwürfen. Auf der einen Seite werfen sie sich vor, entweder falsch oder wirkungslos reanimiert zu haben, auf der anderen eventuell das eigene Kind erst durch ihre Reanimationsbemühungen verletzt zu haben. Nichts davon traf jemals zu. Was die Eltern sofort wussten, war richtig, dass ihr Kind gestorben war. Es konnte nicht mehr reanimiert werden.

K hat das in den Betreuungsgesprächen immer angesprochen und bestätigt. Es wurde schon gesagt, dass beim Plötzlichen Kindstod, SIDS, ein hämorrhagisches Lungenödem auftritt. Die Eltern wussten, dass ihr Kind gestorben war, die Totenflecken und der Verlust des Muskeltonus waren für sie eindeutig. Aber trotzdem fragten sich viele, wenn sie dieses „Blut" sahen, ob ihr Kind nicht vielleicht doch erst an inneren Verletzungen durch ihre Reanimationsbemühungen gestorben sei. Mit diesem Reanimationstrauma hatten sich *K* und Manfred Oehmichen beim Plötzlichen Kindstod beschäftigt. Das Ergebnis dieser Untersuchungen war, dass Eltern ihre verstorbenen Kinder durch ihre Reanimationsbemühungen allenfalls minimal verletzt hatten. Sie konnten einfach nicht mehr Kraft aufbringen, psychisch nicht. Rettungssanitäter, Feuerwehrleute und Notärzte gingen bei der Reanimation häufig weit über die Grenzen der Belastbarkeit des kindlichen Organismus hinaus, besonders in der Reanimation ungeübte Ärzte in den Krankenhäusern. Sie versuchten es in der Hoffnung, vielleicht doch noch Erfolg zu haben. Sie konnten es nicht haben. Und die dabei aufgetretenen Verletzungen waren postmortale Verletzungen. Es ist wohl nachvollziehbar, wie wichtig es war, den Eltern die Angst zu nehmen, sie hätten etwa eine Mitschuld am Tod ihres Kindes. Die hatten sie nicht.

Es soll gar nicht bestritten werde, dass bei *K* auch im Jahr 2020 der missionarische Eifer immer noch nicht verflossen ist, wenn es um die Eltern geht. Wie sollte es auch anders sein.

K erlebte nicht gerade selten, dass beim Plötzlichen Kindstod unzutreffend die Diagnose „Ersticken" gestellt wurde, auch von Notärzten. Zurückzuführen war das in manchen Fällen auf die Reanimationsbemühungen durch die Eltern. Weil die Lungenbläschen weitgehend mit dem hämorrhagischen Lungenödem gefüllt waren, konnte die Luft bei der künstlichen Beatmung nicht mehr tief in die Lunge insuffliert werden. Geringen Widerstand gegen den Beatmungsdruck bot aber die Speiseröhre. So wurden dann der Magen, auch der 12-Fingerdarm und selbst der obere Dünndarm mit Luft aufgefüllt, also aufgebläht. Dieser künstlich postmortal erzeugte Druck im Magen führte dazu, dass der Mageninhalt langsam mit Luftblasen aus Mund und Nase ablief, oft auch noch bei Eintreffen des Rettungsteams.

K musste immer wieder den Protokollen entnehmen, dass dann von Ersticken ausgegangen worden war.

In den Betreuungsgesprächen teilten die Eltern mit, was es für sie bedeutete, wenn sie sofort gewusst hatten, dass ihr Kind verstorben war, die Notärzte aber mit ihrem Eintreffen zu reanimieren begannen. Natürlich strahlten sie in ihrem Auftreten ein Höchstmaß an Kompetenz aus. Diese Profis sahen noch eine Überlebenschance für das Kind. *K* selber erlebte bei seinen Einsätzen im Rahmen der primären Krisenintervention nur Notärzte und Notärztinnen, die sofort erfasst hatten, dass das Kind, zu dem sie gerufen worden waren, gestorben war. Sonst hätten sie ihn ja auch nicht gerufen. Mit einer gründlichen Untersuchung hatten sie den Tod festgestellt, waren zu den Eltern gegangen, um ihnen mitzuteilen, dass ihr Kind gestorben war, und blieben noch eine Zeit bei ihnen. So schilderten es auch viele Eltern, aber eben keineswegs alle.

Und immer wieder sah *K* in dem weiten Einzugsgebiet des Göttinger Instituts für Rechtsmedizin bei der Obduktion, dass Notärzte zu reanimieren, ja auch noch zu intubieren versucht hatten, obwohl das durch die Totenstarre in der Kiefermuskulatur bereits schwierig war. Er fand die kräftigen Kanülen in den Schienbeinen vor, wie sie für Infusionen eingestochen worden waren. An Eintrocknungen in der Haut war zu erkennen, dass auch defibrilliert worden war. Bei der Defibrillation, den Stromstößen, kontrahiert sich die Skelettmuskulatur noch längere Zeit nach dem Tode. Das erweckt den Eindruck, das Kind bewege sich. Eltern, die das gesehen hatten, glaubten dann an den Erfolg der Reanimation. Und es wurde für sie geradezu sicher, wenn danach ihr Kind noch unter Reanimation mitgenommen, im NAW weiter reanimiert und unter Blaulicht mit in die Klinik gefahren wurde.

Es wurde schon gesagt, wie die Eltern am Telefon auf diese positive Nachricht warteten. Es schien ja wohl doch möglich geworden zu sein, ihr Kind erfolgreich zu reanimieren.

K hat auf Fortbildungsveranstaltungen den Notärzten stets nahegelegt, sich dabei in die Lage der Eltern zu versetzen.

Dass noch reanimiert wurde, hieß auch für die Eltern, dass ihr Kind nämlich erst kurz vor der Auffindung durch sie gestorben sein musste. Wie sollte es auch anders sein, dass sie sich dann nicht vorwarfen, nicht wenige Minuten früher als geschehen nach ihrem Kind gesehen zu haben, immer unter der Vorstellung, es wäre dann vielleicht nicht gestorben. Das alles konnten sich die Notärzte sehr wohl vorstellen, nicht aber die Eltern, dass die Reanimationsversuche an ihrem schon lange toten Kind, ganz hart gesagt, nichts anderes war als zu demonstrieren, dass auch ohne jede Aussicht auf Erfolg das gesamte Rüstzeug der Notfallmedizin noch zum Einsatz gekommen sei. Das war der Extremfall ärztlich missverstandener Hilfe für die betroffenen Eltern.

Es soll noch einmal gesagt werden, dass es eine Vielzahl von Notärzten und Notärztinnen mit unermüdlichem Einsatz für die Eltern vor Ort gab. Und natürlich musste reanimiert werden, wenn noch die geringste Chance zur Rettung bestand.

Mit der Zeit konnte sich *K* nicht ganz von der Vermutung frei machen, dass ein Teil der Ärzte wohl aus Angst vor dem Gespräch mit den Angehörigen, also zu ihrem Eigenschutz, ein sicher totes Kind reanimierten. Was wurden dafür immer wieder für Pseudoargumente vorgeschoben. Selbst wenn die Notärzte den Eltern gesagt hatten, was diese schon wussten, dass ihr Kind gestorben sei, hofften sie immer noch auf eine positive Nachricht, wenn es dann doch im NAW mitgenommen wurde. Das Argument war immer, es sei für die Eltern leichter, in der Klinik von ihrem gestorbenen Kind Abschied nehmen zu können. Die Notärzte hätten die Eltern danach fragen können.

Was hätte dagegen gesprochen?

HÄTTE ES AUCH ANDERS GEWESEN SEIN KÖNNEN? Reanimationsmaßnahmen an einem sicher gestorbenen Menschen durchzuführen, widerspricht der ärztlichen Pflicht zur Hilfeleistung, weil Hoffnungen hervorgerufen werden, die nie erfüllt werden können.

Und immer glaubten betroffene Eltern zu wissen, wenn ihr Kind neben oder zwischen ihnen im Bett am Plötzlichen Kindstod gestorben war, dass sie es im Schlaf erdrückt hätten. Und immer wieder bis heute muss *K* an die Flüchtlingsfrau in Lockstedt denken, von der es hieß, sie hätte ihr Kind im Schlaf erdrückt. Nein, das wird sie so wenig gemacht haben wie die Mütter und Väter, deren Kinder *K* später genau untersucht hatte. Aber die Flüchtlingsfrau ist damals, so ist zu befürchten, angeklagt worden, ihr Kind erdrückt zu haben. Was werden die wahrscheinlich noch alten Nazi-Richter für ein Urteil gefällt haben? Es hieß, man könne sie nicht zu einer Haftstrafe verurteilen. Es gäbe niemanden, der sich um ihre anderen Kinder kümmern könne. Geächtet war sie ohnehin im Dorf. Viele Mütter waren nach dem Krieg lange allein. Die Säuglingssterblichkeit war sehr hoch. Wie oft wird es dieses Elend gegeben haben?

In seinen Betreuungsgesprächen hatte *K* den Eltern stets gesagt, ihr Kind sei nicht erstickt oder von ihnen erdrückt worden. Das könne er sicher unterscheiden. Diese Aussage traf zu. Es dürfte nachvollziehbar sein, dass es sich dabei um eine der Kardinalfragen in der Rechtsmedizin handelte. Entsprechend hatte er sich dann auch in eine Kontroverse auf einer der Jahrestagungen der Deutschen Gesellschaft für Rechtsmedizin eingeschaltet. Nach der Erinnerung wurde damals aus dem Münsteraner Institut für Rechtsmedizin ein Vortrag über die Betreuung von Angehörigen gehalten, deren Kind im Bett neben seinen Eltern am Plötzlichen Kindstod gestorben war. *K* war froh, dass auch einmal eine Kollegin aus einem anderen als dem Göttinger Institut nach Hilfen für die Angehörigen suchte. In der anschließenden Diskussion kritisierte einer der Institutsdirektoren, der Name soll nicht genannt werden, diese Untersuchung mit dem Hinweis, Erdrücken ließe sich nicht vom Plötzlichen Kindstod abgrenzen. *K* intervenierte mit dem fachlichen Hinweis, dass alles, was man vom Erwachsenen her über das Kompressionstrauma kenne, auch auf den Kompressionstod des Säuglings zutreffe. Auch beim Säugling könne man bei einer tödlichen Kompression sofort die dichten punktförmigen Blutungen in der Haut und in den Bindehäuten erkennen. Erdrückung und SIDS ließen sich bereits bei der Leichenschau eindeutig voneinander unterscheiden. Weil jedoch das Erdrücken eines Kindes im Schlaf durch die Eltern sehr selten war, ging *K* davon aus, dass sein sonst durchaus erfahrener Kollege das wohl noch nicht gesehen hätte. Er, *K*, war in seiner beruflichen Laufbahn mehrfach in Köln und in Berlin damit konfrontiert worden. Als vom Erdrücken gefährdet galten nach dem internationalen rechtsmedizinischen Schrifttum die Säuglinge von drogenabhängigen Müttern. Und so war es auch im Jahr 1998 in Kassel, als eine drogenabhängige Mutter zur Polizei kam und angab, ihre Tochter hätte beim Aufwachen direkt neben ihr tot im Bett gelegen. Das Kind wies jedoch bei der Obduktion, die *K* durchführte, dichte Punktblutung in der gesamten Haut, den Bindehäuten, unter den serösen Häuten auf, zudem eine massive Blutstauung und massiv überblähte Lungen. Die Mutter hatte Kassel sofort nach ihrer polizeilichen Vernehmung mit unbekanntem Ziel verlassen.

In dieser Zeit kooperierte *K* mit einem Tier-Hygieniker, der ein Referenzlabor für Botulismus aufgebaut hatte. Ihm übersandte *K*, wie stets bei einem kindlichen Todesfall, Herzblut, Blut aus einer großen Beinvene und entsprechende weitere Proben zur Analyse. Der Kollege teilte mit, das Kind sei nach seinen Untersuchungen an Botulismus gestorben. Diese Diagnose war für *K* erstaunlich. Selbstverständlich teilte er den Laborbefund sofort der Polizei und StA mit. Daraufhin wurden die Ermittlungen gegen die Mutter eingestellt. Aber der Laborbefund widersprach so sehr dem Obduktionsergebnis, dass *K* sofort seinen Kollegen in dessen Institut aufsuchte.

Dabei stellte sich heraus, dass das Toxin, also das hochwirksame Gift, das der Erreger Clostridium botulinum freisetzt, nicht direkt nachgewiesen worden war. Nur das Toxin hätte aber den Tod erklärt. In den Stuhlproben waren die Sporen dieser Erreger nachgewiesen worden, aus denen unter ungünstigen Bedingungen im Darm die Clostridien hätten auswachsen können. Es blieb unklar, ob Sporen, die auch im Herzblut nachgewiesen worden waren, nicht eventuell postmortal vom Darm aus mit Darmbakterien gelangt waren. Magen, Darm und Herz liegen anatomisch eng zusammen. Eine solche Passage wäre nicht ganz ungewöhnlich gewesen. Ein fachliches Missverständnis ergab sich zwischen Mikrobiologen und Rechtsmediziner daraus, dass nach einer Leitlinie der Veterinärhygiene bereits der Nachweis der Sporen im Stuhl als Todesursache bei Tieren angesehen wurde. Das war auf den Menschen übertragen worden. Insgesamt erschien *K* ein Gutachterstreit über den Botulismus-Nachweis zu offen, um erneut Polizei und StA einschalten zu müssen. Der Grund war also nicht das große Elend der drogenabhängigen Mutter, was ihn davon abgehalten hatte. Sie tat ihm leid. Aber es hätte ihm nicht zugestanden, in die Ermittlungen einzugreifen.

KÖNNTE ES AUCH ANDERS GEWESEN SEIN? Nahmen Eltern ihr Kind zum Schlafen mit ins Bett und war es dann neben ihnen gestorben, so glaubten sie immer, sie hätten es im Schlaf erdrückt. Das war aber so gut wie nie der Fall.

Obwohl es immer wieder behauptet und beschrieben wurde, dass die Mütter ihr gestorbenes Kind auf dem Arm behielten, traf das nur ganz selten zu. Vielmehr hatten die Eltern ihr Kind, nachdem sie es hochgenommen und vergeblich zu reanimieren versucht hatten, fast immer wieder hingelegt. Die Mutter konnte es nicht erneut hochnehmen. Ganz häufig schützte der Vater seine Frau vor diesem Rat, noch einmal Abschied zu nehmen. Das Wort „Abschied nehmen" benutzte *K* ebenfalls. Es drückte Endgültiges aus.

Doch einmal wurde *K* von der Göttinger Kripo gerufen. Man wisse nicht weiter. Eine Mutter hätte ihr gestorbenes Kind bereits mehrere Stunden auf dem Arm. Sie gäbe es nicht her. „Nein", würde sie immer wieder sagen, „es lebt doch". Möglicherweise hätte sie eine Psychose. *K* war sofort bereit zu kommen, wunderte sich, nicht ohnehin schon gerufen worden zu sein. Die Polizei fuhr ihn zu einer Art Übergangshaus, das die Familie mit ihren vier Kindern bewohnte. Das Innere des Hauses war mit sehr viel Holz verkleidet und eingerichtet. Es war gepflegt und großräumig. Ein großer Wohnbereich ging in eine ehemalige Werkstatt über. Als *K* den Vorraum betrat, stand dort der Bestatter mit einem Kindersarg und wartete. Der Raum, in dem die Mutter mit ihrem Kind saß, lag im Halbdunkel. Bei *K*s Eintritt saß sie mit ihrem Kind auf dem Arm rechts neben der Tür am Esstisch und weinte. Auf dem Tisch stand ein Schälchen mit etwas Brei, daneben ein benutzter Löffel. Neben der Mutter standen oder saßen eine Kriminalbeamtin und eine Notärztin. *K* wurde der Mutter vorgestellt. Er sei ein Spezialist für die Frage, ob ein Kind gestorben sei, so die Notärztin. Diese Vorstellung gefiel *K* überhaupt nicht. Die Mutter sah ihn auch entsprechend ängstlich an, sagte gleich: „Er lebt. Sehen Sie, er ist ja noch ganz warm. Vorher war sein Gesicht ganz rot und blau und jetzt ist es wieder blass geworden, wieder normal. Dann muss sein Herz ja schlagen. Und gegessen hat er auch etwas, aber wieder ausgespuckt. Ich gebe meinen Sohn nicht her. Die sagen hier alle, dass er gestorben ist. Wenn ich ihn hergebe, dann stirbt er wirklich".

Für *K* hatte das, was Mutter sagte, nichts mit einer Psychose zu tun. Es konnte ja durchaus sein, dass sie trotzdem psychisch krank war. Das war dann aber unabhängig von ihrem jetzigen Verhalten. Weil sie ihren Sohn hochgenommen hatte und an sich gedrückt hielt, war er noch warm, waren die vorher dichten Totenflecken im Gesicht in die unteren Körperregionen umgelagert worden. Deshalb war das Gesicht wieder ganz normal blass geworden. Der Brei war wieder aus dem Mund gelaufen. *K* fragte sie, ob er sich zu ihr setzen könne. Die Mutter nickte dazu.

Die Notärztin rückte ab. Die Polizeibeamtin blieb dagegen ganz in der Nähe der Mutter, was *K* sehr lieb war. Der Kripobeamte fuhr zurück ins Präsidium. *K* sagte der Mutter, dass er es auch so sehe, dass ihr Sohn gestorben sei, er ihn ihr aber auf gar keinen Fall fortnehmen wolle. Das müsse sie dann selber entscheiden. Die Polizeibeamtin und er würden ihr dabei helfen wollen.

Wie auch sonst wartete *K* auf Fragen der Angehörigen. Die Mutter hatte zunächst nur ganz kurze ängstliche Fragen, mit der Zeit wurden es immer mehr. In Beantwortung ihrer Fragen konnte *K* ihr ohne jede Untersuchung ihres Kindes über den Plötzlichen Kindstod berichten. Er ging von Todesursache SIDS aus und verließ sich dabei auf die Untersuchung durch die Notärztin. Als für die Mutter nach etwa 2 Stunden die Abkühlung ihres Kindes deutlich wurde und die Totenstarre einsetzte, nahm sie dann doch an, ihr Kind sei am Plötzlichen Kindstod gestorben. Sie erlaubte, dass der Sarg hereingebracht wurde, rief ihre Kinder herein, die alle den kleinen Bruder noch einmal in den Arm nehmen durften. Danach legte sie ihr Kind in den Sarg. Aber sie zögerte noch. *K*, der an der Wand ein Kreuz gesehen hatte, stellte die Frage, ob ihr Sohn denn schon getauft worden sei. Als sie verneinte, fragte er sie, ob sie ihn vielleicht noch taufen wolle. Das dürfe jede Christin. Als sie noch weiter zögerte, fragte er sie, ob sie wolle, dass er ihren Sohn taufe. Sie wollte es. Dabei nannte er den Vornamen des Jungen und taufte ihn, anschließend betete er mit der Mutter ein Vaterunser. Der Sarg wurde geschlossen und *K* verlies mit dem Bestatter die Mutter. Nach diesem langen Abschied kam sie nicht noch einmal ins Institut, auch eine Betreuung wurde nicht mehr gewünscht. Sie sei in psychologischer Betreuung.

KÖNNTE ES AUCH ANDERS GEWESEN SEIN? Nein, nicht immer muss eine Mutter sofort erfassen, dass ihr Kind gestorben ist. Zeit braucht sie immer.

K hatte von einem Kollegen übernommen, bei dringendem Wunsch der Eltern ein auch schon gestorbenes Kind zu taufen, als Nottaufe. Bei einer späteren Befragung im Rahmen einer von ihm vergebenen Doktorarbeit unter evangelischen Geistlichen konnte das etwa die Hälfte der Befragten unter seelsorgerischen Aspekten akzeptieren. Sie selber hätten das gestorbene Kind aber nicht mehr getauft, sondern ausgesegnet.

Es soll noch einmal eine vermeidbare Belastung der Eltern, deren Kind am Plötzlichen Kindstod gestorben ist, angesprochen werden. Es betraf wieder die so wichtige Attestierung auf der Todesbescheinigung, die Richtigkeit der ärztlichen Angaben. So wurden in der Stillgruppe der Mutter in einem Kasseler Vorort die betroffenen Eltern und auch alle Mütter durch die Attestierung des Hausarztes sehr irritiert, der Säugling sei eines unnatürlichen Todes nicht bekannter Ursache gestorben. Die Eltern waren auf einmal Täter. Der Arzt hatte sich im Datum vertan. Entsprechend musste er die Todesbescheinigung neu ausstellen. *K*, der inzwischen die Obduktion des gestorbenen Kindes durchgeführt hatte, ließ ihm durch die Polizei mitteilen, dass die Todesursache der Plötzliche Kindstod (SIDS) war, es sich um einen Tod aus natürlicher Ursache handele. Auf der neu ausgestellten Todesbescheinigung war das Datum korrigiert worden. Seine Angabe zur Todesart hatte der Hausarzt nicht revidiert, erneut „nicht natürlich" angekreuzt. Damit hatte niemand gerechnet.

Die Eltern und deren soziales Umfeld waren hilflos und auch verunsichert. War es eventuell doch nicht der Plötzliche Kindstod? Hatte sich der Rechtsmediziner geirrt? Wusste der Hausarzt mehr, schließlich hatte er das Kind zuerst untersucht? *K* sprach mit dem Standesamt, teilte sein Obduktionsergebnis mit. Auf dieser formal korrekten Basis konnte die tatsächliche Todesart und Todesursache im Sterberegister eingetragen werden. Das war wichtig. Aber damit waren die Unsicherheiten im sozialen Umfeld und bei den Eltern selber nicht ausgeräumt. Einige Bekannte der Familie hatten sich zurückgezogen. Die Eltern, die nicht wussten, dass das bei jedem Todesfall in einer Familie so ist, waren bei dieser Kriminalisierung besonders empfindlich.

K hatte inzwischen eindringlich mit dem Hausarzt gesprochen. Der versteifte sich auf seine Diagnose. Allerdings war er bereit, mit *K* zusammen ein Gespräch mit den Müttern der Stillgruppe, deren Männern und den Eltern zu führen, eine Art Runder Tisch. Es war ein sachlicher ruhiger Austausch zwischen den beiden Ärzten. *K* konnte den Kollegen überzeugen. Es war dann schon ergreifend, wie der den Eltern sagte, dazugelernt zu haben und dass ihm jetzt seine Fehleintragung sehr leid täte.

KÖNNTE ES AUCH ANDERS GEWESEN SEIN? Nein. Die Fehldiagnose, so belastend sie zunächst war, führte letztlich doch zu einer Hilfe für die betroffenen Eltern.

Kapitel 21

Schluss

In größeren Strafverfahren sitzen der Rechtsmediziner und der forensische Psychiater als Sachverständige nebeneinander und haben doch einen ganz unterschiedlichen Blickwinkel auf den Prozess. Der Psychiater denkt vom Täter her, der Rechtsmediziner vom Opfer. Aber manchmal, nämlich in Notfällen, sind sie beide in fremder Rolle gefordert.

Es kommt auch heute noch vor, dass dringend ein Arzt ausgerufen wird. Früher war das häufiger. *K* folgte solchen Notrufen, meinte aber, dass ein Psychiater dafür geeigneter sei als er.

Und in dem Fall, um den es geht, hatte er nun wirklich Recht, auch wenn er direkt daneben stand.

In einer Trunkenheitsfahrt war *K* als Sachverständiger geladen und langweilte sich etwas. Manchmal las er bei solchen Gerichtsverhandlungen heimlich neuere rechtsmedizinische Publikationen. Im Moment las er nicht. Es verlief wie immer. Dann begann der Staatsanwalt, den *K* seit vielen Jahren kannte, sein Plädoyer.

Was war an Strafmaß zu erwarten? Ersttäter, auch sonst nicht vorbestraft, gering über 1,3 ‰. Der Angeklagte hatte eine gute Ausrede für seine Fahrt, also Fahrverbot für 3 oder 6 Monate und die Auflage, ein Monatsgehalt an eine vom Gericht bestimmte soziale Einrichtung zu zahlen. So lief es auch an.

Aber zu *K*s Verwunderung redete sich der Staatsanwalt in Rage, geriet dabei in einen hochgradigen Erregungszustand, stieg auf seinen Stuhl und rief „Ich beantrage die Todesstrafe“. Danach stand er zitternd neben seinem Stuhl, unfähig, etwas zu sagen.

Über den Lautsprecher wurde nach einem Psychiater gerufen, der kam, nahm den Staatsanwalt sehr einfühlsam mit und brachte ihn in einer Psychiatrischen Klinik unter.

In einem anderen Verfahren, wieder in Köln, dachte *K*, auch das könne ein forensischer Psychiater sehr viel besser als er. Es war ein anderer Psychiater als in der ersten Sache, ein höchst bedeutender. Dieses Mal saßen sie in einer großen Strafsache nebeneinander, als dringend ein Arzt für einen hocherregten Angeklagten gesucht wurde. Der befände sich im Gewahrsam und hätte eine Rasierklinge. Was dabei Rasierklinge bedeutete, wurde nicht weiter gesagt. *K* war ganz froh, dass der Psychiater da war. Der aber rührte sich nicht. Er rührte sich auch nicht, nachdem er von *K* auf seine Zuständigkeit angesprochen worden war. Es wird schon so gewesen sein, dass ihm der Hinweis auf die Rasierklinge nicht sonderlich gefiel.

K, pflichtbewusst, ging etwas verärgert mit dem Wachtmeister in den Gewahrsam. Was will der mit der Rasierklinge, fragte er sich. Greift er an? Aber es war nicht so. Der Mann war erregt. Er war es bereits in der JVA, als er zum Gerichtstermin vorgeführt wurde. Und er hatte die Rasierklinge. Als *K* eintrat, zeigte er sie ihm demonstrativ. Dann legte er sie sich auf die Zunge und drohte, sie zu verschlucken, falls man ihn nicht unverzüglich zurück in den Knast brächte.

Eine richtig rechtsmedizinische Aufgabe war das nun nicht, was *K* da übernommen hatte. Es ärgerte ihn, dass der Psychiater sitzen geblieben war. Aber es gelang *K* auch ohne einen Psychiater, mit dem Mann in ein Gespräch zu kommen und ihn zu beruhigen. Während des Gesprächs nahm der die Rasierklinge mal aus dem Mund raus, hielt sie ihm hin, legte sie dann aber schnell wieder auf die Zunge, spielte damit, den Mund zu schließen oder die Zunge rauszustrecken. *K* forderte ihn freundlich und geduldig auf, ihm die Rasierklinge zu geben. Er bekam die Rasierklinge nicht. Der andere lachte, hatte gewonnen. Ein ganz kleines bisschen war *K* auch froh, die Rasierklinge nicht entgegennehmen zu müssen. So eine Übergabe schien ihm schon unberechenbar.

Vorsorglich hatte man einen Notarzt gerufen. Der kam rein, sagte nur „Jong, giff dad Dingens he". Und er bekam die Rasierklinge sofort. Das hätte *K* auch sehr gern so gekonnt.

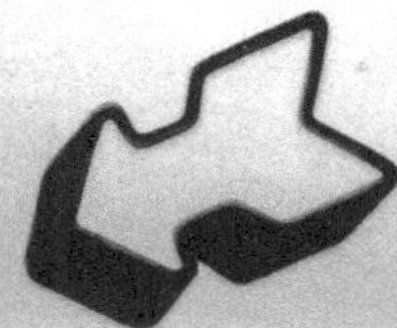

Abbildung 26: Sektionssaal (galt für Polizei und Staatsanwaltschaft, ggf. auch Ärzte)

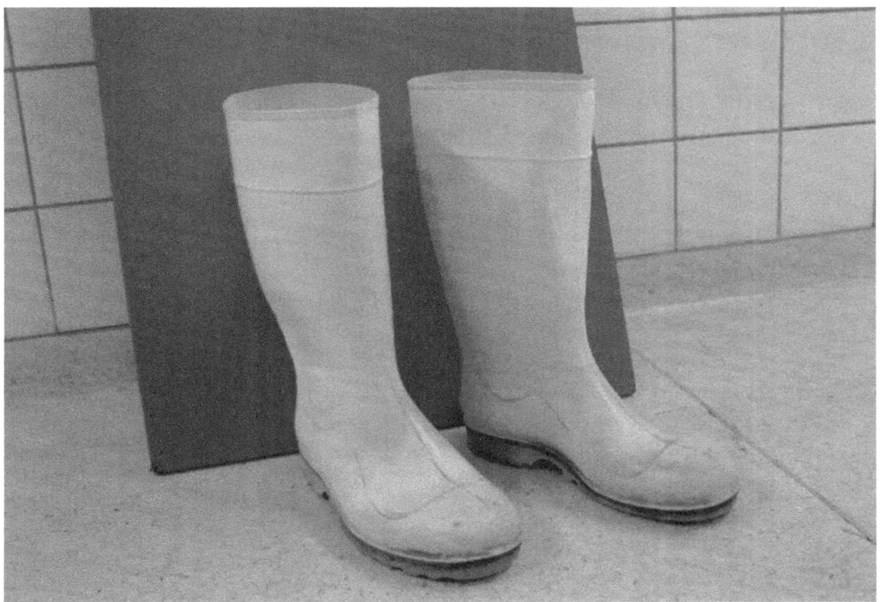

Abbildung 27: Nach *K*s letzter Obduktion eine besondere Geste der Kripo Kassel

Literaturhinweise

1. Strassmann F (1895) Lehrbuch der Gerichtlichen Medicin. Stuttgart, F. Enke
2. Keil W (2015) Tod im Wasser. In: Madea B (Hrsg. Rechtsmedizin. Heidelberg, Springer. 3. Aufl., S 288
3. Liman C (1876) Practisches Handbuch der Gerichtlichen Medizin. 2. Band. Berlin, August Hirschwald, 6. Auflage, S. 736)
4. Prokop O (1960) Lehrbuch der gerichtlichen Medizin. Ertrinken und Tod im Wasser. Berlin, Volk und Wissen, S.98–114
5. Herf J (2019) Unerklärte Kriege gegen Israel, Göttingen, Wallstein
6. Raekallio J (1965) Die Altersbestimmung mechanisch bedingter Hautwunden mit enzymhistochemischen Methoden. Lübeck, Schmidt-Römhild
7. Barbuse H (1918) Das Feuer. Zürich, Rascher (in der Übersetzung von Leo von Meyenburg, wobei es allerdings ist nicht ganz sicher, dass es diese Ausgabe war)
8. Veit O (1947) Über das Problem Wirbeltierkopf. Kempten, Thomas
9. Ortmann R (1976) Prof. Dr. Otto Veit. Ein Nachruf und ein Stück Geschichte der Kölner Anatomie. Acta ant. 94: 161–168
10. Veit O, Esch P (1922) Untersuchung eines in situ fixierten, operativ gewonnenen menschlichen Eies der vierten Woche. Z Anat EntwGesch 63: 343–414 (zitiert nach R Ortmann)
11. Grosser O (1945) Grundriß der Entwicklungsgeschichte des Menschen. Berlin, Springer, 2.Auflage
12. Blechschmidt E (1960) Die vorgeburtlichen Entwicklungsstadien des Menschen. Zürich, Karger
13. – derselbe (1976) Wie beginnt das menschliche Leben. Stein am Rhein, Christiana, (Vom Ei zum Embryo, 4. völlig neu bearbeitete Auflage)
14. Beushausen L, Dahms H-J, Koch T, Massing A, Obermann F (1998) Die Medizinische Fakultät im Dritten Reich . In: (Becker H, Dahms H-J, Wegeler C Hrsg.) Die Universität Göttingen unter dem Nationalsozialismus. München, Saur, 2. Auflage, S 183–286

15. Kirsch E (1957) Kasuistischer Beitrag zum zervikalen Bandscheibenvorfall. Zbl allg Path path Anat 97: 53–55

16. Saternus KS (2016) Sexualisierte Gewalt. Die forensisch-medizinische Untersuchung in Rechtsmedizin und Frauenheilkunde. Frauenarzt 57: 114–121

17. Althoff H (1973) Der plötzliche und unerwartete Tod von Säuglingen und Kleinkindern – Veröffentlichungen aus der morphologischen Pathologie. Stuttgart, Fischer

18. DeJonge GA, Kostense PJ, Pieterson I (1993) Prävention des plötzlichen Kindstodes. In: Trowitzsch E, Schlüter B, Andler W (Hrsg.) Der Plötzliche Kindstod. Prävention des SID. Acron, Berlin, S.90-104; Ausschnitt aus S. 91)

19. Herber F (2002) Gerichtsmedizin unterm Hakenkreuz. Die „Vereinigung der Fachgenossen“. Leipzig, Milizke, S. 205–218